JN493608

전산화단층의료영상학

The medical imaging of Computed Tomography

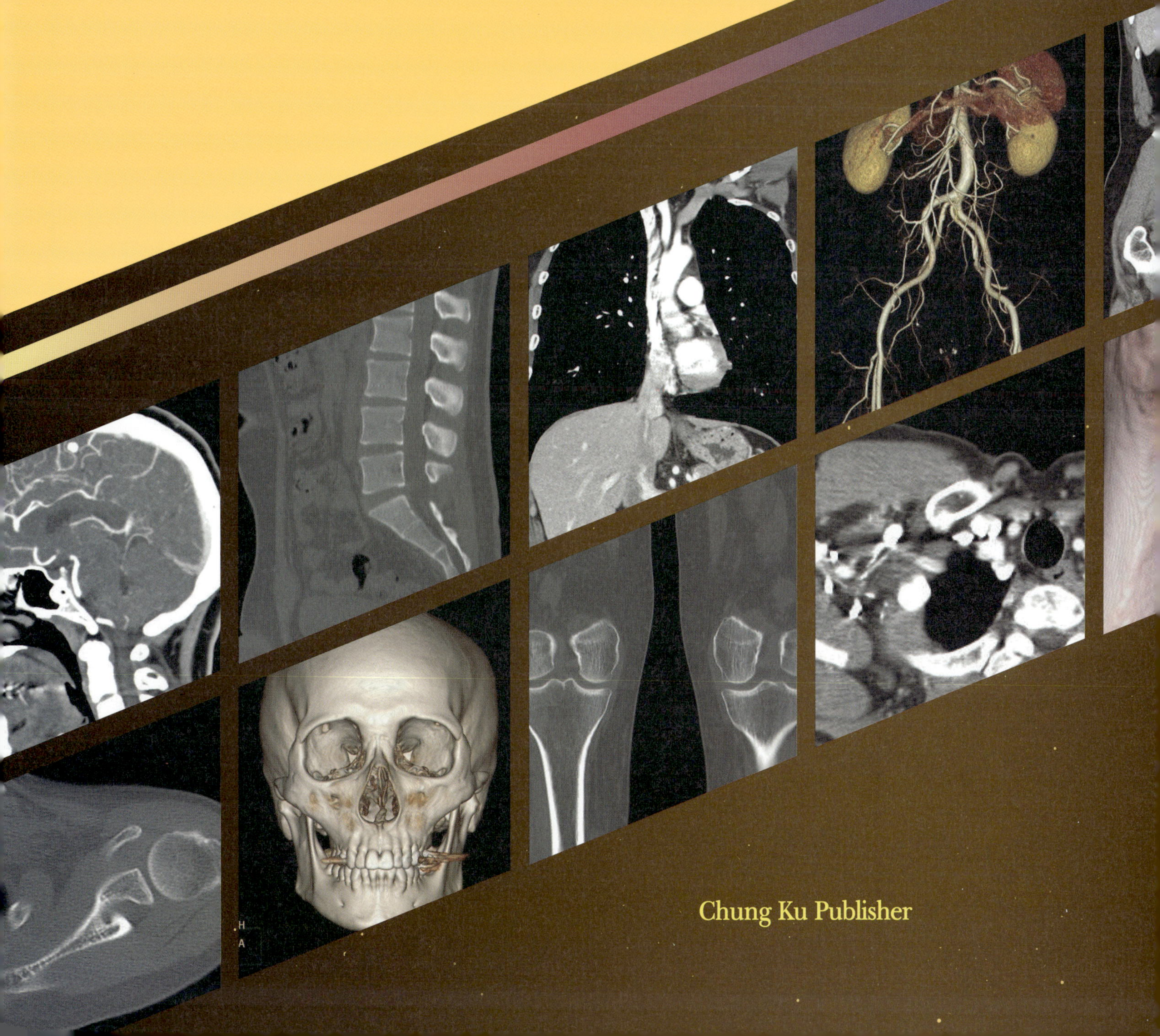

Chung Ku Publisher

Preface

머리말

1895년 독일의 물리학자 빌헬름 콘라트 뢴트겐이 X선을 발견한 이후 X선을 이용하는 다양한 장치들은 진단 및 치료 등 의료현장에서 중요한 역할을 하고 있다. 그중 전산화단층촬영 장치는 X선의 감약 차이, 조영제 사용 등을 활용하여 인체의 미세구조를 정확하게 표현하고 있다.

3차원 영상은 인체의 해부학적 구조를 입체적, 사실적으로 표현할 수 있어 중요한 영상정보를 제공한다. 이에 전산화단층촬영 장치로 획득 되어진 단면 영상을 활용하여 3차원 영상으로 재구성하면 학습에 대한 이해도가 향상될 것이다.

본 교재에서는 전산화단층촬영 개념, 인체해부학 이론을 바탕에 두고 인체의 각 부위별로 구분하여 의료영상을 구성하였으며 학습자의 이해도를 높이고자 수평면을 기준으로 이마면과 시상면에도 동일 위치에 표시를 해 두었다. 이로써 동일 위치에 대한 공간 시각화 능력이 향상될 것이다. 또한 영상을 획득, 처리 및 표시하는 방법을 검토함으로써 전산화단층영상을 쉽게 이해할 수 있도록 집필하였다. 따라서 방사선을 전공하는 학생, 임상 현장에서 근무하는 방사선사뿐만 아니라 전산화단층의료영상에 관심을 갖는 의료종사자들에게도 영상을 쉽게 이해할 수 있도록 도움을 주고자 하였다.

본 교재를 집필하면서 최선을 다하였으나 막상 정리를 하고 나니 아쉬움이 남는 편이 있다. 이러한 점들을 고려하여 향후 지속적인 수정, 보완을 거쳐 완성도 높은 교재가 될 수 있도록 노력을 아끼지 않을 것이다.

마지막으로 좋은 교재로 출판될 수 있도록 출판을 맡아 애써주신 청구문화사 이상태 대표님과 임직원들께 깊은 감사를 드립니다.

2023년 봄

저 자 識

목 차

1 CT 개념

2 Head & Neck

3 Vertebral column & Pelvis

Contents

1

CT 개념

CT 개념

1.1 CT개요

1. 감약(attenuation)

가) X선이 물질을 통과할 때 흡수, 산란 되어 강도가 낮아지는 것

나) 영향을 미치는 인자 : X-선 에너지, 조직의 원자번호, 밀도, 두께

2. CT Number

: 조직의 상대적인 선감약계수를 물을 기준으로 확대정수를 곱한 값

$$\text{CT Number} = \left[\frac{\mu_t - \mu_w}{\mu_w}\right] \times k$$

μ_t : 조직의 선감약계수

μ_w : 물의 선감약계수

k : 확대정수

3. 인체 각 조직별 CT number(HU)

조직	HU	조직	HU
치밀뼈	250 이상	근육	45±5
해면뼈	130±100	지라	45±5
응고된 혈액	80±10	이자	40±10
갑상샘	70±10	혈액	40±10
간	60±10	콩팥	30±10
		지방	-100±10

4. 조직별 gray scale 단계

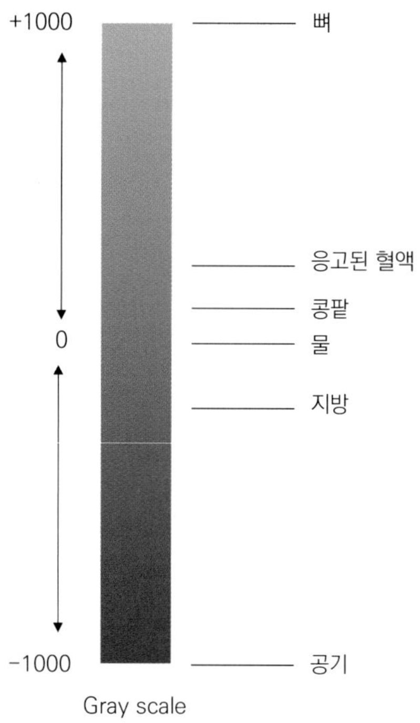

5. Window width & level

* Window width : Gray scale 의 전체 범위
* Window level : Gray scale 의 중앙 값

* Window width 넓게 설정 → 대조도 ↓, 흡수차이 적은 조직의 식별능 ↓ * Window width 좁게 설정 → 대조도 ↑, 흡수차이 적은 조직의 식별능 ↑
* Window level ↓ → 선감약계수 작은 조직 관찰(공기, 지방 등) * Window level ↑ → 선감약계수 큰 조직 관찰(뼈 등)

6. 슬라이스 두께(slice thickness)

: 콜리메이터에 의한 피사체의 두께(Z축 두께)

* 두께 ↑ → 공간분해능↓, 노이즈↓, 대조도분해능↑
* 두께 ↓ → 공간분해능↑, 노이즈↑, 재구성 영상의 질↑

7. 픽셀(pixel)

: 영상을 구성하는 최소단위

$$\text{pixel size} = \frac{\text{DFOV(mm)}}{\text{matrix size}}$$

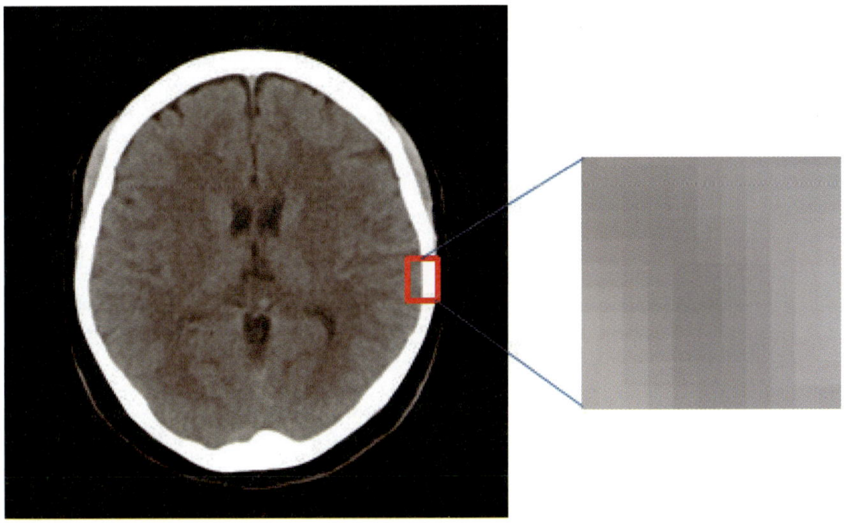

8. Scan data & Image data

* Scan data : X-선이 환자를 투과하여 검출기에 검출된 데이터
* Image data : 영상 재구성하여 눈으로 관찰 가능한 함

<table>
<tr><td rowspan="5">Scan data</td><td colspan="2">→
(재구성)</td><td rowspan="5">Image data</td></tr>
<tr><td>변경 가능</td><td>변경 불가능</td></tr>
<tr><td>알고리즘</td><td>kVp</td></tr>
<tr><td>Slice Thickness</td><td>mAs</td></tr>
<tr><td>DFOV</td><td>SFOV</td></tr>
</table>

9. 관전압(kVp)

: X선의 투과강도

* 관전압 ↑ → 감약↓, 노이즈↓

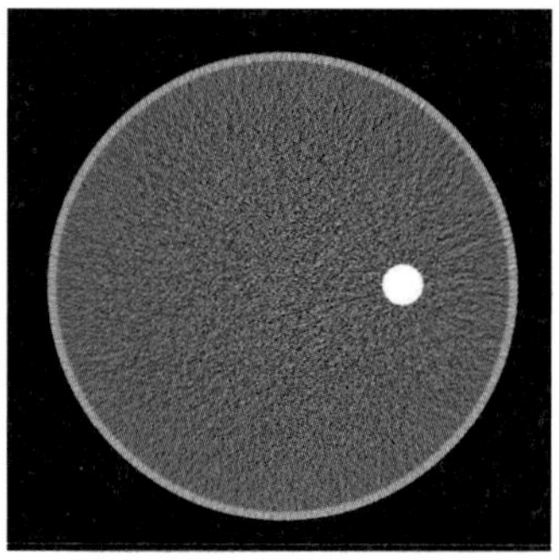

80kVp, 120mAs

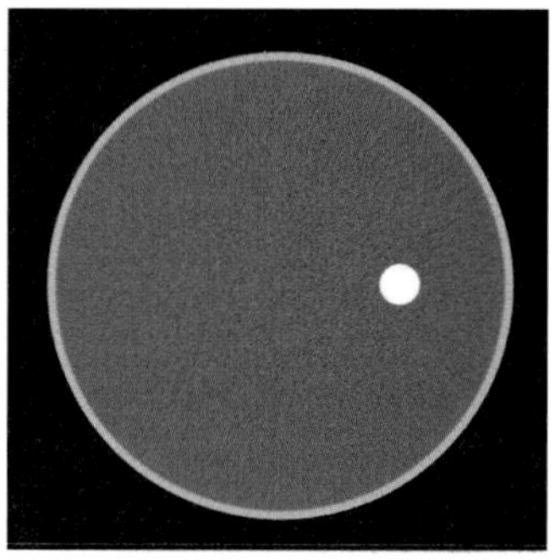

140kVp, 120mAs

10. 관전류(mA)

: X선관에서 발생하는 광자의 수

* 관전류 ↑ → 노이즈↓, 대조도분해능↑, 피폭선량↑

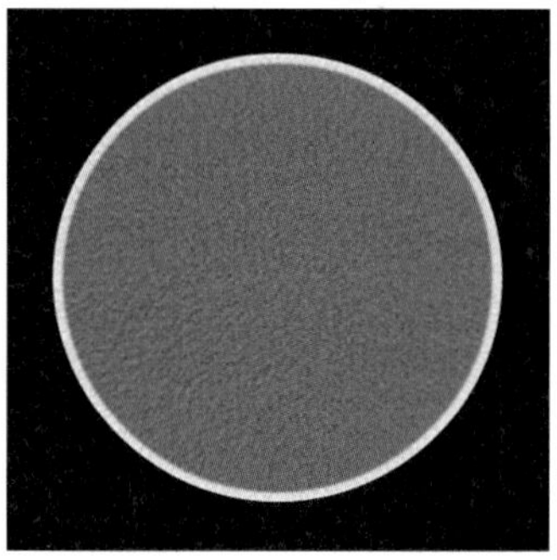

120kVp, 40mAs

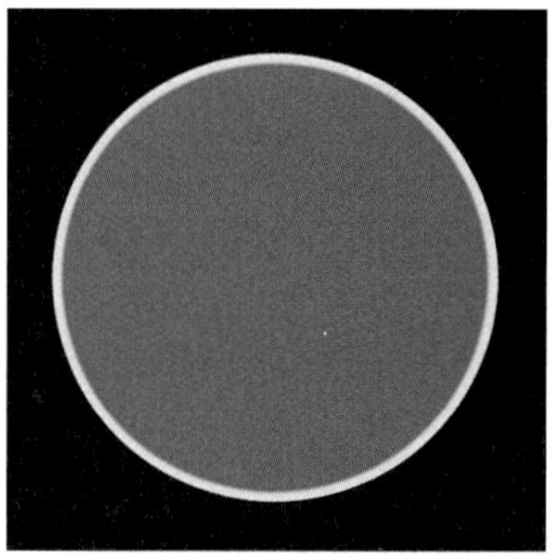

120kVp, 210mAs

11. 재구성 알고리즘(Reconstruction algorithm)

: Scan data를 Image data로 변환하는 수학적 공식으로 목적으로 하는 부위에 맞게 적용 필요

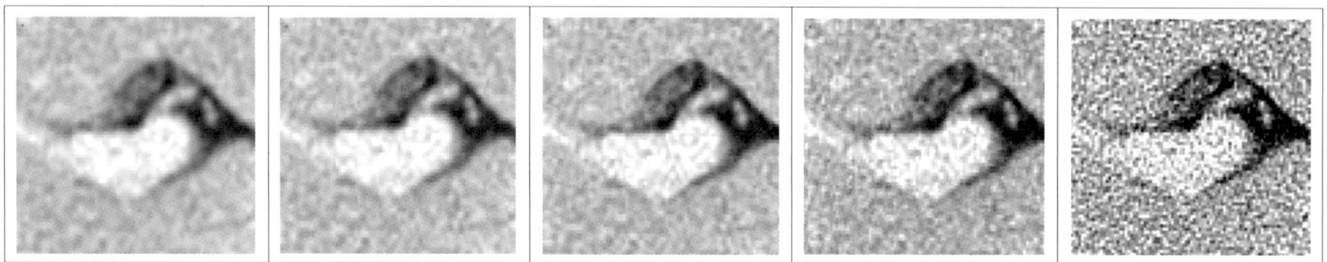

very smooth	smooth	medium smooth	medium	medium sharp

1.2 CT장치

1. 영상 획득장치 구성

가) 고전압발생장치 (generator)

나) X-선관 (tube)

다) 전압분배장치 (PDU, power distribution unit)

라) 필터 (filter)

마) 콜리메이터 (collimator)

바) 검출기 (detector)

사) DAS (data acquisition system)

2. X선관 형태

가) 양극 - 고정양극, 회전양극

나) 음극 - 단일초점, 이중초점

3. X선관의 이상적 조건

가) 관전류↑

나) 열용량↑

다) 초점↓ → 반음영↓, 공간분해능↑, 피폭선량↓

라) 수명↑

4. 열량 (quality of heat)

가) A × V = W = mA × kV

나) kW × sec = k J = $\frac{\text{kHU}}{1.35}$

5. 필터의 특징

가) 고유필터, 부가필터

나) 저에너지(연선) X선 흡수 → 선속 경화 → 피폭선량↓

다) 균일한 선질

6. 콜리메이터의 특징

가) 슬라이스 두께 조절

나) 산란선 제거 → 피폭선량↓

다) 반음영↓ → 화질 개선

7. 콜리메이터의 종류

가) 튜브(tube) 측 : 슬라이스 두께 결정

나) 검출기 측 : 슬라이스 두께 결정, 산란선 제거 → 화질 향상

8. 검출기의 특징

가) 아크(arch) 모양

나) 인체를 투과한 X선 광자 에너지 → 빛 에너지

다) 반도체 다이오드 (빛 에너지 → 전기적 신호)

라) 전기적 신호를 DAS로 전달

9. 검출기 조건

가) 효율성(에너지 흡수)↑ → 대조도↑

나) 온도 및 습도의 안전성 ↑

다) 직선성(입력신호대비 출력신호)↑

라) 검출소자 수↑ → 공간분해능 ↑

마) 불감영역 ↓ → 아티팩트↓

바) 감응시간 ↓

10. DAS의 특징

가) 검출기 뒤에 위치

나) 아날로그 신호 → 디지털 신호

11. DAS의 조건

가) 직선성↑

나) 안전성↑

다) 동적범위 ↑

라) 노이즈↓

1.3 영상관리

■ 특수의료장비의 설치 및 운영에 관한 규칙 [별표 3] 〈개정 2021. 7. 7.〉

1. 인력검사
 가. 별표 1의 운용인력기준을 갖추고 있는지에 대한 검사
 나. 제출서류: 별지 제11호서식의 특수의료장비 인력 현황표 1부

2. 시설검사
 가. 별표 1의 시설기준을 갖추고 있는지에 대한 검사
 나. 제출서류: 별지 제12호서식의 특수의료장비 공동활용 동의 의료기관 시설 현황표 1부

3. 정도관리기록 검사

검사항목	기 준	제출서류
정도관리	별표 5의 정도관리항목에 따른 정도관리 및 정도관리대장에 의한 정도관리기록	정도관리대장 사본 1부
기기변경	별지 제10호서식의 특수의료장비 수리·교정·변경 이력대장에 따른 특수의료장비 수리·교정·변경 이력의 기록	특수의료장비 수리·교정·변경 이력대장 사본 1부
비 고	정도관리항목 중 「진단용 방사선 발생장치의 안전관리에 관한 규칙」에 따라 검사를 실시한 항목은 해당 검사항목의 검사 유효기간 이내에만 정도관리기록 검사를 면제할 수 있다. 이 경우 시험성적을 정도관리대장에 기록하고 그 시험검사성적서(또는 사본)를 보관해야 한다.	

• 전산화단층 촬영장치

표준팬텀 (의료기기 성능 평가용 인체조직모형)	AAPM CT 성능평가팬텀 76-410 및 보건복지부장관이 정하는 바에 따라 이와 동등함이 검증된 팬텀
팬텀 촬영 조건	120㎸p, 250㎃s, 폭조절 10㎜ , 25㎝ 이상 조사야(FOV), 25㎝ 전시조사야(display FOV), 표준 재구성 알고리즘(standard reconstruction algorithm)으로 촬영한다.
제출영상	팬텀 촬영 영상 1부(영상에는 장비고유번호와 촬영날짜를 표시해야 한다)

항 목	합 격 기 준
물의 CT감약계수(X-선 흡수계수)	0 ± 7HU이어야 한다.
노 이 즈	5HU 이하여야 한다.
균 일 도	중심부와 주변부 간 5HU 이하여야 한다.
공간 분해능(㎜로 기록)	1.0㎜ 이하까지 식별할 수 있어야 한다.
대조도 분해능(㎜로 기록)	6.4㎜ 이하까지 식별할 수 있어야 한다.
절편 두께 (5㎜ 및 10㎜에서 측정 시 오차 범위 기록)	1㎜ 이하, −1㎜ 이상이어야 한다.
인공물 유무(유무로 표시)	없어야 한다.

1) 검사방법

제출영상	1. 제2조제3항에 따른 특수의료장비 등록증명서에 등록된 용도가 전신용인 경우: 두부, 일반 흉부, 저선량 흉부, 역동적 조영증강 간 영상 2. 제2조제3항에 따른 특수의료장비 등록증명서에 등록된 용도가 비조영증강 전신용인 경우: 저선량 흉부, 비조영증강 복부 영상 3. 제2조제3항에 따른 특수의료장비 등록증명서에 등록된 용도가 전용인 경우: 해당 부위 영상
점수계산	총점 100점
합격기준	제출된 영상 모두 각각 60점 이상이어야 합격으로 인정한다.

2) 두부

제출영상의 선 행 조 건	1. 조영증강 전 CT를 기본으로 제출한다 2. 특수영상기법으로 CT 뇌혈관 조영술을 제출한다. 특수 영상 기법에 대한 추가 점수 획득을 위해서는 해당 영상을 시행한 다른 환자의 영상을 제출할 수 있다. 3. 평가 기관에서 지정한 특정 시점의 영상 중 가장 잘 촬영된 영상을 제출한다. 4. 뇌질환을 평가하기 위하여 실시한 일상적인 두부 영상을 제출한다. 5. 일반검사 표지에 환자성명, 환자번호, 성별, 나이, 촬영날짜 및 촬영기관이 표시된 영상을 제출한다.

항목	평가내용		점수
검사표지 및 일반정보 항목 (4점)			
표지 (4)	일반 정보	스캔영상(scanogram)이 있다.	1
		영상순서(image number, scan time 등)가 확인된다.	1
		눈금자(scaler)가 표시되어 있다.	1
		좌우방향이 표시되어 있다.	1
장비 및 방사선피폭관리 기준 (20점)			
장비기준 (10)	다중검출CT(multidetector CT) 검출기 채널기준	64채널 이상(16채널 이상 64채널 미만 6점, 2채널 이상 16채널 미만 3점)	10
방사선 피폭관리 (10)	선량보고서가 있다.		5
	120kVp 이하의 관전압(tube voltage)으로 검사된다.		5
영상정보항목 (76점)			
인공물 (10)	호흡에 의한 인공물 혹은 환자의 움직임에 의한 인공물이 없다.		1
	천막상부에서 선속경화(beam-hardening) 인공물이 없다.		1
	환자가 스캔 중심부에 위치한다.		1
	양팔을 내린 상태로 검사한다.		1
	신체 장신구, 불필요한 기구, 스캔에 영향을 미치는 장치가 없다.		3
	고리(ring) 인공물이 없다.		3

영상스캔범위 (12)	두정부에서 머리뼈 기저부(foramen magnum) 까지 포함한다.	3
	머리뼈 전폭(상하·전후·좌우)을 포함한다.	3
	영상이 안장결절 뒤통수뼈융기선(tuberculum sellar-occipital protuberance line)에 맞추어져 있다.	3
	좌우가 대칭적이다.	3
영상재구성 적정성(4)	뇌설정과 골격설정이 별도로 존재하거나 적절한 영상창 조절이 가능하다.	2
	뇌설정과 골격설정이 각각 적합한 알고리즘으로 재구성된다.	2
절편두께 및 다평면영상의 적정성 (8)	절편두께가 5㎜ 이하이다.	4
	절편간격이 없다.	4
해상도 및 대조도 (32)	회백질과 백질을 구분할 수 있다(부분적으로 불분명하면 2점).	4
	기저핵이 구분된다(한쪽만 구분되거나 일부분만 구분되면 2점).	4
	실비우스 열창(sylvian fissure)이 구별된다(한쪽만 구별되거나 일부분만 구별되면 2점).	4
	뇌고랑이 식별된다(식별되지 않는 부분이 전체 뇌의 절반 이하면 2점).	4
	중대뇌동맥의 근위부가 식별된다(한쪽만 식별되거나 일부만 식별되면 2점).	4
	소뇌 충부(vermis)가 식별된다(불분명하게 식별되면 2점).	4
	소뇌다리뇌수조(cerebellopontine cistern)가 식별된다 (한쪽만 식별되거나 일부만 식별되면 2점).	4
	소뇌의 피질과 심부백질을 구분할 수 있다(한쪽만 구분되거나 일부만 구분되면 2점).	4
뇌혈관 조영술 (10)	혈관영상을 위한 재구성 영상이 4종류 이상 있다. 이 경우 재구성 영상의 종류는 최대강도투사(maximal intensity projection, 다평면으로 획득시 각각 인정), 골감산영상(bone subtraction images), 체적가시화 영상(volume rendered images) 등이다(영상 종류가 3개면 3점, 2개면 2점, 1개 이하면 0점).	4
	머리뼈 기저부의 내경동맥(internal carotid artery)의 조영증강이 인접한 내경정맥(internal jugular vein)보다 현저히 높다.	2
	재구성 영상에서 중대뇌동맥의 M4 분지까지 선명하게 추적(trace)할 수 있다.	2
	원본영상에서 경동맥관(carotid canal) 내 내경동맥이 뚜렷하게 관찰된다.	2

3) 일반 흉부

제출영상의 선 행 조 건	1. 일반 흉부 CT 영상을 제출한다. 고해상 CT 영상은 제출대상에서 제외한다. 원칙적으로 조영증강 후 영상을 제출하며 부득이한 경우 조영증강 전 영상을 제출할 수 있으나 해당 항목의 점수를 받을 수 없다. 2. 의료영상저장전송시스템(PACS) 영상의 경우 폐 및 종격동 설정 변경이 가능해야 한다. 필름 영상의 경우 폐 및 종격동 설정이 각각 있어야 한다. 3. 평가 기관에서 지정한 특정 시점의 영상 중 가장 잘 촬영된 영상을 제출한다. 4. 일반검사 표지에 환자성명, 환자번호, 성별, 나이, 촬영날짜 및 촬영기관이 표시된 영상을 제출한다.

항목	평가내용		점수
검사표지 및 일반정보 항목 (4점)			
표지 (4)	일반 정보	스캔영상(scanogram)이 있다.	1
		영상순서(영상번호, 스캔시간 등)가 확인된다.	1
		눈금자(scaler)가 표시되어 있다.	1
		좌우방향이 표시되어 있다.	1
장비 및 방사선피폭관리 기준 (20점)			
장비기준 (10)	다중검출CT (multidetector CT) 검출기 채널기준	64채널 이상(16채널 이상 64채널 미만 6점, 2채널이상 16채널 미만 3점)	10
방사선 피폭관리 (10)	선량보고서가 있다.		4
	자동노출조사(AEC, automatic exposure control)를 사용한다.		4
	120 kVp 이하 관전압(tube voltage)으로 검사된다.		2
영상정보항목 (76점)			
인공물(10)	움직임에 의한 인공물이 없다.	호흡에 의한 움직임이나 영상순서의 흐트러짐이 없다.	2
		심장박동에 의하여 상행대동맥과 폐동맥의 경계가 흐려지지 않는다.	2
		심장박동에 의하여 하행대동맥과 폐정맥의 경계가 흐려지지 않는다.	2
	판독을 방해하는 선속경화(beam hardening) 인공물이 없다	어깨관절 부위를 제외한 전체 흉부 영역에서 선속경화(beam hardening) 인공물이 없다.	2
	기기 자체에서 발생한 인공물이 없다.	어떤 장비적 인공물도 없다.	2
영상 스캔 범위 (12)	폐첨부(肺尖部)에서 횡격막늑골각까지 포함한다.	폐첨부보다 적어도 한 장 이상의 영상을 포함한다.	2
		횡격막늑골각 이하 폐가 보이지 않는 사진이 최소 1장 있다.	2
		부신을 완전히 포함한다.	2
	흉벽전체를 포함한다.	횡격막 상부에서 흉벽이 피부까지 완전히 포함한다.	2
		양측 상완골두 직경의 50% 이상을 포함한다.	2
	영상에서 흉벽의 최대 좌우 폭이 차지하는 비율이 80% 이상이다.	횡격막 상부에서 몸통의 좌우 직경이 영상 화면 직경의 80% 이상이다.	2
	과도한 검사부위	성대 상단보다 윗 부분을 포함한다.	-3
		신장 하단보다 아래 부분을 포함한다.	-3

항목	세부 항목	기준	점수
조영제 표시 (5)	조영제 명칭이 기술되어 있다.		3
	조영제 총량이 기술되어 있다.		2
조영증강의 적정성 (8)	대동맥이 적절히 조영증강된다.		2
	폐동맥이 폐문부 이하까지 적절히 조영증강된다.		2
	조영된 내흉동맥(internal mammary artery)이 구분된다.		2
	스캔 시간에서 종료부분까지 영상의 질이 유사하게 유지된다.		2
영상 재구성 적정성 (9)	연부조직 표준(standard) 알고리즘의 영상 시리즈가 있다.		4
	폐 고해상(sharp) 알고리즘의 영상 시리즈가 있다.		3
	영상 창 조절이 가능하나.		2
절편두께 및 다평면 영상의 적정성 (17)	축상 영상의 절편두께	5㎜ 이하이다.	4
		2㎜ 이하의 얇은 두께의 영상을 포함한다.	3
	축상 영상의 절편간격	없다.	4
	관상 영상을 포함하고 있다.		1
	관상 영상의 절편두께	5㎜ 이하이다.	1
	관상 영상의 절편간격	없다.	1
	시상 영상을 포함하고 있다.		1
	시상 영상의 절편두께	5㎜ 이하이다.	1
	시상 영상의 절편간격	없다.	1
	관상 또는 시상 영상에 인공물(step-ladder artifact 등)이 있다.		-3
해상도 및 대조도 (15)	말단 부위의 1/3 이하의 폐혈관을 구분할 수 있다.	흉막 바로 아래 부위를 제외한 폐전체의 폐혈관 경계가 분명하다.	3
	세분절(subsegmental) 기관지를 구분할 수 있다.	세분절(subsegmental) 이하의 기관지벽이 구분된다.	3
	종격동(좌우 흉막강 사이에 있는 부분) 구조를 구분할 수 있다.	종격동지방, 흉선(가슴샘)조직, 림프절, 심막지방이 명확히 구분된다.	3
	기관 주변 조직을 구분할 수 있다.	기관의 외벽과 인접한 종격동 구조물을 구분할 수 있다.	2
		기관 주변 림프절의 존재 여부가 확인된다.	2
	폐문부의 림프절과 폐혈관을 구분할 수 있다.	폐문부에서 주요 폐혈관과 림프절이 분명히 구분된다.	1
		폐문부에서 폐동맥과 폐정맥의 주행을 분리해 추적할 수 있다.	1

4) 저선량 흉부

제출영상의 선 행 조 건	1. 조영증강하지 않은 영상을 제출한다. 2. 평가 기관에서 지정한 특정 시점의 영상 중 가장 잘 촬영된 영상을 제출한다. 3. 의료영상저장전송시스템(PACS) 영상의 경우 폐 및 종격동 설정 변경이 가능해야 한다. 필름 영상의 경우 폐 및 종격동 설정이 각각 있어야 한다. 4. 일반검사 표지에 환자성명, 환자번호, 성별, 나이, 촬영날짜 및 촬영기관이 표시된 영상을 제출한다.

항목	평가내용		점수
검사표지 및 일반정보 항목 (4점)			
표지 (4)	일반 정보	스캔영상(scanogram)이 있다.	1
		영상순서(영상번호, 스캔시간 등)가 확인된다.	1
		눈금자(scaler)가 표시되어 있다.	1
		좌우방향이 표시되어 있다.	1
장비 및 방사선피폭관리 기준 (20점)			
장비기준 (10)	다중검출CT (multidetector CT) 검출기 채널기준	64채널 이상(16채널 이상 64채널 미만 6점)	10
방사선 피폭관리 (10)	선량보고서가 있다.		4
	120 kVp이하 관전압(tube voltage)으로 촬영된다.		2
	40-60 mAs 이하로 촬영된다.		2
	CT선량지수(CTDIvol)가 3mGy 이하다.		2
영상정보항목 (76점)			
인공물 (14)	움직임에 의한 인공물이 없다.	폐설정에서 호흡에 의한 움직임이 없고 영상순서의 흐트러짐이 없다.	3
		심장박동에 의하여 상행대동맥과 폐동맥의 경계가 흐려지지 않는다.	2
		심장박동에 의하여 하행대동맥과 폐정맥의 경계가 흐려지지 않는다.	2
	판독을 방해하는 선(streaking) 인공물이 없다.	선인공물이 있으나 폐실질을 침범하지 않는다.	2
	판독을 방해하는 영상잡음 (noise)이 없다.	영상잡음이 있으나 폐결절 여부를 평가할 수 있다.	3
	기기 자체에서 발생한 인공물이 없다.	어떤 장비적 인공물도 없다.	2

평가 항목	평가 기준	세부 기준	점수
영상스캔 범위 (12)	폐첨부에서 횡격막 늑골각까지 포함되었다.	폐첨부보다 적어도 한 장 이상이 더 촬영된다.	2
		횡격막 늑골각 이하 폐가 보이지 않는 사진이 최소 1장 있다.	2
		부신을 완전히 포함한다.	2
	흉벽전체를 포함한다.	횡격막 상부에서 흉벽이 피부까지 완전히 포함한다.	2
		양측 상완골두 직경의 50% 이상을 포함한다.	2
	영상에서 흉벽의 최대 좌우 폭이 차지하는 비율이 80% 이상이다.	횡격막 상부에서 몸통의 좌우 직경이 화면 직경의 80% 이상이다.	2
	과도한 검사부위	성대 상단보다 윗부분을 포함한다.	-3
		신장 하단보다 아래가 포함되었다.	-3
영상 재구성 적정성 (11)	연부조직 표준(standard) 알고리즘의 영상 시리즈가 있다.		4
	폐 고해상(sharp) 알고리즘의 영상 시리즈가 있다.		4
	반복적 재구성 알고리즘(iterative reconstruction algorithm)을 적용한다.		3
절편두께 및 다평면 영상의 적정성 (21)	축상 영상의 절편두께	3㎜ 이하이다.	5
		1.5㎜ 이하의 얇은 두께의 영상을 포함한다.	5
	축상 영상의 절편간격	없다.	4
	관상 영상을 포함하고 있다.		2
	관상 영상의 절편두께	3㎜ 이하이다.	1
	관상 영상의 절편간격	없다.	1
	시상 영상을 포함하고 있다.		1
	시상 영상의 절편두께	3㎜ 이하이다.	1
	시상 영상의 절편간격	없다.	1
	관상 또는 시상 영상에 인공물(step-ladder artifact 등)이 있다.		-3
해상도 및 대조도 (18)	말단부위 폐혈관을 구분할 수 있다.	흉막 직하부를 제외한 폐전체의 폐혈관 경계가 분명하다.	3
	몸쪽부위 세분절 (subsegmental) 기관지를 구분할 수 있다.	몸쪽부위 세분절(subsegmental) 기관지벽이 구분된다.	3
	엽간열(엽사이틈새)이 보인다.	엽간열이 선으로 보인다.	3
	종격동(좌우 흉막강 사이에 있는 부분) 구조물이 구분된다.	종격동지방, 심장주위지방, 흉선(가슴샘) 조직이 구분된다.	3
	중심부 주요 혈관의 경계가 보인다.	주폐동맥과 대동맥의 경계가 보인다.	3
	기관과 주변 조직을 구분할 수 있다.	기관의 외벽을 주변 조직으로부터 구분할 수 있다.	3

5) 역동적 조영증강 간

제출영상의 선 행 조 건	1. 조영증강을 시행한 역동적 간 영상을 제출한다. 역동적 간 영상을 시행하지 않는 경우, 단일 시기 조영증강 영상을 제출할 수 있다. 2. 의료영상저장전송시스템(PACS) 영상의 경우 폐설정 변경이 가능해야 한다. 필름 영상의 경우 폐기저부 폐설정이 있어야 한다. 3. 평가 기관에서 지정한 특정 시점의 영상 중 가장 잘 촬영된 영상을 제출한다. 4. 일반검사 표지에 환자성명, 환자번호, 성별, 나이, 촬영날짜 및 촬영기관이 표시된 영상을 제출한다.

항목	평가내용		점수
검사표지 및 일반정보 항목 (4점)			
표지 (4)	일반 정보	스캔영상(scanogram)이 있다.	1
		영상순서(영상번호, 스캔시간 등)가 확인된다.	1
		눈금자(scaler)가 표시되어 있다.	1
		좌우방향이 표시되어 있다.	1
장비 및 방사선피폭관리 기준 (20점)			
장비기준 (10)	다중검출CT (multidetector CT) 검출기 채널기준	64채널 이상(16채널 이상 64채널 미만 6점, 2채널 이상 16채널 미만 3점)	10
방사선 피폭관리 (10)	선량보고서가 있다.		5
	자동노출조사(AEC, automatic exposure control)를 사용한다.		4
	100 kVp 이하 관전압(tube voltage)으로 검사된다.		1
영상정보항목 (76점)			
인공물 (10)	고리(ring) 인공물이 없다.		3
	선속경화(beam-hardening) 인공물이 없다.		3
	호흡에 의한 인공물 또는 환자의 움직임에 의한 인공물이 없다.		1
	환자가 스캔 중심부에 위치한다.		1
	양팔을 올린 상태로 검사한다.		1
	신체 장신구, 불필요한 기구, 스캔에 영향을 미치는 장치가 없다.		1
영상 스캔 범위 (11)	모든 영상이 간 전체를 포함한다.		5
	한 장 이상의 간이 포함되지 않은 폐야 영상이 있다.		3
	과도한 검사 부위	기관분지부 위쪽의 폐 영역을 포함한다.	-3
		궁둥뼈결절(ischial tuberosity) 이하 5㎝ 아래쪽이 포함된 영상이 있다.	-3
	복벽 전체가 포함되었으며 영상에서 복벽의 최대 좌우 폭이 차지하는 비율이 80% 이상이다.		3
다중시기 영상구성 (5)	조영전 영상, 간동맥기 영상, 간문맥기 영상, 지연기 영상으로 구성되어 있다.		5
조영제 표시 (6)	조영제 명칭이 기술되어 있다.		4
	조영제 총량이 기술되어 있다.		2

영상 재구성 적정성 (4)	복부 영상에 적절한 알고리즘(soft standard reconstruction kernel)을 사용한다.		2
	영상 창 조절이 가능하다.		2
절편두께 및 다평면 영상의 적정성 (15)	축상 영상의 절편두께	1㎜ 이상 5㎜ 이하이다(5㎜ 초과 7㎜ 이하면 2점).	4
	축상 영상의 절편간격	없다.	4
	관상 또는 시상 영상을 하나 이상 포함하고 있다.		3
	관상 또는 시상 영상의 절편두께	1㎜ 이상 5㎜ 이하이다(5㎜ 초과 8㎜ 이하면 1점).	2
	관상 또는 시상 영상의 절편간격	없다.	2
	관상 또는 시상 영상에 인공물(step-ladder artifact 등)이 있다.		-3
영상 해상도 및 대조도 (25)	우간내동맥의 뚜렷함	간동맥기 영상에서 우간내동맥이 간실질 두께 50% 이상 영역에서 뚜렷하게 보인다(간실질 두께의 50% 미만 영역에서 뚜렷하게 보이면 1점).	4
	적어도 한 시기의 조영증강 영상에서 복강동맥, 위십이지장 동맥, 위창자간막동맥, 신장동맥이 뚜렷하게 보인다.		3
	적어도 한 시기의 조영증강 영상에서 주간문맥이 주위 장기, 구조와 명확하게 구분된다.		3
	간 문맥기 영상 또는 단일시기 조영증강 영상에서 간문맥이 피막하 2㎝영역에서 구분된다.		3
	간 문맥기 영상 또는 단일시기 조영증강 영상에서 췌장 전체가 보이며 그 경계를 그릴 수 있다.		3
	적어도 한 시기의 영상에서 창자간막(창자사이막) 혈관을 창자벽과 선명하게 구분할 수 있다.		3
	적어도 한 시기의 영상에서 양측 간내담도 첫 번째 분지를 구분할 수 있다.		3
	적어도 한 시기의 영상에서 총담관을 구분할 수 있다.		3

6) 비조영증강 복부

제출영상의 선 행 조 건	1. 요로 결석을 평가하기 위해 일상적으로 시행한 비조영증강 영상을 제출한다. 요로 결석 평가를 위한 검사를 따로 시행하지 않는 경우 복부와 골반을 포함하는 비조영증강 영상을 제출할 수 있다. 2. 평가 기관에서 지정한 특정 시점의 영상 중 가장 잘 촬영된 영상을 제출한다. 3. 의료영상저장전송시스템(PACS) 영상의 경우 폐설정 변경이 가능해야 한다. 필름 영상의 경우 폐기저부 폐설정이 있어야 한다. 4. 일반검사 표지에 환자성명, 환자번호, 성별, 나이, 촬영날짜 및 촬영기관이 표시된 영상을 제출한다.

항목	평가내용		점수
검사표지 및 일반정보 항목(4점)			
표지 (4)	일반 정보	스캔영상(scanogram)이 있다.	1
		영상순서(영상번호, 스캔시간 등)가 확인된다.	1
		눈금자(scaler)가 표시되어 있다.	1
		좌우방향이 표시되어 있다.	1
장비 및 방사선피폭관리 기준(20점)			
장비기준 (10)	다중검출CT(multidetector CT) 검출기 채널기준	16채널 이상(2채널 이상 16채널 미만 5점)	10

<table>
<tr><td rowspan="3">방사선
피폭관리
(10)</td><td colspan="2">선량보고서가 있다.</td><td>6</td></tr>
<tr><td colspan="2">자동노출조사(AEC, automatic exposure control)를 사용한다.</td><td>2</td></tr>
<tr><td colspan="2">100 kVp 이하 관전압(tube voltage)으로 검사된다.</td><td>2</td></tr>
<tr><td colspan="4">영상정보항목(76점)</td></tr>
<tr><td rowspan="6">인공물
(20)</td><td colspan="2">고리(ring) 인공물이 없다.</td><td>5</td></tr>
<tr><td colspan="2">선속경화(beam-hardening) 인공물이 없다(인공물이 있으나 영상판독에 지장이 없으면 2점).</td><td>5</td></tr>
<tr><td colspan="2">호흡에 의한 인공물 혹은 환자의 움직임에 의한 인공물이 없다.</td><td>3</td></tr>
<tr><td colspan="2">환자가 스캔 중심부에 위치한다.</td><td>2</td></tr>
<tr><td colspan="2">양팔을 올린 상태로 검사한다.</td><td>3</td></tr>
<tr><td colspan="2">신체 장신구, 불필요한 기구, 스캔에 영향을 미치는 장치가 없다.</td><td>2</td></tr>
<tr><td rowspan="4">영상 스캔 범위
(10)</td><td colspan="2">신장, 요로, 방광 전체를 포함한다.</td><td>5</td></tr>
<tr><td colspan="2">복벽 전체가 포함되었으며 영상에서 복벽의 최대 좌우 폭이 차지하는 비율이 80% 이상이다.</td><td>5</td></tr>
<tr><td rowspan="2">과도한 검사 부위</td><td>기관분지부 위쪽의 폐 영역을 포함한다.</td><td>-3</td></tr>
<tr><td>궁둥뼈결절(ischial tuberosity) 이하 5㎝ 아래쪽이 포함된 영상이 있다.</td><td>-3</td></tr>
<tr><td rowspan="2">영상재구성 적정성
(6)</td><td colspan="2">복부 영상에 적절한 알고리즘(soft standard reconstruction kernel)을 사용한다.</td><td>3</td></tr>
<tr><td colspan="2">영상 창 조절이 가능하다.</td><td>3</td></tr>
<tr><td rowspan="6">절편두께의 적정성
(20)</td><td>축상 영상의 절편두께</td><td>1㎜ 이상 5㎜ 이하이다(5㎜ 초과 7㎜ 이하면 2점).</td><td>4</td></tr>
<tr><td>축상 영상의 절편간격</td><td>없다.</td><td>4</td></tr>
<tr><td colspan="2">관상 혹은 시상 영상을 하나 이상 포함하고 있다.</td><td>5</td></tr>
<tr><td>관상 혹은 시상 영상의 절편두께</td><td>1㎜ 이상 5㎜ 이하이다(5㎜ 초과 8㎜ 이하면 1점)</td><td>3</td></tr>
<tr><td>관상 혹은 시상 영상의 절편간격</td><td>없다.</td><td>4</td></tr>
<tr><td colspan="2">관상 혹은 시상 영상에 인공물(step-ladder artifact 등)이 있다.</td><td>-3</td></tr>
<tr><td rowspan="5">영상 해상도 및 대조도 (20)</td><td colspan="2">방광이 꽉 찬 상태로 검사한다.</td><td>4</td></tr>
<tr><td colspan="2">양쪽 신우와 근위부 요관이 뚜렷하게 보인다(신우의 경계만 불분명하거나, 근위부 요관 길이의 절반 이하에서 뚜렷하게 보이지 않으면 2점).</td><td>4</td></tr>
<tr><td colspan="2">신장동(콩팥골, renal sinus)에서 신우와 혈관을 구별하여 추적할 수 있다(경계가 구별되지 않는 부위가 절반 이하면 2점).</td><td>4</td></tr>
<tr><td colspan="2">양쪽 원위부 요관과 요관·방광 접합부가 뚜렷하게 구별된다(원위부 요관 길이의 절반 이하가 구분되지 않거나, 요관·방광 접합부를 구별할 수 없으면 2점).</td><td>4</td></tr>
<tr><td colspan="2">방광과 자궁·질(여성), 방광과 전립선·정낭(남성)이 구별된다(두 장기간에 음영차이는 구별할 수 있지만, 경계가 불분명하면 2점).</td><td>4</td></tr>
</table>

7) 허리뼈

<table>
<tr><td>제출영상의
선 행 조 건</td><td>1. 추간판을 위주로 검사한 영상을 제출한다.
2. 조영증강하지 않은 영상을 제출한다.
3. 평가 기관에서 지정한 특정 시점의 영상 중 가장 잘 촬영된 영상을 제출한다.
4. 의료영상저장전송시스템(PACS) 영상의 경우 뼈 설정 및 연부조직 설정 변경이 가능해야 한다. 필름 영상의 경우 뼈 설정 및 연부조직 설정이 각각 있어야 한다.
5. 일반검사 표지에 환자성명, 환자번호, 성별, 나이, 촬영날짜 및 촬영기관이 표시된 영상을 제출한다.</td></tr>
</table>

항목	평가내용			점수
검사표지 및 일반정보 항목(4점)				
표지 (4)	일반 정보	스캔영상(scanogram)이 있다.		1
		영상순서(영상번호, 스캔시간 등)가 확인된다.		1
		눈금자(scaler)가 표시되어 있다.		1
		좌우방향이 표시되어 있다.		1
장비 및 방사선피폭관리 기준(20점)				
장비기준 (10)	다중검출CT(multidetector CT) 검출기 채널기준		16채널 이상(2채널 이상, 16채널 미만이면 5점)	10
방사선피폭관리 (10)	선량보고서가 있다.			5
	120 kVp 이하 관전압(tube voltage)으로 검사된다.			5
영상정보항목(76점)				
인공물 (10)	호흡에 의한 인공물 혹은 환자의 움직임에 의한 인공물이 없다.			4
	고리(ring) 인공물이 없다.			3
	그 외 인공물이 없다.			3
영상 스캔 범위 (30)	5개 이상의 추간판을 포함한다(3개까지는 3점, 2개 이하는 0점).			6
	각각의 추간판에 평행한 방향으로 영상을 얻거나 재구성한다(4개 이상은 6점, 3개까지는 3점).			6
	각각의 추간판 후면윤곽을 충분히 포함한다(후면윤곽을 충분히 포함하지 않은 추간판이 1개 있으면 3점, 2개 이상 있으면 0점).			6
	3개 이상의 추간판에 대하여 위아래의 종판이 충분히 포함된다(2개까지는 3점, 1개 이하는 0점).			6
	각각의 횡단면 영상이 허리뼈 어느 부위인지 알 수 있다(스캔영상에서 일부 부위표시가 되어있지 않거나 각 해당 영상에 글자로만 표시된 경우 3점).			6
영상 재구성 적정성 (4)	연부조직 표준(standard) 알고리즘의 영상 시리즈가 있다.			2
	뼈 고해상(sharp) 알고리즘의 영상 시리즈가 있다.			2
절편두께 및 다평면 영상의 적정성 (12)	절편두께가 3㎜ 이하이다.			4
	추간판 부위에서 절편간격이 없다.			4
	시상재구성 영상 시리즈가 있다.			4
해상도 및 대조도 (20)	추간판 바깥쪽을 따라 윤곽을 그릴 수 있다(윤곽이 그려지지 않는 추간판이 1개 있으면 3점, 2개 이상 있으면 0점).			5
	추간판과 경막강을 구분할 수 있다(경막강과 구분되지 않는 추간판이 1개 있으면 3점, 2개 이상 있으면 0점).			5
	허리뼈 4·5번에서 황색인대의 두께를 측정할 수 있다(측정이 되는 부위와 측정이 되지 않는 부위가 섞여 있으면 2점).			5
	양측 돌기관절공간이 보인다(1개의 추간판 위치에서 한쪽의 돌기관절공간만 안 보이면 2점, 양쪽 다 안 보이거나 2개 이상의 추간판 위치에서 안 보이면 0점).			5

2

Head & Neck (두 & 경부)

Head & Neck CT

1. Anatomy

머리뼈의 앞면

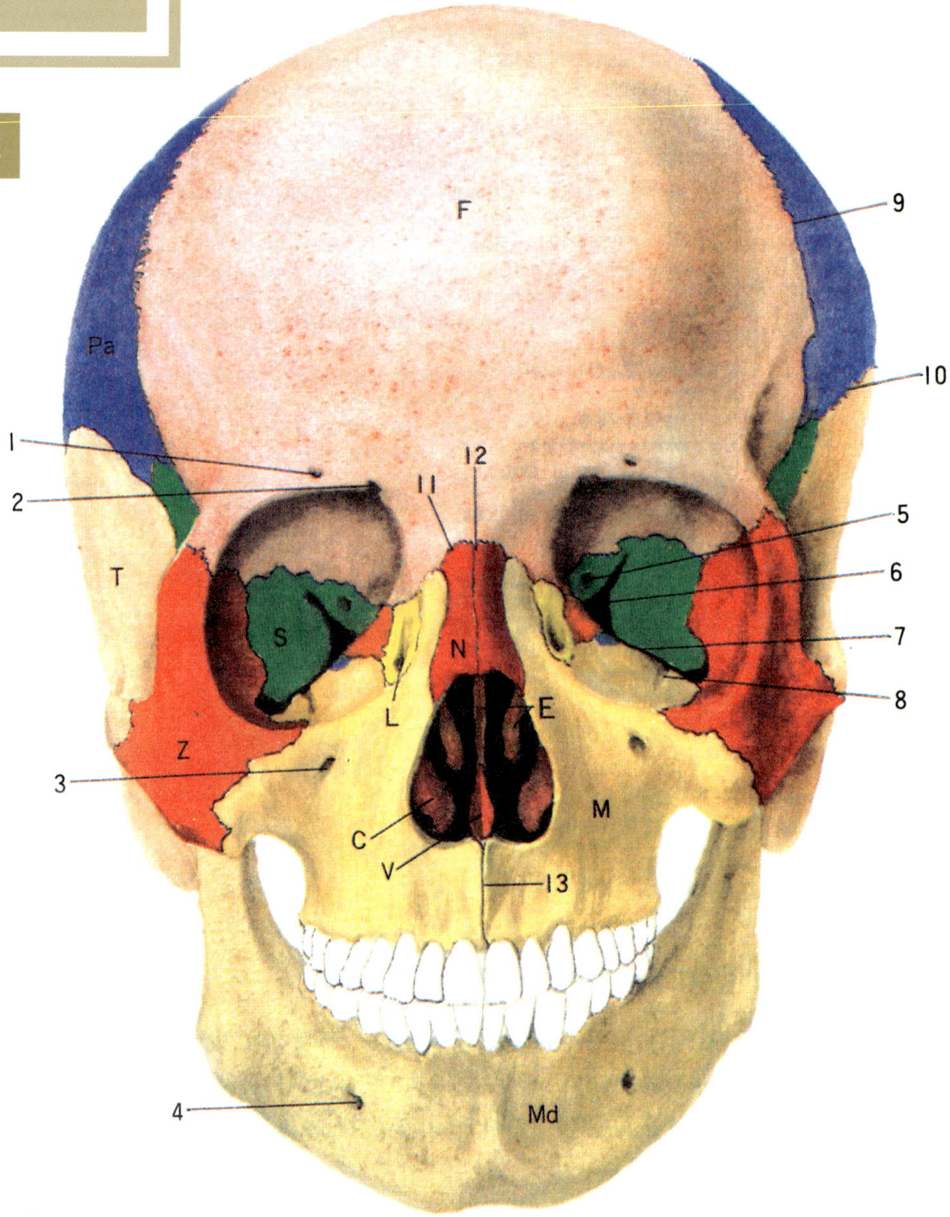

C. 아래코선반(하비갑개, Inf. nasal concha)
E. 벌집뼈(사골, Ethmoid bone)
F. 이마뼈(전두골, Frontal bone)
L. 눈물뼈(누골, Lacrimal bone)
M. 위턱뼈(상악골, Maxilla)
Md. 아래턱뼈(하악골, Mandible)
N. 코뼈(비골, Nasal bone)
Pa. 마루뼈(두정골, Parietal bone)
S. 나비뼈(접형골, Sphenoid bone)
T. 관자뼈(측두골, Temporal bone)
V. 보습뼈(서골, Vomer)
Z. 광대뼈(관골, Zygomatic bone)
1. 눈확위구멍(안와상공, Supraorbital foramen)
2. 이마뼈패임(전두절흔, Frontal notch)
3. 눈확아래구멍(안와하공, Infraorbital foramen)
4. 턱끝구멍(이공, Mental Foramen)
5. 시각신경관(시신경관, Optic canal)
6. 위눈확틈새(상안와열, Sup. orbital fissure)
7. 아래눈확틈새(하안와열, Inf. orbital fissure)
8. 눈확아래고랑(안와하구, Infraorbital groove)
9. 관상봉합(Coronal stuture)
10. 비늘봉합(인상봉합, Squamous suture)
11. 이마코봉합(Frontonasal suture)
12. 코사이봉합(Internasal suture)
13. 위턱사이봉합(Intermaxillary`suture)

머리뼈의 옆면

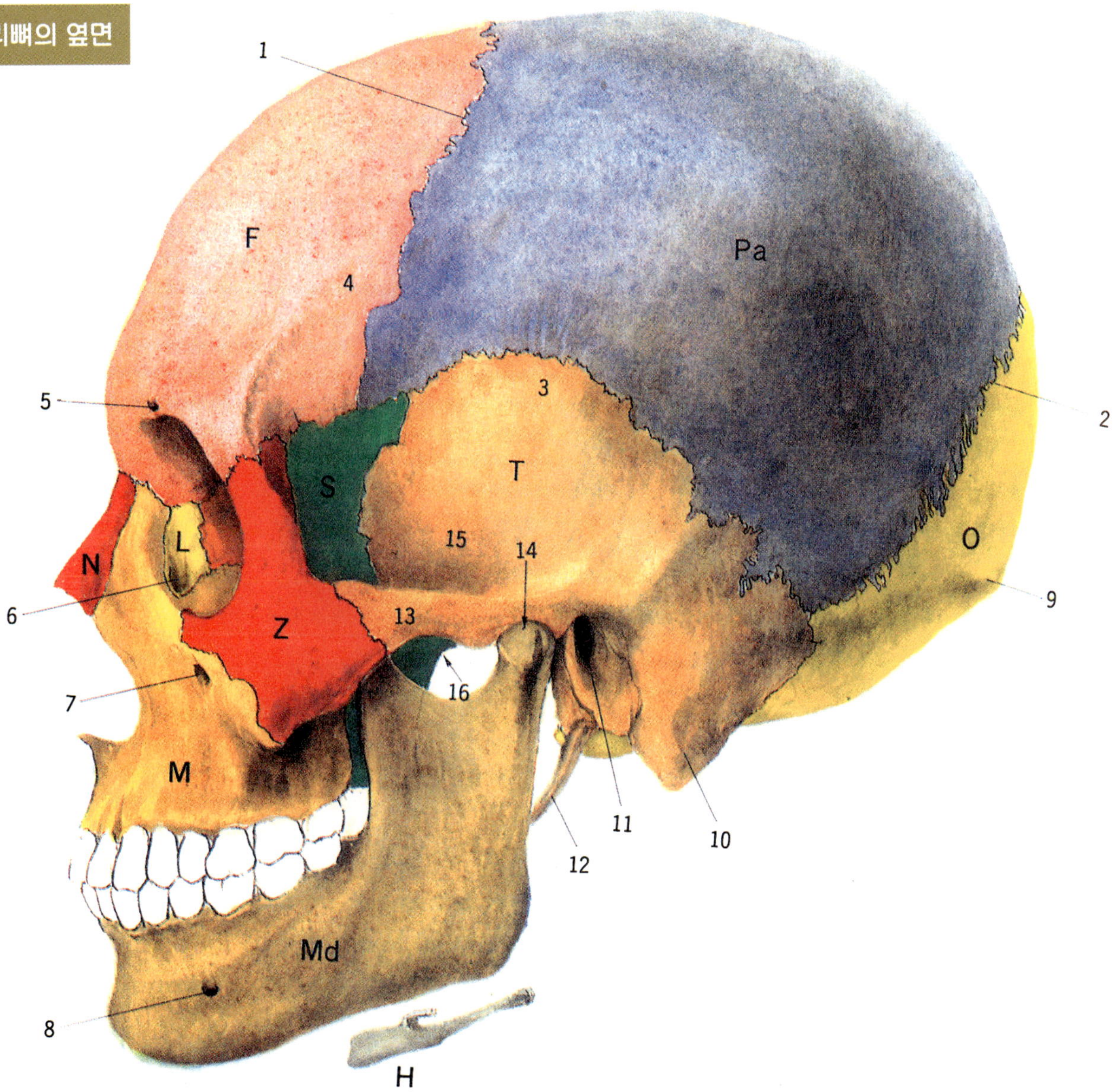

F. 이마뼈(전두골, Frontal bone)
H. 목뿔뼈(설골, Hyoid bone)
L. 눈물뼈(누골, Lacrimal bone)
M. 위턱뼈(상악골, Maxilla)
Md. 아래턱뼈(하악골, Mandible)
N. 코뼈(비골, Nasal bone)
O. 뒤통수뼈(후두골, Occipital bone)
Pa. 마루뼈(두정골, Parietal bone)
S. 나비뼈(접형골, Sphenoid bone)
T. 관자뼈(측두골, Temporal bone)
Z. 광대뼈(관골, Zygomatic bone)

1. 관상봉합(Coronal suture)
2. 시옷봉합(Lambdoid suture)
3. 비늘봉합(인상봉합, Squamous suture)
4. 위관자선(상측두선, Sup. temporal line)
5. 눈확위구멍(안와상공, Supraorbital foramen)
6. 눈물주머니오목(누낭와, Lacrimal fossa)
7. 눈확아래구멍(안와하공, Infraorbital foramen)
8. 턱끝구멍(이공, Mental foramen)
9. 바깥뒤통수뼈융기(외후두융기, Ext. occipital protuberance)
10. 꼭지돌기(유양돌기, Mastoid process)
11. 바깥귀길(외이도, External acoustic meatus)
12. 붓돌기(경상돌기, Styloid process)
13. 광대활(협골궁, Zygomatic arch)
14. 턱관절(악관절, Temporomandibular joint)
15. 관자오목(측두와, Temporal fossa)
16. 관자아래오목(측두하와, Infratemporal fossa)

머리뼈의 윗면

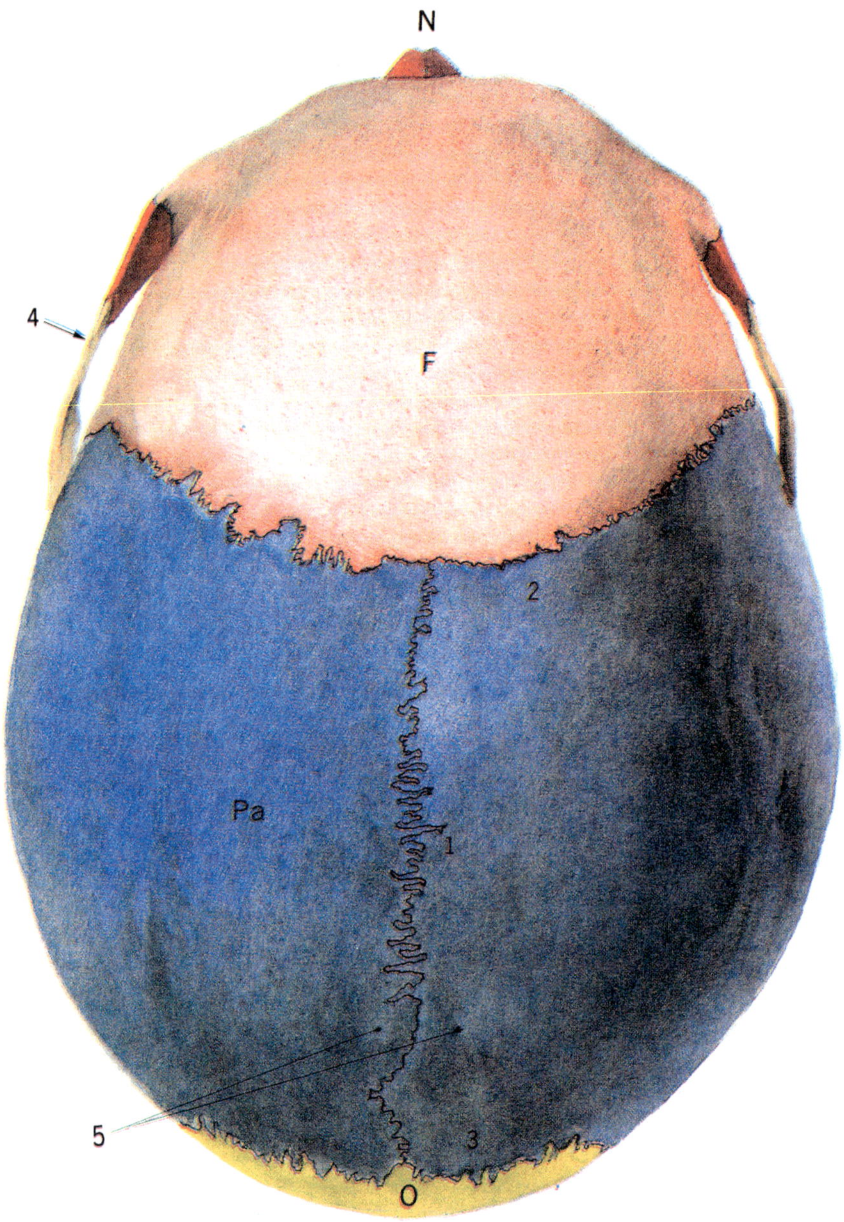

F. 이마뼈(전두골, Frontal bone)
N. 코뼈(비골, Nasal bone)
O. 뒤통수뼈(후두골, Occipital bone)
Pa. 마루뼈(두정골, Parietal bone)

1. 시상봉합(Sagittal suture)
2. 관상봉합(Coronal suture)
3. 시옷봉합(Lambdoid suture)
4. 광대활(협골궁, Zygomatic arch)
5. 마루뼈구멍(두정공, Parietal foramen)

머리뼈의 뒷면

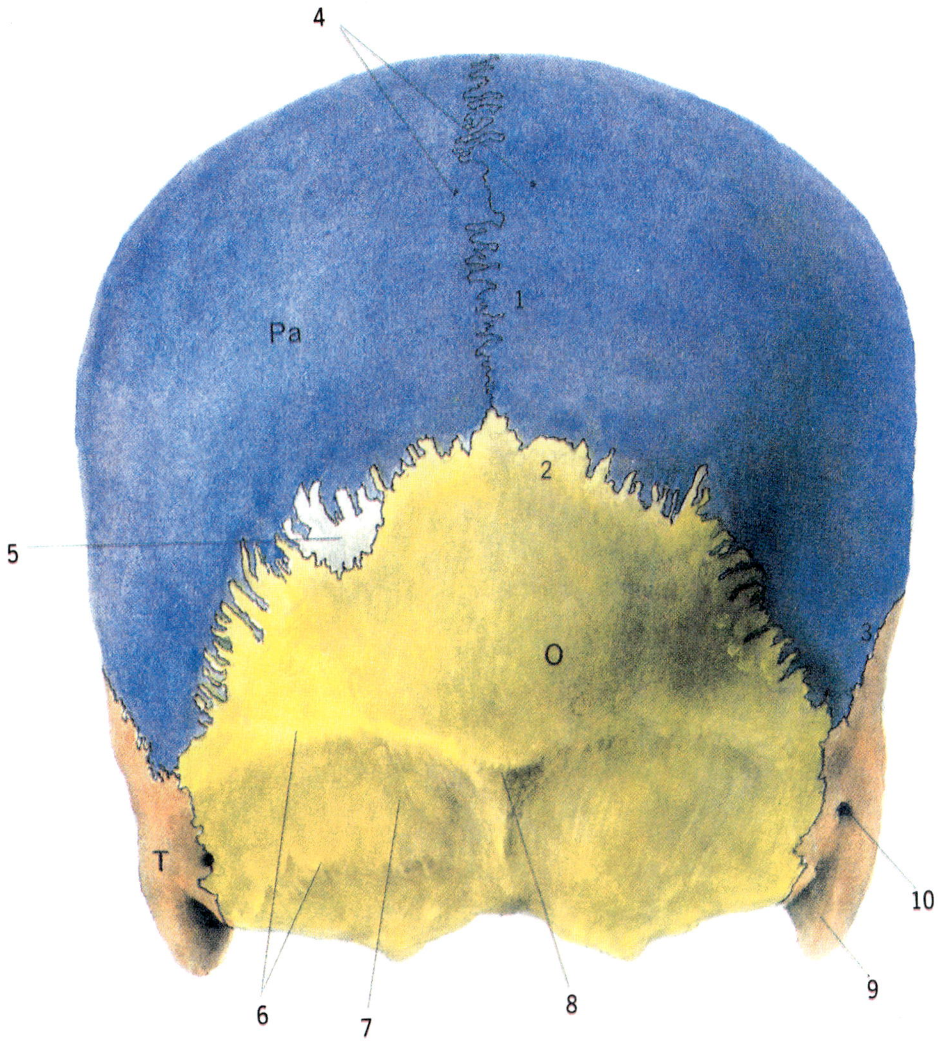

O. 뒤통수뼈(후두골, Occipital bone)
Pa. 마루뼈(두정골, Parietal bone)
T. 관자뼈(측두골, Temporal bone)

1. 시상봉합(Sagittal suture)
2. 시옷봉합(Lambdoid suture)
3. 비늘봉합(인상봉합, Squamous suture)
4. 마루뼈구멍(두정공, Parietal foramen)
5. 봉합뼈(Sutural bone)
6. 위·아래목덜미선(상·하항선, Sup. & inf. nuchal lines)
7. 목덜미평면(Nuchal plane)
8. 바깥뒤통수뼈융기(외후두융기, Ext. occipital protuberance)
9. 꼭지돌기(유양돌기, Mastoid process)
10. 꼭지구멍(Mastoid foramen)

머리뼈의 아래면

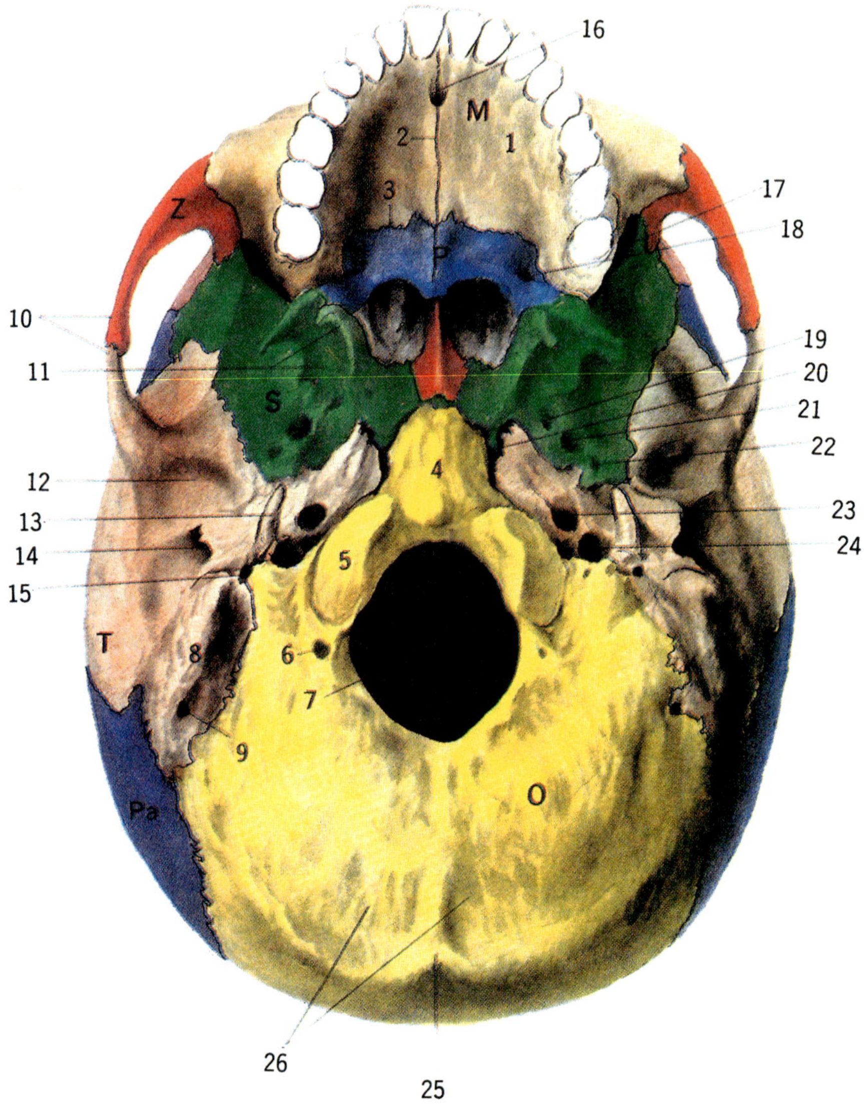

M. 위턱뼈(상악골, Maxilla)
O. 뒤통수뼈(후두골, Occipital bone)
P. 입천장뼈(구개골, Palatine bone)
Pa. 마루뼈(두정골, Parietal bone)

S. 나비뼈(접형골, Sphenoid bone)
T. 관자뼈(측두골, Temporal bone)
Z. 광대뼈(관골, Zygomatic bone)

1. 입천장돌기(구개돌기, Palatine process(maxilla))
2. 정중입천장봉합(정중구개봉합, Med. palatine suture)
3. 가로입천장봉합(황구개봉합, Transverse palatine suture)
4. 인두결절(바닥돌기의)(Pharyngeal tubercle) (Basilar process)
5. 뒤통수관절융기(Occipital condyle)
6. 관절융기관(과관, Condylar canal)
7. 큰구멍(대후두공, Foramen magnum)
8. 꼭지돌기(유양돌기, Mastoid process)
9. 꼭지구멍(Mastoid foramen)
10. 광대활(협골궁, Zygomatic arch)
11. 날개돌기(내·외측판)(Pterygoid process) (Med & lat. lamina)
12. 턱관절오목(하악와, Mandibular fossa)
13. 붓돌기(경상돌기, Styloid process)
14. 바깥귓구멍(외이공, Ext. acoustic meatus)
15. 붓꼭지구멍(경유돌공, Stylomastoid foramen)
16. 앞니오목(절치관)(Incisive fossa)
17. 아래눈확틈새(하안와열, Inf. orbital fissure)
18. 큰입천장구멍(Geater palatine foramen)
19. 날개관(익돌관, Pterygoid canal)
20. 파열구멍(Foramen lacerum)
21. 타원구멍(난원공, Foramen ovale)
22. 뇌막동맥구멍(극공, Foramen spinosum)
23. 목동맥관(Carotid canal)
24. 목정맥구멍(경정맥공, Jugular foramen)
25. 바깥뒤통수뼈융기(외후두융기, Ext. occipital protuberance)
26. 목덜미평면(Nuchal plane(line))
27. 보습뼈(서골, Vomer)

머리뼈 공간의 바닥

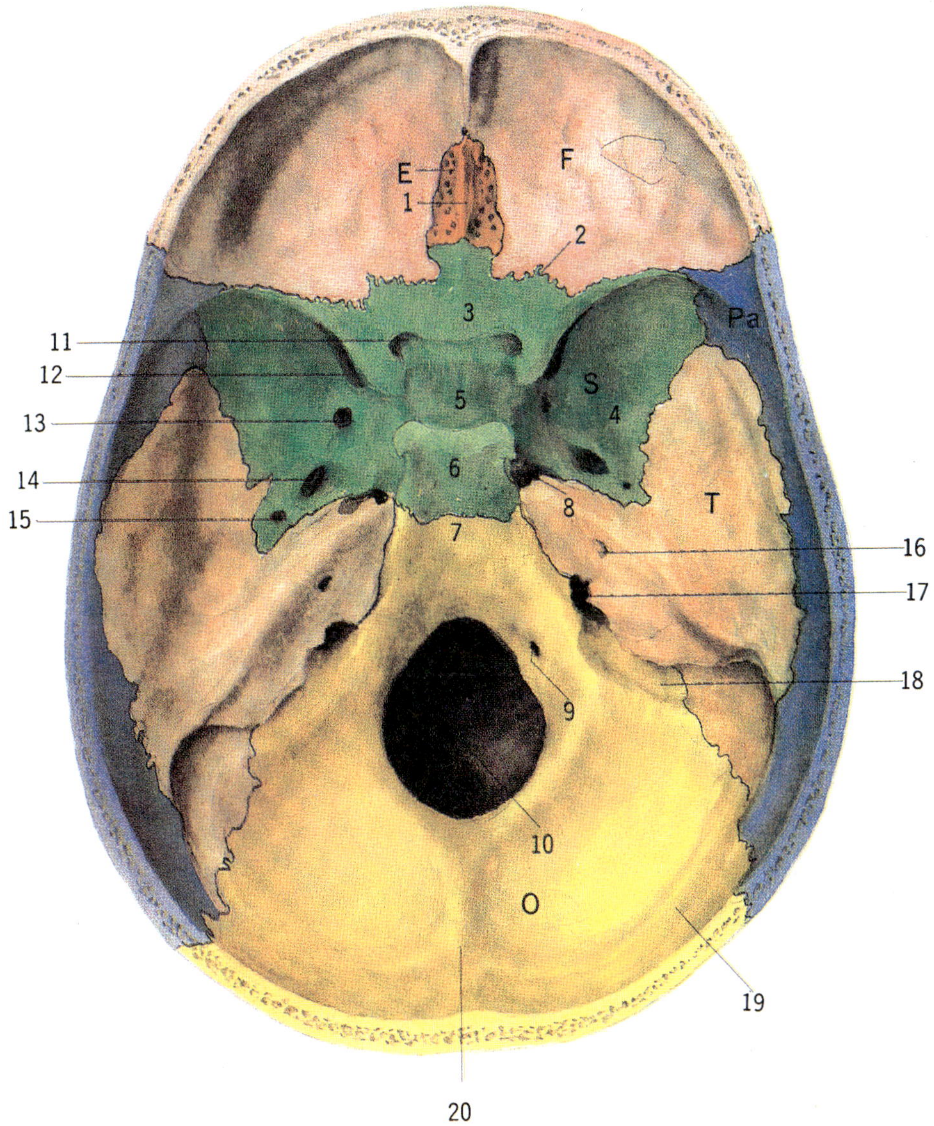

E. 벌집뼈(사골, Ethmoid bone)
F. 이마뼈(전두골, Frontal bone)
O. 뒤통수뼈(후두골, Occipital bone)
Pa. 마루뼈(두정골, Parietal bone)
S. 나비뼈(접형골, Sphenoid bone)
T. 관자뼈(측두골, Temporal bone)

1. 볏돌기(계관, Crista galli)
2. 나비이마봉합(접형전두봉합, Spheno frontal suture)
3. 나비작은날개(접형골소익, Lesser wing)
4. 나비큰날개(접형골대익, Great wing)
5. 뇌하수체오목(Hypophysial fossa)
6. 안장등(터어키안, Dorsum sellae)
7. 비스듬틀(사대, Clivus)
8. 파열구멍(Foramen lacerum)
9. 혀밑신경관(설하신경관, Hypoglossal canal)
10. 큰구멍(대후두공, Foramen magnum)
11. 시각신경관(시신경관, Optic canal)
12. 위눈확틈새(상안와열, Sup. orbital fissure)
13. 원형구멍(정원공, Foramen rotundum)
14. 타원구멍(난원공, Foramen ovale)
15. 뇌막동맥구멍(극공, Foramen spinosum)
16. 속귓구멍(내이공, Internal acoustic meatus)
17. 목정맥구멍(경정맥공, Jugular foramen)
18. 구불정맥굴고랑(Groove for sigmoid sinus)
19. 가로정맥굴고랑(횡동구, Groove for transverse sinus)
20. 속뒤통수뼈융기(내후두융기, Internal occipital protuberance)

대뇌동맥고리(대뇌동맥륜)의 위치

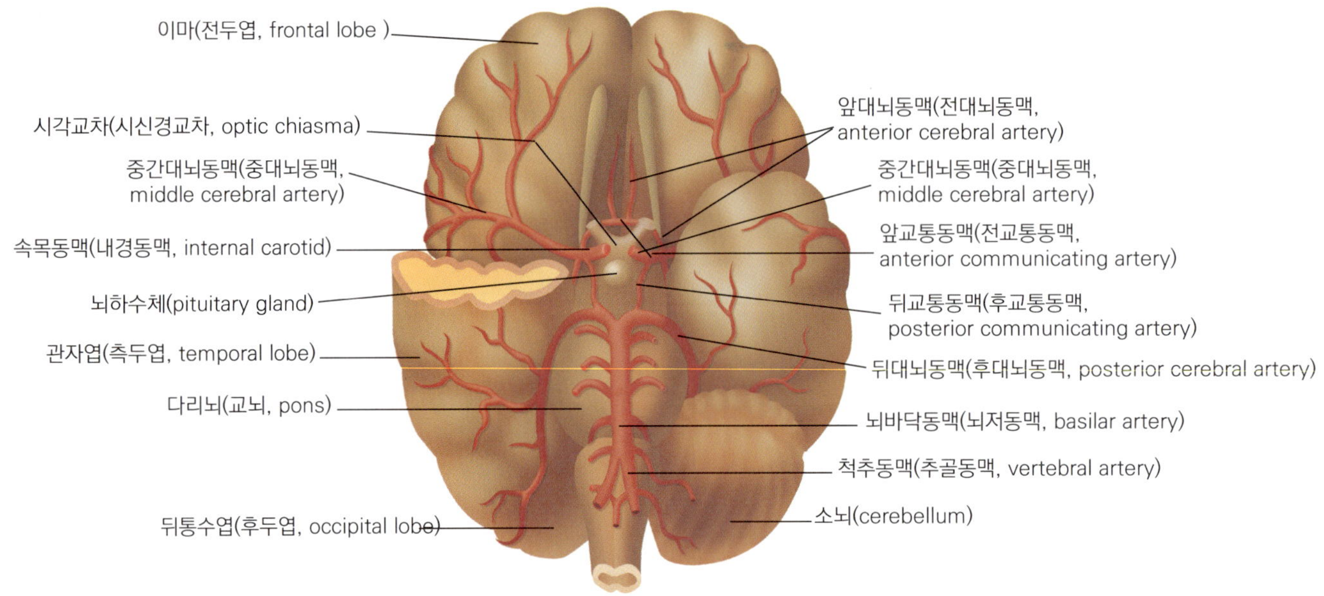

머리목부위(두경부)의 동맥

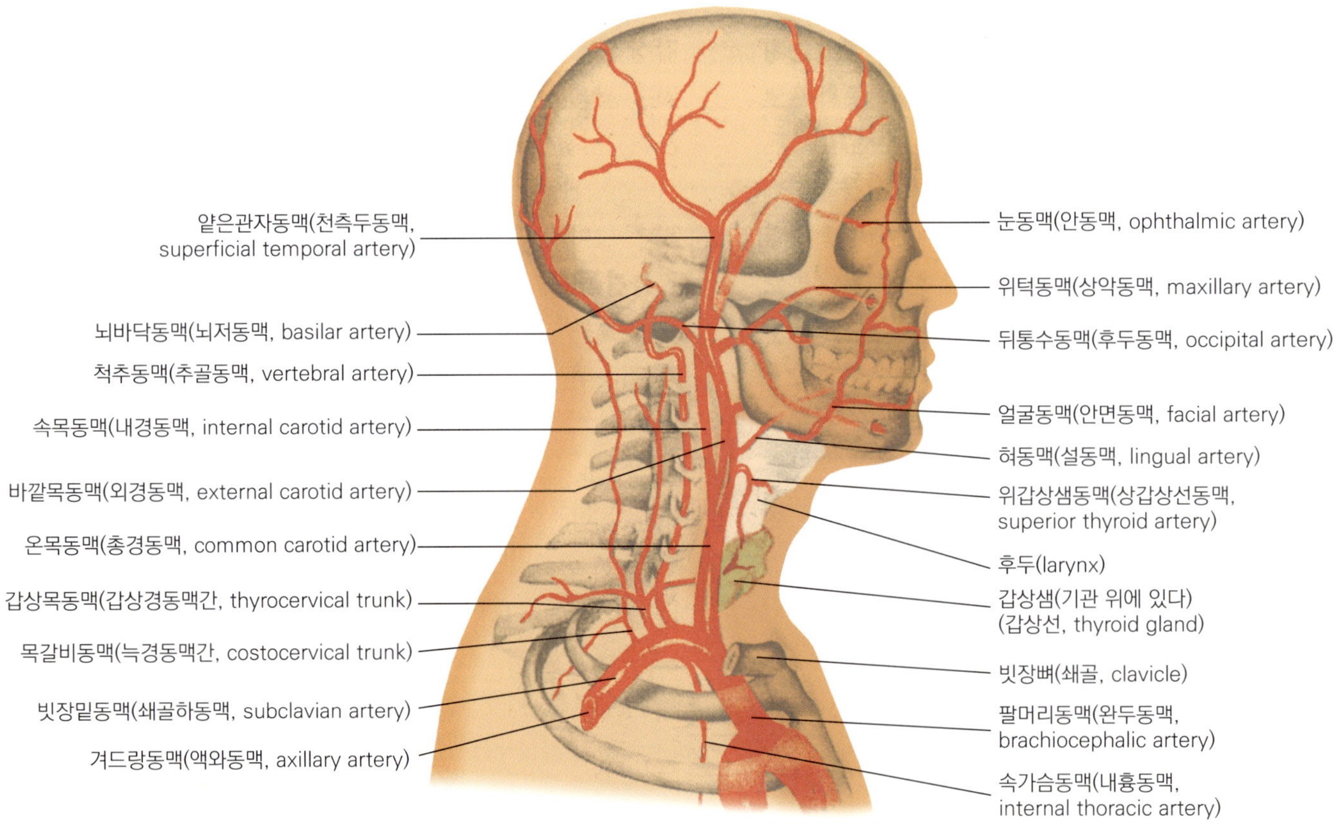

두부 및 안면정맥

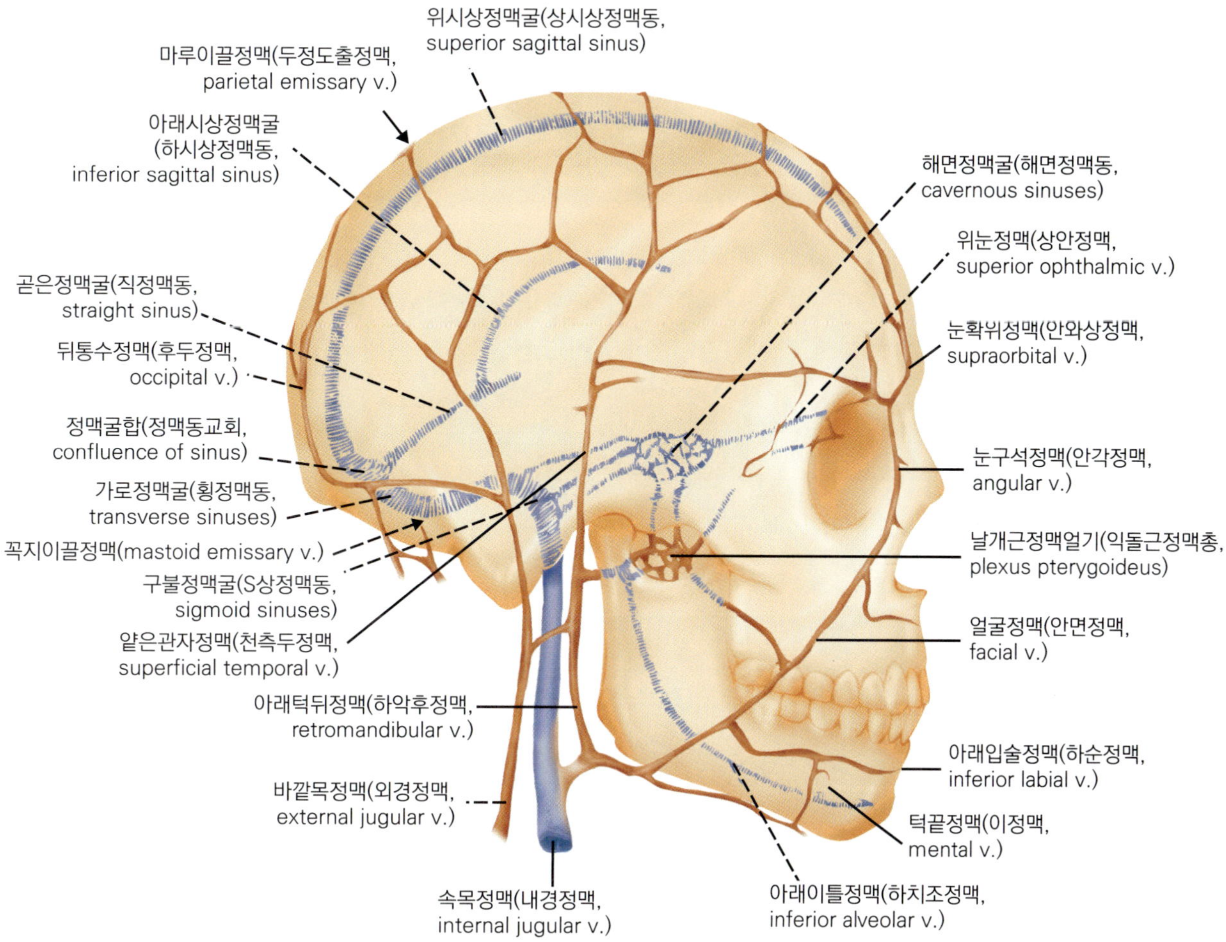

위시상정맥굴(상시상정맥동, superior sagittal sinus)
마루이끌정맥(두정도출정맥, parietal emissary v.)
아래시상정맥굴(하시상정맥동, inferior sagittal sinus)
곧은정맥굴(직정맥동, straight sinus)
뒤통수정맥(후두정맥, occipital v.)
정맥굴합(정맥동교회, confluence of sinus)
가로정맥굴(횡정맥동, transverse sinuses)
꼭지이끌정맥(mastoid emissary v.)
구불정맥굴(S상정맥동, sigmoid sinuses)
얕은관자정맥(천측두정맥, superficial temporal v.)
아래턱뒤정맥(하악후정맥, retromandibular v.)
바깥목정맥(외경정맥, external jugular v.)
속목정맥(내경정맥, internal jugular v.)
해면정맥굴(해면정맥동, cavernous sinuses)
위눈정맥(상안정맥, superior ophthalmic v.)
눈확위정맥(안와상정맥, supraorbital v.)
눈구석정맥(안각정맥, angular v.)
날개근정맥얼기(익돌근정맥총, plexus pterygoideus)
얼굴정맥(안면정맥, facial v.)
아래입술정맥(하순정맥, inferior labial v.)
턱끝정맥(이정맥, mental v.)
아래이틀정맥(하치조정맥, inferior alveolar v.)

Head & Neck CT

2. Brain CT

Brain CT - 01

axial

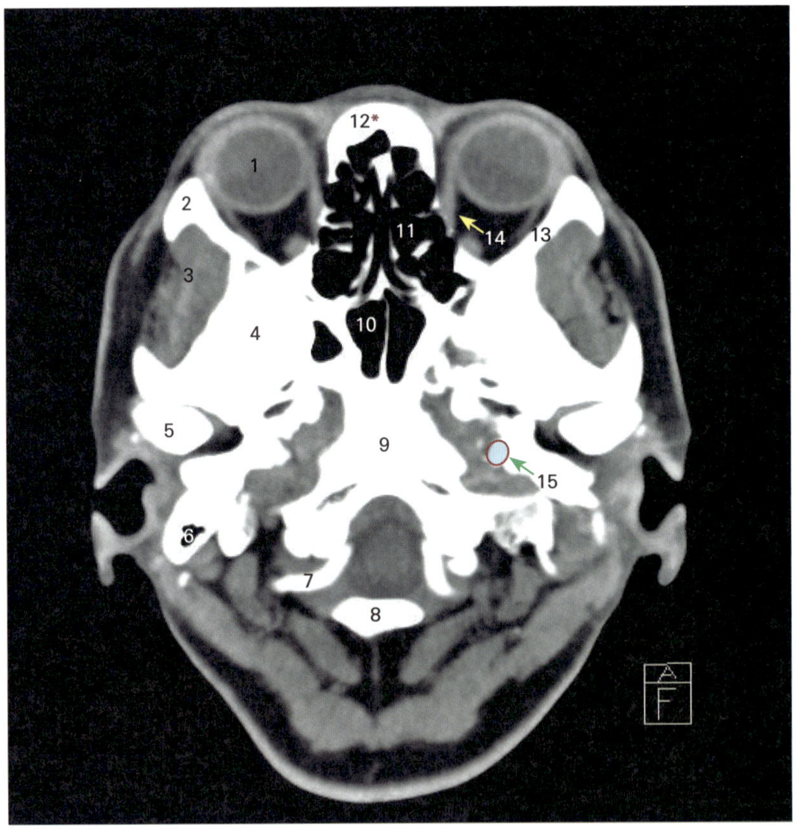

1	Eyeball (안구)	9	Clivus (비스듬틀)
2	Zygomatic bone (광대뼈)	10	Sphenoid sinus (나비굴)
3	Temporalis muscle (관자근)	11	Ethmoid sinus (벌집굴)
4	Sphenoid bone (나비뼈)	12	Nasal bone (코뼈)*
5	Condyle of mandible (관절돌기)	13	Greater wing of sphenoid bone (나비뼈큰날개)
6	Mastoid air cell (꼭지벌집)	14	Medial rectus muscle (안쪽곧은근)
7	Vertebral artery (척추동맥)	15	Internal carotid artery (속목동맥)
8	Atlas (고리뼈)		

coronal

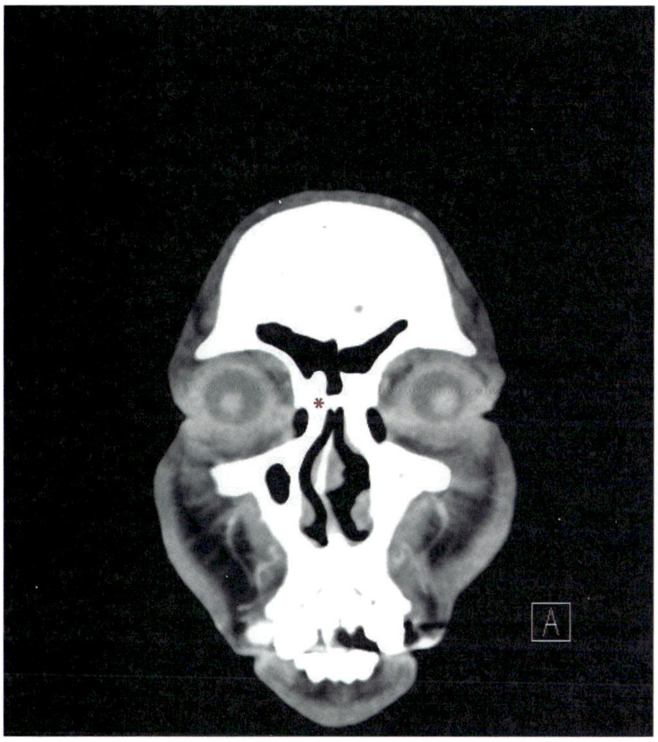

sagittal

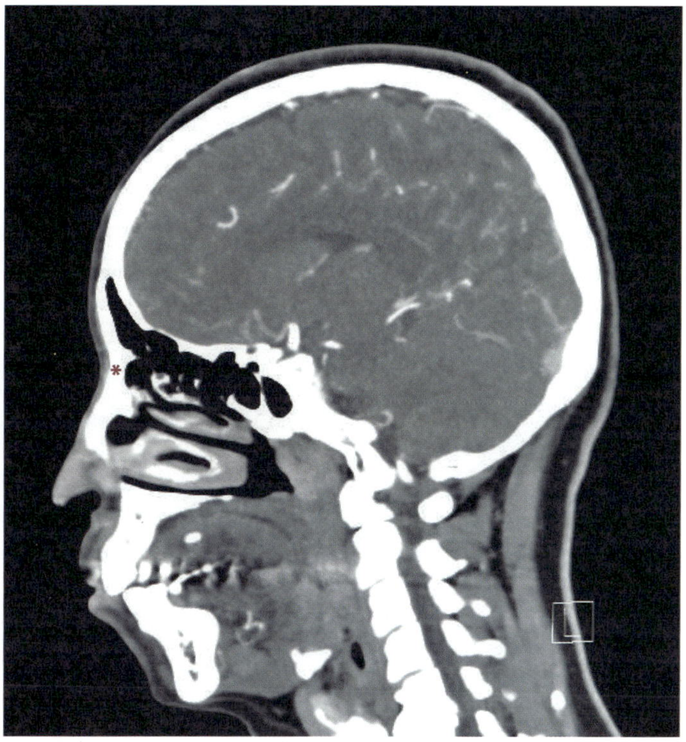

1. 얼굴뼈(facial bone)

: 얼굴뼈는 9종 15개로 구성됨

① 1쌍(2개) : 위턱뼈(maxilla), 광대뼈(zygomatic bone), 코뼈(nasal bone), 눈물뼈(lacrimal bone), 입천장뼈(palatine bone), 아래코선반(inferior nasal concha)

② 1개 : 아래턱뼈(mandible), 보습뼈(vomer), 목뿔뼈(hyoid bone)

MEMO

MEMO

Brain CT - 02

axial

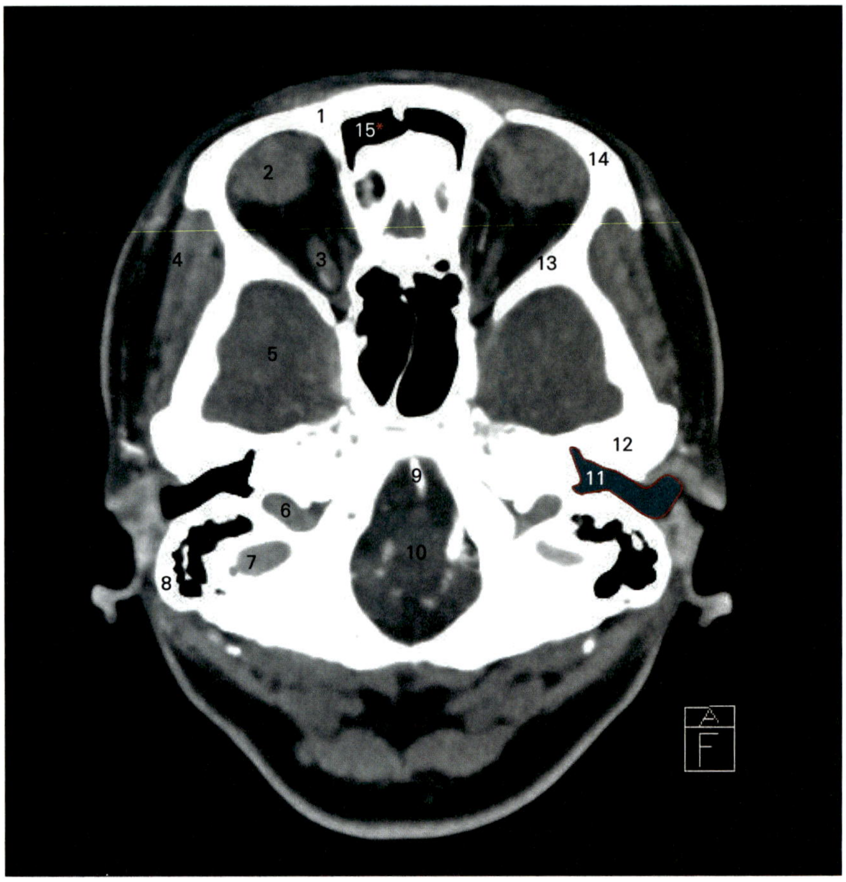

1 Frontal bone (이마뼈)
2 Eyeball (안구)
3 Optic nerve (시각신경)
4. Temporalis muscle (관자근)
5 Temporal lobe (관자엽)
6 Internal carotid artery (속목동맥)
7 Jugular vein (목정맥)
8 Mastoid process (꼭지돌기)
9 Vertebral artery (척추동맥)
10 Medulla oblongata (숨뇌)
11 External auditory canal (바깥귀길)
12 Temporalis bone (관자뼈)
13 Greater wing of sphenoid bone (나비뼈큰날개)
14 Zygomatic bone (광대뼈)
15 Frontal sinus (이마굴)*

coronal

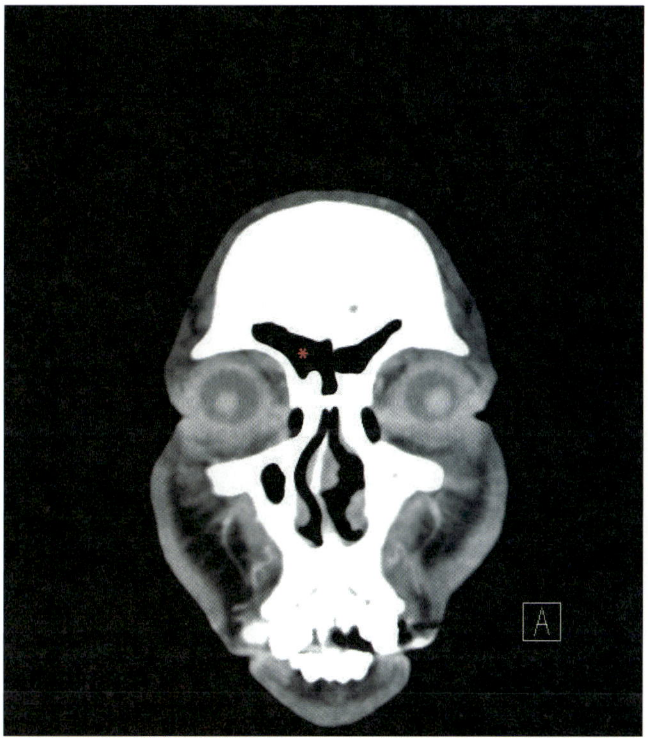

sagittal

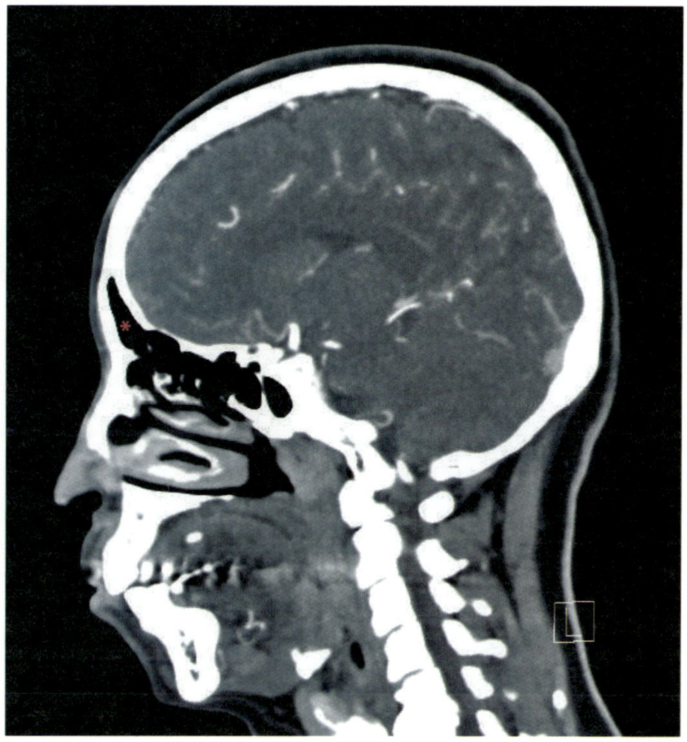

2. 코곁굴(paranasal sinus)

: 코곁굴은 이마굴(frontal sinus), 벌집굴(ethmoid air cell), 나비굴(sphenoid sinus), 위턱굴(maxillary sinus)로 구성되며 이 부분은 공기가 차 있는 공간임

MEMO

MEMO

Brain CT - 03

axial

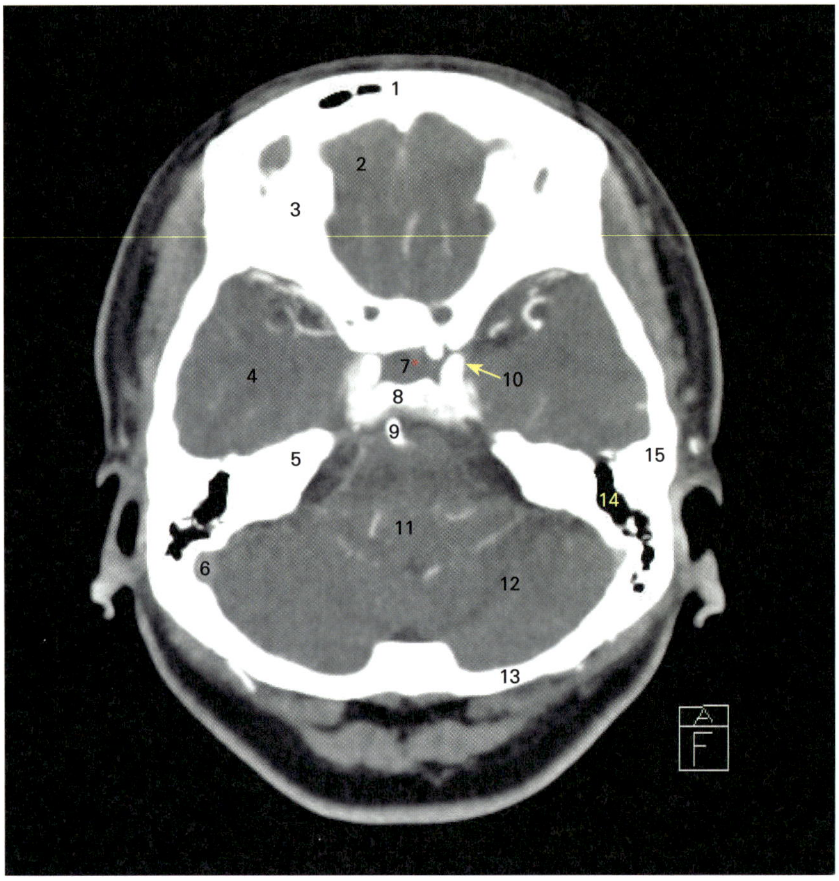

1 Frontal bone (이마뼈)
2 Frontal lobe (이마엽)
3 Roof of orbit (눈확뿌리)
4 Temporal lobe (관자엽)
5 Petrous apex (바위끝)
6 Sigmoid sinus (구불정맥굴)
7 Pituitary gland (뇌하수체)*
8 Dorsum sella (안장등)
9 Basilar artery (뇌바닥동맥)
10 Internal carotid artery (속목동맥)
11 Medulla oblongata (숨뇌)
12 Cerebellar hemisphere (소뇌반구)
13 Occipital bone (뒤통수뼈)
14 Mastoid antrum (꼭지방)
15 Temporal bone (관자뼈)

coronal

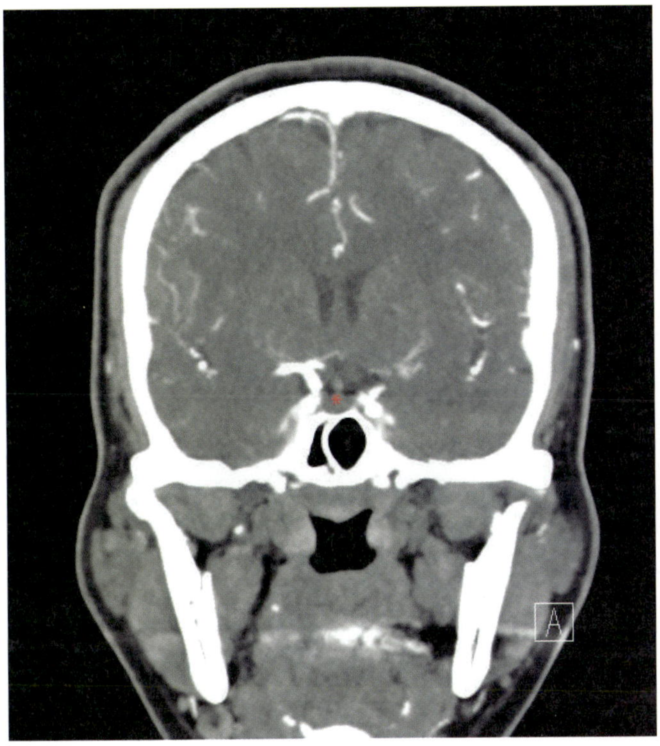

sagittal

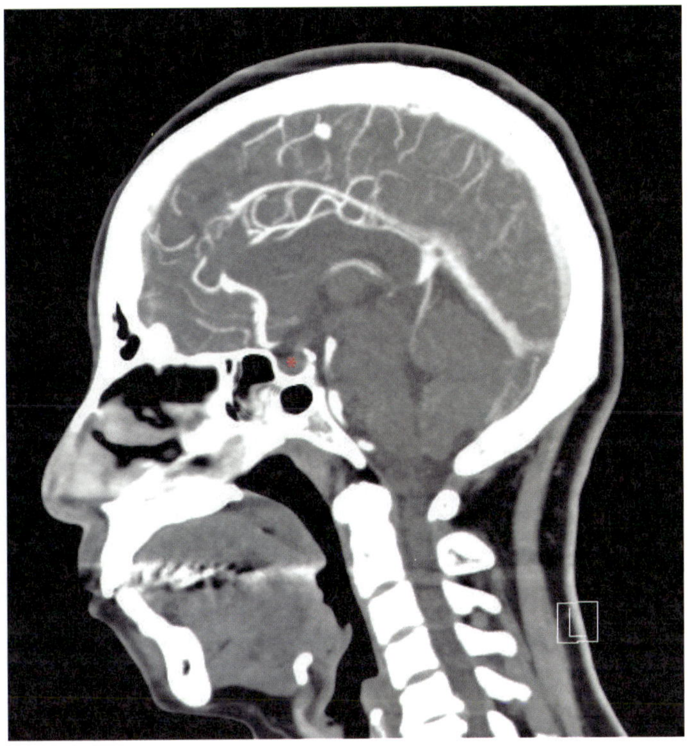

3. 뇌하수체(pituitary gland)

: 뇌하수체는 나비뼈의 안장에 위치고, 샘뇌하수체와 신경뇌하수체로 구분되며 호르몬을 방출한다.

샘뇌하수체에서는 갑상샘자극호르몬, 부신겉질자극호르몬, 난포자극호르몬, 황체형성호르몬, 젖분비호르몬, 성장호르몬, 멜라닌세포자극호르몬을 분비하고, 신경뇌하수체에서는 항이뇨호르몬, 옥시토신 호르몬을 방출함

MEMO

MEMO

Brain CT - 04

axial

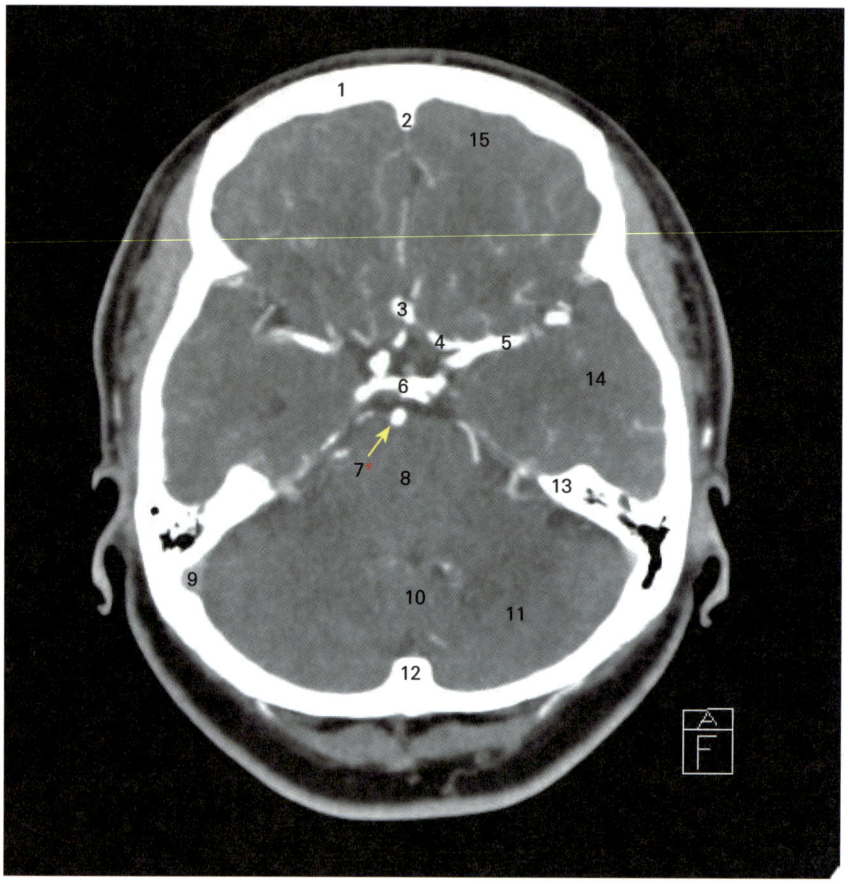

1 Frontal bone (이마뼈)
2 Cristal galli (볏돌기)
3 Anterior communicating artery (앞교통동맥)
4 Precommunical part (교통이전부분)
5 Middle cerebral artery (중간대뇌동맥)
6 Dorsum sella (안장등)
7 Basilar artery (뇌바닥동맥)*
8 Pons (다리뇌)
9 Sigmoid sinus (구불정맥굴)
10 Vermis (소뇌벌레)
11 Cerebellar hemisphere (소뇌반구)
12 Internal occipital protuberance (속뒤통수뼈융기)
13 Petrous apex (바위끝)
14 Temporal lobe (관자엽)
15 Frontal lobe (이마엽)

coronal

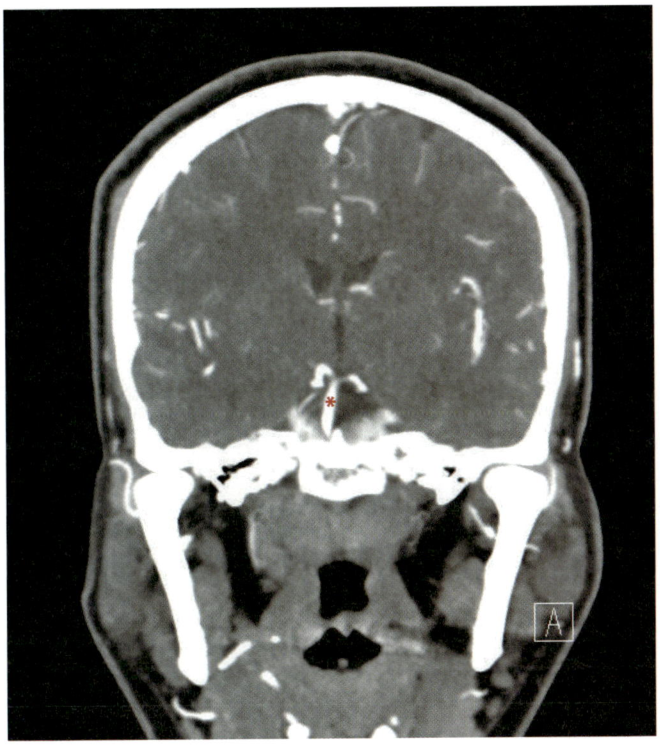

sagittal

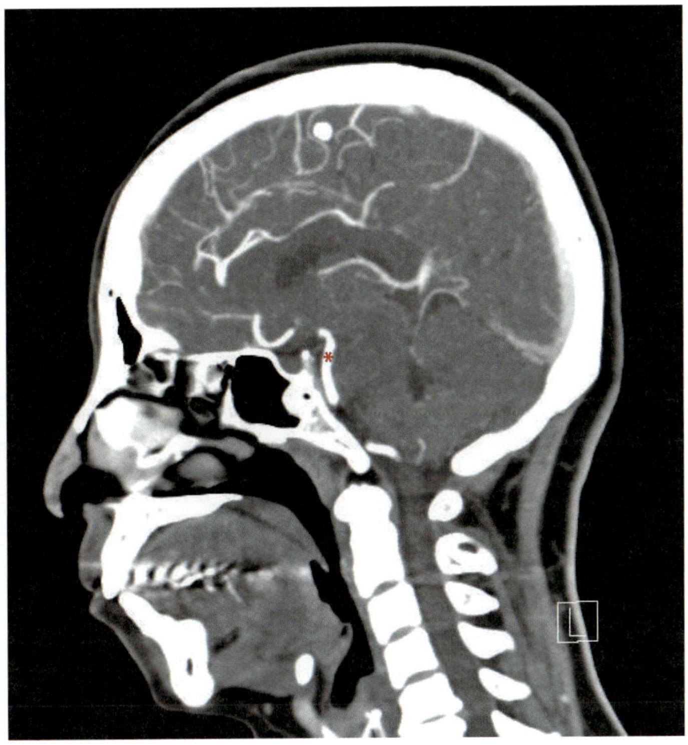

4. 뇌바닥동맥(basilar artery)

: 뇌바닥동맥은 양쪽의 척추동맥이 합쳐져 형성되고, 뇌의 배쪽면에서 다리뇌를 따라 주행하다 뒤대뇌동맥으로 나뉨

MEMO

MEMO

Brain CT - 05

axial

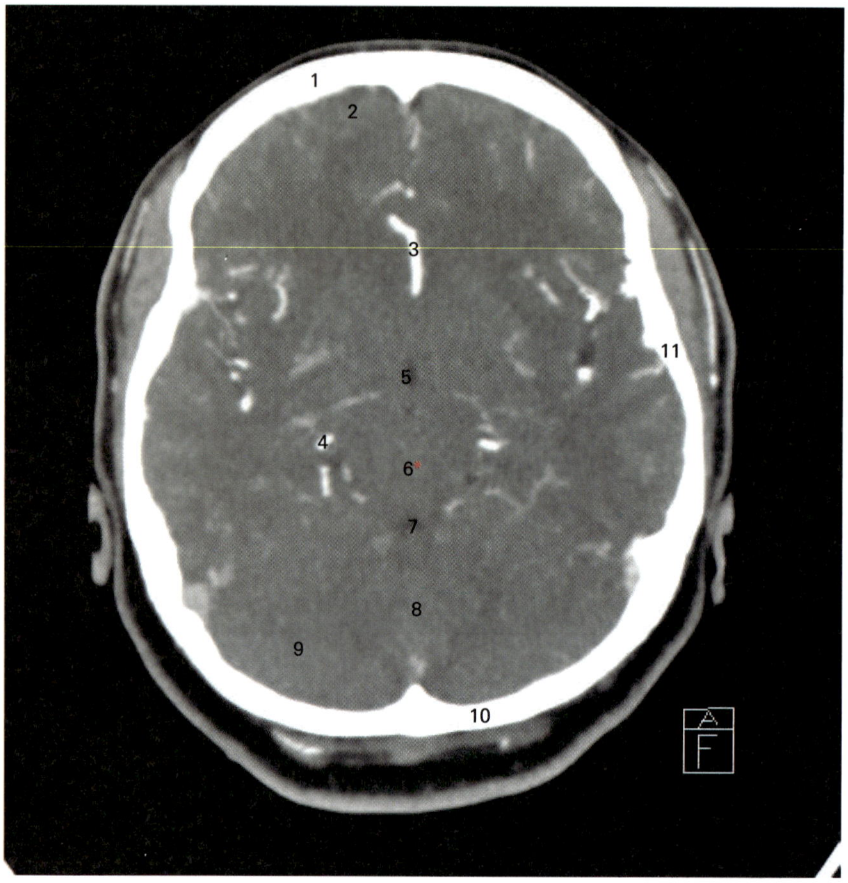

1 Frontal bone (이마뼈)
2 Superior frontal gyrus (위이마이랑)
3 Anterior cerebral artery (앞대뇌동맥)
4 Posterior cerebral artery (뒤대뇌동맥)
5 Third ventricle (셋째뇌실)
6 Pons (다리뇌)*
7 Fourth ventricle (넷째뇌실)
8 Vermis (소뇌벌레)
9 Cerebellar hemisphere (소뇌반구)
10 Occipital bone (뒤통수뼈)
11 Temporal bone (관자뼈)

coronal

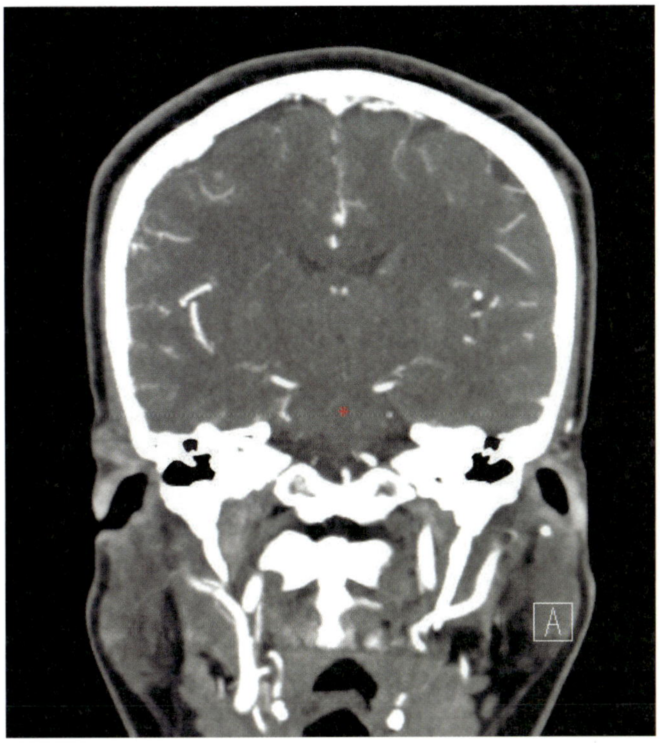

sagittal

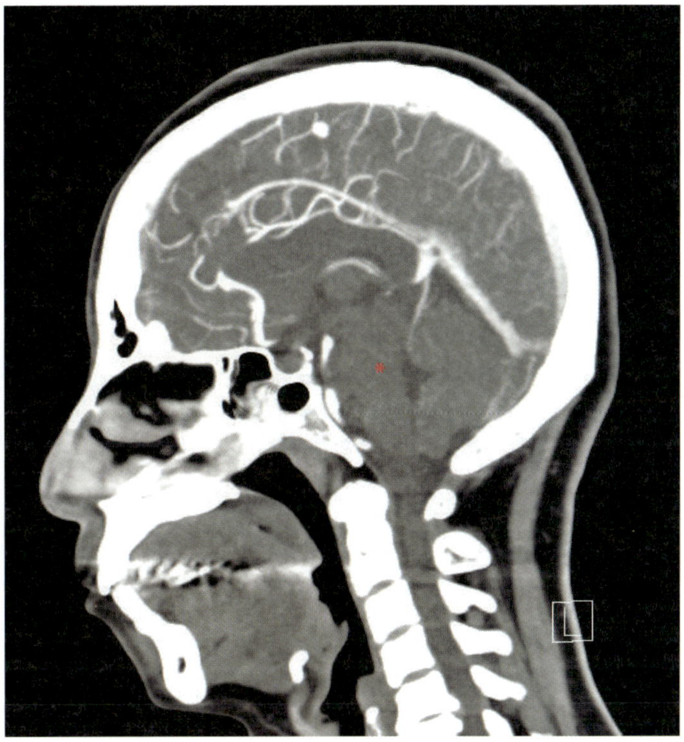

5. 다리뇌(pons)

① 뇌줄기는 중간뇌, 다리뇌, 숨뇌로 구성되며, 이중 다리뇌는 뇌줄기와 소뇌를 연결함

② 몸운동, 내장운동 조절

MEMO

MEMO

Brain CT - 06

axial

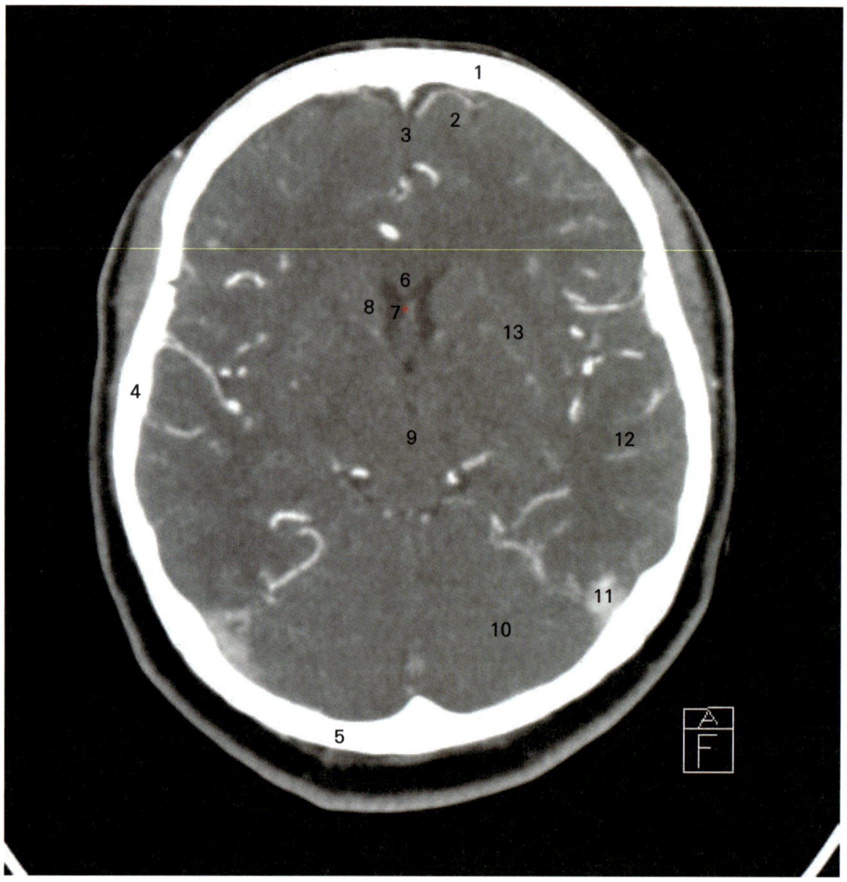

1 Frontal bone (이마뼈)
2 Superior frontal gyrus (위이마이랑)
3 Falx cerebri (대뇌낫)
4 Temporal bone (관자뼈)
5 Occipital bone (뒤통수뼈)
6 Corpus callosum genu (뇌들보무릎)
7 Lateral ventricle anterior horn (가쪽뇌실앞뿔)*
8 Caudate nucleus head (꼬리핵머리)
9 Pons (다리뇌)
10 Cerebellar hemisphere (소뇌반구)
11 Transverse sinus (가로정맥굴)
12 Temporal lobe (관자엽)
13 Lentiform nucelus (렌즈핵)

coronal

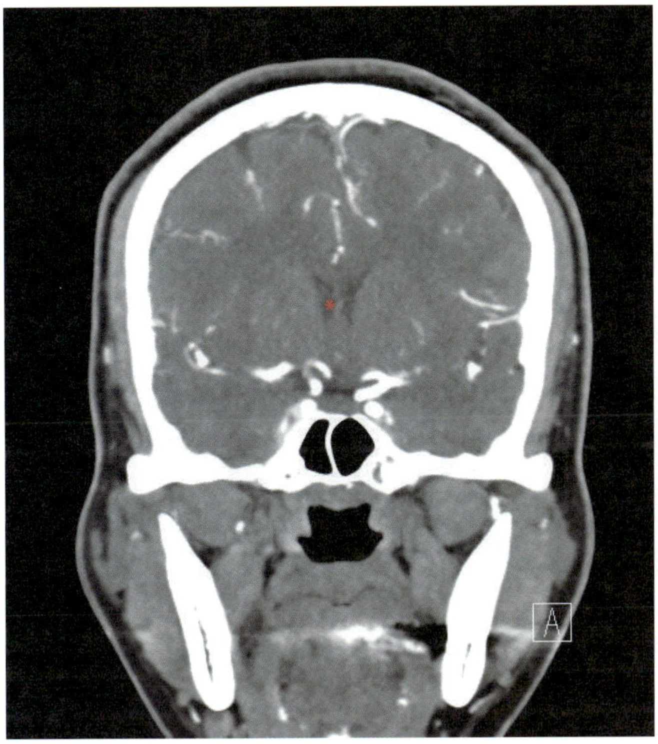

sagittal

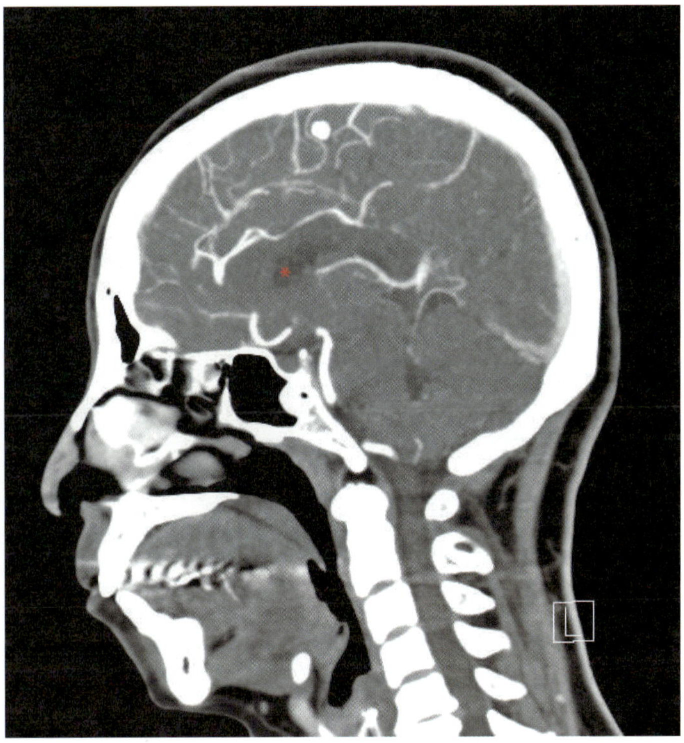

6. 뇌실(ventricle)

① 성인의 뇌실은 네 개

② 뇌실막세포가 싸고 있으며 뇌척수액으로 차 있음

③ 가쪽뇌실은 투명사이막에 의해 분할됨

④ 뇌척수액 순환

가쪽뇌실 → 뇌실사이구멍 → 셋째뇌실 → 중간뇌수도관 → 넷째뇌실 → 정중구멍, 가쪽구멍 → 거미막밑공간 → 위시상정맥굴 → 속목정맥

MEMO

MEMO

Brain CT - 07

axial

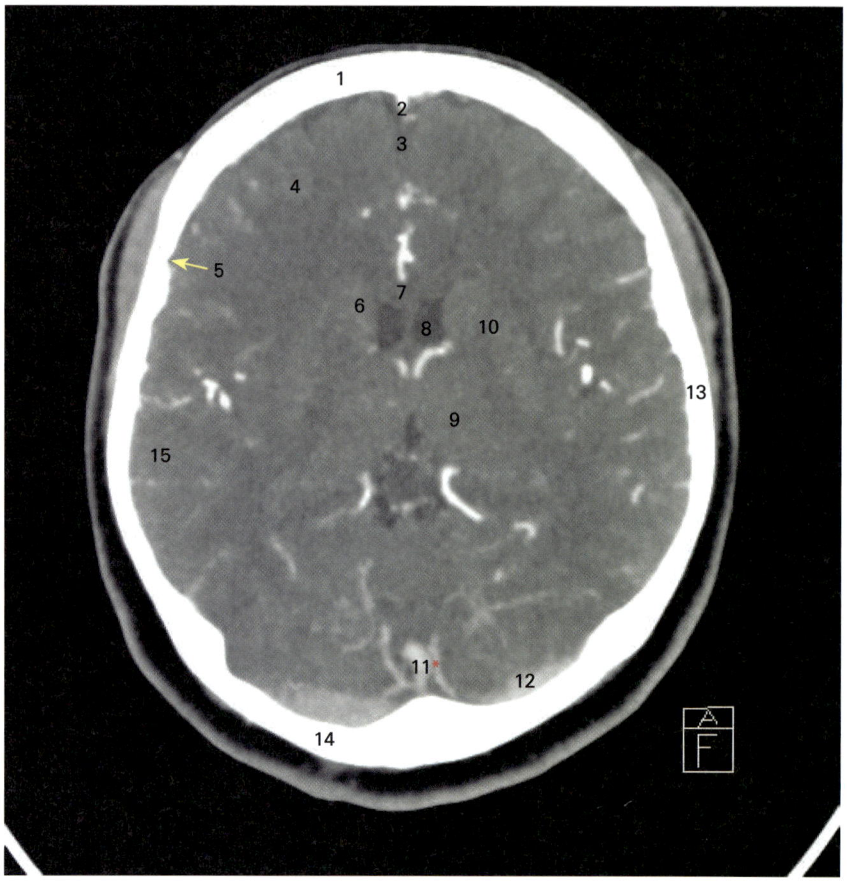

1 Frontal bone (이마뼈)
2 Superior sagittal sinus (위시상정맥굴)
3 Falx cerebri (대뇌낫)
4 Frontal lobe (이마엽)
5 Coronal suture (관상봉합)
6 Caudate nucleus head (꼬리핵머리)
7 Corpus callosum genu (뇌들보무릎)
8 Lateral ventricle anterior horn (가쪽뇌실앞뿔)
9 Thalamus (시상)
10 Lentiform nucelus (렌즈핵)
11 Confluence of sinuses (정맥굴합류)*
12 Transverse sinus (가로정맥굴)
13 Temporal bone (관자뼈)
14 Occipital bone (뒤통수뼈)
15 Temporal lobe (관자엽)

coronal

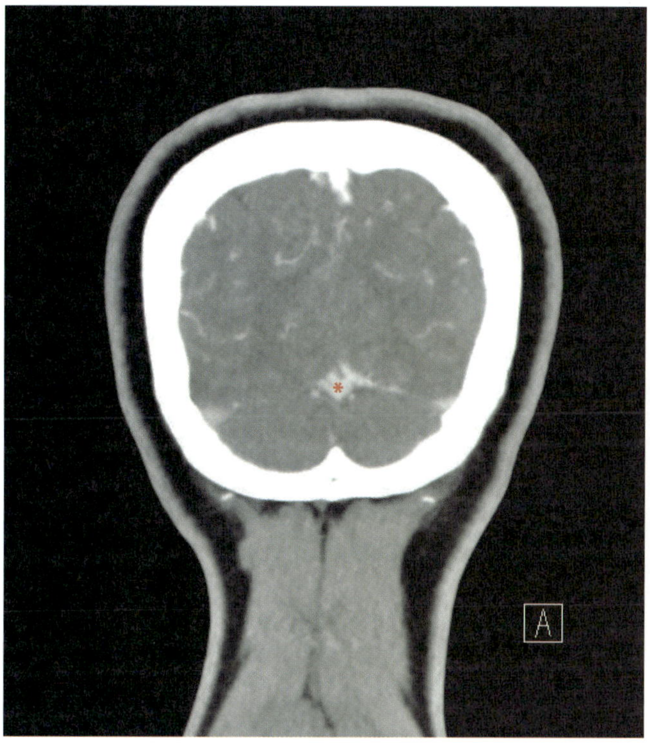

sagittal

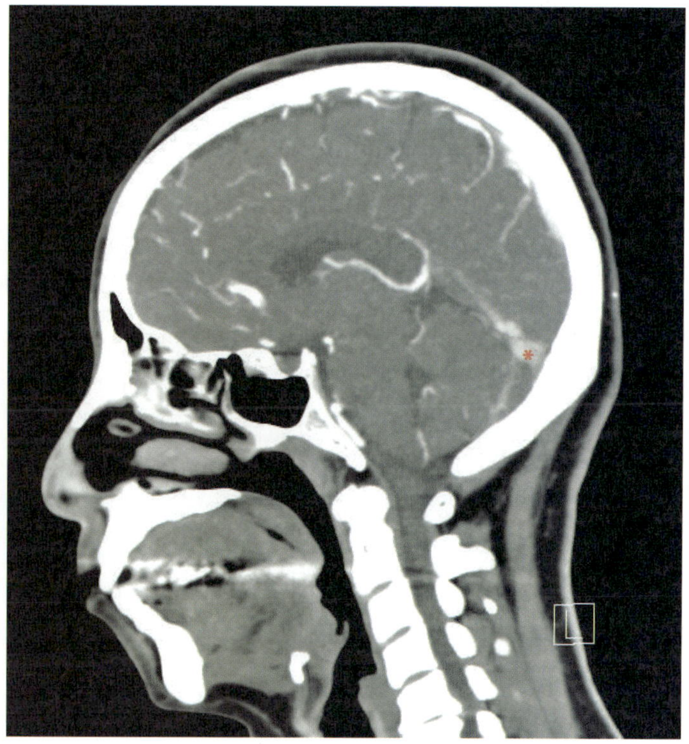

7. 정맥굴합류(confluence of sinus)

① 뒤통수뼈의 속뒤통수뼈융기(internal occipital protuberance)에 위치

② 위, 아래시상정맥굴, 곧은정맥굴, 뒤통수정맥굴이 합류하여 가로정맥굴에 연결

MEMO

MEMO

Brain CT - 08

axial

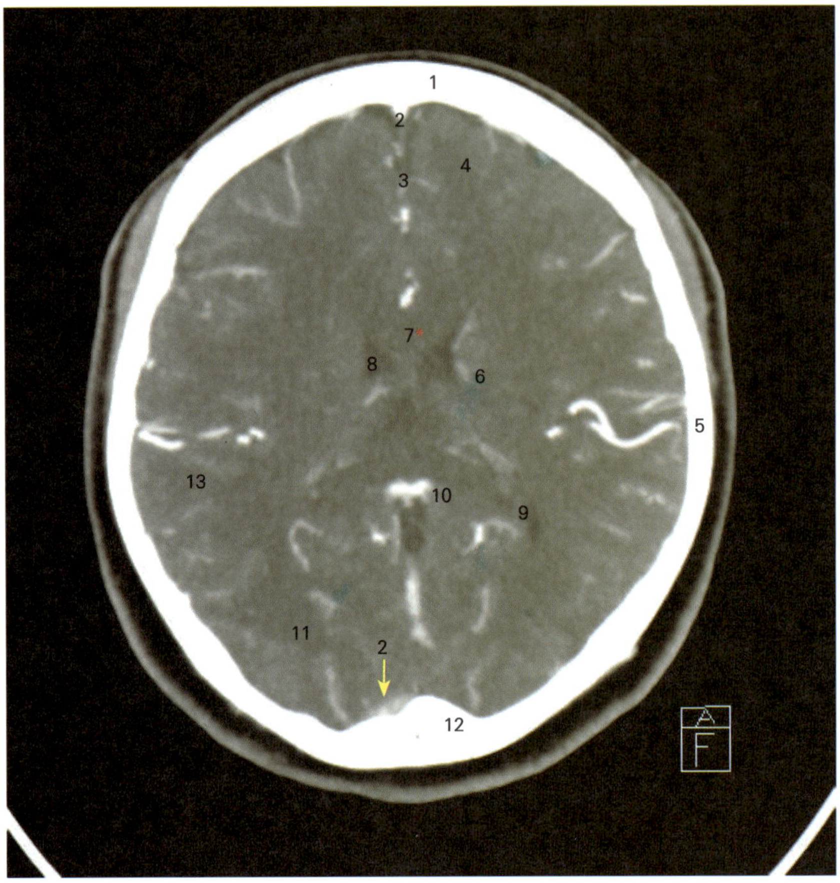

1 Frontal bone (이마뼈)
2 Superior sagittal sinus (위시상정맥굴)
3 Falx cerebri (대뇌낫)
4 Frontal lobe (이마엽)
5 Temporal bone (관자뼈)
6 Caudate nucleus head (꼬리핵머리)
7 Corpus callosum genu (뇌들보무릎)*
8 Lateral ventricle anterior horn (가쪽뇌실앞뿔)
9 Lateral ventricle posterior horn (가쪽뇌실뒤뿔)
10 Corpus callosum splenium (뇌들보팽대)
11 Occipital lobe (뒤통수엽)
12 Occipital bone (뒤통수뼈)
13 Temporal lobe (관자엽)

coronal

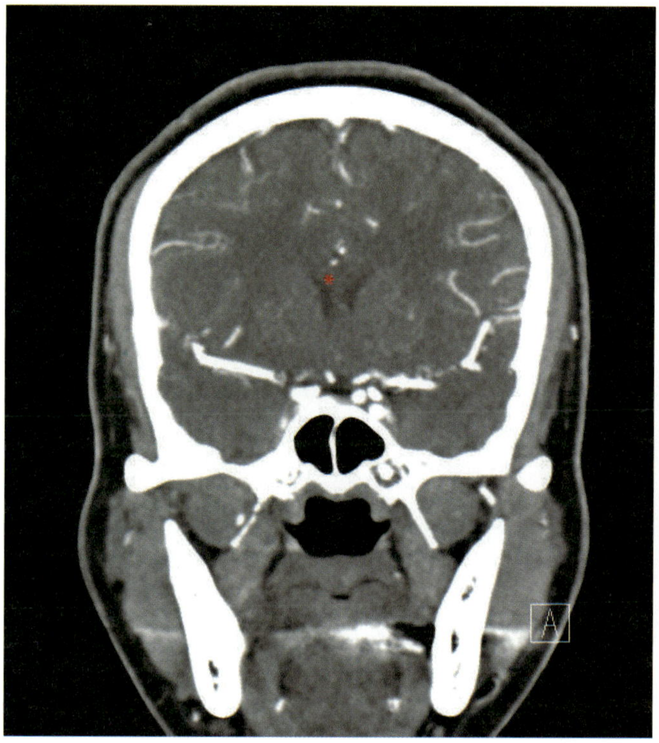

sagittal

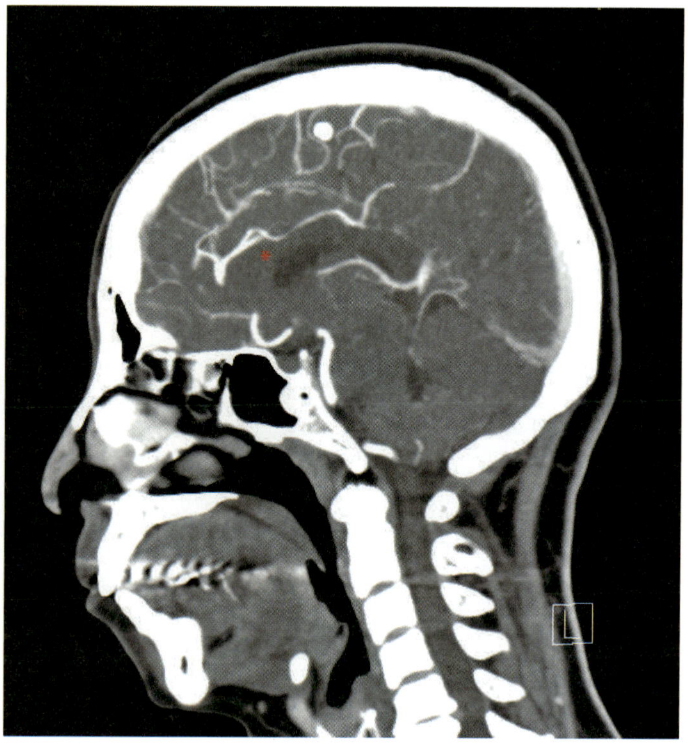

8. 뇌들보(corpus callosum)

① 대뇌는 윈, 오른 대뇌반구(cerebral hemispheres)로 구성

② 대뇌의 안쪽면은 뇌들보에 의해 연결

③ 윈, 오른대뇌반구를 연결하는 신경섬유집합이며, 아래 끝에 뇌활을 형성

MEMO

MEMO

Brain CT - 09

axial

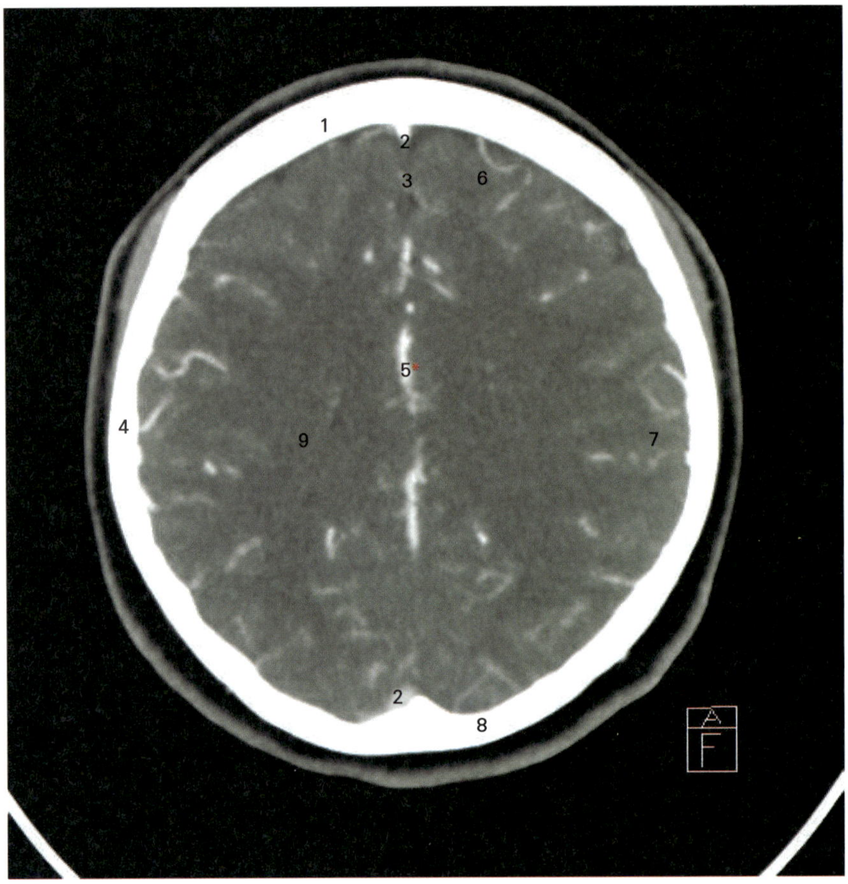

1 Frontal bone (이마뼈)
2 Superior sagittal sinus (위시상정맥굴)
3 Falx cerebri (대뇌낫)
4 Temporal bone (관자뼈)
5 Inferior sagittal sinus (아래시상정맥굴)*
6 Frontal lobe (이마엽)
7 Temporal lobe (관자엽)
8 Occipital bone (뒤통수뼈)
9 White matter (백질)

coronal

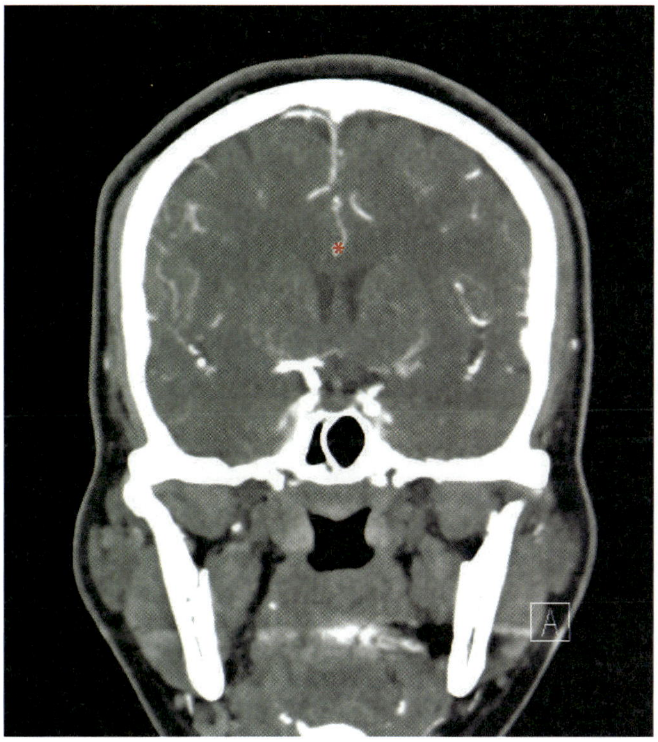

sagittal

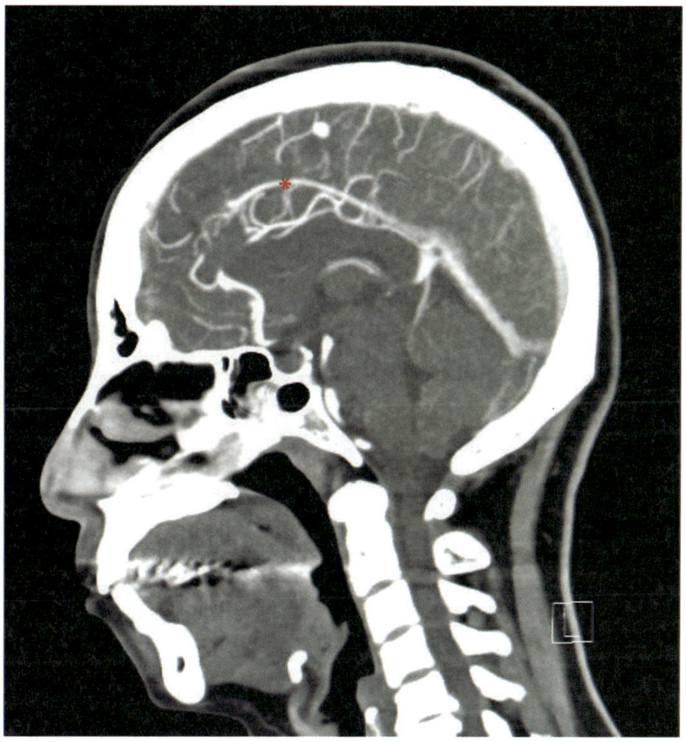

9. 아래시상정맥굴(inferior sagittal sinus)

① 대뇌낫의 아래모서리에 형성

② 대뇌 안쪽면의 혈액을 곧은정맥굴에 전달

MEMO

MEMO

Brain CT - 10

axial

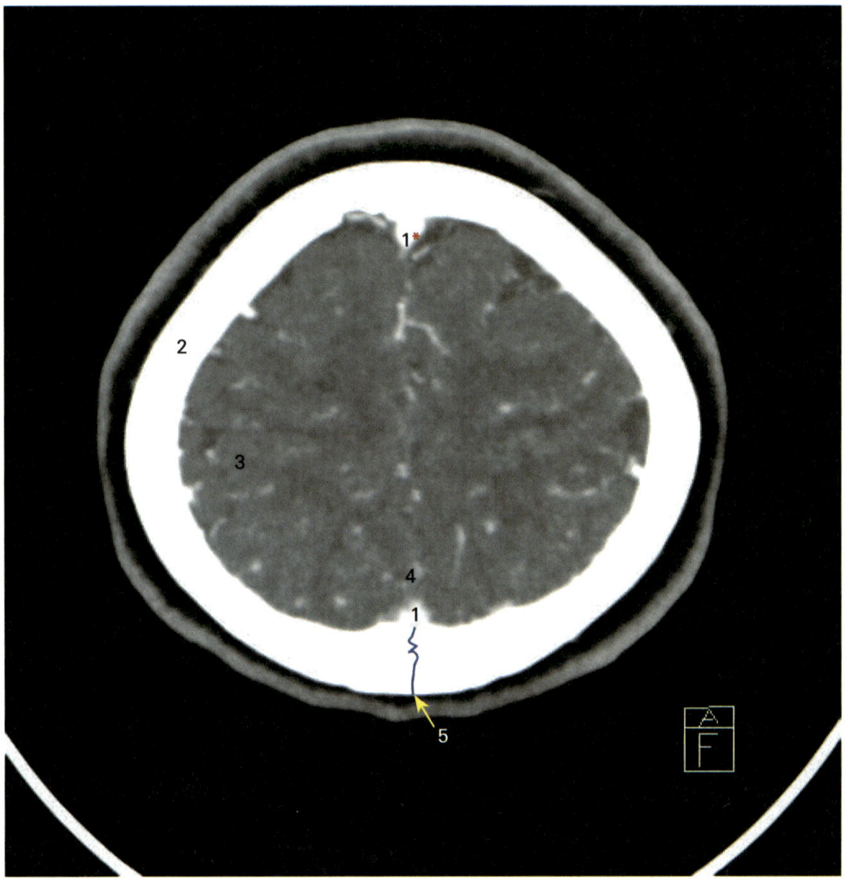

1 Superior sagittal sinus (위시상정맥굴)*
2 Parietal bone (마루뼈)
3 Parietal lobe (마루엽)
4 Falx cerebri (대뇌낫)
5 Sagittal suture (시상봉합)

coronal

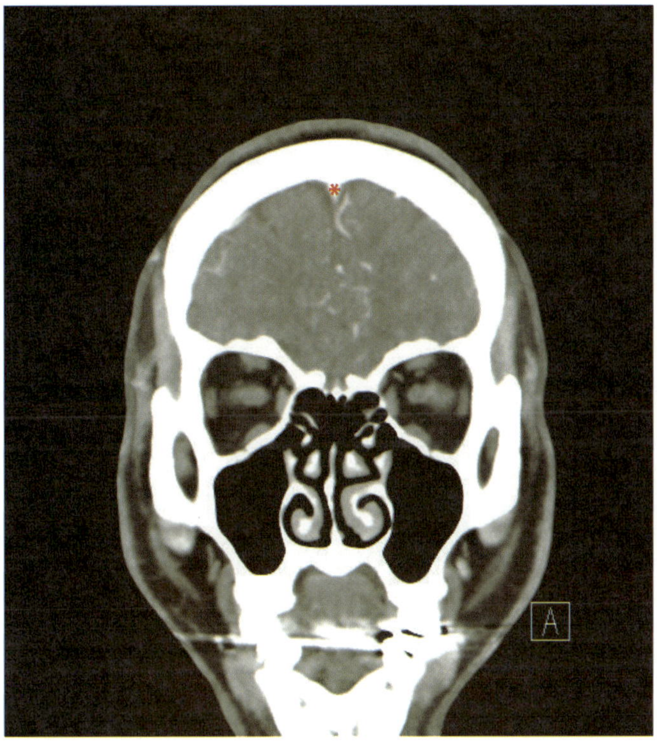

sagittal

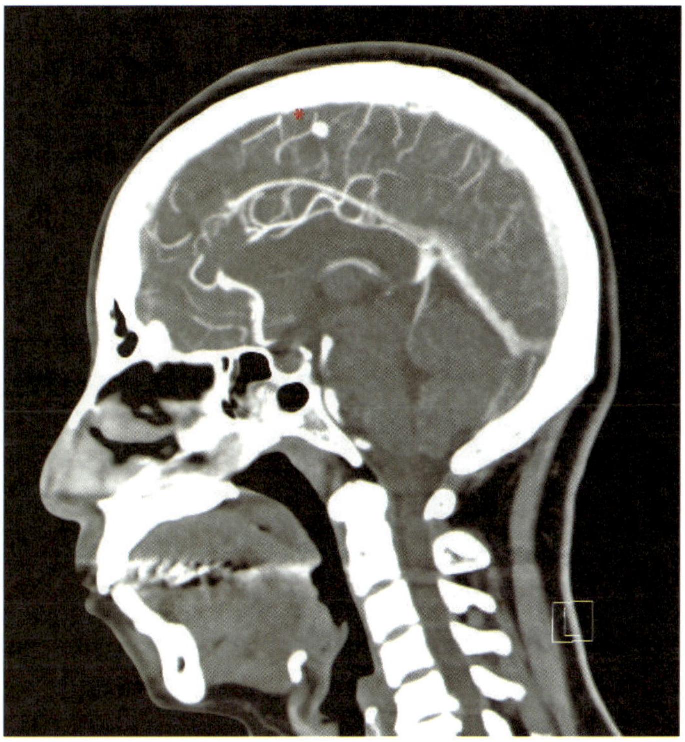

10. 위시상정맥굴(superior sagittal sinus)

① 두 층의 뇌경질막 속에서 형성

② 대뇌낫의 위모서리에 형성

③ 앞쪽 : 막구멍에서 코안의 정맥과 교통

④ 뒤쪽 : 속뒤통수뼈융기에서 정맥굴합류와 교통

MEMO

3. Facial CT

Facial CT - 01

axial

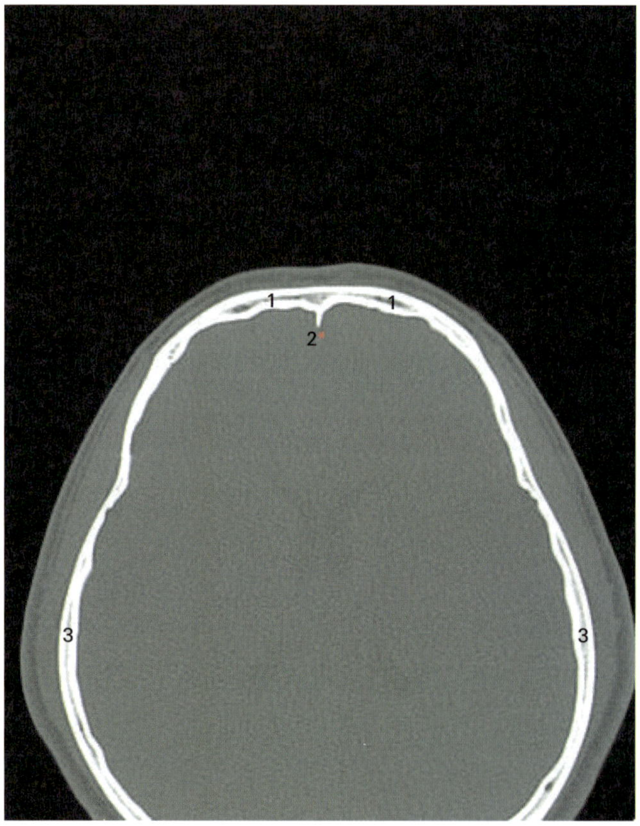

1 Frontal bone (이마뼈)
2 Cristal galli (볏돌기)*
3 Temporal bone (관자뼈)

coronal

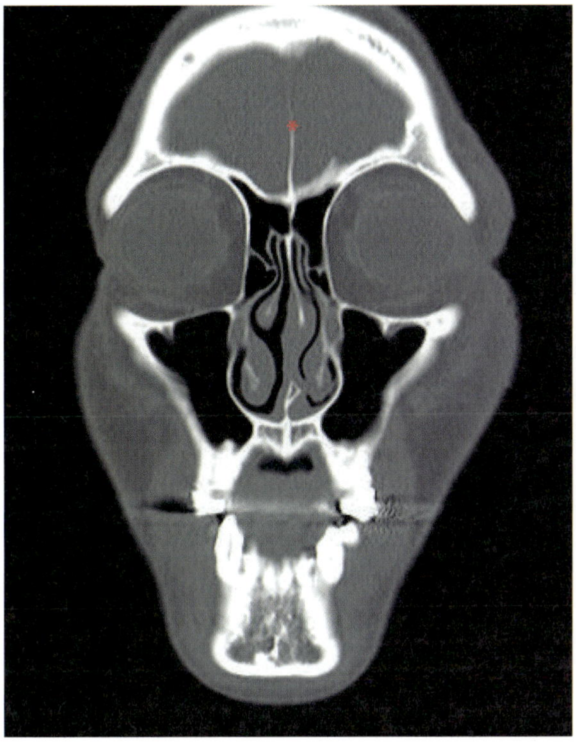

sagittal

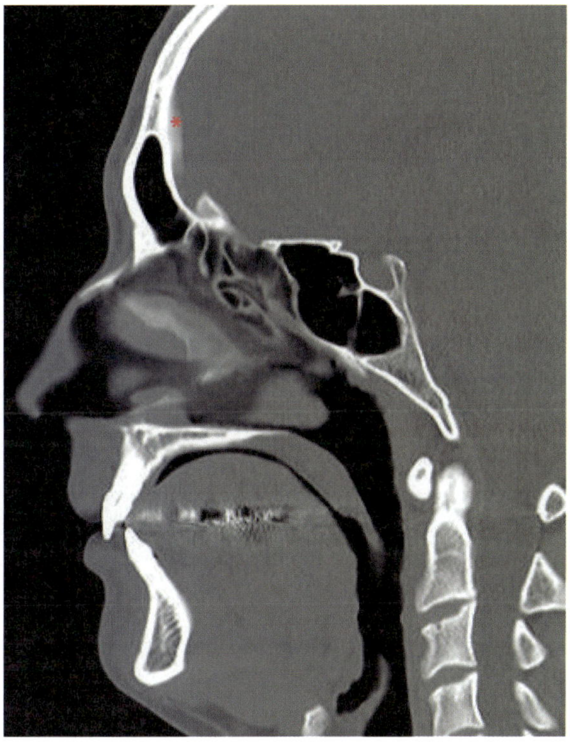

1. 볏돌기(crista galli)

① 벌집뼈의 윗면인 체판 중앙에 위치한 날카로운 돌기

② 머리뼈 공간으로 돌출

③ 대뇌낫(falx cerebri)이 부착

MEMO

MEMO

Facial CT - 02

axial

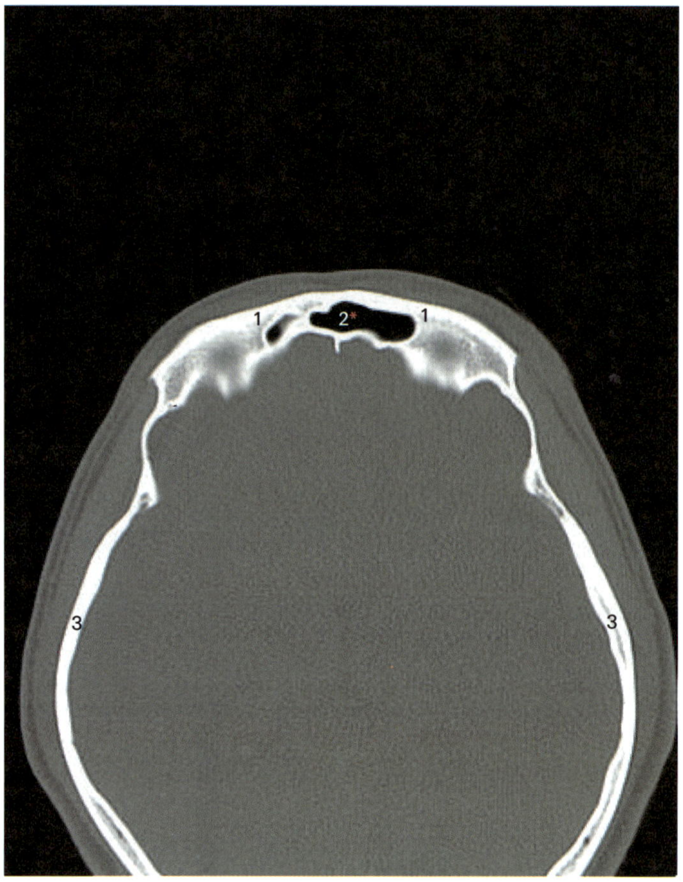

1 Frontal bone (이마뼈)
2 Frontal sinus (이마굴)*
3 Temporal bone (관자뼈)

coronal

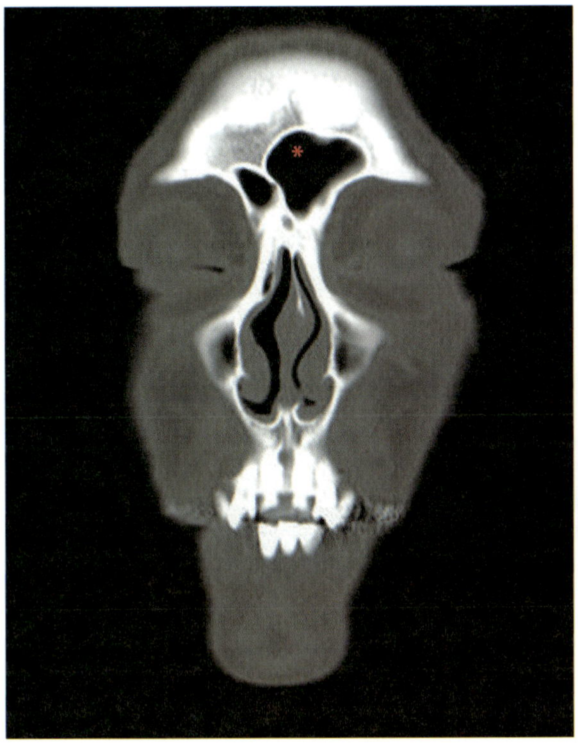

sagittal

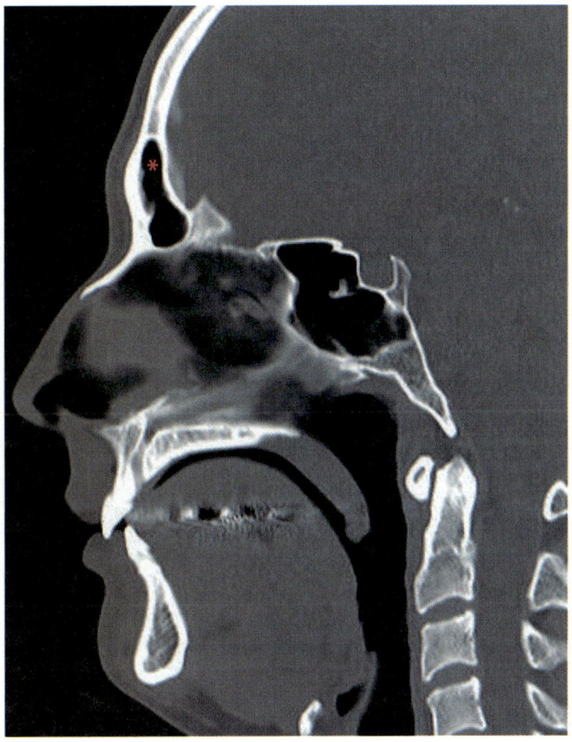

2. 코곁굴(paranasal sinus)

① 뼈의 무게를 가볍게 함

② 점액 생산

③ 발성 시 소리 공명 장치

MEMO

MEMO

Facial CT - 03

axial

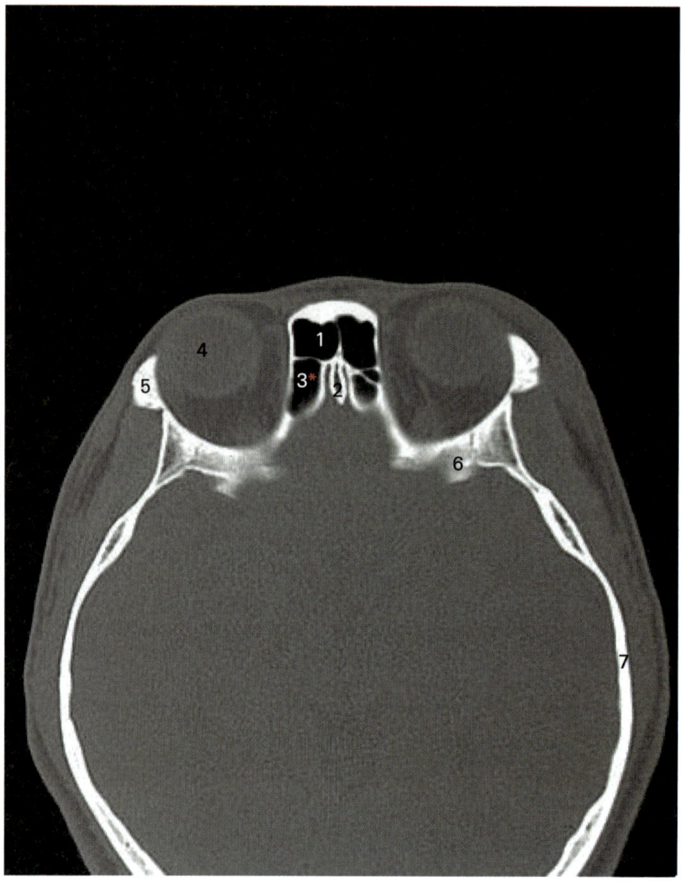

1 Frontal sinus (이마굴)
2 Cristal galli (볏돌기)
3 Anterior ethmoid sinus (앞벌집굴)*
4 Eyeball (안구)
5 Zygomatic bone (광대뼈)
6 Sphenoid bone (나비뼈)
7 Temporal bone (관자뼈)

coronal

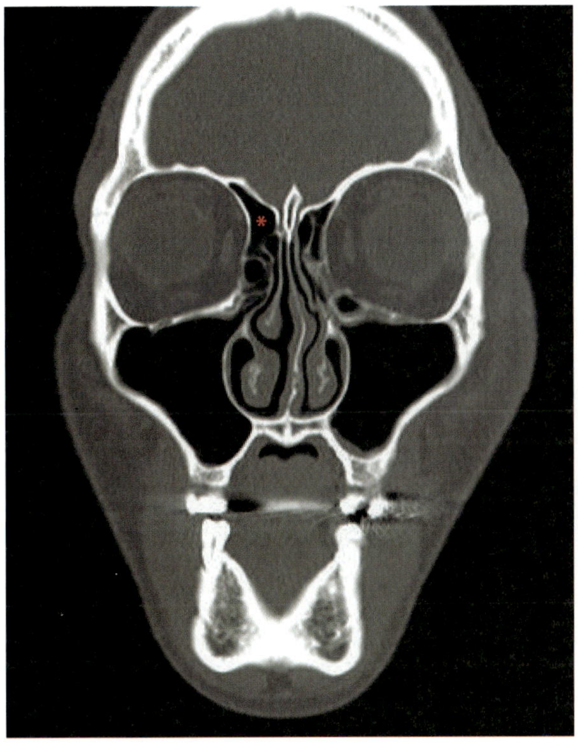

sagittal

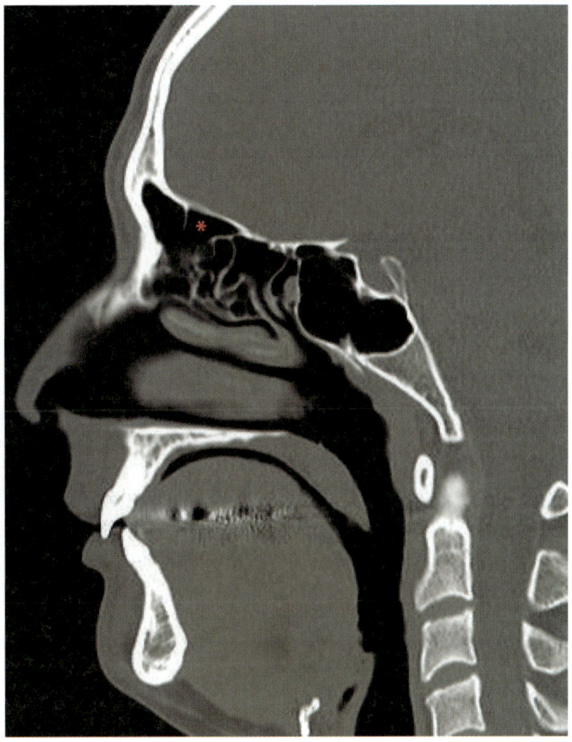

3. 코곁굴(paranasal sinus) 개구

① 위콧길에 개구 : 벌집굴(ethmoidal cell)의 뒷부분, 나비굴(sphenoid sinus)

② 중간콧길에 개구 : 이마굴(frontal sinus), 벌집굴(ethmoidal cell)의 앞·중간부분, 위턱굴(maxillary sinus)

③ 아래콧길에 개구 : 코눈물관(nasolacrimal duct)

MEMO

MEMO

Facial CT - 04

axial

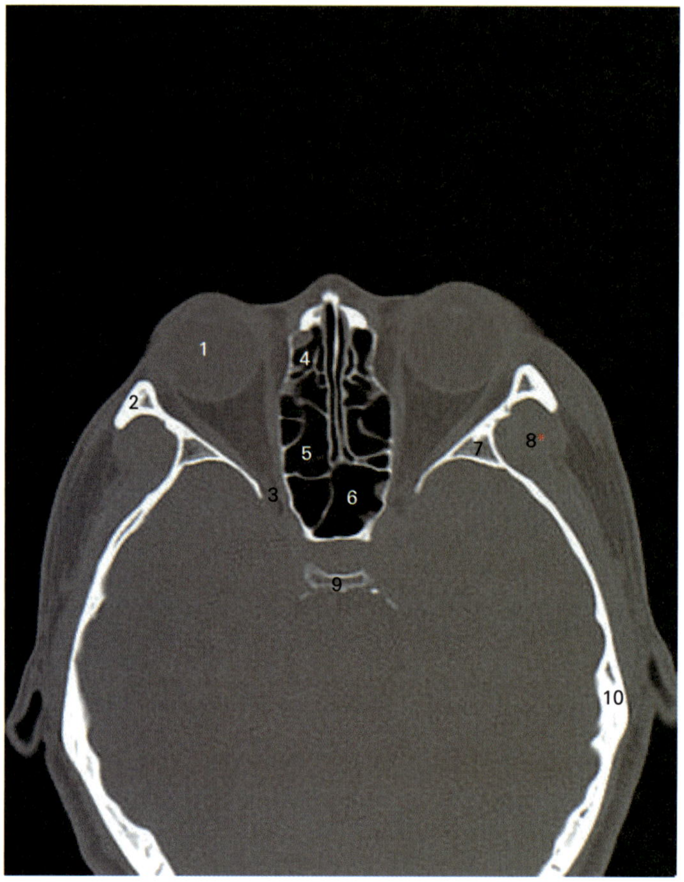

1 Eyeball (안구)
2 Zygomatic bone (광대뼈)
3 Superior orbital fissure (위눈확틈새)
4 Anterior ethmoid sinus (앞벌집굴)
5 Posterior ethmoid sinus (뒤벌집굴)
6 Sphenoid sinus (나비굴)
7 Greater wing of sphenoid bone (나비뼈큰날개)
8 Temporalis muscle (관자근)*
9 Dorsum sella (안장등)
10 Temporal bone (관자뼈)

coronal

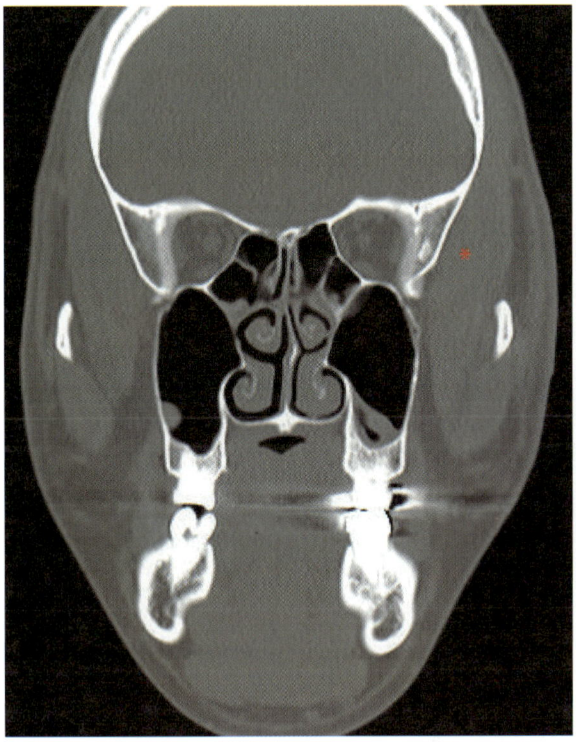

sagittal

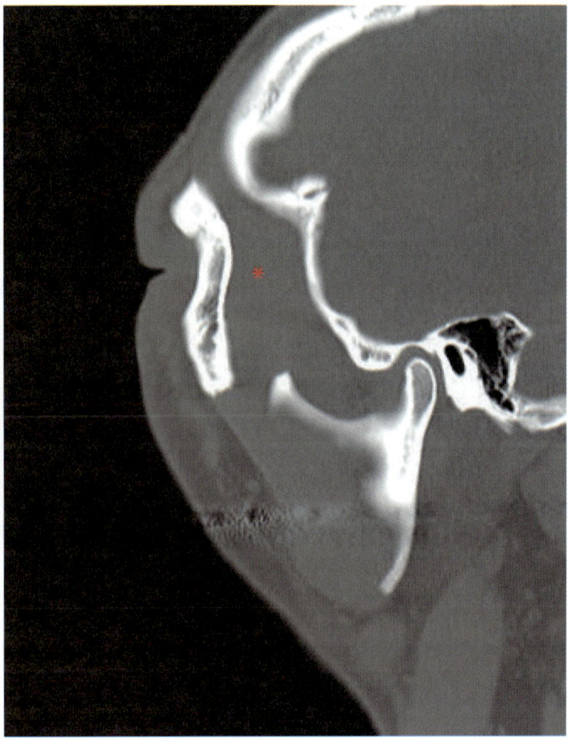

4. 관자근(temporalis muscle)

① 잇는곳: 관자뼈 관자오목, 닿는곳: 아래턱뼈의 근육돌기

② 씹기근육(아래턱신경 지배) 4쌍을 구성

③ 씹기근육 : 깨물근, 관자근, 안쪽날개근, 가쪽날개근

MEMO

MEMO

Facial CT - 05

axial

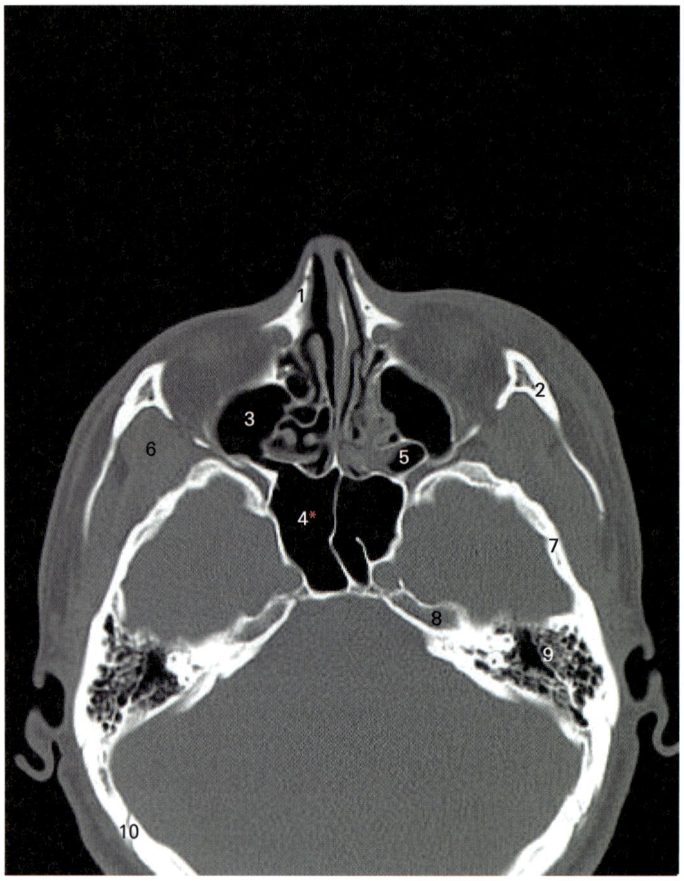

1 Nasal bone (코뼈)
2 Zygomatic bone (광대뼈)
3 Maxillary sinus (위턱굴)
4 Sphenoid sinus (나비굴)*
5 Posterior ethmoid sinus (뒤벌집굴)
6 Temporalis muscle (관자근)
7 Temporal bone (관자뼈)
8 Petrous apex (바위끝)
9 Mastoid air cell (꼭지벌집)
10 Occipitomastoid suture (뒤통수꼭지봉합)

coronal

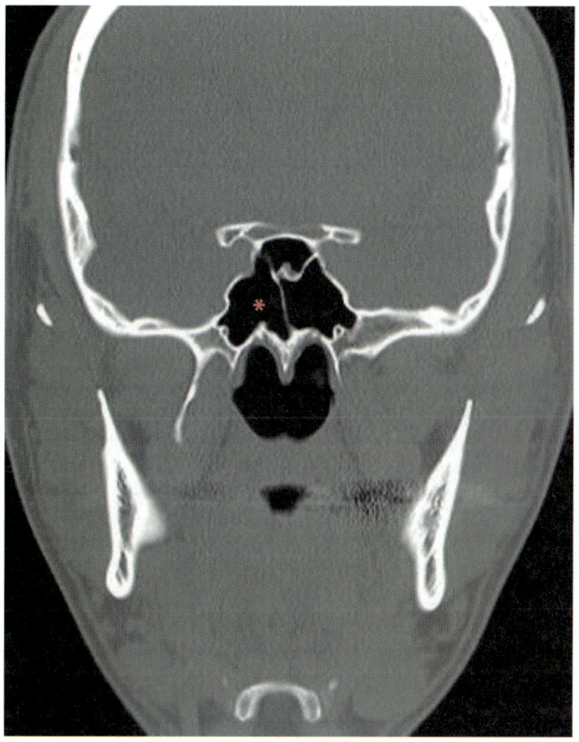

sagittal

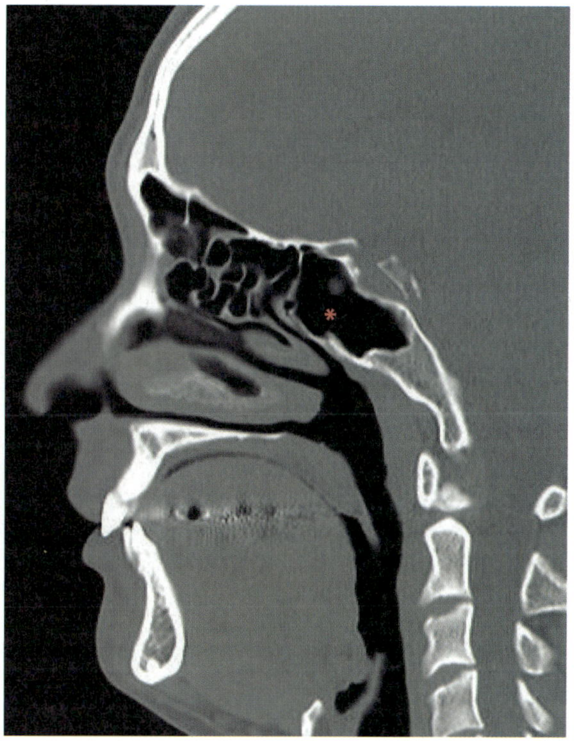

5. 나비굴(spheniod sinus)

① 코곁굴 중 하나로 나비뼈의 몸통에 위치

② 코안의 위콧길에 개구

MEMO

MEMO

Facial CT - 06

axial

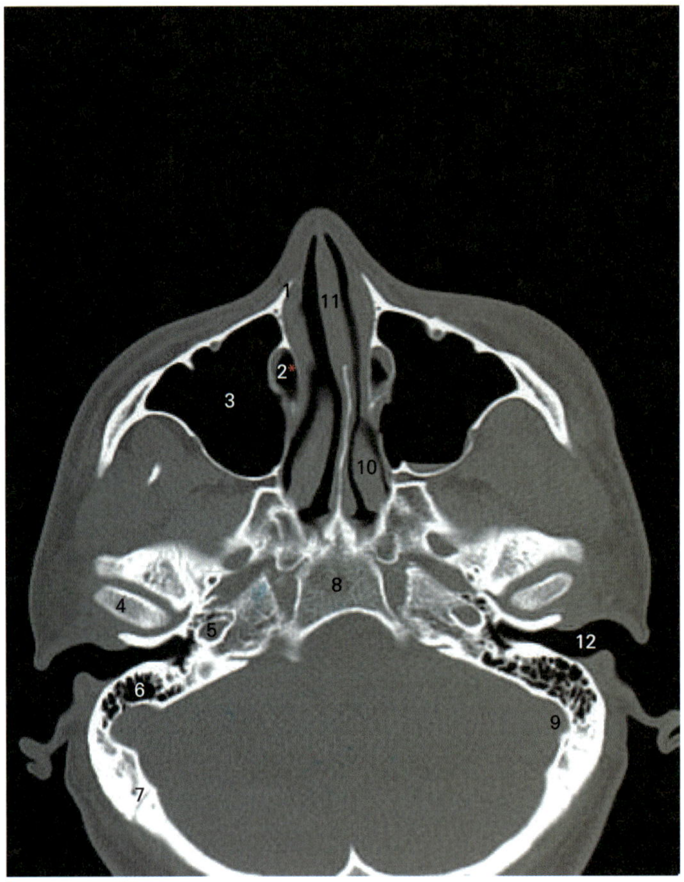

1 Nasal bone (코뼈)
2 Nasolacrimal ducts (코눈물관)*
3 Maxillary sinus (위턱굴)
4 Condyle of mandible (관절돌기)
5 Internal carotid artery canal (속목동맥관)
6 Mastoid air cell (꼭지벌집)
7 Occipitomastoid suture (뒤통수꼭지봉합)
8 Clivus (비스듬틀)
9 Sigmoid sinus (구불정맥굴)
10 Middle nasal concha (중간코선반)
11 Nasal septum (코중격)
12 External auditory canal (바깥귀길)

coronal

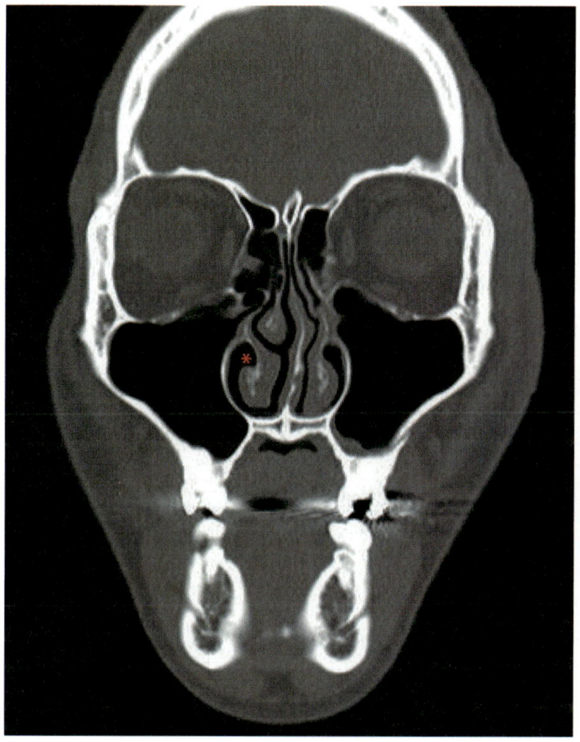

sagittal

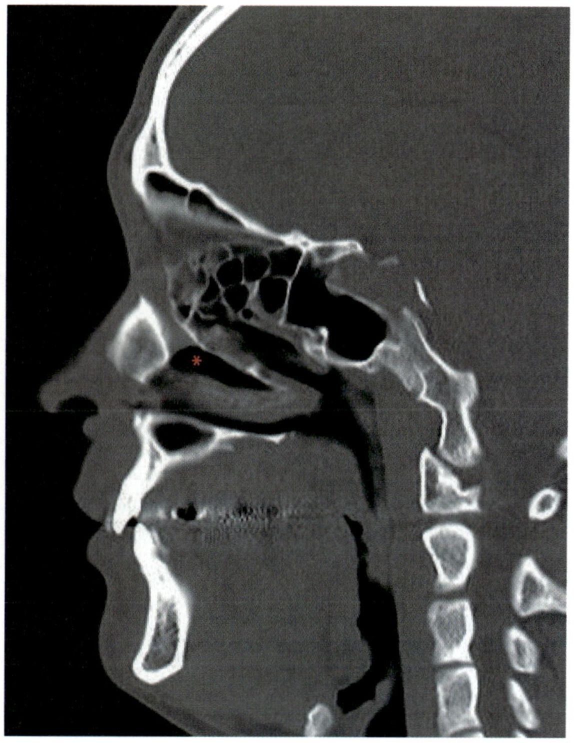

6. 눈물기관(lacrimal apparatus)

① 눈물샘과 코눈물관으로 구성

② 눈물샘 : 눈물을 분비

③ 코눈물관 : 눈물을 운반

④ 눈물 배출 순서 : 눈물샘 - 눈물점 - 논물소관 - 눈물주머니 - 코눈물관 - 코안

MEMO

MEMO

Facial CT - 07

axial

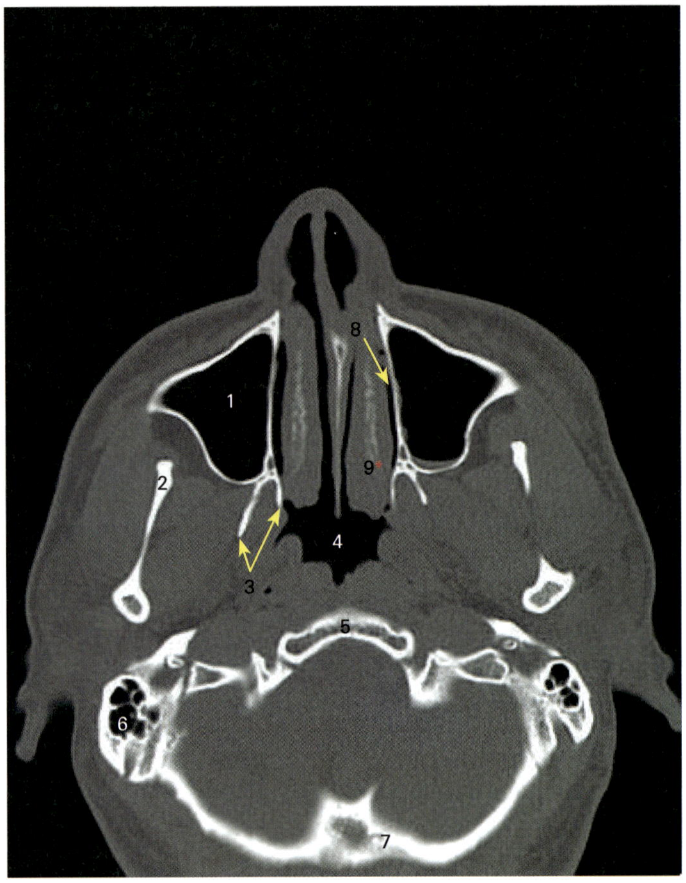

1 Maxillary sinus (위턱굴)
2 Ramus of mandible (턱뼈가지)
3 Pterygoid process (날개돌기)
4 Nasopharynx (코인두)
5 Clivus (비스듬틀)
6 Mastoid air cell (꼭지벌집)
7 Occipital bone (뒤통수뼈)
8 Inferior nasal meatus (아래콧길)
9 Inferior nasal concha (아래코선반)*

coronal

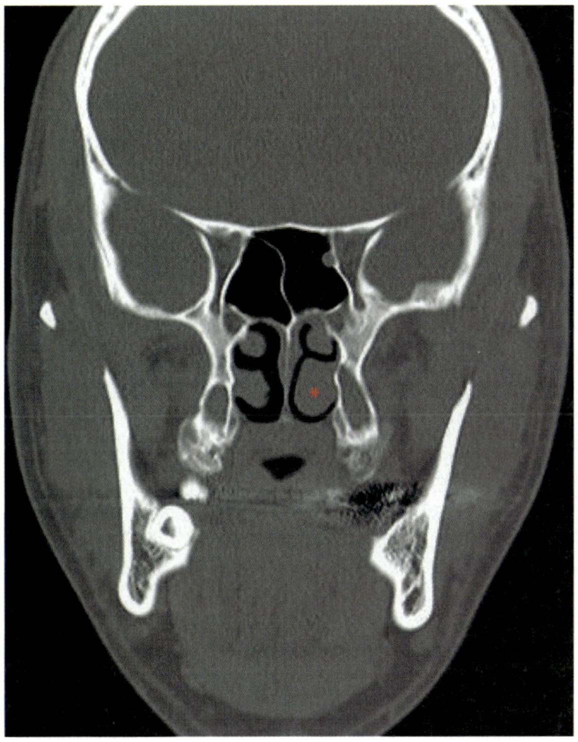

sagittal

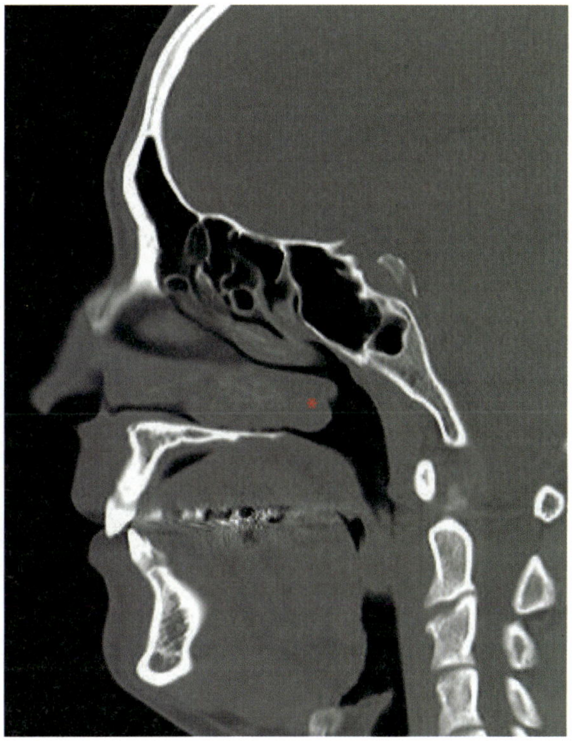

7. 아래코선반(inferior nasal concha)

① 코안 가쪽벽을 이룸

② 위턱뼈와 입천장뼈에 결합

③ 코안의 표면적을 넓혀 줌

④ 습도를 높여주며 점막의 먼지를 제거함

MEMO

MEMO

Facial CT - 08

axial

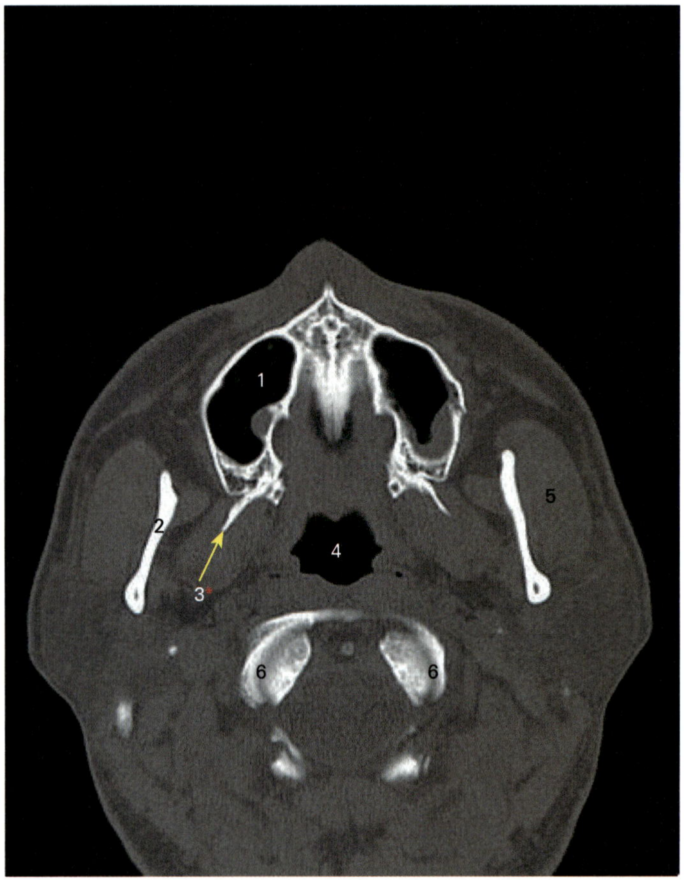

1 Maxillary sinus (위턱굴)
2 Ramus of mandible (턱뼈가지)
3 Lateral pterygoid plate (가쪽날개판)*
4 Nasopharynx (코인두)
5 Masseter muscle (깨물근)
6 Atlantooccipital joint (고리뒤통수관절)

coronal

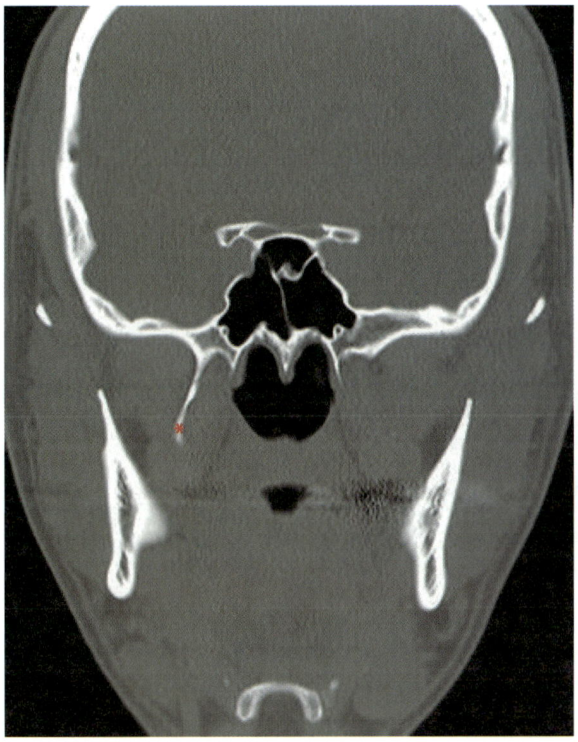

sagittal

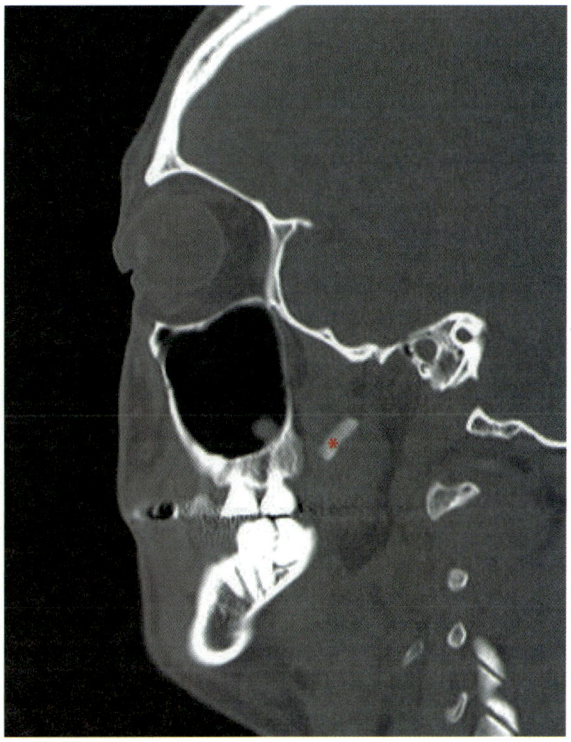

8. 나비뼈(sphenoid bone)

① 나비뼈는 나비 모양으로 큰날개, 작은날개, 몸통, 날개돌기로 구성

② 날개돌기 구성 : 가쪽판, 안쪽판

③ 가쪽날개판 : 넓고 짧음

④ 안쪽날개판 : 좁고 길다

MEMO

MEMO

Facial CT - 09

axial

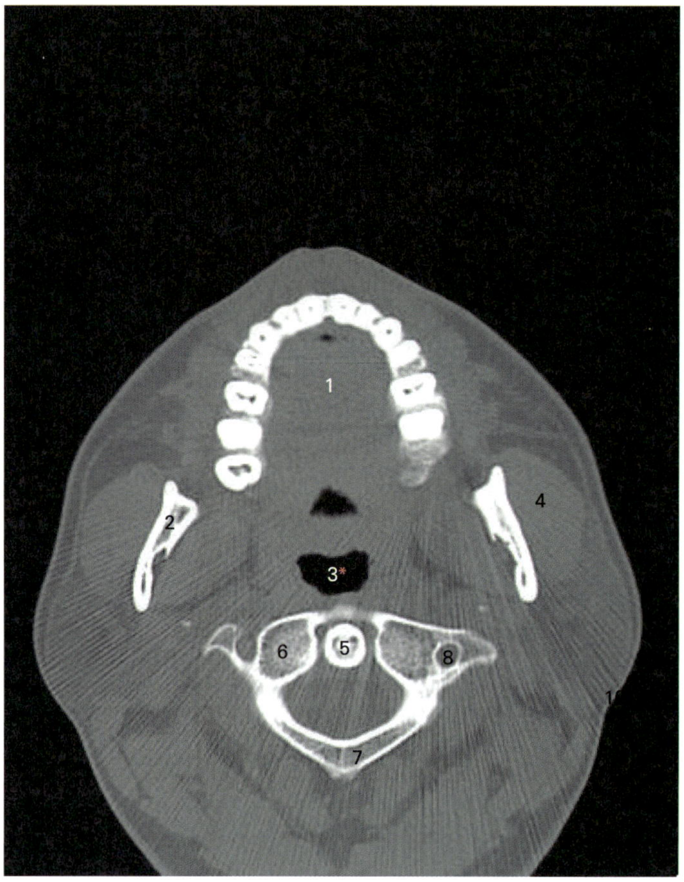

1 Tongue (혀)
2 Ramus of mandible (턱뼈가지)
3 Nasopharynx (코인두)*
4 Masseter muscle (깨물근)
5 Odontoid process (치아돌기)
6 Superior articular facet (위관절면)
7 Posterior arch (뒤고리)
8 Transverse foramen (가로구멍)

coronal

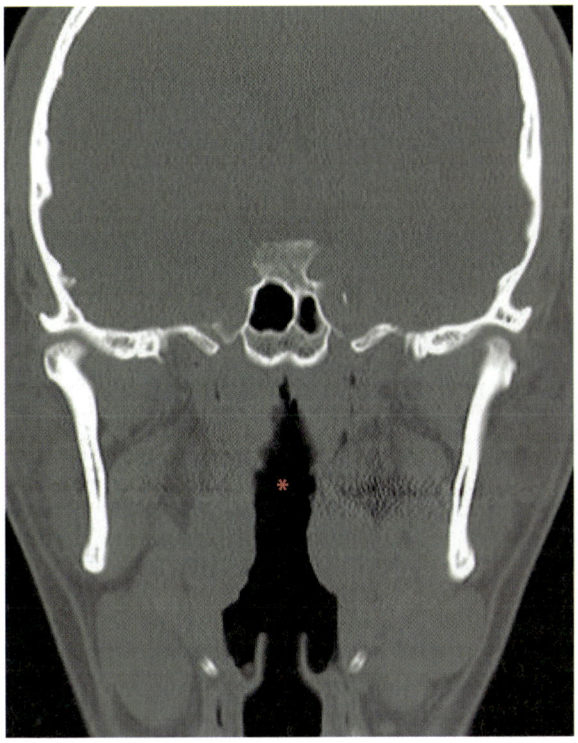

sagittal

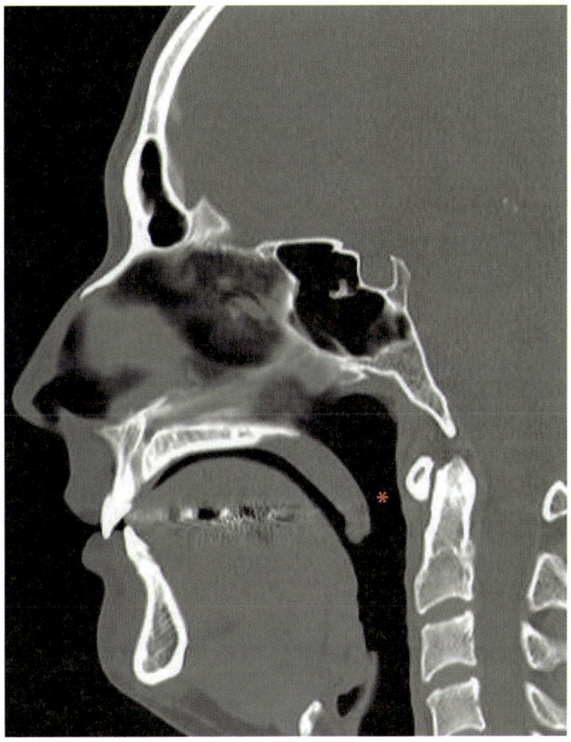

9. 인두(pharynx)

① 머리뼈바닥에서 여섯째목뼈까지의 길이로 약 12cm

② 코인두, 입인두, 후두인두로 구성

③ 소화기계와 호흡기계의 역할

MEMO

MEMO

Facial CT - 10

axial

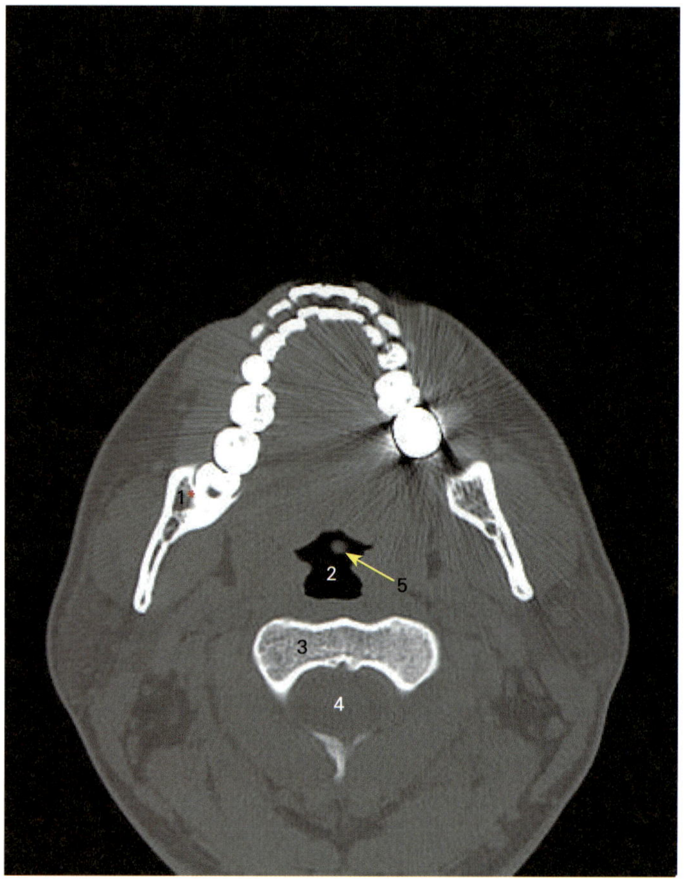

1 Mandible (아래턱뼈)*
2 Nasopharynx (코인두)
3 Body of axis (중쇠뼈몸통)
4 Spinal cord (척수)
5 Uvula (목젖)

coronal

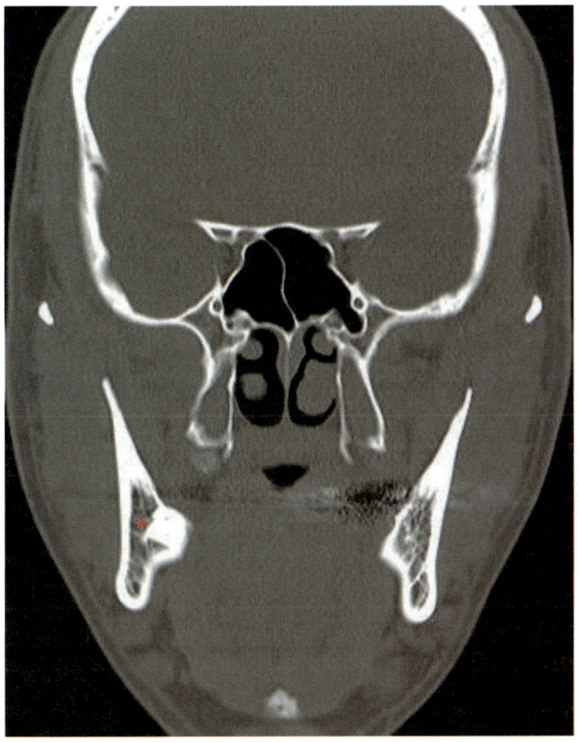

sagittal

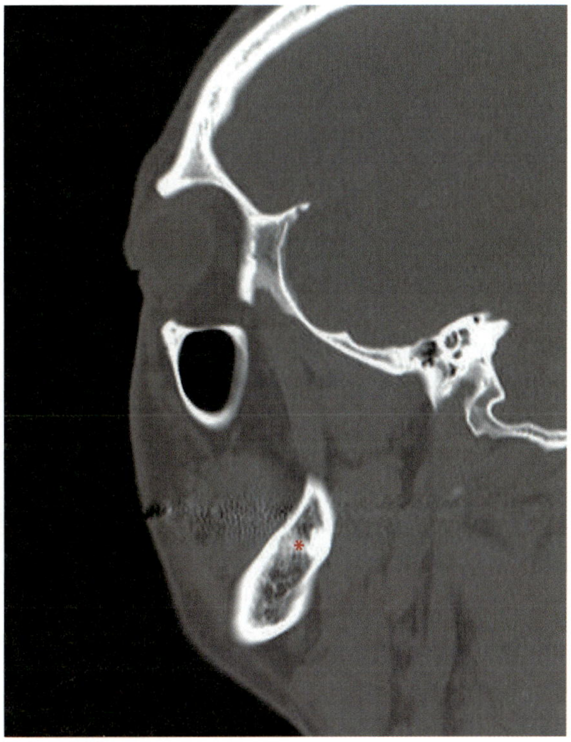

10. 아래턱뼈(mandible)

① 얼굴뼈 중 가장 강대하며 말발굽 모양

② 턱뼈몸통(body)과 턱뼈가지(ramus)로 구성

③ 근육돌기 : 씹기근육 부착

④ 관절돌기 : 관자뼈의 턱관절오목과 관절하여 턱관절 구성

MEMO

4. Orbit CT

Orbit CT - 01

axial

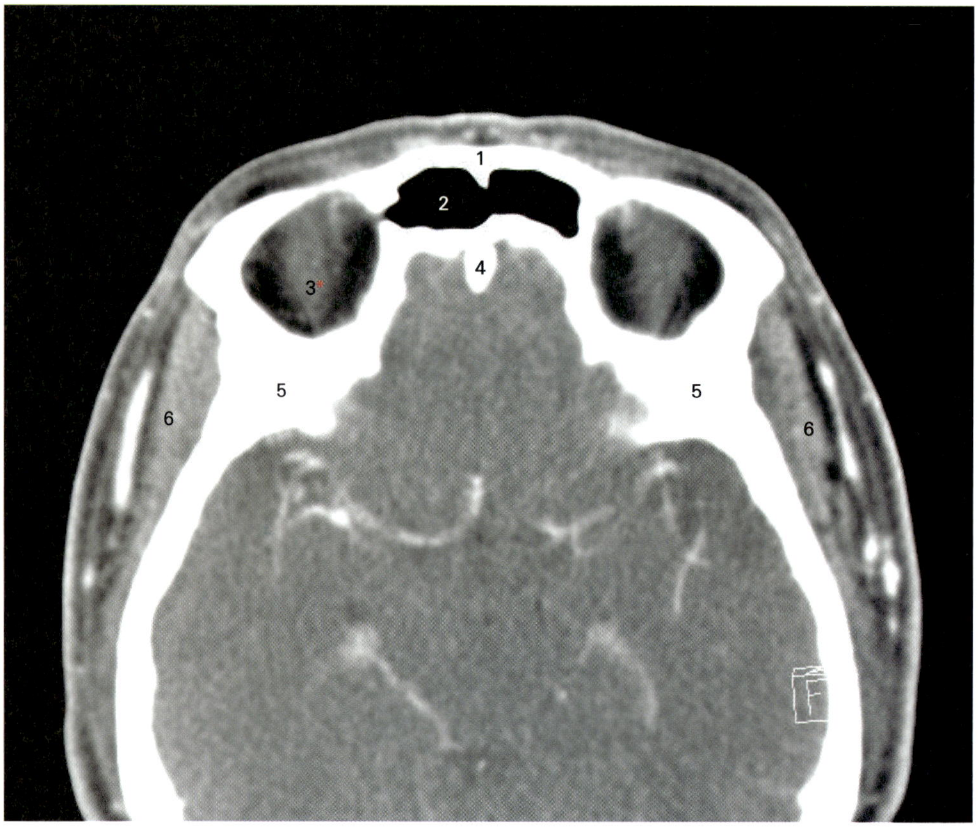

1 Frontal bone (이마뼈)
2 Frontal sinus (이마굴)
3 Superior rectus muscle (위곧은근)*
4 Crista galli (볏돌기)
5 Sphenoid bone (나비뼈)
6 Temporalis muscle (관자근)

coronal

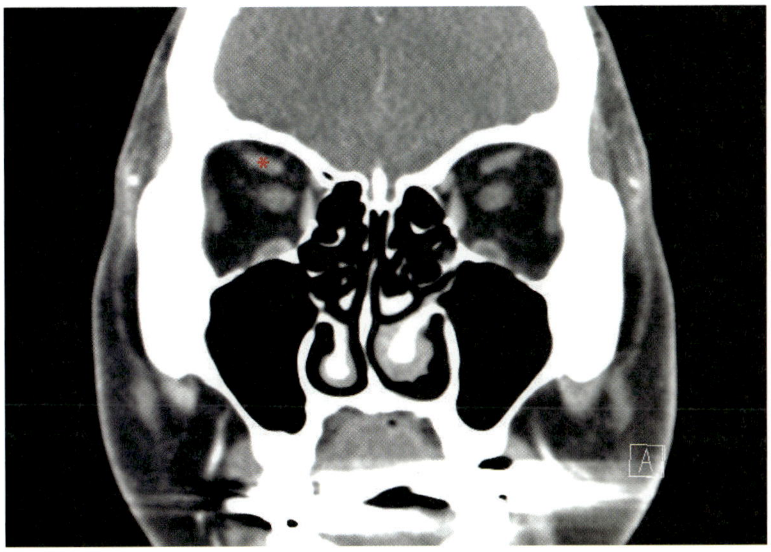

sagittal

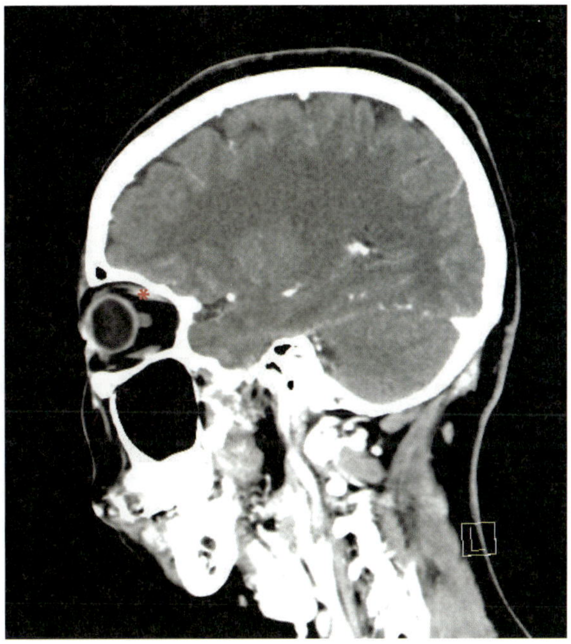

1. 안구의 구조

안구의 벽은 3개의 층으로 구성되는데, 안쪽의 신경막, 중간의 혈관막, 가쪽의 섬유막으로 구분됨

- 섬유막(fibrous tunic) : 각막(cornea), 공막(sclera)

- 혈관막(vascular tunic) : 맥락막(choroid), 섬모체(ciliar body), 홍채(iris)

- 신경막(nervous tunic) : 망막(retina)

MEMO

MEMO

Orbit CT - 02

axial

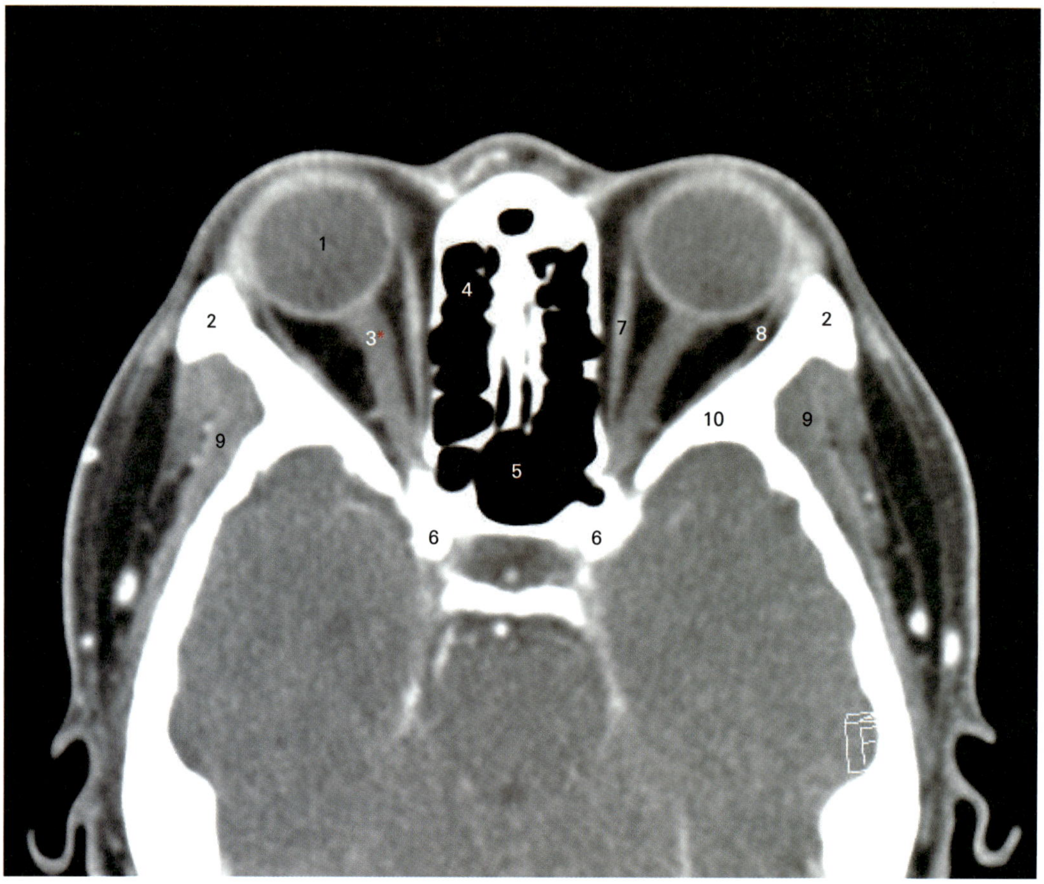

1 Eyeball (안구)
2 Zygomatic bone (광대뼈)
3 Optic nerve (시각신경)*
4 Ethmoid sinus (벌집굴)
5 Sphenoid sinus (나비굴)
6 Anterior clinoid process (앞침대돌기)
7 Medial rectus muscle (안쪽곧은근)
8 Lateral rectus muscle (가쪽곧은근)
9 Temporalis muscle (관자근)
10 Sphenoid bone (나비뼈)

coronal

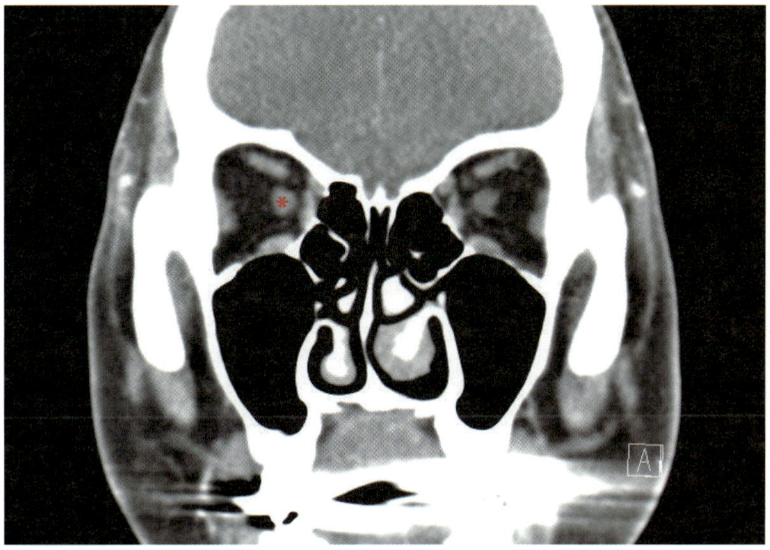

sagittal

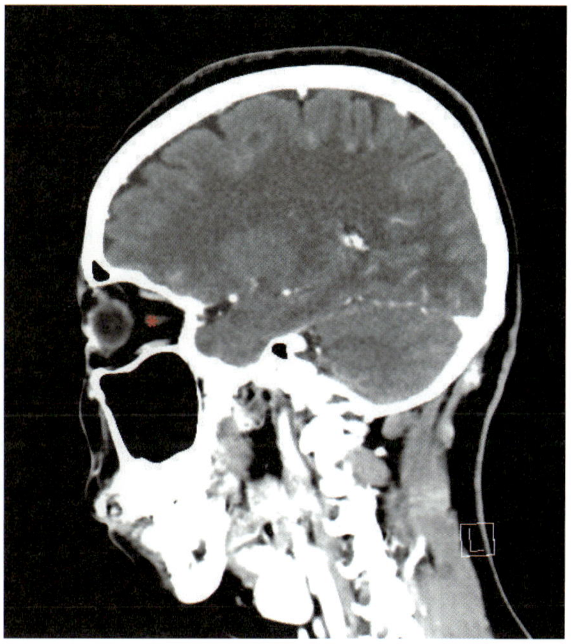

2. 안구 운동근

안구운동근은 위곧은근(superior rectus), 아래곧은근(inferior rectus), 안쪽곧은근(medial rectus), 가쪽곧은근(lateral rectus), 위빗근(superior oblique muscles), 아래빗근(inferior oblique muscles)으로 구성됨

MEMO

MEMO

Orbit CT - 03

axial

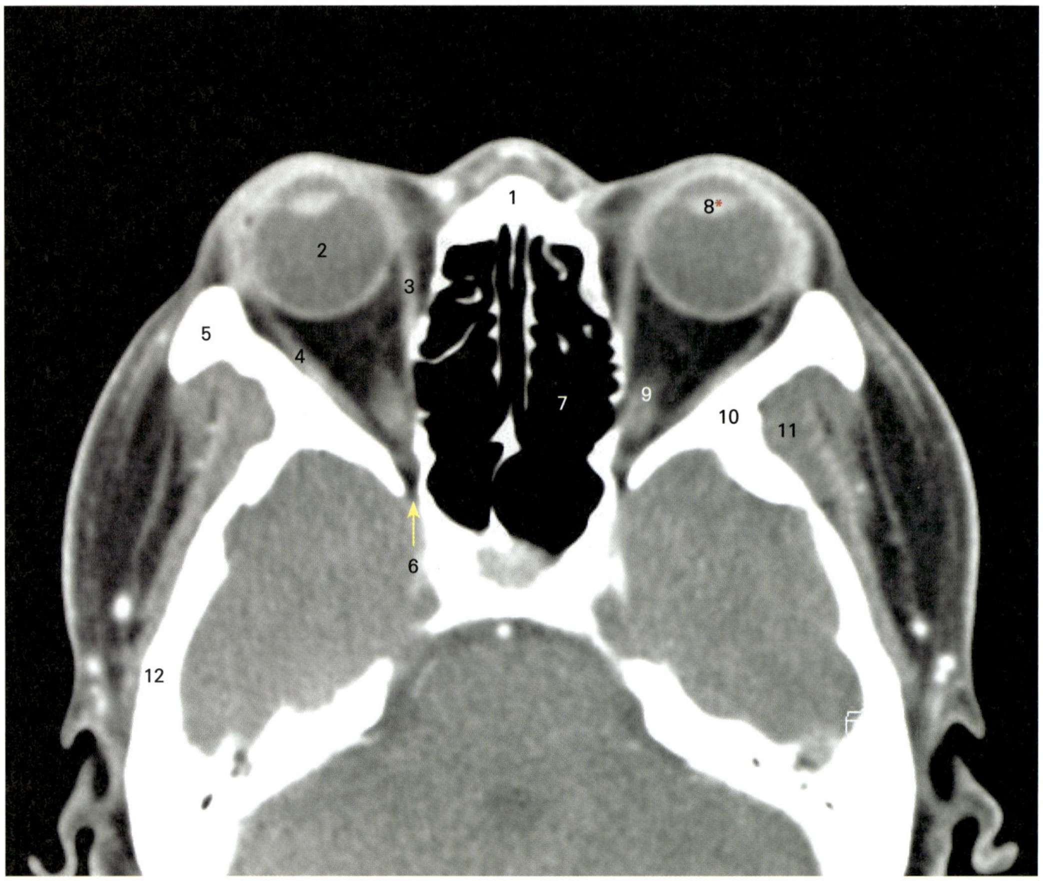

1 Nasal bone (코뼈)
2 Eyeball (안구)
3 Medial rectus muscle (안쪽곧은근)
4 Lateral rectus muscle (가쪽곧은근)
5 Zygomatic bone (광대뼈)
6 Superior orbital fissure (위눈확틈새)
7 Ethmoid sinus (벌집굴)
8 Lens (수정체)*
9 Inferior rectus muscle (아래곧은근)
10 Sphenoid bone (나비뼈)
11 Temporalis muscle (관자근)
12 Temporal bone (관자뼈)

coronal

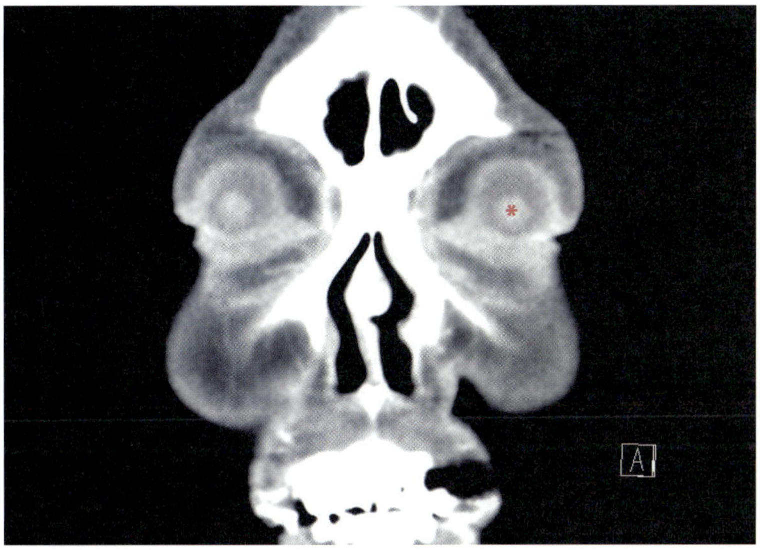

sagittal

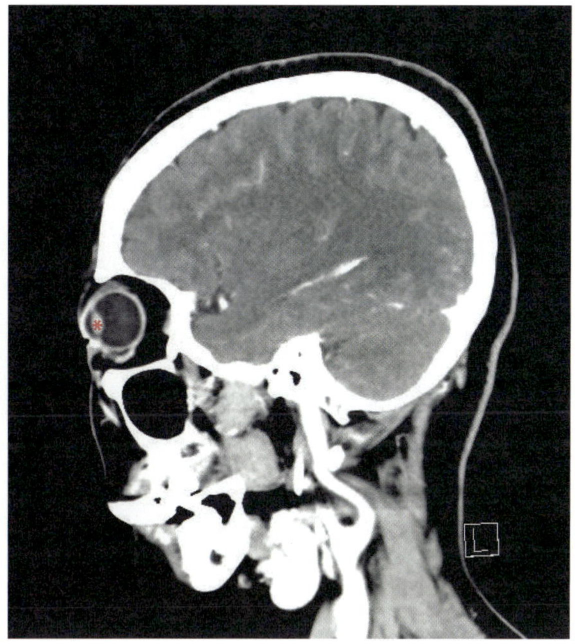

3. 수정체(lens)

① 각막의 뒤편에 위치

② 망막의 빛 수용기에 시각이미지의 초첨을 맞춤

③ 가장자리에는 피막의 섬유와 걸이인대의 섬유가 서로 얽혀 있음

MEMO

MEMO

Orbit CT - 04

axial

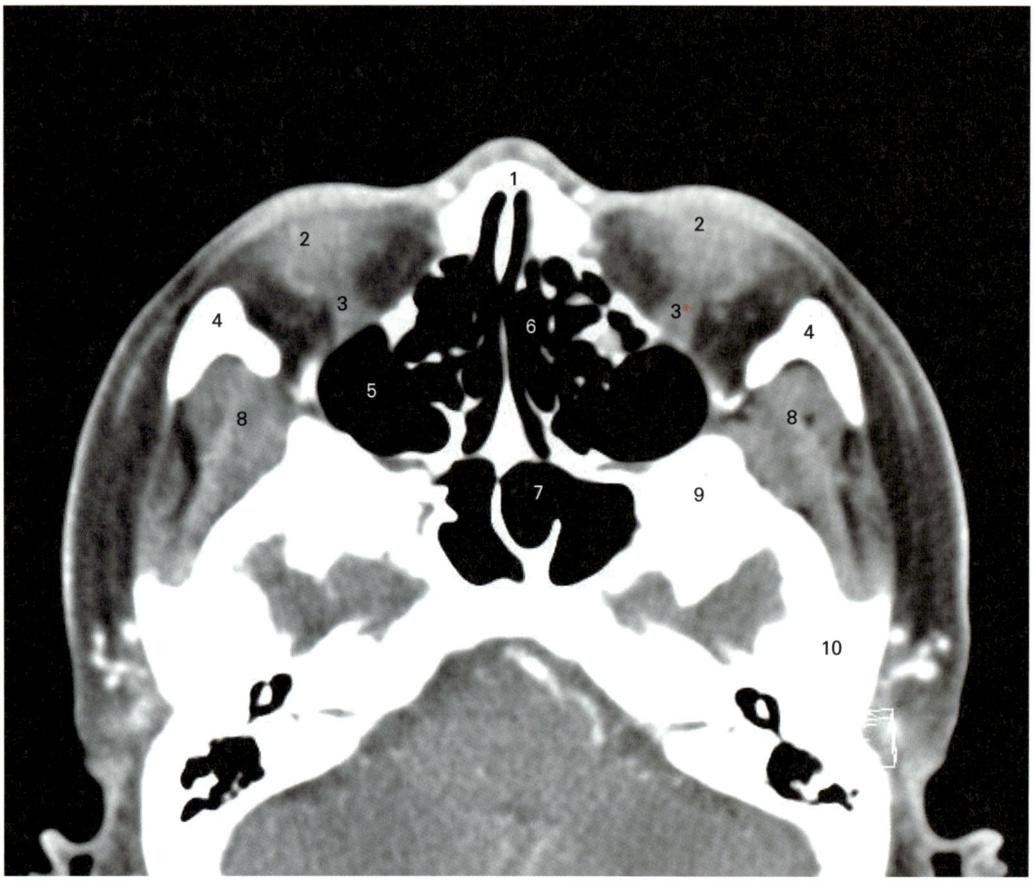

1 Nasal bone (코뼈)
2 Eyeball (안구)
3 Inferior rectus muscle (아래곧은근)*
4 Zygomatic bone (광대뼈)
5 Maxillary sinus (위턱굴)
6 Ethmoid sinus (벌집굴)
7 Sphenoid sinus (나비굴)
8 Temporalis muscle (관자근)
9 Sphenoid bone (나비뼈)
10 Temporal bone (관자뼈)

Temporal CT - 02

axial

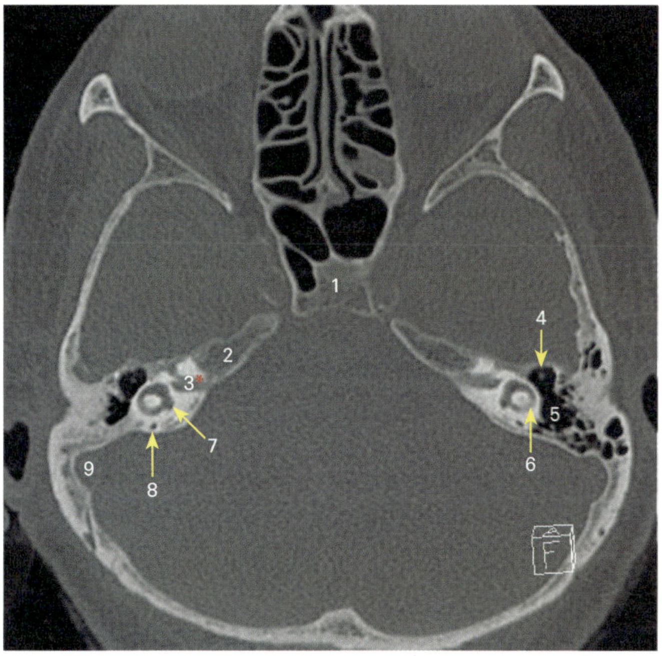

coronal

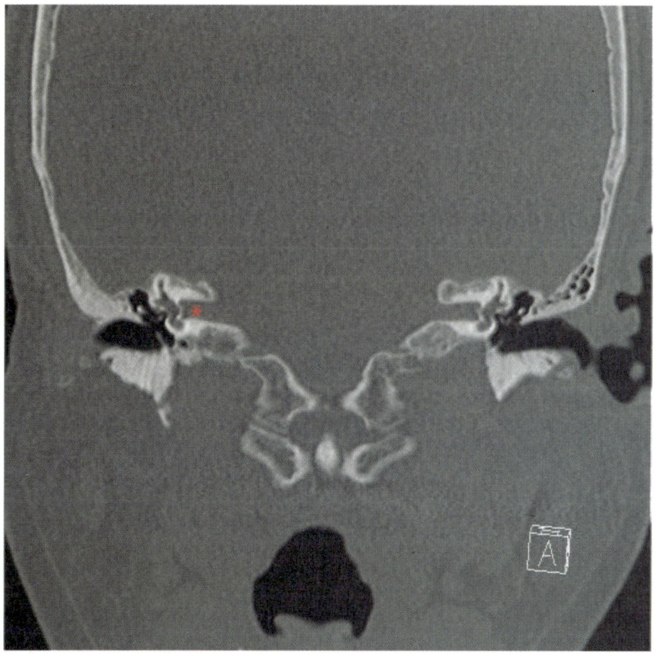

1 Dorsum sella (안장등)
2 Petrous apex (바위끝)
3 Internal auditory canal (속귀길)*
4 Epitympanum (고실위오목)
5 Mastoid antrum (꼭지방)
6 Lateral semicircular canal (가쪽반고리뼈관)
7 Vestibule (안뜰)
8 Posterior semicircular canal (위반고리뼈관)
9 Sigmoid sinus (구불정맥굴)

2. 속귀길(internal acoustic meatus)

① 속귀길은 얼굴신경, 속귀신경, 속귀혈관의 통로

② 속귀는 청각과 평형감각을 감수

③ 속귀는 뼈미로와 막미로로 구성

④ 뼈미로는 안뜰, 반고리관, 달팽이로 구성되고, 막미로는 뼈미로속의 있는 막으로 타원주머니, 둥근주머니, 막반고리관, 달팽이관으로 구분됨

Temporal CT - 03

axial

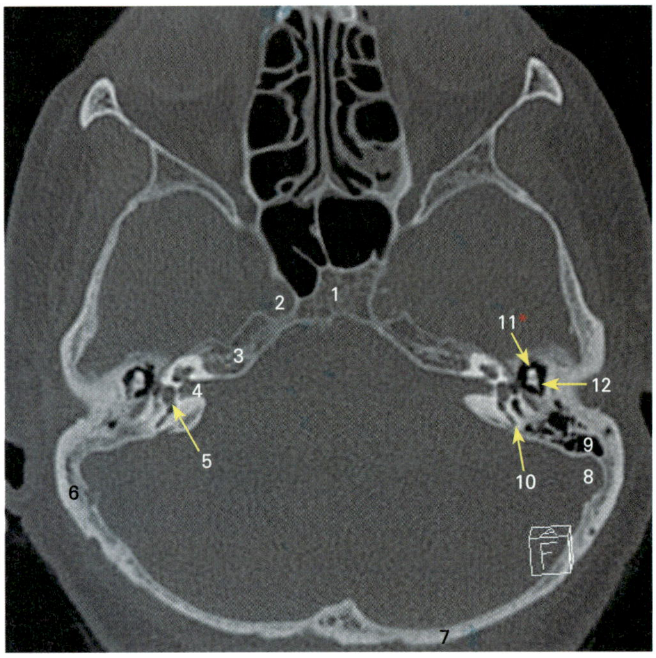

coronal

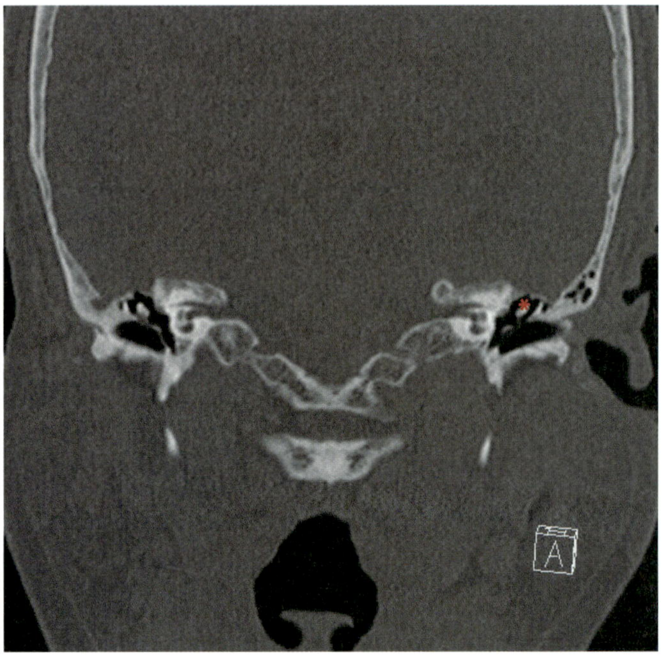

1 Clivus (비스듬틀)
2 Internal carotid artery (속목동맥)
3 Petrous apex (바위끝)
4 Internal auditory canal (속귀길)
5 Vestibule (안뜰)
6 Temporal bone (관자뼈)
7 Occipital bone (뒤통수뼈)
8 Sigmoid sinus (구불정맥굴)
9 Mastoid air cell (꼭지벌집)
10 Posterior semicircular canal (위반고리뼈관)
11 Malleus (망치뼈)*
12 Incus (모루뼈)

3. 귓속뼈(auditory bone)

① 인체에서 가장 작은뼈

② 망치뼈(malleus), 모루뼈(incus), 등자뼈(stapes)로 구성

③ 고막에 전달된 소리 진동을 속귀로 전달

Temporal CT - 04

axial

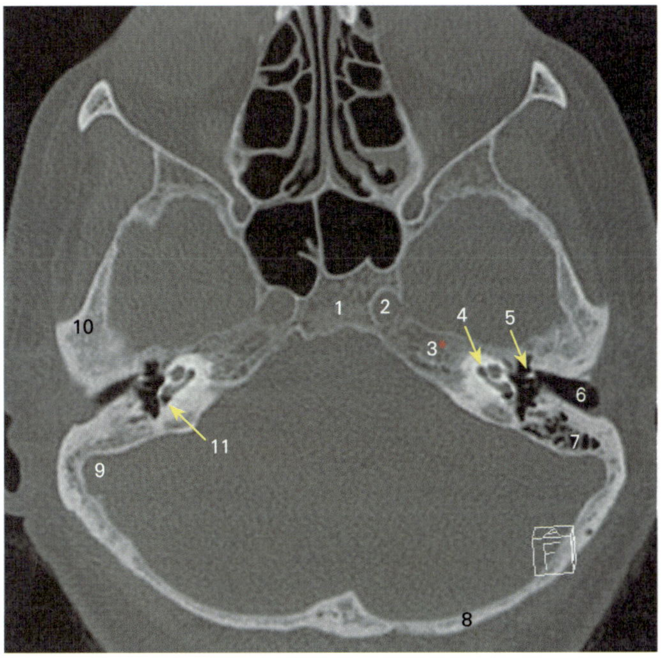

coronal

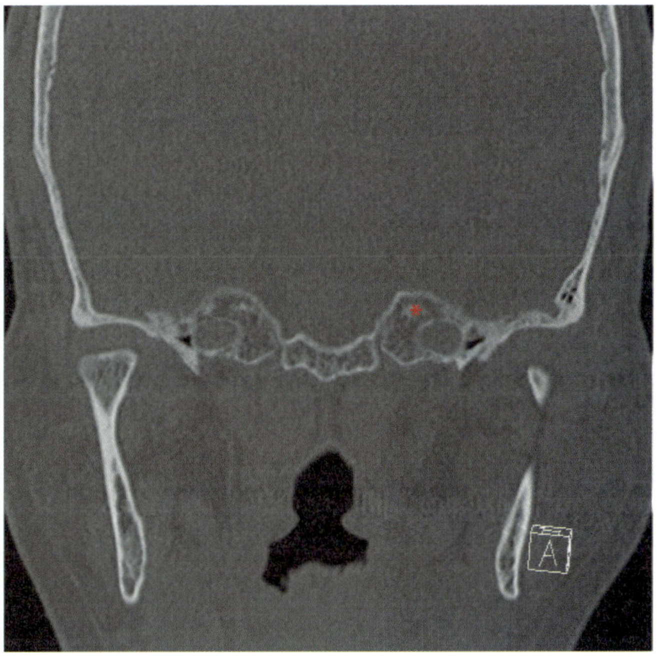

1 Clivus (비스듬틀)
2 Internal carotid artery (속목동맥)
3 Petrous apex (바위끝)*
4 Cochlea (달팽이)
5 Malleus (망치뼈)
6 External auditory canal (바깥귀길)
7 Mastoid air cell (꼭지벌집)
8 Occipital bone (뒤통수뼈)
9 Sigmoid sinus (구불정맥굴)
10 Temporal bone (관자뼈)
11 Round window (달팽이창)

4. 바위부분(petrous portion)

① 중간머리뼈우묵과 뒷머리뼈우묵 경계

② 내부에 속귀(internal ear)가 위치함

Temporal CT - 05

axial

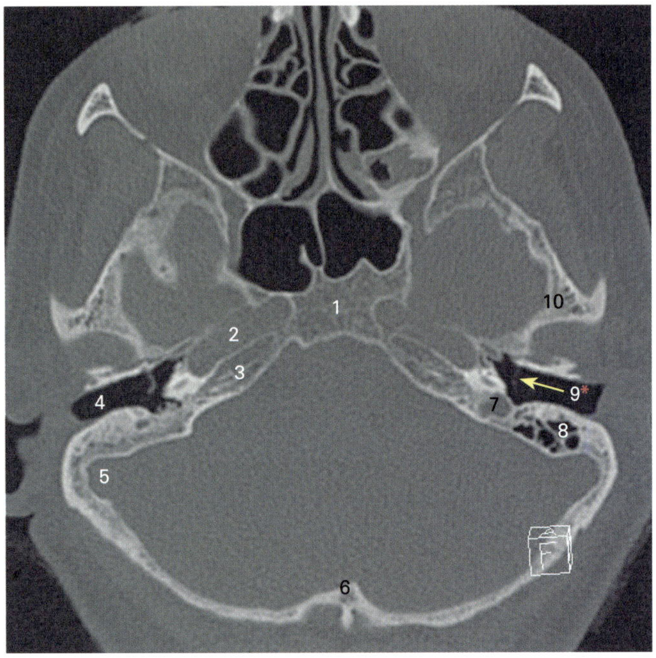

coronal

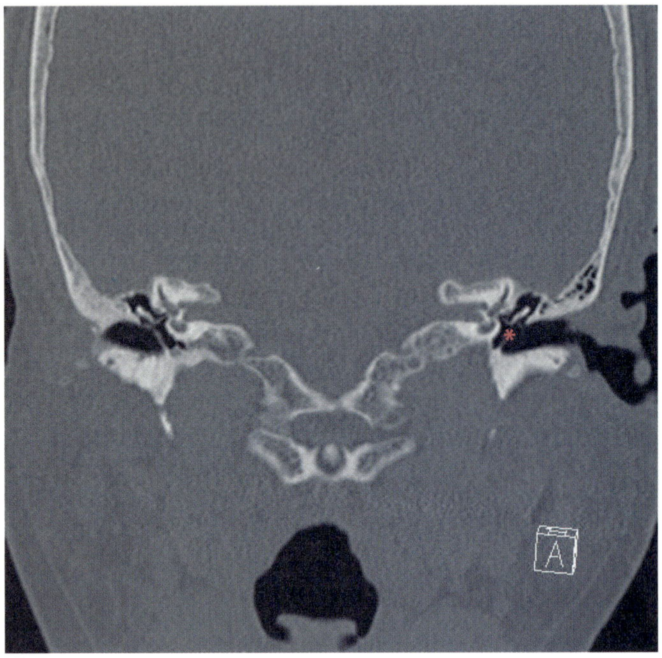

1 Clivus (비스듬틀)
2 Internal carotid artery (속목동맥)
3 Petrous apex (바위끝)
4 External auditory canal (바깥귀길)
5 Sigmoid sinus (구불정맥굴)
6 Internal occipital protuberance (속뒤통수뼈융기)
7 Jugular foramen (목정맥구멍)
8 Mastoid air cell (꼭지벌집)
9 Tympanic membrance (고막)*
10 Temporal bone (관자뼈)

5. 고막(tympanic membrane)

① 얇은 반투명한 결합조직

② 바깥귀와 가운데귀 경계

③ 귓바퀴와 좁은 바깥귀길은 고막을 손상으로부터 보호

Temporal CT - 06

axial

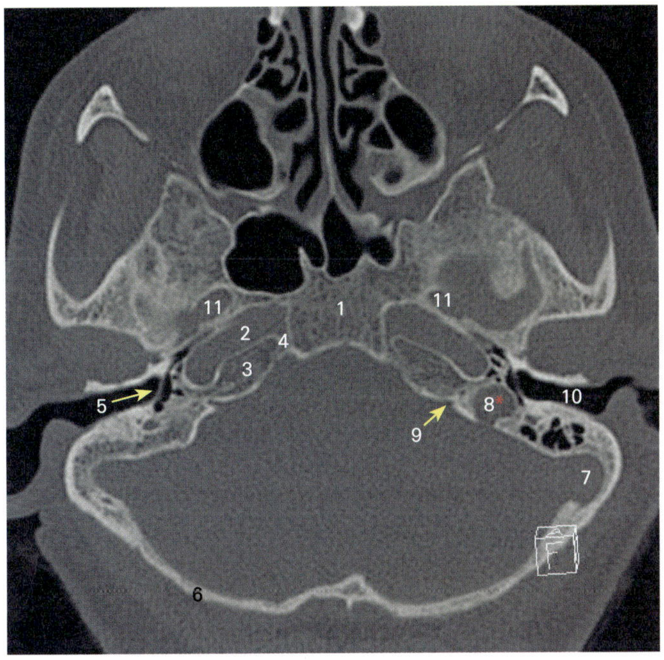

coronal

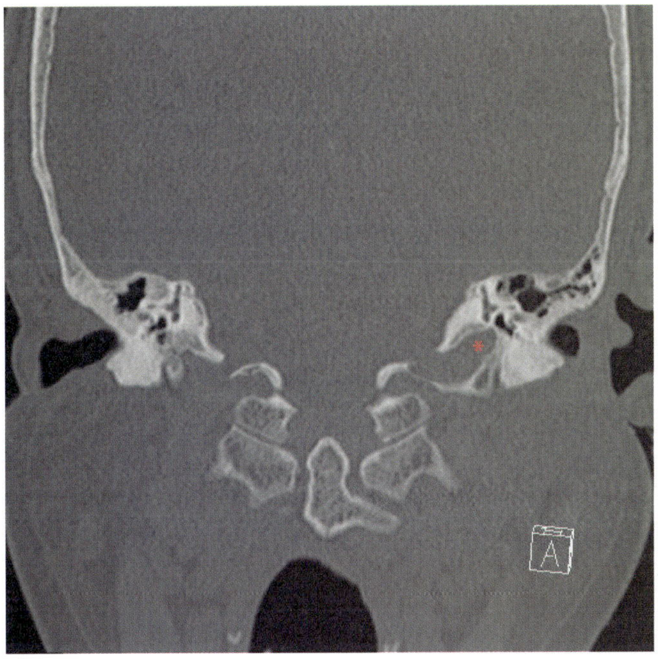

1 Clivus (비스듬틀)
2 Internal carotid artery (속목동맥)
3 Petrous apex (바위끝)
4 Petrooccipital fissure (바위뒤통수틈새)
5 Tympanic membrance (고막)
6 Occipital bone (뒤통수뼈)
7 Sigmoid sinus (구불정맥굴)
8 Jugular foramen (목정맥구멍)*
9 Cochlear aqueduct (달팽이수도관)
10 External auditory canal (바깥귀길)
11 Oval foramen (타원구멍)

6. 속목정맥(internal jugular vein)

① 뇌로부터 오는 모든 정맥혈을 팔머리정맥에 유입

② 목과 얼굴에서도 정맥혈을 받음

Temporal CT - 07

axial

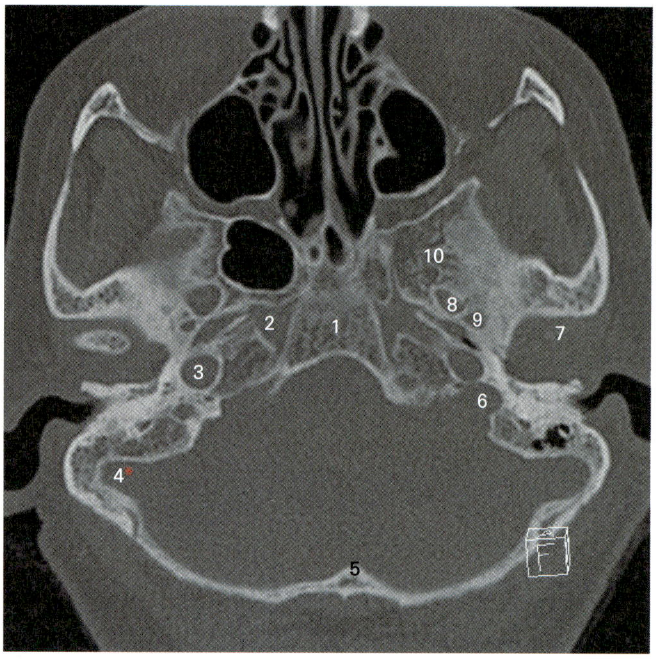

coronal

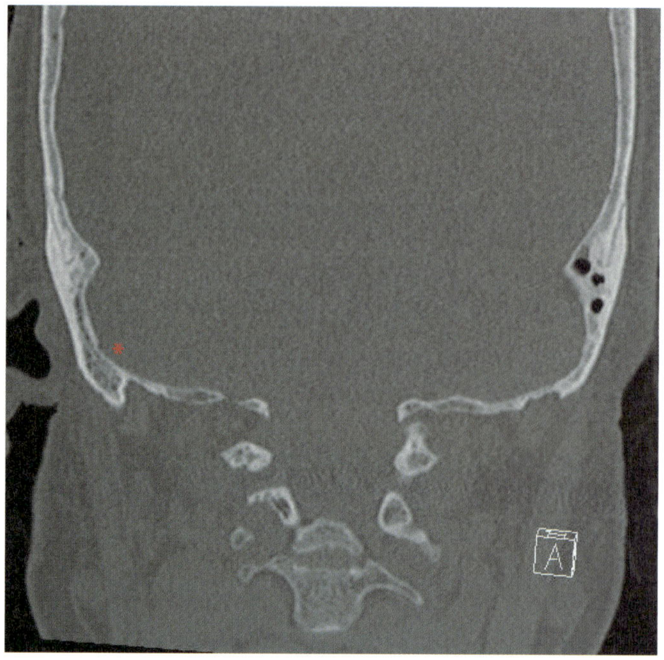

1 Clivus (비스듬틀)
2 Foramen lacerum (파열구멍)
3 Internal carotid artery (속목동맥)
4 Sigmoid sinus (구불정맥굴)*
5 Internal occipital protuberance (속뒤통수뼈융기)
6 Jugular foramen (목정맥구멍)
7 Temporomandibular joint (턱관절)
8 Oval foramen (타원구멍)
9 Foramen spinosum (뇌막동맥구멍)
10 Sphenoid bone (나비뼈)

7. 구불정맥굴(sigmoid sinus)

① 머리뼈 뒤쪽 측면의 가로정맥굴에서 시작

② 아래바위정맥굴과 합류하여 속목정맥으로 이어짐

6. 3D

Facial CT 3D(anterior)

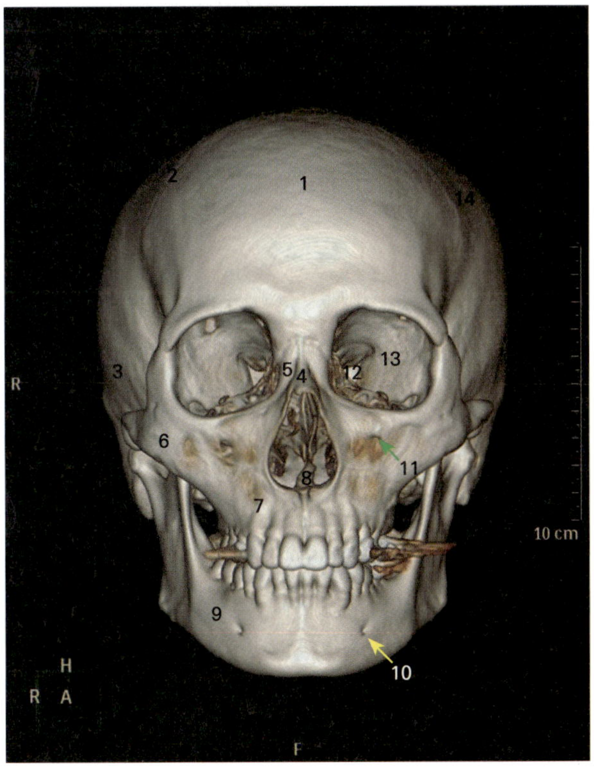

1 Frontal bone (이마뼈)
2 Coronal suture (관상봉합)
3 Temporal bone (관자뼈)
4 Nasal bone (코뼈)
5 Lacrimal bone (눈물뼈)
6 Zygomatic bone (광대뼈)
7 Maxilla (위턱뼈)
8 Vomer (보습뼈)
9 Mandible (아래턱뼈)
10 Mental foramen (턱끝구멍)
11 Infraorbital foramen (눈확아래구멍)
12 Superior orbital fissure (눈확위틈새)
13 Sphenoid bone (나비뼈)
14 Parietal bone (마루뼈)

MEMO

Facial CT 3D(lateral)

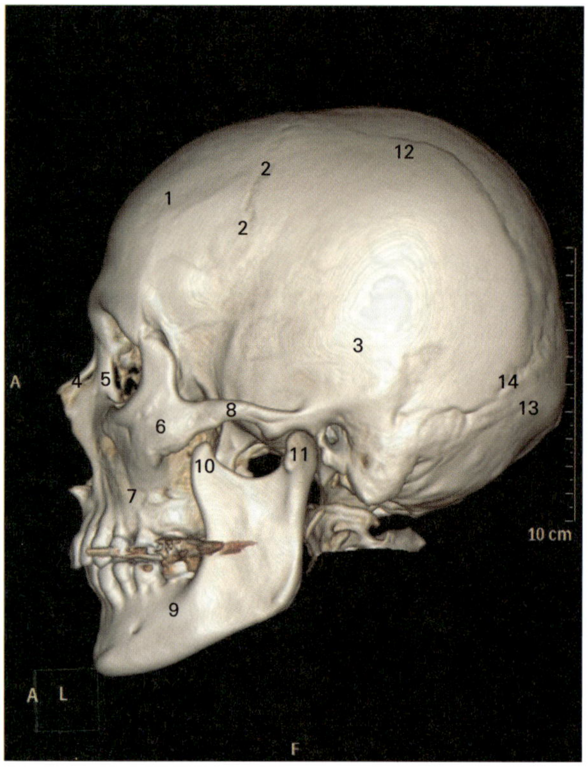

1 Frontal bone (이마뼈)
2 Coronal suture (관상봉합)
3 Temporal bone (관자뼈)
4 Nasal bone (코뼈)
5 Lacrimal bone (눈물뼈)
6 Zygomatic bone (광대뼈)
7 Maxilla (위턱뼈)
8 Zygomatic arch (광대활)
9 Mandible (아래턱뼈)
10 Coronoid process (근육돌기)
11 Condyle of mandible (관절돌기)
12 Parietal bone (마루뼈)
13 Occipital bone (뒤통수뼈)
14 Lambdoid suture (시옷봉합)

Facial CT 3D(posterior)

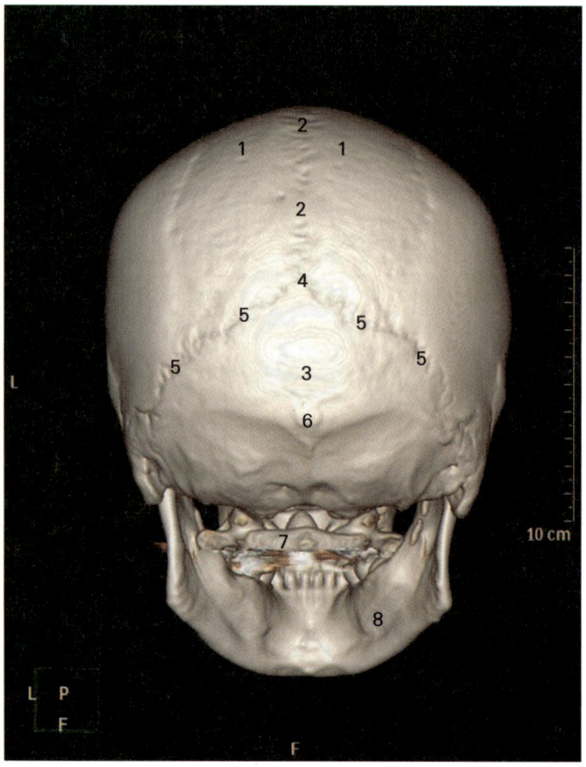

1 Parietal bone (마루뼈)
2 Sagittal suture (시상봉합)
3 Occipital bone (뒤통수뼈)
4 Lamda (시옷점)
5 Lambdoid suture (시옷봉합)
6 External occipital protuberance (바깥뒤통수뼈융기)
7 Atlas (고리뼈)
8 Mandible (아래턱뼈)

Facial CT angio 3D(anterior)

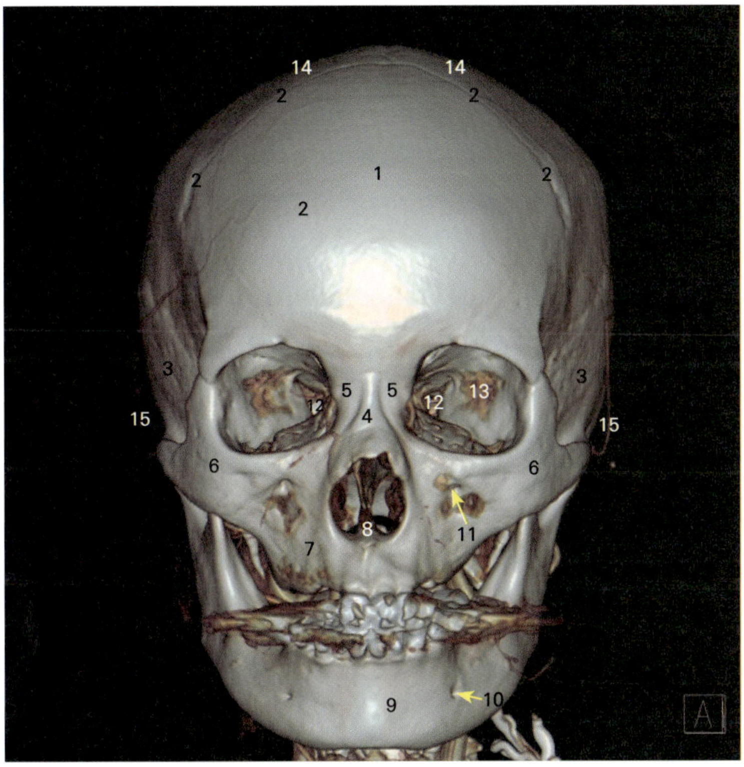

1 Frontal bone (이마뼈)
2 Coronal suture (관상봉합)
3 Temporal bone (관자뼈)
4 Nasal bone (코뼈)
5 Lacrimal bone (눈물뼈)
6 Zygomatic bone (광대뼈)
7 Maxilla (위턱뼈)
8 Vomer (보습뼈)
9 Mandible (아래턱뼈)
10 Mental foramen (턱끝구멍)
11 Infraorbital foramen (눈확아래구멍)
12 Superior orbital fissure (눈확위틈새)
13 Sphenoid bone (나비뼈)
14 Parietal bone (마루뼈)
15 Superficial temporal artery (얕은관자동맥)

Facial CT angio 3D(posterior)

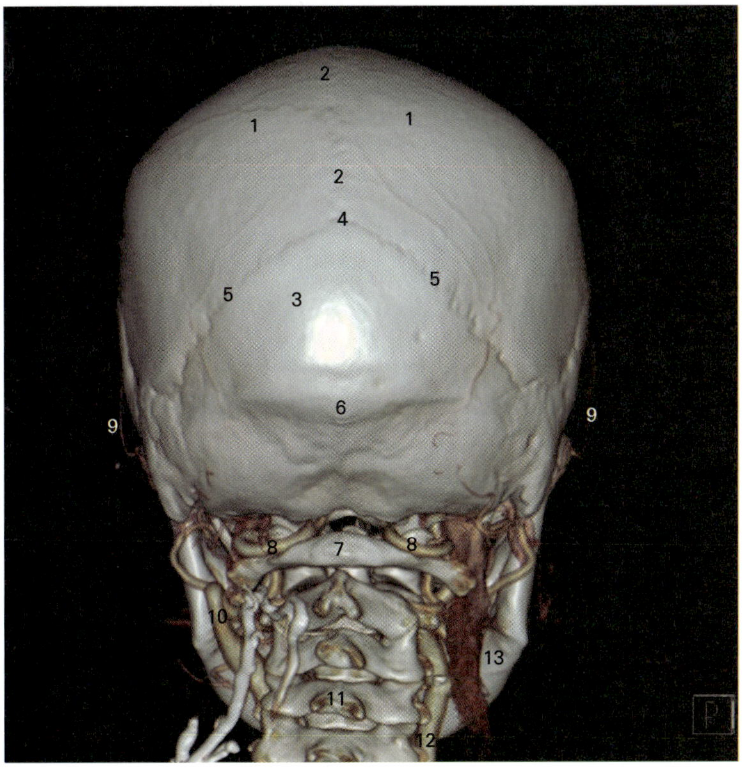

1 Parietal bone (마루뼈)
2 Sagittal suture (시상봉합)
3 Occipital bone (뒤통수뼈)
4 Lamda (시옷점)
5 Lambdoid suture (시옷봉합)
6 External occipital protuberance (바깥뒤통수뼈융기)
7 Atlas (고리뼈)
8 Vertebral artery (척추동맥)
9 Superficial temporal artery (얕은관자동맥)
10 Internal carotid artery (속목동맥)
11 Spinous process (가시돌기)
12 Common carotid artery (온목동맥)
13 Mandible (아래턱뼈)

Facial CT angio 3D(lateral)

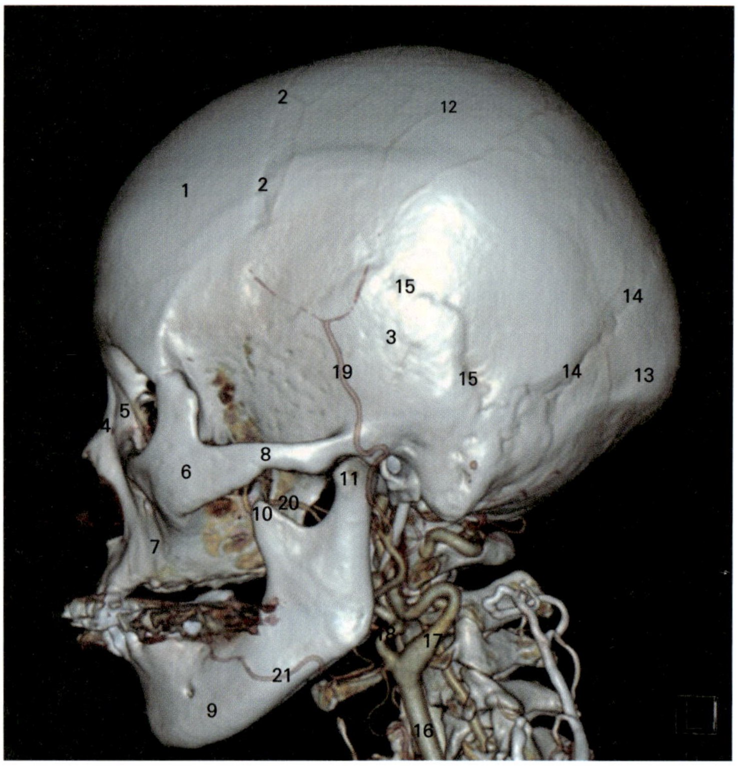

1 Frontal bone (이마뼈)
2 Coronal suture (관상봉합)
3 Temporal bone (관자뼈)
4 Nasal bone (코뼈)
5 Lacrimal bone (눈물뼈)
6 Zygomatic bone (광대뼈)
7 Maxilla (위턱뼈)
8 Zygomatic arch (광대활)
9 Mandible (아래턱뼈)
10 Coronoid process (근육돌기)
11 Condyle of mandible (관절돌기)
12 Parietal bone (마루뼈)
13 Occipital bone (뒤통수뼈)
14 Lambdoid suture (시옷봉합)
15 Squamous suture (비늘봉합)
16 Common carotid artery (온목동맥)
17 Internal carotid artery (속목동맥)
18 External carotid artery (바깥목동맥)
19 Superficial temporal artery (얕은관자동맥)
20 Maxillary artery (위턱동맥)
21 Facial artery (얼굴동맥)

Brain CT angio 3D(anterior)

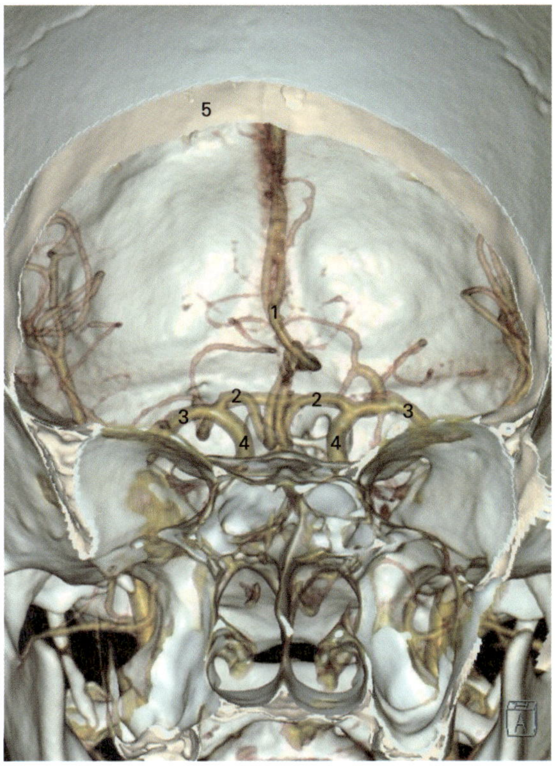

1 Anterior cerebral artery (앞대뇌동맥)
2 Precommunical part (교통이전부분)
3 Middle cerebral artery (중간대뇌동맥)
4 Internal carotid artery (속목동맥)
5 Frontal bone (이마뼈)

Brain CT angio 3D(posterior)

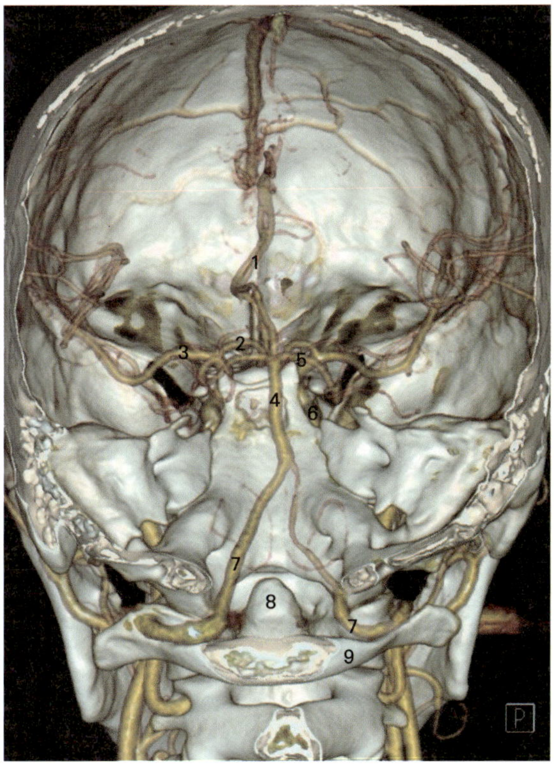

1 Anterior cerebral artery (앞대뇌동맥)
2 Precommunical part (교통이전부분)
3 Middle cerebral artery (중간대뇌동맥)
4 Basilar artery (뇌바닥동맥)
5 Posterior cerebral artery (뒤대뇌동맥)
6 Internal carotid artery (속목동맥)
7 Vertebral artery (척추동맥)
8 Odontoid process (치아돌기)
9 Posterior arch of atlas (고리뼈의 뒤고리)

Brain CT angio 3D(lateral)

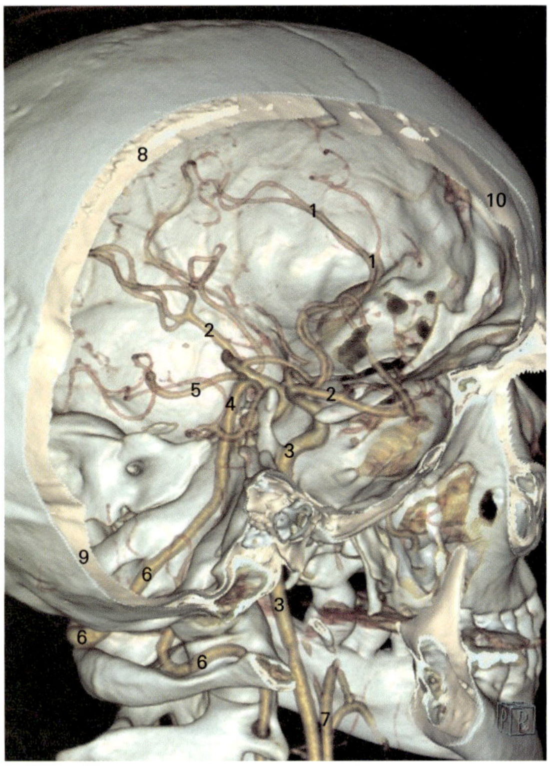

1 Anterior cerebral artery (앞대뇌동맥)
2 Middle cerebral artery (중간대뇌동맥)
3 Internal carotid artery (속목동맥)
4 Basilar artery (뇌바닥동맥)
5 Posterior cerebral artery (뒤대뇌동맥)
6 Vertebral artery (척추동맥)
7 External carotid artery (바깥목동맥)
8 Parietal bone (마루뼈)
9 Occipital bone (뒤통수뼈)
10 Frontal bone (이마뼈)

Brain CT angio 3D(superior)

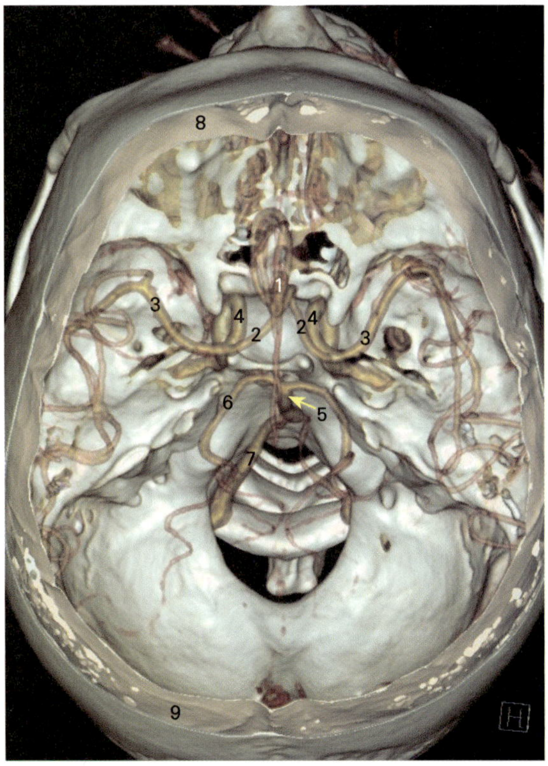

1 Anterior cerebral artery (앞대뇌동맥)
2 Precommunical part (교통이전부분)
3 Middle cerebral artery (중간대뇌동맥)
4 Internal carotid artery (속목동맥)
5 Basilar artery (뇌바닥동맥)
6 Posterior cerebral artery (뒤대뇌동맥)
7 Vertebral artery (척추동맥)
8 Frontal bone (이마뼈)
9 Parietal bone (마루뼈)

Brain CT angio MIP(anterior)

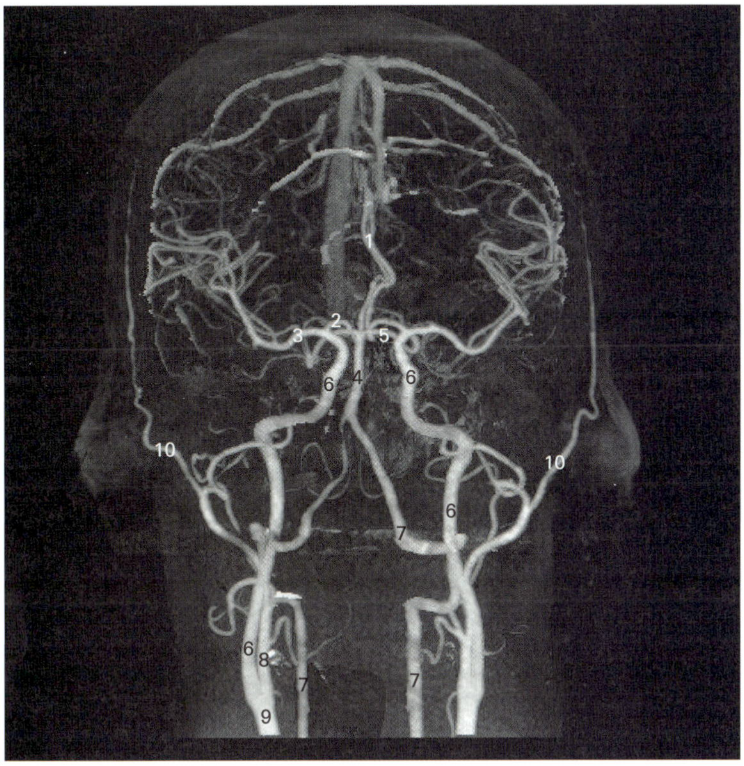

1 Anterior cerebral artery (앞대뇌동맥)
2 Precommunical part (교통이전부분)
3 Middle cerebral artery (중간대뇌동맥)
4 Basilar artery (뇌바닥동맥)
5 Posterior cerebral artery (뒤대뇌동맥)
6 Internal carotid artery (속목동맥)
7 Vertebral artery (척추동맥)
8 External carotid artery (바깥목동맥)
9 Common carotid artery (온목동맥)
10 Superficial temporal artery (얕은관자동맥)

Brain CT angio MIP(lateral)

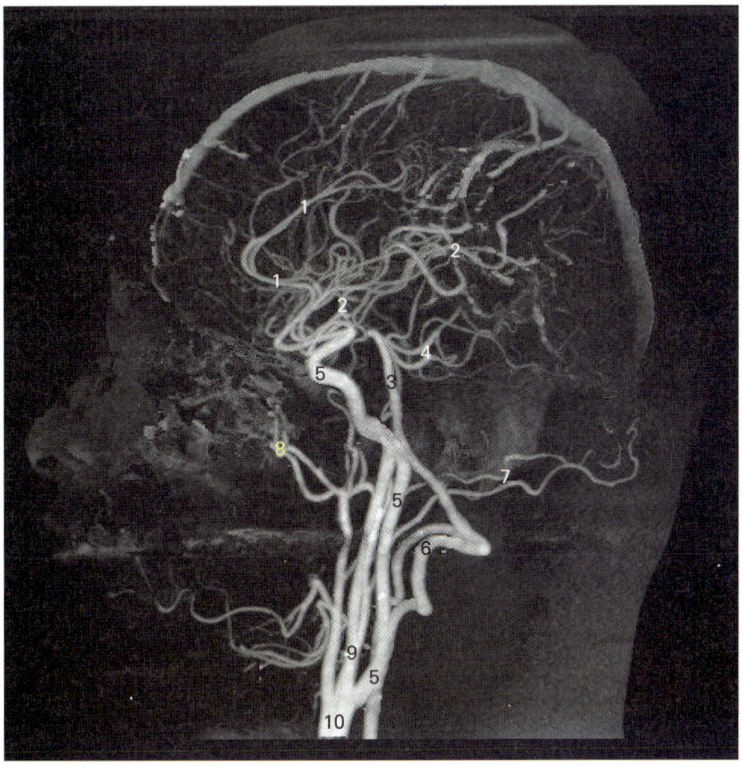

1 Anterior cerebral artery (앞대뇌동맥)
2 Middle cerebral artery (중간대뇌동맥)
3 Basilar artery (뇌바닥동맥)
4 Posterior cerebral artery (뒤대뇌동맥)
5 Internal carotid artery (속목동맥)
6 Vertebral artery (척추동맥)
7 Occipital artery (뒤통수동맥)
8 Maxillary artery (위턱동맥)
9 External carotid artery (바깥목동맥)
10 Common carotid artery (온목동맥)

Brain CT angio MIP(inferior)

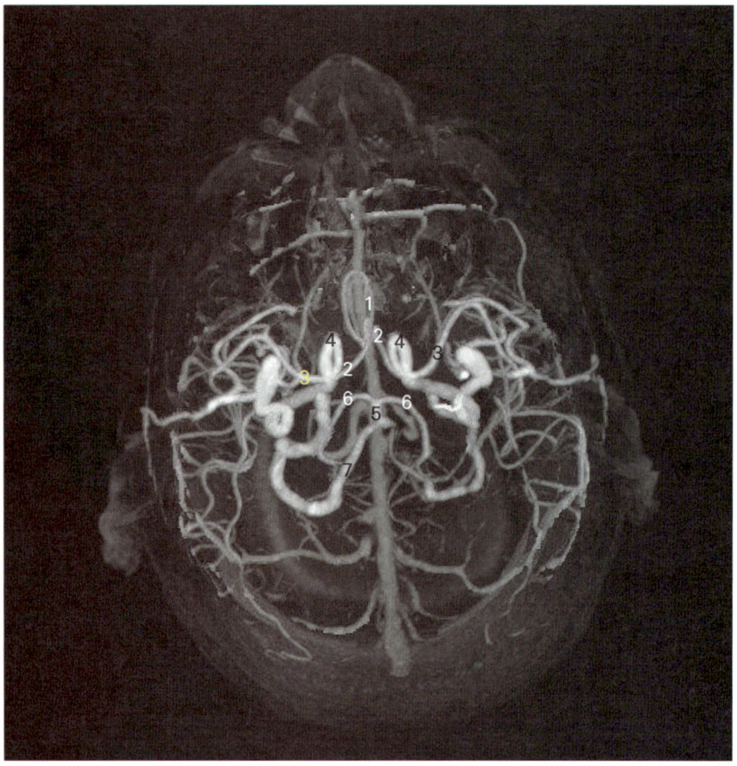

1 Anterior cerebral artery (앞대뇌동맥)
2 Precommunical part (교통이전부분)
3 Middle cerebral artery (중간대뇌동맥)
4 Internal carotid artery (속목동맥)
5 Basilar artery (뇌바닥동맥)
6 Posterior cerebral artery (뒤대뇌동맥)
7 Vertebral artery (척추동맥)

Brain CT angio 3D(anterior)

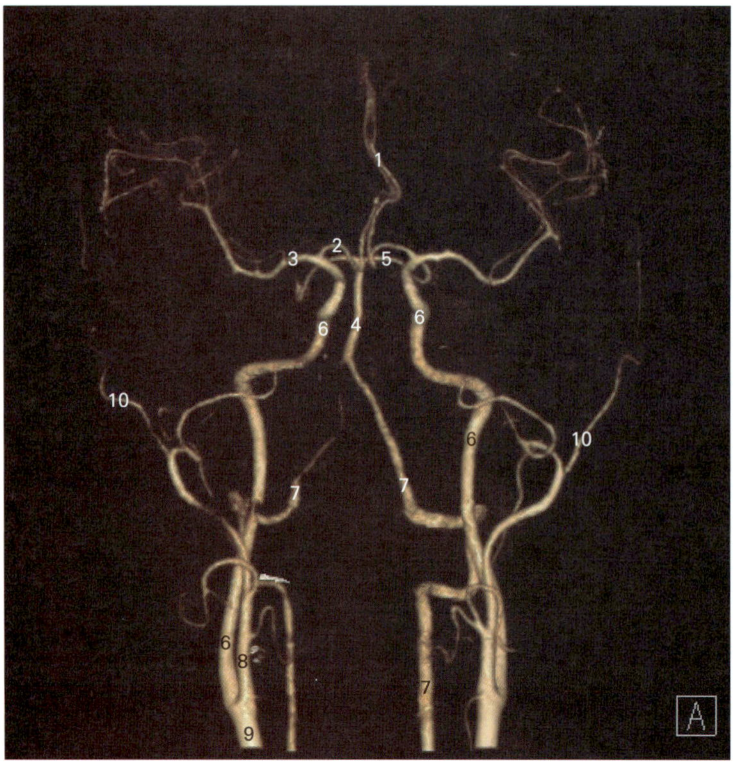

1 Anterior cerebral artery (앞대뇌동맥)
2 Precommunical part (교통이전부분)
3 Middle cerebral artery (중간대뇌동맥)
4 Basilar artery (뇌바닥동맥)
5 Posterior cerebral artery (뒤대뇌동맥)
6 Internal carotid artery (속목동맥)
7 Vertebral artery (척추동맥)
8 External carotid artery (바깥목동맥)
9 Common carotid artery (온목동맥)
10 Superficial temporal artery (얕은관자동맥)

Brain CT angio 3D(lateral)

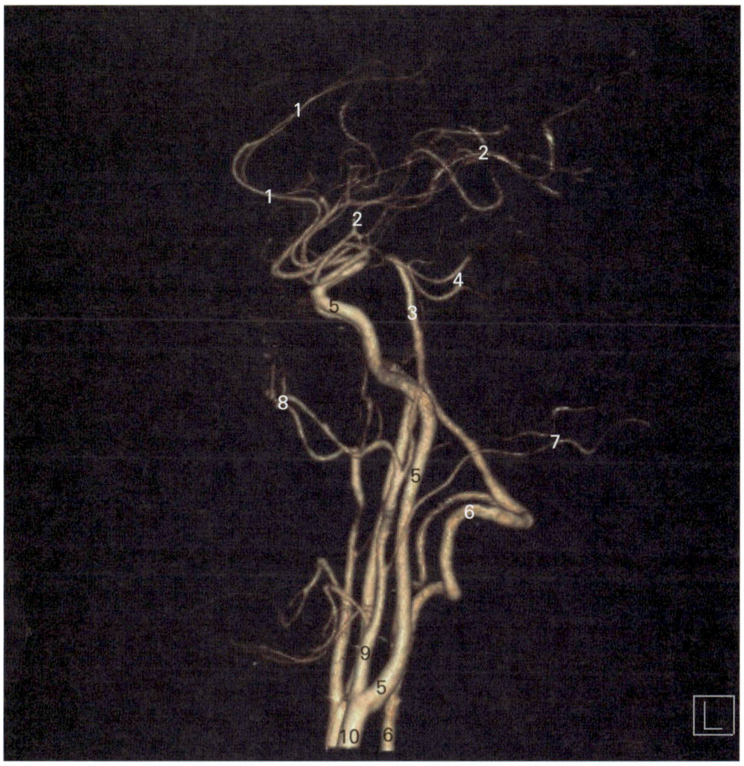

1 Anterior cerebral artery (앞대뇌동맥)
2 Middle cerebral artery (중간대뇌동맥)
3 Basilar artery (뇌바닥동맥)
4 Posterior cerebral artery (뒤대뇌동맥)
5 Internal carotid artery (속목동맥)
6 Vertebral artery (척추동맥)
7 Occipital artery (뒤통수동맥)
8 Maxillary artery (위턱동맥)
9 External carotid artery (바깥목동맥)
10 Common carotid artery (온목동맥)

Brain CT angio 3D(superior)

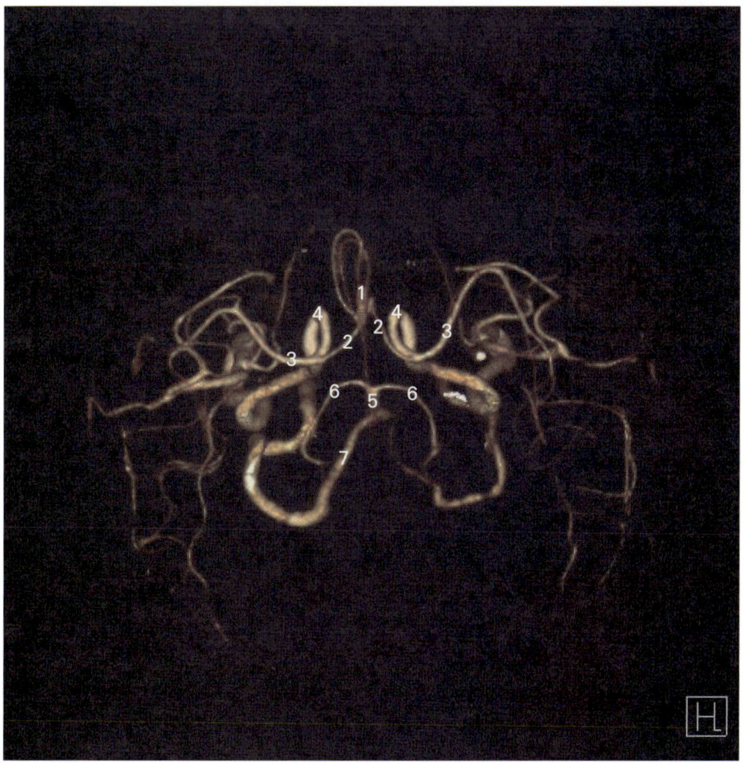

1 Anterior cerebral artery (앞대뇌동맥)
2 Precommunical part (교통이전부분)
3 Middle cerebral artery (중간대뇌동맥)
4 Internal carotid artery (속목동맥)
5 Basilar artery (뇌바닥동맥)
6 Posterior cerebral artery (뒤대뇌동맥)
7 Vertebral artery (척추동맥)

7. Neck CT

Neck CT - 01

axial

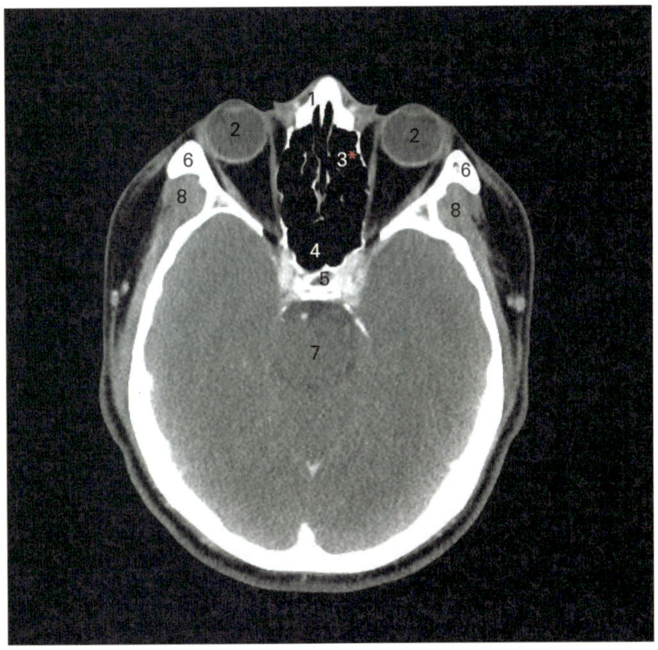

coronal

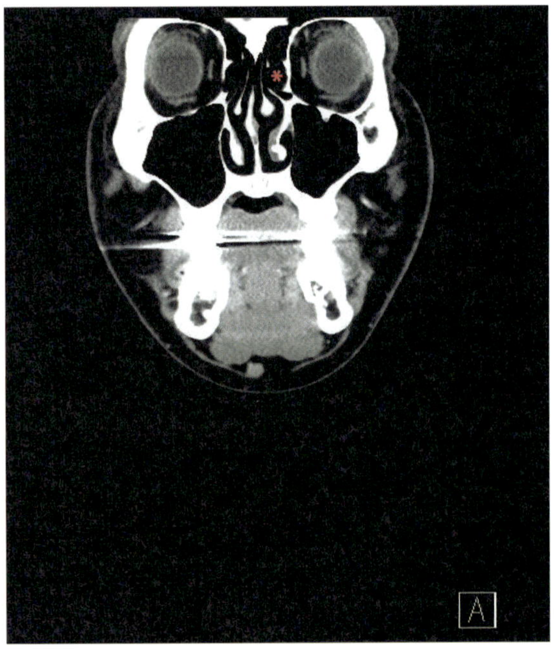

1 Nasal bone (코뼈)
2 Eyeball (안구)
3 Anterior ethmoid sinus (앞벌집굴) *
4 Sphenoid sinus (나비굴)
5 Pituitary gland (뇌하수체)
6 Zygomatic bone (광대뼈)
7 Pons (다리뇌)
8 Temporalis muscle (관자근)

1. 벌집뼈(Ethmoid bone) 구성

① 볏돌기(crista galli) : 대뇌낫(falx cerebri) 부착

② 체판(cribriform plate) : 벌집뼈 윗면 형성, 후각신경의 가지가 체판 구멍을 통과함

③ 벌집뼈미로(ethmoid labyrinth) : 위코선반(superior nasal concha), 중간코선반(middle nasal concha) 구성

④ 수직판(perpendicular plate) : 코중격(nasal septum)형성, 보습뼈(vomer)와 관절

Neck CT - 02

axial

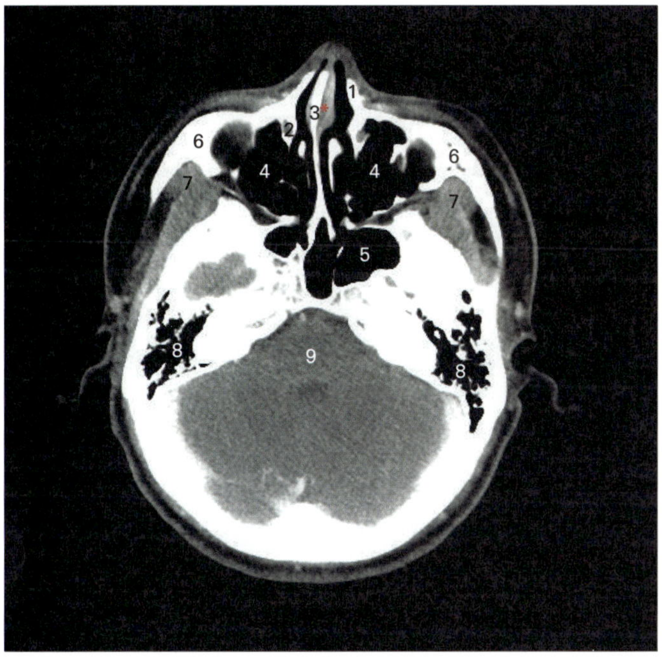

coronal

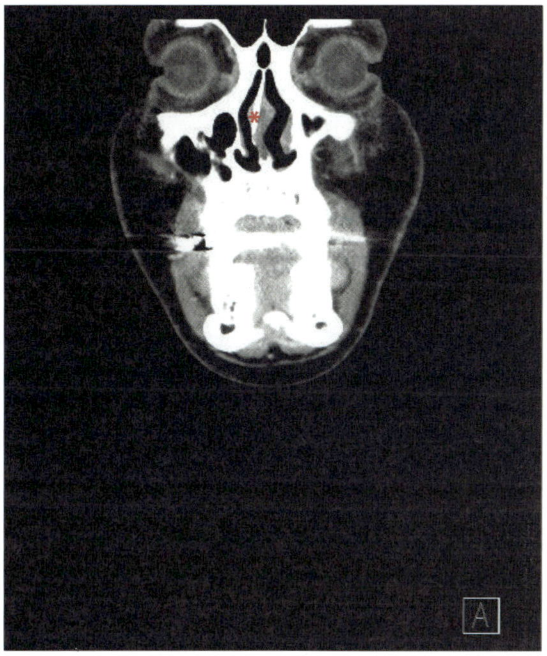

1 Nasal bone (코뼈)
2 Nasolacrimal ducts (코눈물관)
3 Nasal septum (코중격)*
4 Maxillary sinus (위턱굴)
5 Sphenoid sinus (나비굴)
6 Zygomatic bone (광대뼈)
7 Temporalis muscle (관자근)
8 Mastoid air cell (꼭지벌집)
9 Pons (다리뇌)

2. 코중격(nasal septum) 구성

① 뼈(벌집뼈의 수직판, 보습뼈)

② 연골(cartilage) : 콧등과 코끝 지지

MEMO

Neck CT - 03

axial

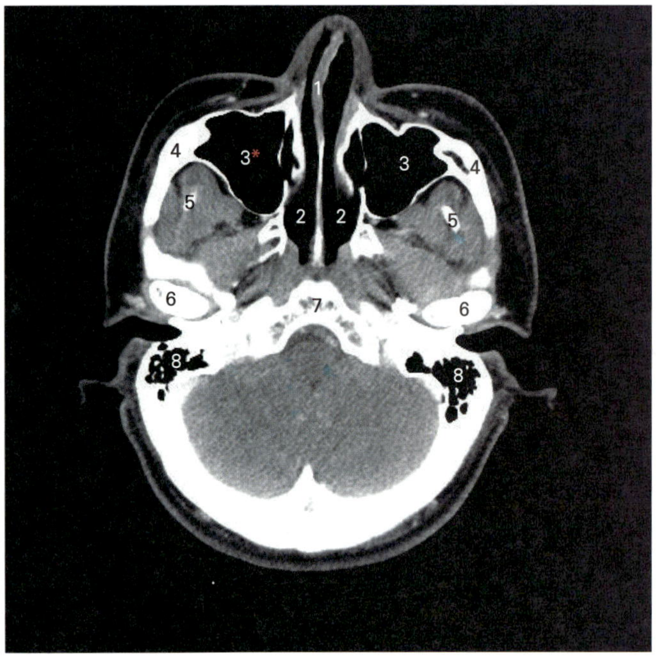

coronal

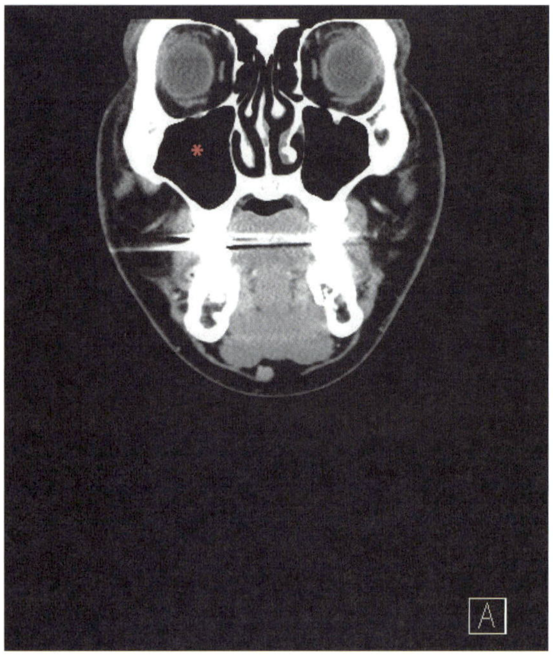

1 Nasal septum (코중격)
2 Middle nasal meatus (중간콧길)
3 Maxillary sinus (위턱굴)*
4 Zygomatic bone (광대뼈)
5 Coronoid process (근육돌기)
6 Condyle of mandible (관절돌기)
7 Clivus (비스듬틀)
8 Mastoid air cell (꼭지벌집)

3. 위턱굴(maxillary sinus) 특징

① 위턱뼈(maxilla)의 몸통에 위치

② 위턱뼈의 무게를 감소

③ 점액 생산

④ 코안의 중간콧길에 개구됨

Neck CT - 04

axial

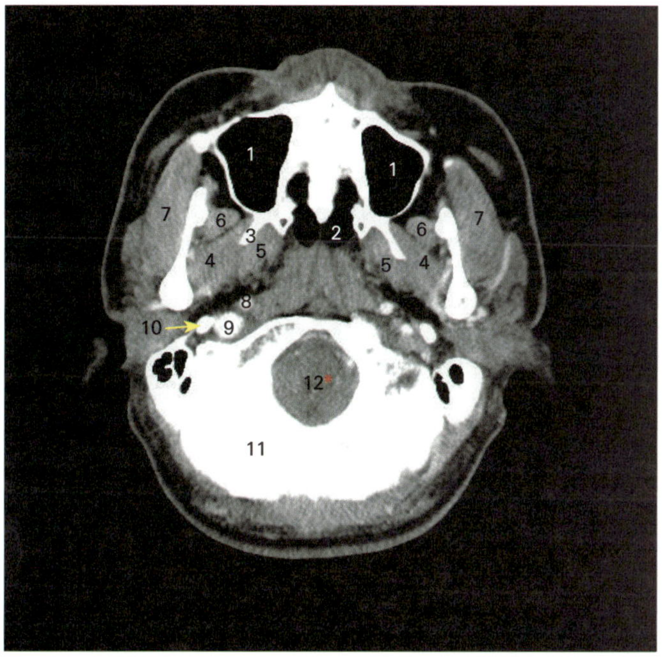

coronal

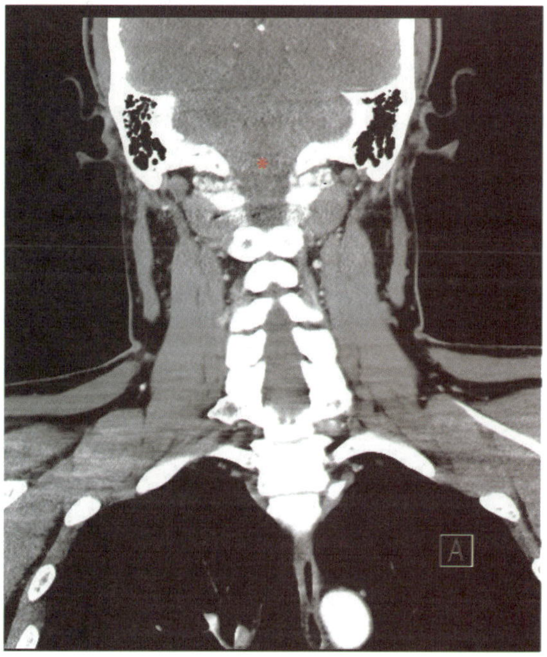

1 Maxillary sinus (위턱굴)
2 Nasopharynx (코인두)
3 Lateral pterygoid plate (가쪽날개판)
4 Lateral pterygoid muscle (가쪽날개근)
5 Medial pterygoid muscle (안쪽날개근)
6 Temporalis muscle (관자근)
7 Masseter muscle (깨물근)
8 Internal carotid artery (속목동맥)
9 Internal jugular vein (속목정맥)
10 Styloid process (붓돌기)
11 Occipital bone (뒤통수뼈)
12 Medulla oblongata (숨뇌)*

4. 숨뇌(medulla oblongata)

① 척수(spina cord)와 뇌줄기(brain stem)를 연결

② 특징

- 감각이나 운동 경로의 중계 역할
- 뇌신경의 감각이나 운동신경핵이 있음
- 내장활동의 자율적 조절과 관련된 신경핵 있음

Neck CT - 05

axial

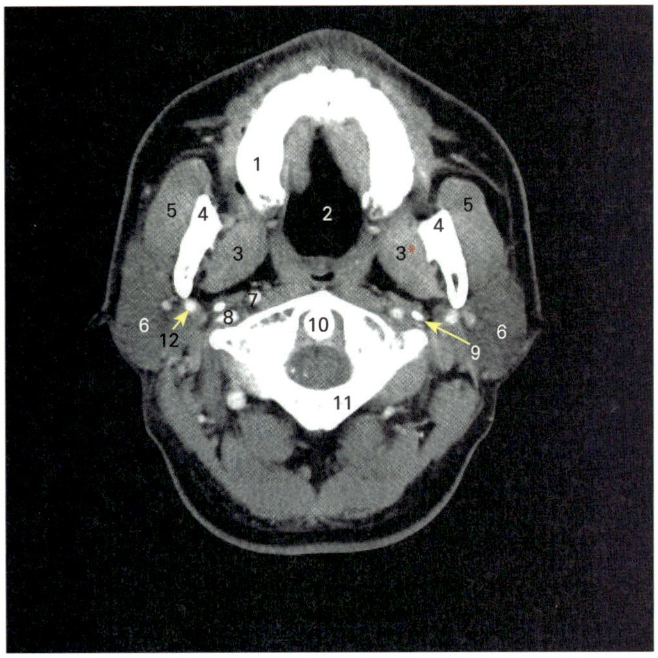

coronal

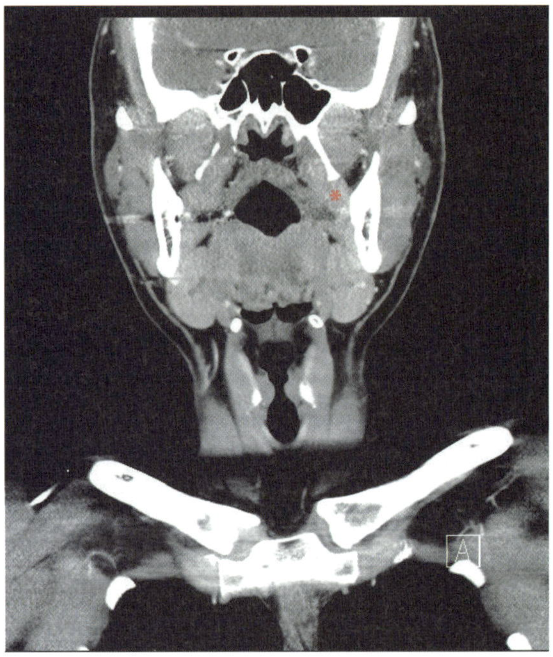

1 Maxilla (위턱뼈)
2 Nasopharynx (코인두)
3 Medial pterygoid muscle (안쪽날개근)*
4 Mandible (아래턱뼈)
5 Masseter muscle (깨물근)
6 Parotid gland (귀밑샘)
7 Internal carotid artery (속목동맥)
8 Internal jugular vein (속목정맥)
9 Styloid process (붓돌기)
10 Odontoid process (치아돌기)
11 Posterior arch of atlas (고리뼈의 뒤고리)
12 External carotid artery (바깥목동맥)

5. 안쪽날개근(Medial Pterygoid muscle)

① 나비뼈의 날개돌기와 아래턱뼈각 안쪽이 연결됨

② 아래턱을 위, 아래, 옆으로 움직임

③ 씹기근의 한 종류

- 씹기근 : 깨물근(Masseter), 관자근(Temporlis), 안쪽날개근(medial pterygoid), 가쪽날개근(lateral pterygoid)

Neck CT - 06

axial

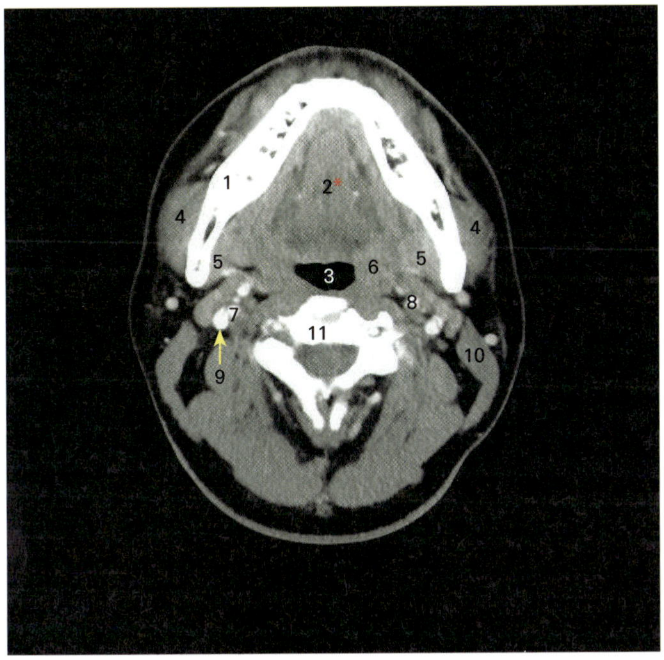

coronal

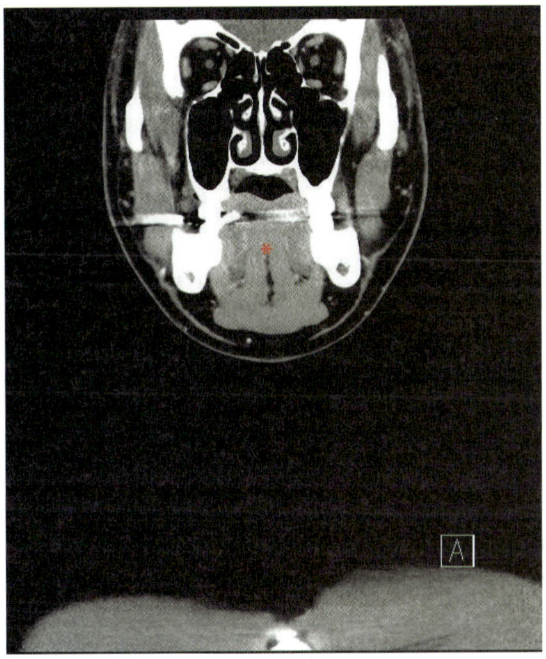

1 Mandible (아래턱뼈)
2 Tongue (혀)*
3 Oropharynx (입인두)
4 Masseter muscle (깨물근)
5 Medial pterygoid muscle (안쪽날개근)
6 Palatine tonsil (목구멍편도)
7 Internal carotid artery (속목동맥)
8 External carotid artery (바깥목동맥)
9 Internal jugular vein (속목정맥)
10 Sternocleidomastoid muscle (목빗근)
11 Axis body (중쇠뼈몸통)

6. 혀(tongue)

① 기능 : 발성, 맛의 감각기, 음식물 이동

② 근육(혀밑신경 지배를 받음) : 혀자체근(intrinsic tongue muscle), 혀바깥근(extrinsic tongue muscle)

③ 혀유두라 부르는 작은 돌기 존재

④ 혀유두(lingual papillae)

- 실유두(filiform papillae)
- 버섯유두(fungiform papillae)
- 성곽유두(vallate papillae)
- 잎새유두(foliate papillae)

Neck CT - 07

axial

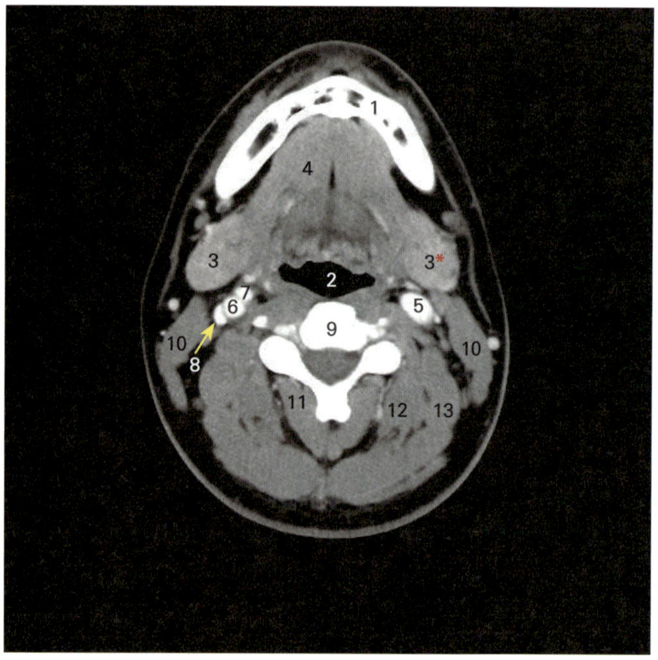

coronal

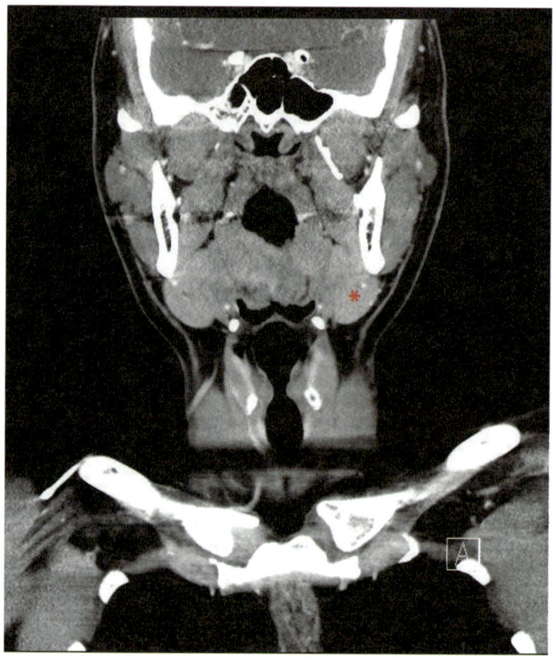

1 Mandible (아래턱뼈)
2 Oropharynx (입인두)
3 Submandibular gland (턱밑샘)*
4 Hypoglossus muscle (혀밑근)
5 Carotid sinus (목동맥팽대)
6 Internal carotid artery (속목동맥)
7 External carotid artery (바깥목동맥)
8 Internal jugular vein (속목정맥)
9 Body of C3 (세번째목뼈몸통)
10 Sternocleidomastoid muscle (목빗근)
11 Spinalis cervicis muscle (목가시근)
12 Semispinalis capitis muscle (머리반가시근)
13 Levator scapulae muscle (어깨올림근)

7. 턱밑샘(submandibular salivary gland)

① 위치 : 아래턱뼈각의 앞안쪽

② 효소와 뮤신을 함유한 침 생산

③ 장액성과 점액성 분비세포를 가짐(혼합액 분비)

④ 침 생산의 약 70%

Neck CT - 08

axial

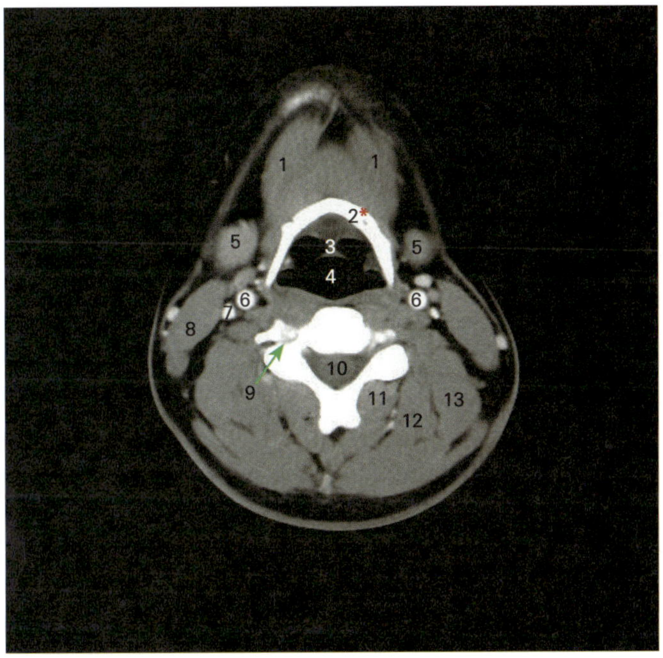

coronal

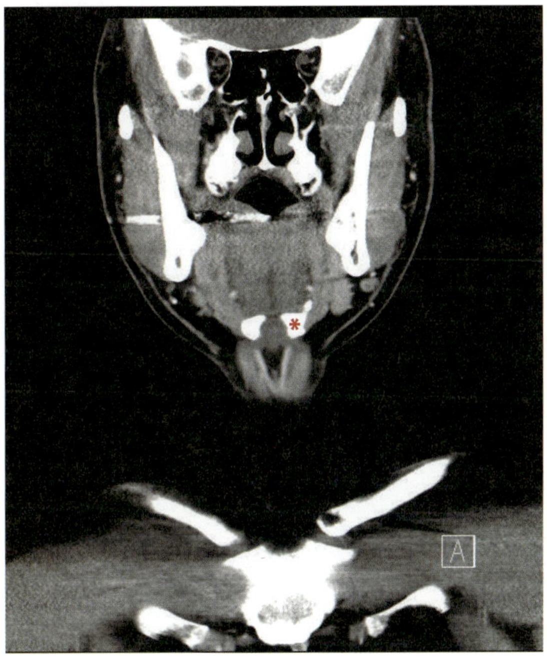

1 Digastric muscle (두힘살근)
2 Hyoid bone (목뿔뼈)*
3 Epiglottis (후두덮개)
4 Hypopharynx (아래인두)
5 Submandibular gland (턱밑샘)
6 Common carotid artery (온목동맥)
7 Internal jugular vein (속목정맥)
8 Sternocleidomastoid muscle (목빗근)
9 Vertebral artery (척추동맥)
10 Spinal cord (척수)
11 Spinalis cervicis muscle (목가시근)
12 Semispinalis capitis muscle (머리반가시근)
13 Levator scapulae muscle (어깨올림근)

8. 목뿔뼈(hyoid bone)

① 구성 : 몸통(body), 작은뿔(lesser horn), 큰뿔(greater horn)

② 근육 및 인대에 의해서 다른뼈와 연결됨

③ 작은뿔 : 붓목뿔인대에 의해서 관자뼈의 붓돌기에 연결

④ 큰뿔 : 혀를 움직이는 근육이 부착, 인두를 지지함

Neck CT - 09

axial

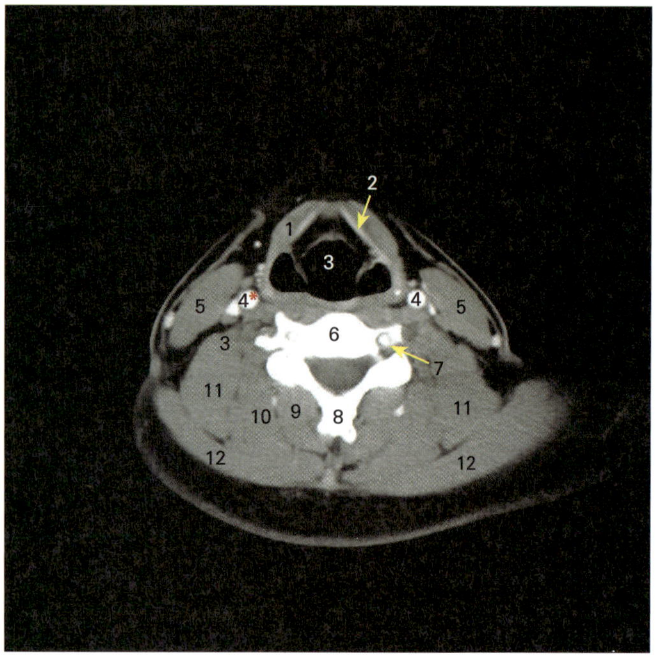

coronal

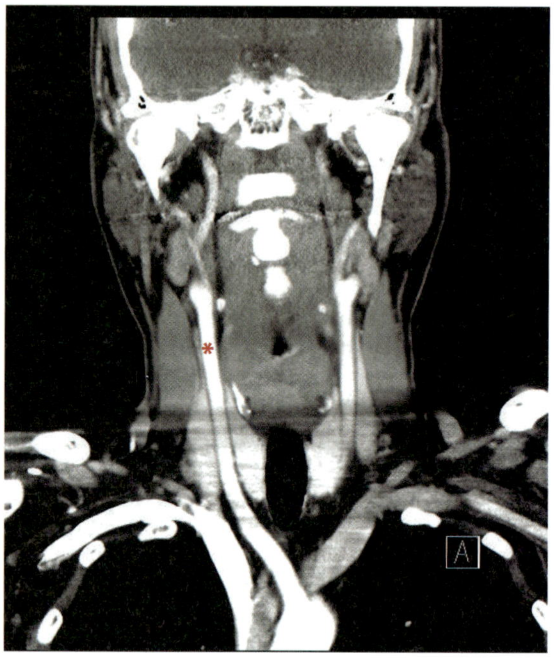

1 Thyroid muscle (갑상샘근)
2 Thyroid cartilage (방패연골)
3 Laryngeal vestibule (후두안뜰)
4 Common carotid artery (온목동맥)*
5 Sternocleidomastoid muscle (목빗근)
6 Body of C5 (다섯번째목뼈몸통)
7 Vertebral artery (척추동맥)
8 Spinous process (가시돌기)
9 Spinalis cervicis muscle (목가시근)
10 Semispinalis capitis muscle (머리반가시근)
11 Levator scapulae muscle (어깨올림근)
12 Trapezius muscle (등세모근)

9. 온목동맥(common carotid artery)

① 방패연골(thyroid cartilage) 높이에서 속목동맥과 바깥목동맥으로 나뉨

② 바깥목동맥(external carotid artery) : 목과 얼굴에 분포

③ 속목동맥(internal carotid artery) : 뇌와 안구에 분포

Neck CT - 10

axial

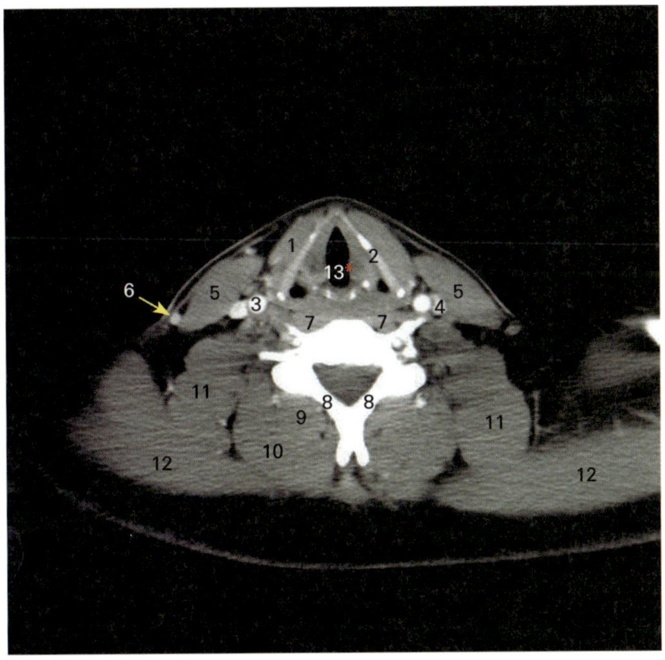

coronal

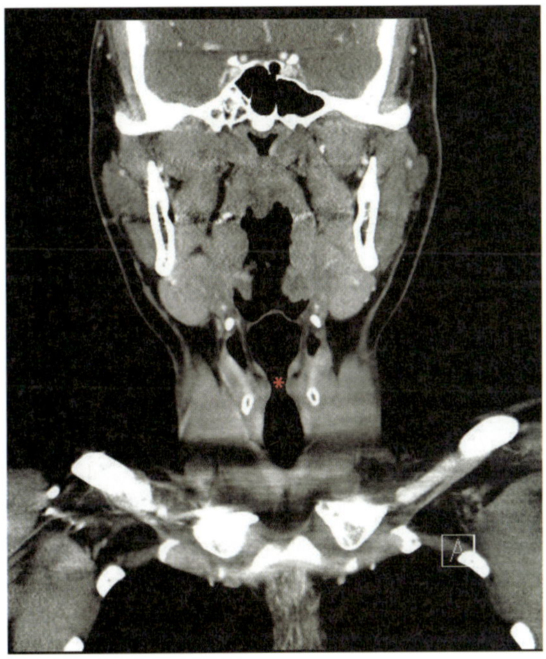

1 Thyroid muscle (갑상샘근)
2 Thyroid cartilage (방패연골)
3 Common carotid artery (온목동맥)
4 Internal jugular vein (속목정맥)
5 Sternocleidomastoid muscle (목빗근)
6 External jugular vein (바깥목정맥)
7 Longus colli muscle (긴목근)
8 Lamina (고리판)
9 Spinalis cervicis muscle (목가시근)
10 Semispinalis capitis muscle (머리반가시근)
11 Levator scapulae muscle (어깨올림근)
12 Trapezius muscle (등세모근)
13 Larynx (후두)*

10. 후두(larynx)

① 위치 : C5~C7

② 발성 기관(organ of voice)

③ 연골

- 1개씩의 연골 : 방패연골(thyroid cartilage), 반지연골(cricoid cartilage), 후두덮개(epiglottis)
- 1쌍씩의 연골 : 모뿔연골(arytenoid cartilage), 잔뿔연골(corniculate cartilage),
  쐐기연골(cuneiform cartilage)

Neck CT - 11

axial

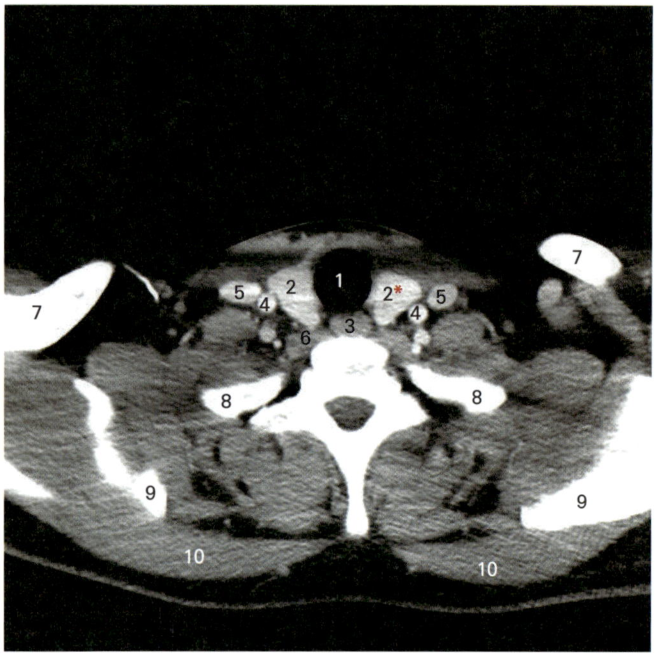

coronal

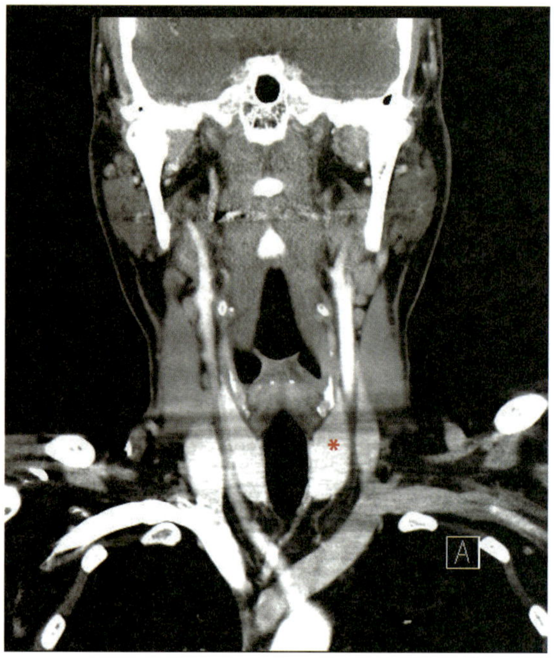

1 Trachea (기관)
2 Thyroid gland (갑상샘)*
3 Esophagus (식도)
4 Common carotid artery (온목동맥)
5 Internal jugular vein (속목정맥)
6 Longus colli muscle (긴목근)
7 Clavicle (빗장뼈)
8 Rib (갈비뼈)
9 Scapula (어깨뼈)
10 Trapezius muscle (등세모근)

11. 갑상샘(thyroid gland)

① 위치 : 방패연골(thyroid cartilage) 앞쪽에 위치

② 무게 : 30~34g

③ 구성 : 왼엽(left lobe), 오른엽(right lobe), 잘록(isthmus)

④ 호르몬 : T4(thyroxine), T3(triiodothyronin)

Neck CT - 12

axial

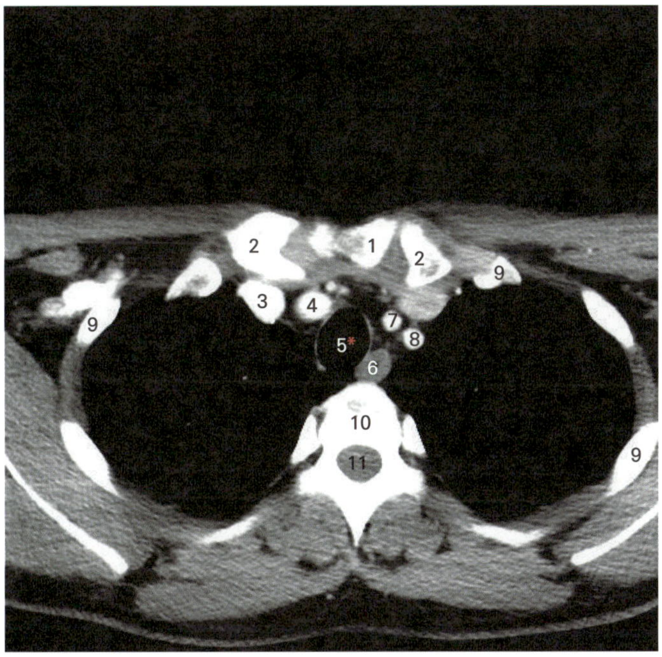

coronal

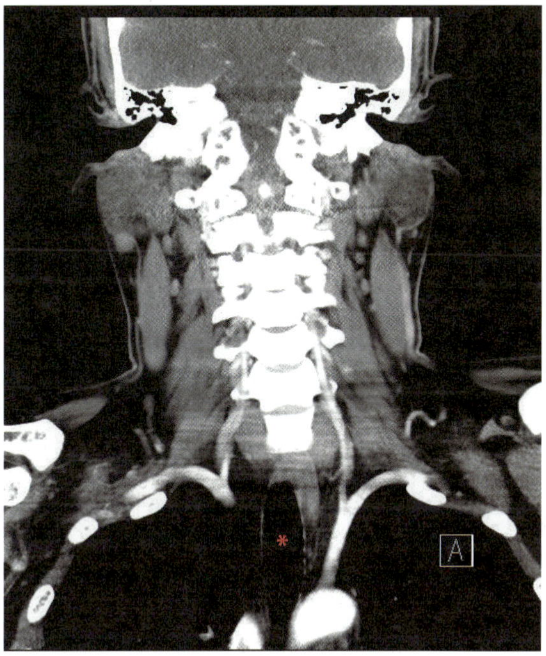

1 Sternum (복장뼈)
2 Clavicle (빗장뼈)
3 Right brachiocephalic vein (오른팔머리정맥)
4 Brachiocephalic artery (팔머리동맥)
5 Trachea (기관)*
6 Esophagus (식도)
7 Left common carotid artery (왼온목동맥)
8 Left subclavian artery (왼빗장밑동맥)
9 Rib (갈비뼈)
10 Thoracic vertebra (등뼈)
11 Spinal cord (척수)

12. 기관(trachea)

① 위치 : C6~T5

② 길이 : 10~12cm, 가로지름: 2~2.5cm

③ 16~17개의 기관연골(tracheal cartilage) : C자 형태

④ 점막 : 섬모거짓중층원주상피

8. Exercise(연습문제)

Brain CT axial image

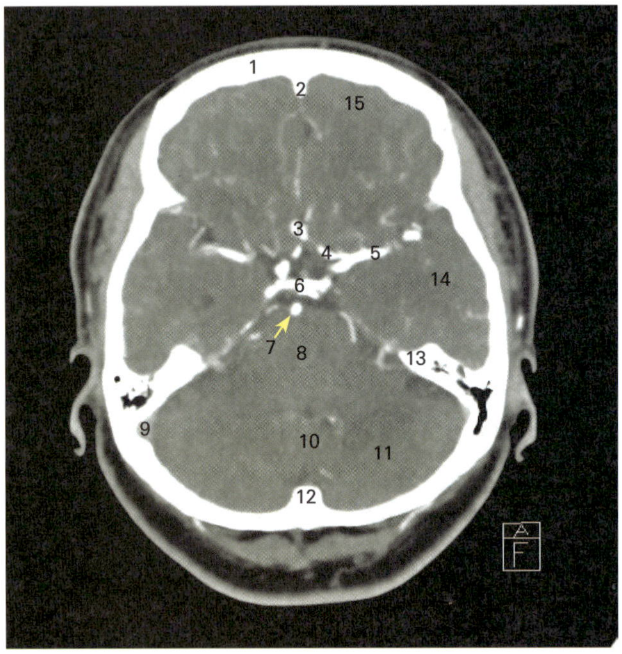

1. 특징

- 목적 :
- 환자자세 :
- Topogram 및 노출조건 :
- 스캔 조사야 :
- 스캔 범위 및 기준선 :
- 슬라이스 두께 :
- 재구성 알고리즘 :
- Window Width / Window level :

구분	Window Width(W.W)	Window Level(W.L)
대뇌(Cerebrum)		
뼈(Bone Setting)		

2. 해부

- 뇌바닥동맥(basilar artery)의 형성에 대해서 기술하시오.

- 영상의 각 번호에 해부학적 명칭을 기술하시오.

Facial CT axial image

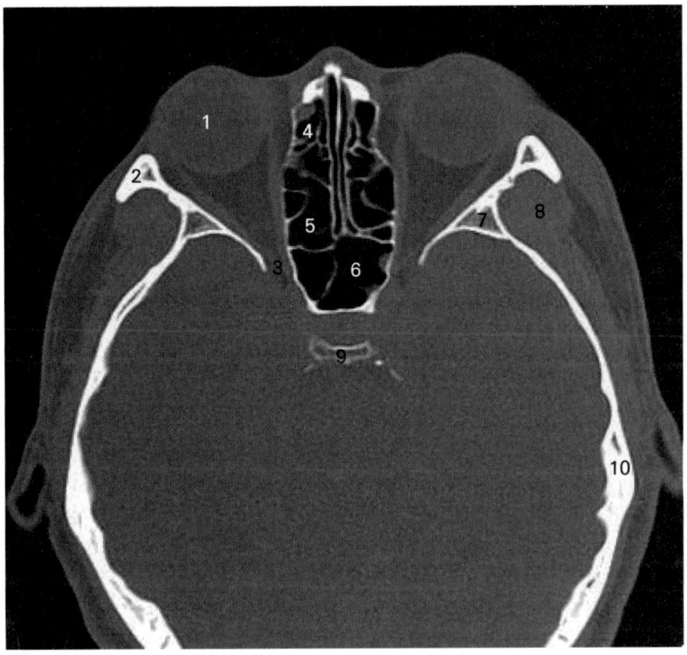

1. 특징

- 목적 :
- 환자자세 :
- Topogram 및 노출조건 :
- 스캔 조사야 :
- 스캔 범위 및 기준선 :
- 슬라이스 두께 :
- 재구성 알고리즘 :
- Window Width / Window level :

Window Width(W.W)	Window Level(W.L)

2. 해부

- 씹기근육에 대해서 기술하시오.

- 영상의 각 번호에 해부학적 명칭을 기술하시오.

MEMO

(A) VS (B)

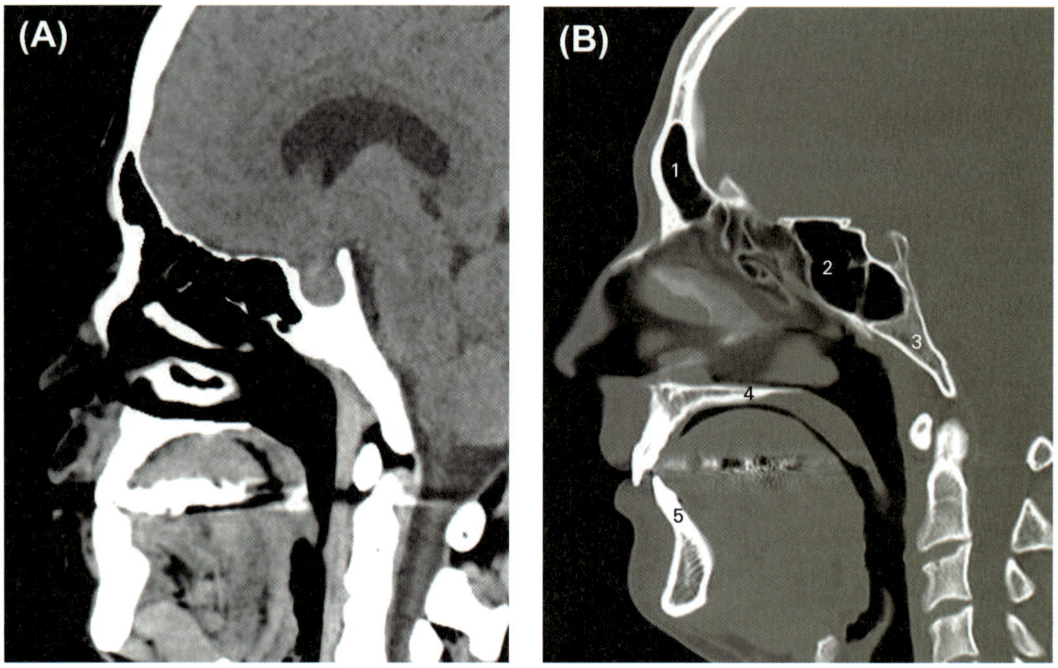

1. (A), (B) 영상의 알고리즘을 각각 기술하시오.

2. 영상 (A)에서 (B)로 변경할 때 window width와 level을 설정하시오.

3. 영상 (B)의 각 번호에 해부학적 명칭을 기술하시오.

Orbit CT axial image

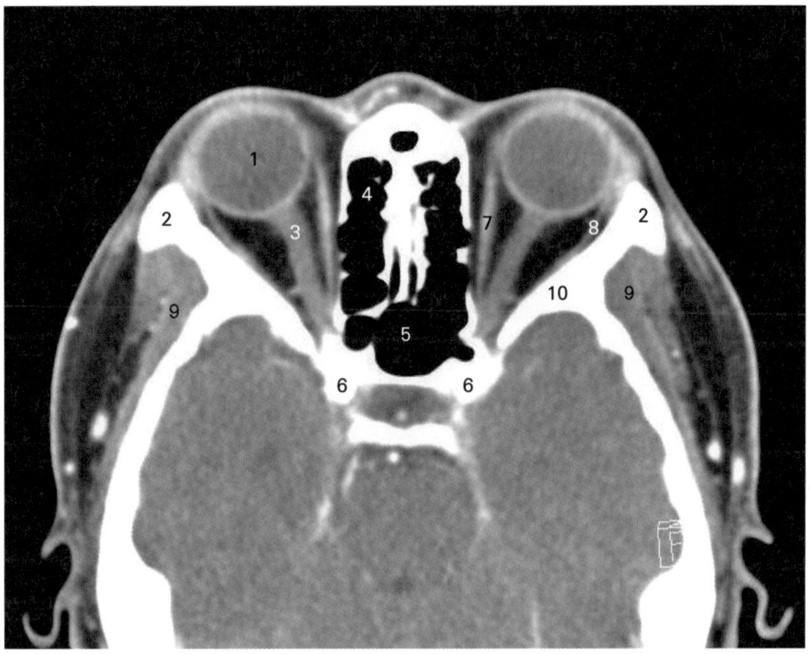

1. 특징

- 목적 :
- 환자자세 :
- Topogram 및 노출조건 :
- 스캔 조사야 :
- 스캔 범위 및 기준선 :
- 슬라이스 두께 :
- 재구성 알고리즘 :
- Window Width / Window level :

구분	Window Width(W.W)	Window Level(W.L)
연조직(Soft tissue)		
뼈조절(Bone Setting)		

2. 해부

- 안구의 구조에 대해서 기술하시오.

- 영상의 각 번호에 해부학적 명칭을 기술하시오.

Temporal CT axial image

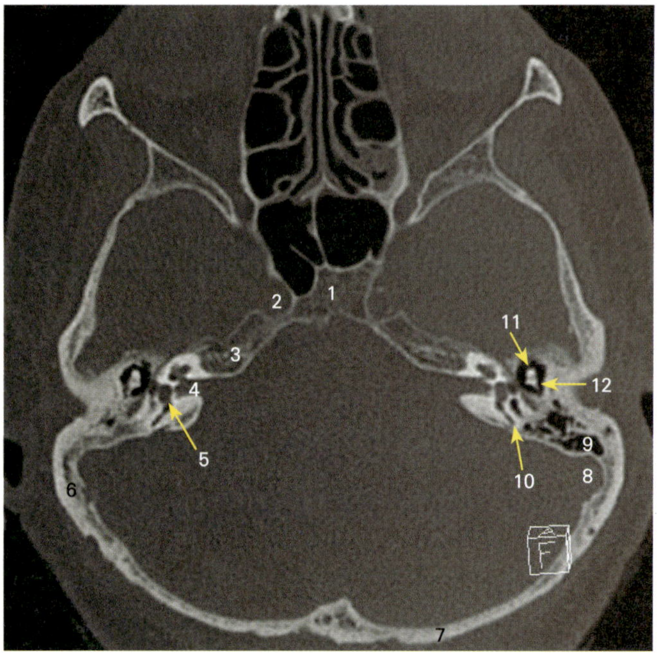

1. 특징

- 목적 :
- 환자자세 :
- Topogram 및 노출조건 :
- 스캔 조사야 :
- 스캔 범위 및 기준선 :
- 슬라이스 두께 :
- 재구성 알고리즘 :
- Window Width / Window level :

Window Width(W.W)	Window Level(W.L)

2. 해부

- 귓속뼈(auditory bone)에 대해서 기술하시오.

- 영상의 각 번호에 해부학적 명칭을 기술하시오.

Facial CT 3D(anterior)

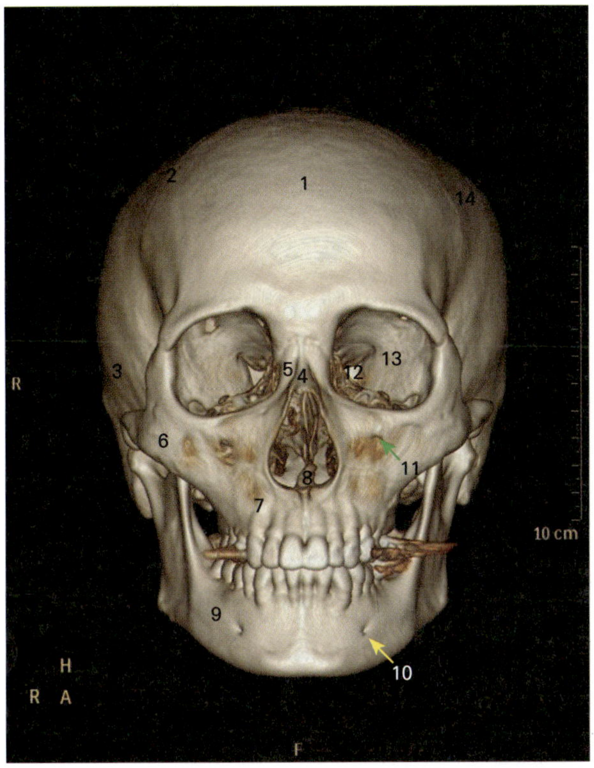

1. 영상에 사용되는 재구성 영상 기법에 대해서 기술하시오.

2. 영상에서 나타나는 아티팩트에 대해서 기술하시오.

3. 관자뼈(temporal bone)에 대해서 기술하시오.

4. 영상의 각 번호에 해부학적 명칭을 기술하시오.

Facial CT 3D(lateral)

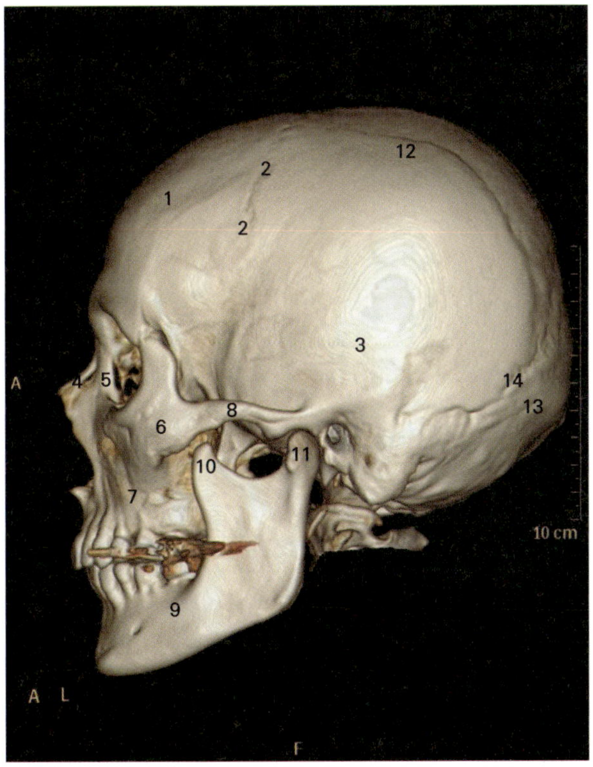

1. 영상에 사용되는 재구성 영상 기법에 대해서 기술하시오.

2. 봉합(suture)에 대해서 기술하시오.

3. 아래턱뼈(mandible)에 대해서 기술하시오.

4. 영상의 각 번호에 해부학적 명칭을 기술하시오.

MEMO

Brain CT angio MIP(anterior)

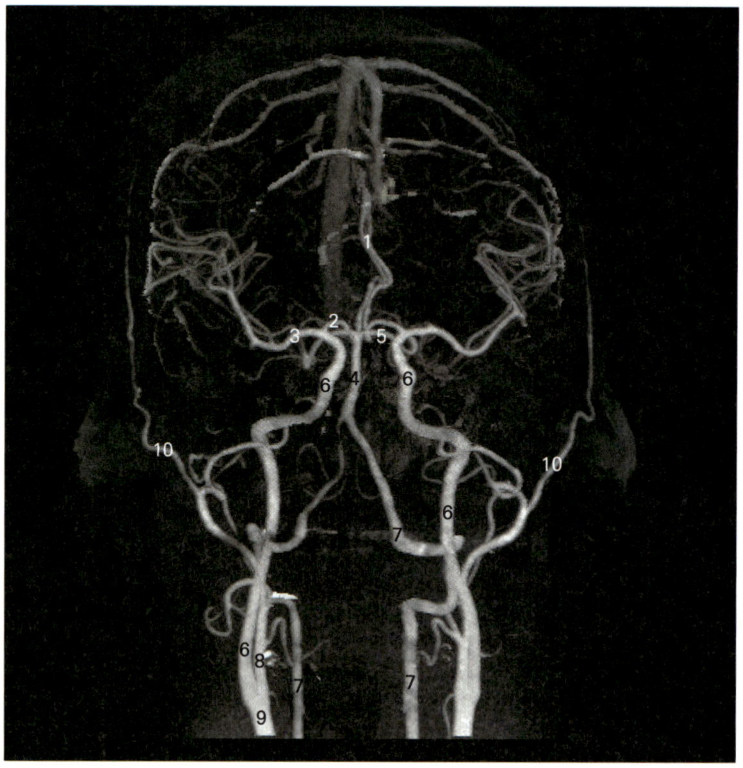

1. 영상에 사용되는 재구성 영상 기법에 대해서 기술하시오.

2. 사용되는 조영제에 대해서 기술하시오.

3. 속목동맥(internal carotid artery)의 가지에 대해서 기술하시오.

4. 영상의 각 번호에 해부학적 명칭을 기술하시오.

Brain CT sagittal image

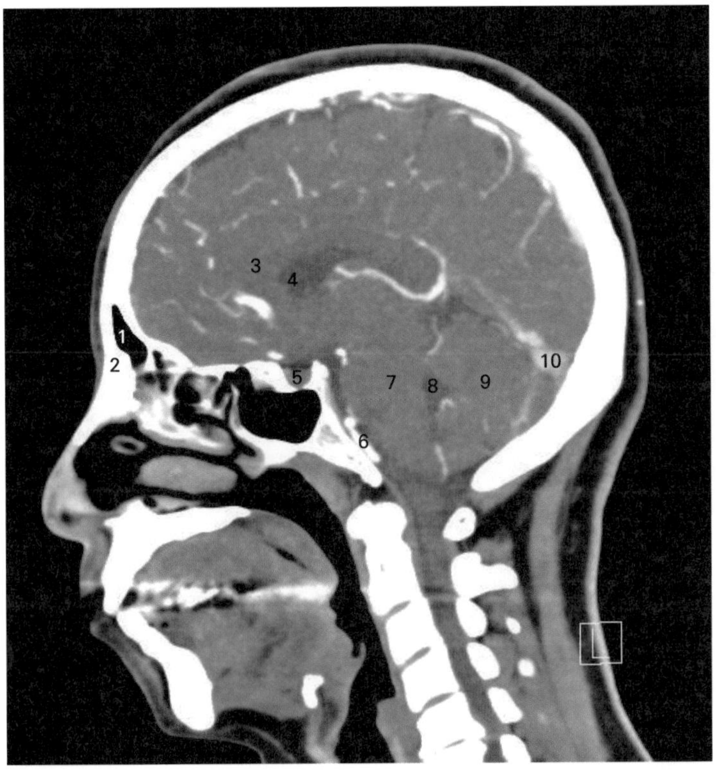

1 ______________________

2 ______________________

3 ______________________

4 ______________________

5 ______________________

6 ______________________

7 ______________________

8 ______________________

9 ______________________

10 ______________________

Facial CT coronal image

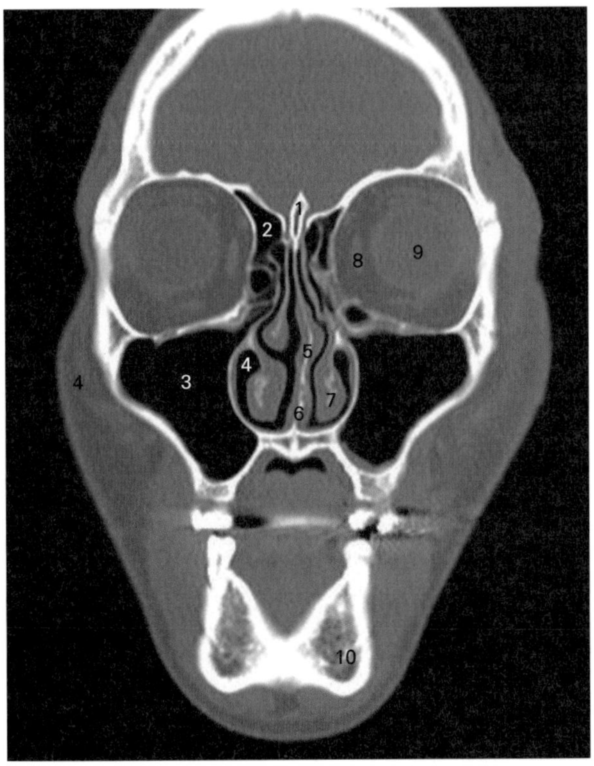

1 ______________________

2 ______________________

3 ______________________

4 ______________________

5 ______________________

6 ______________________

7 ______________________

8 ______________________

9 ______________________

10 ______________________

Neck CT axial image

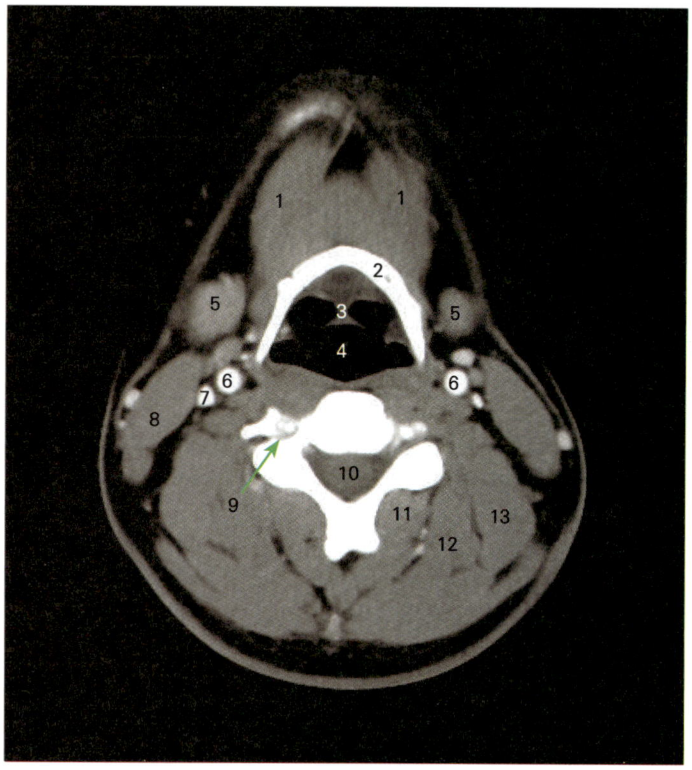

1
2
3
4
5
6
7
8
9
10
11
12
13

Neck CT axial image

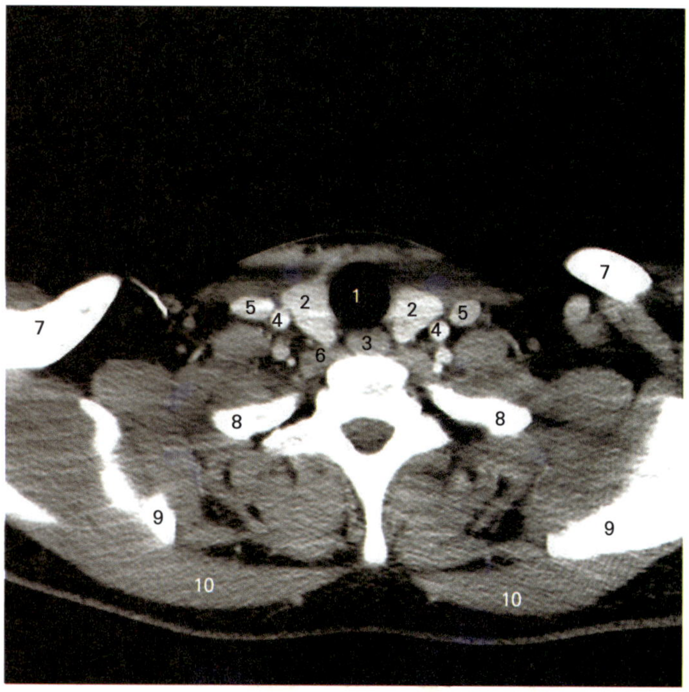

1
2
3
4
5
6
7
8
9
10

3

Vertebral Column & Pelvis (척주 & 골반)

1 Anatomy
2 C-spine CT
3 T-spine CT
4 L-spine CT
5 Pelvis
6 Exercise

3 Vertebrae column & Pelvis CT

1. Anatomy

척주

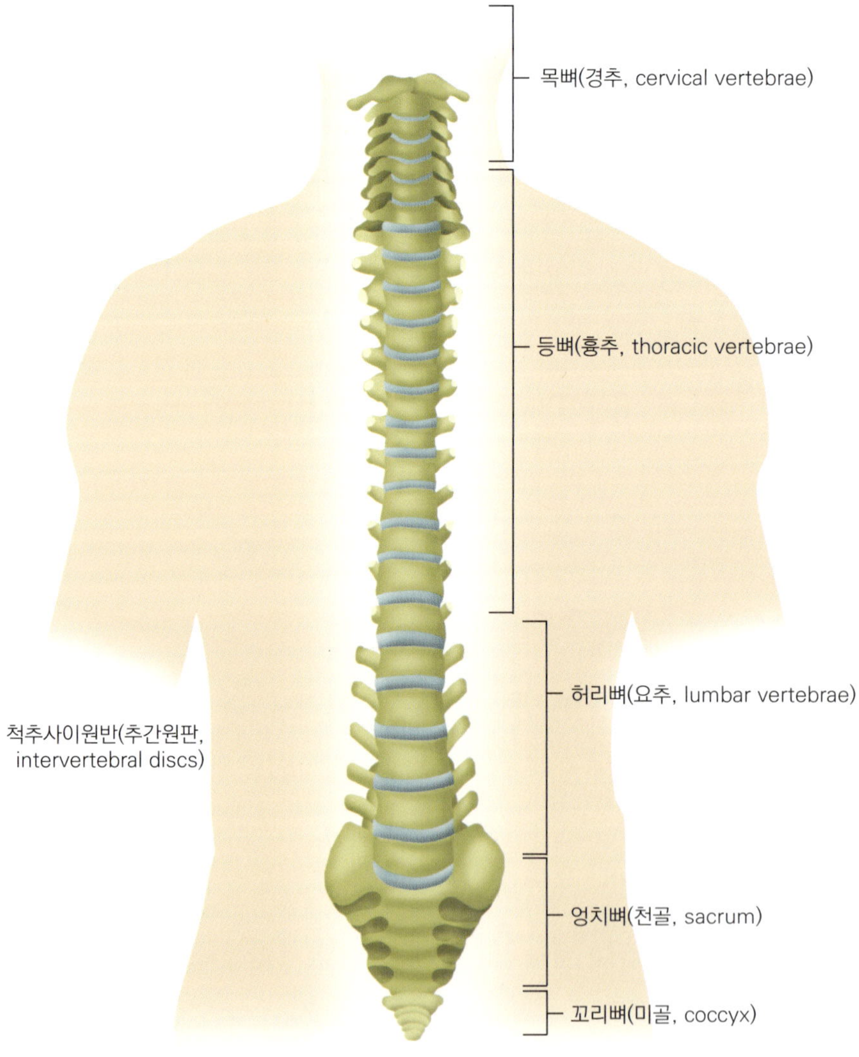

척주

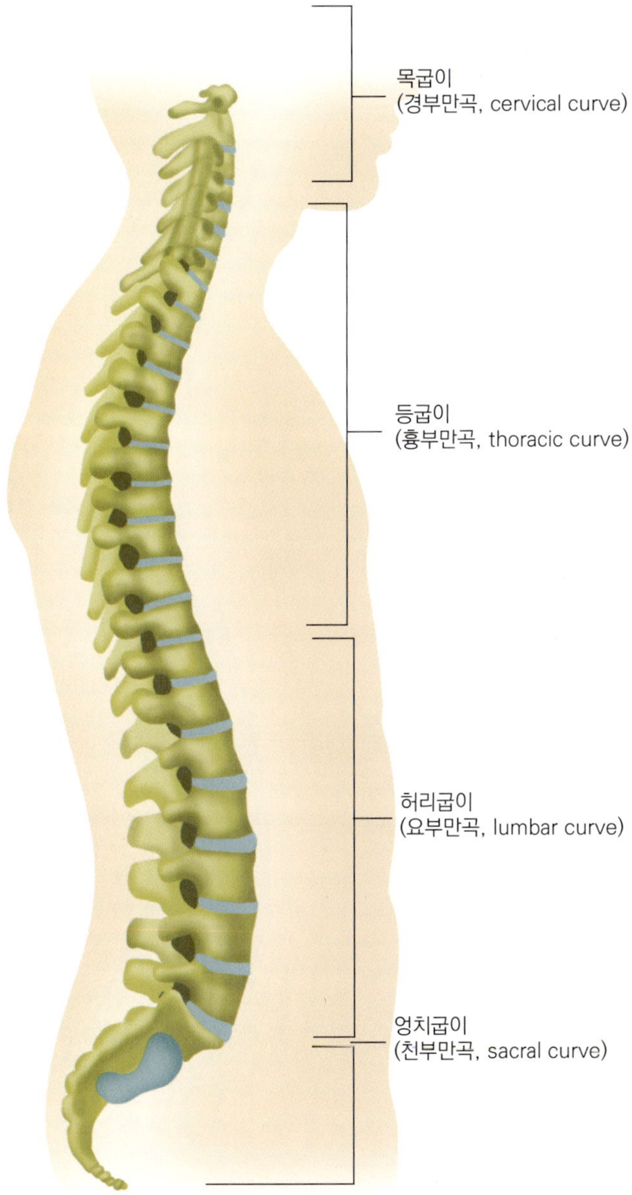
목굽이
(경부만곡, cervical curve)
등굽이
(흉부만곡, thoracic curve)
허리굽이
(요부만곡, lumbar curve)
엉치굽이
(천부만곡, sacral curve)

척추뼈(추골)의 기본형(등뼈)

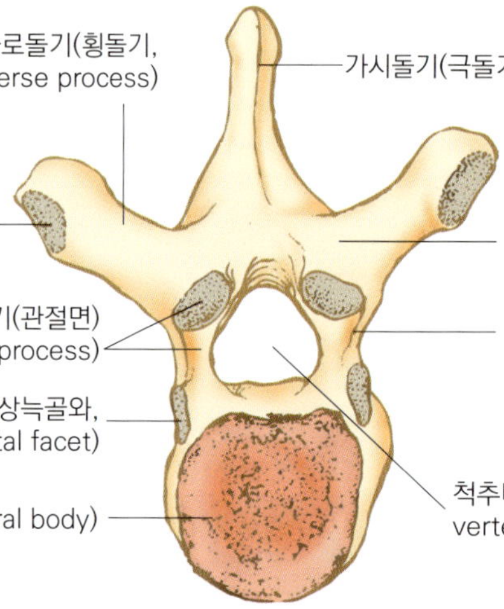

목뼈(경추)의 일반적 형태(윗면)

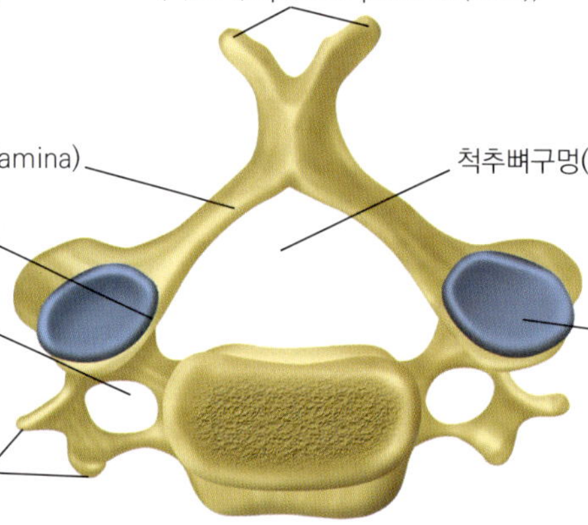

고리뼈(환추)

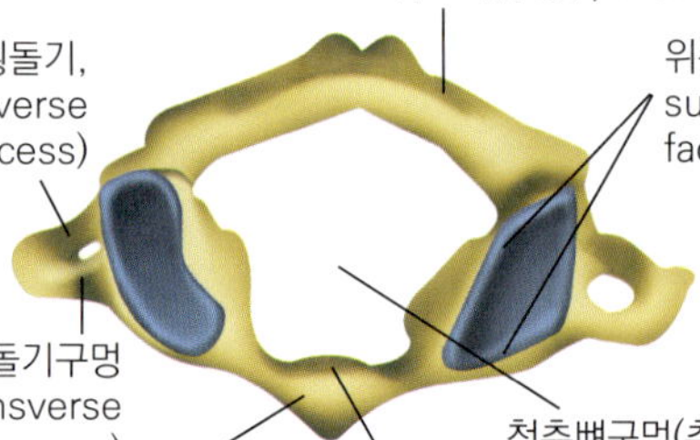

중쇠뼈(축추(윗면))

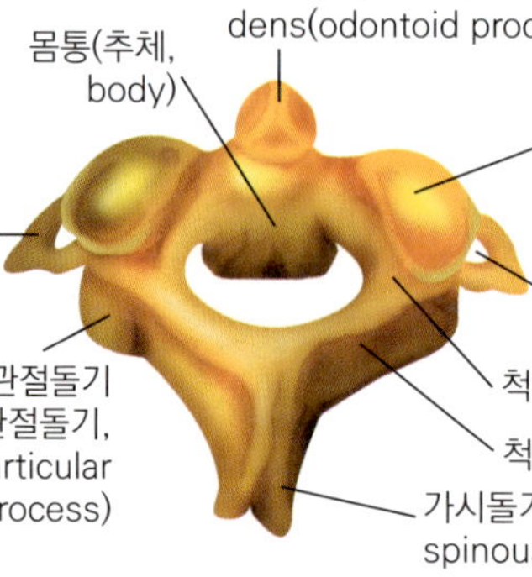

등뼈(흉추)

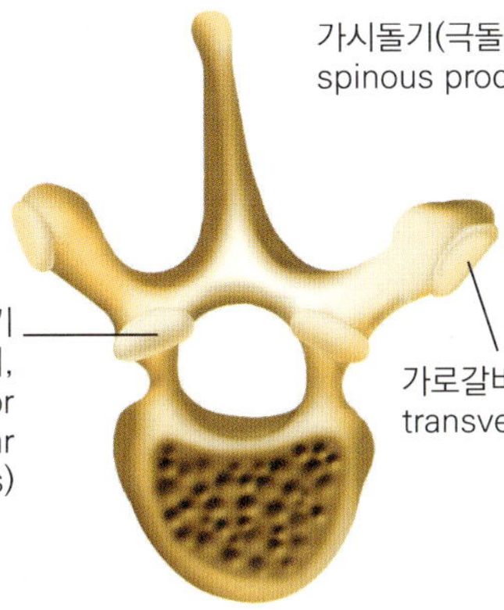

윗상면

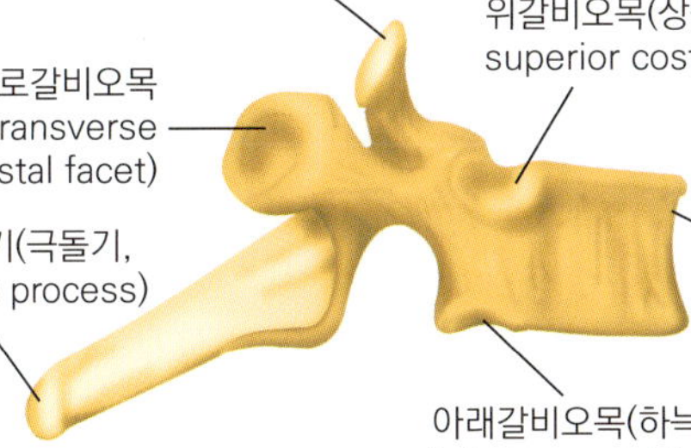

가쪽면

허리뼈(요추)

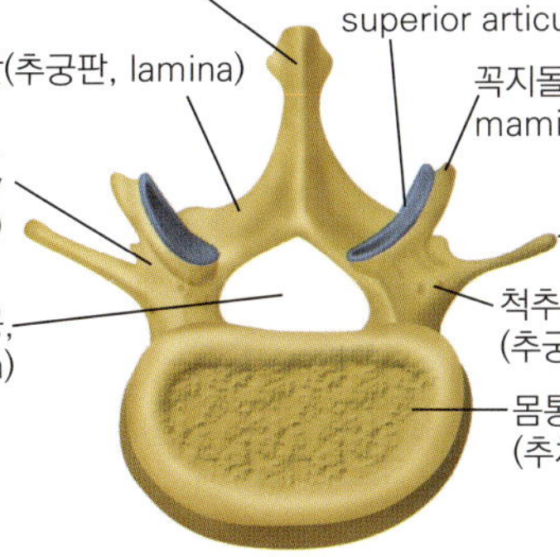

윗상면

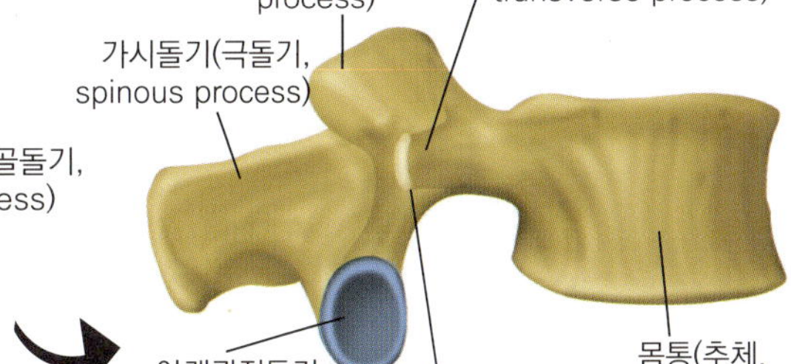

가쪽측면

엉치뼈(천골)와 꼬리뼈(미골)(앞면)

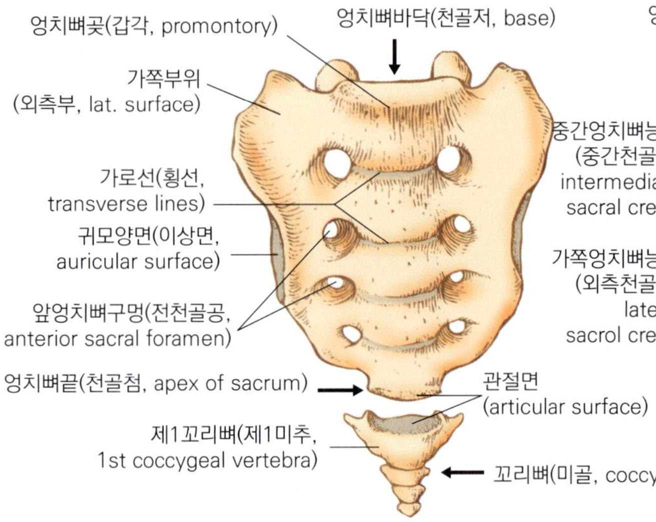

엉치뼈(천골)와 꼬리뼈(미골)(뒤면)

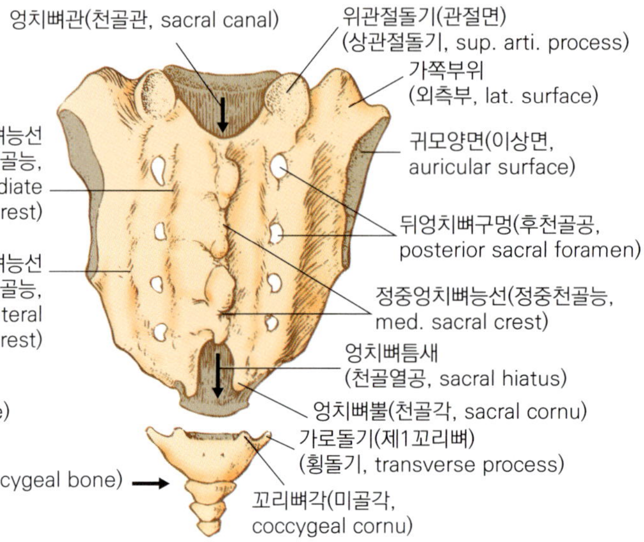

골반(남자)

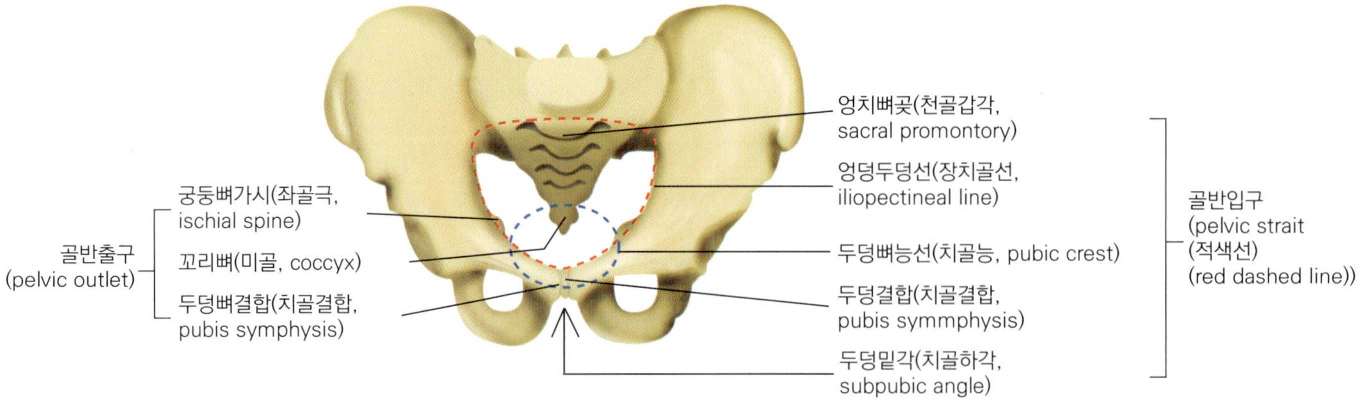

골반(정중시상단면)

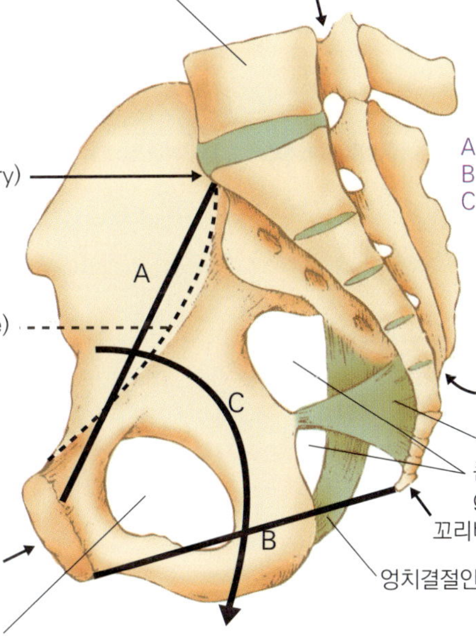

볼기뼈(관골)

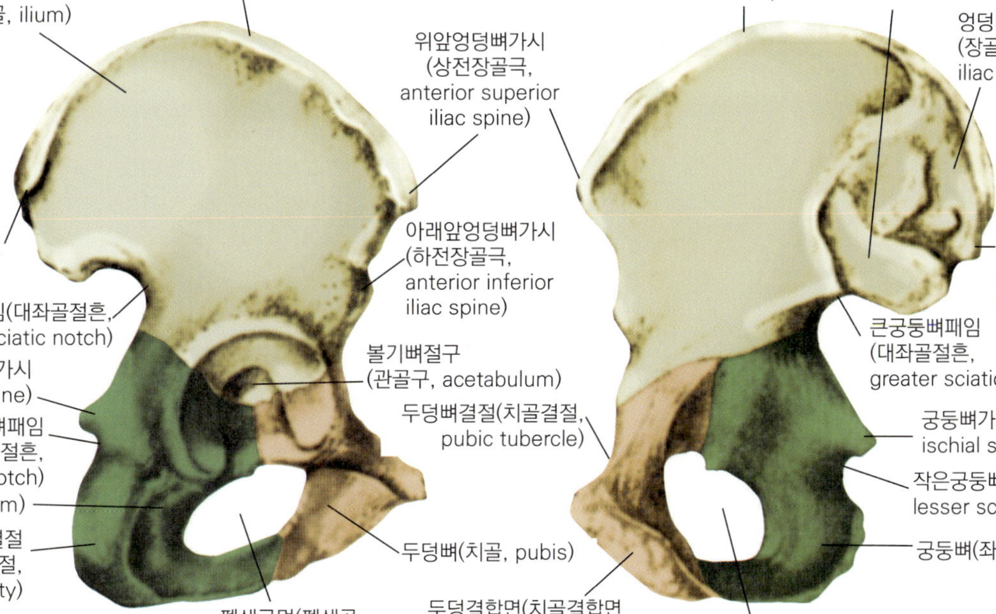

3 Vertebrae CT

2. C-spine CT

C-spine CT - 01

axial

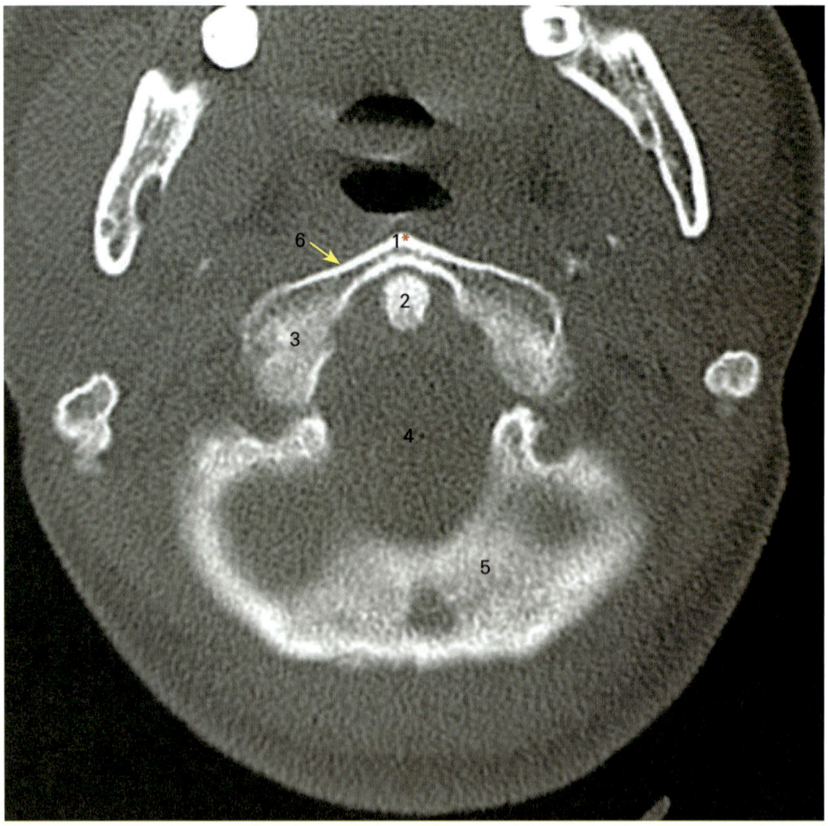

1 Anterior tubercle (앞결절)*
2 Odontoid process (치아돌기)
3 Lateral mass of atlas (고리뼈 가쪽덩이)
4 Foramen magnum (큰구멍)
5 Occipital bone (뒤통수뼈)
6 Anterior arch (앞고리)

coronal

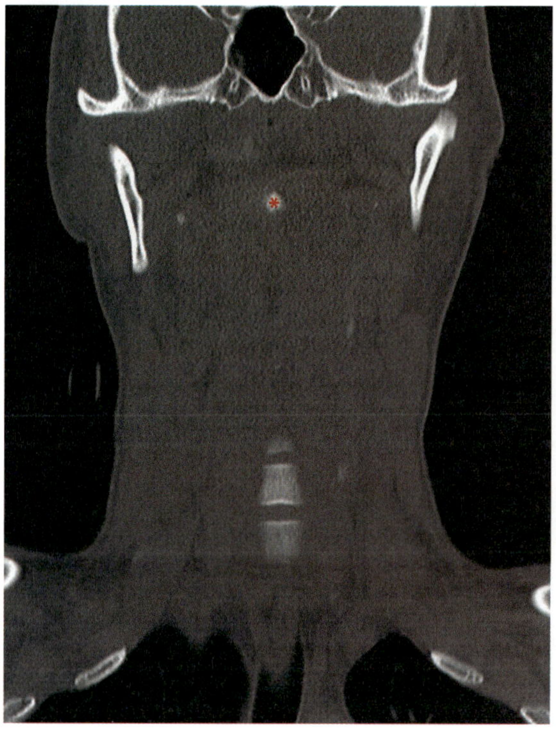

sagittal

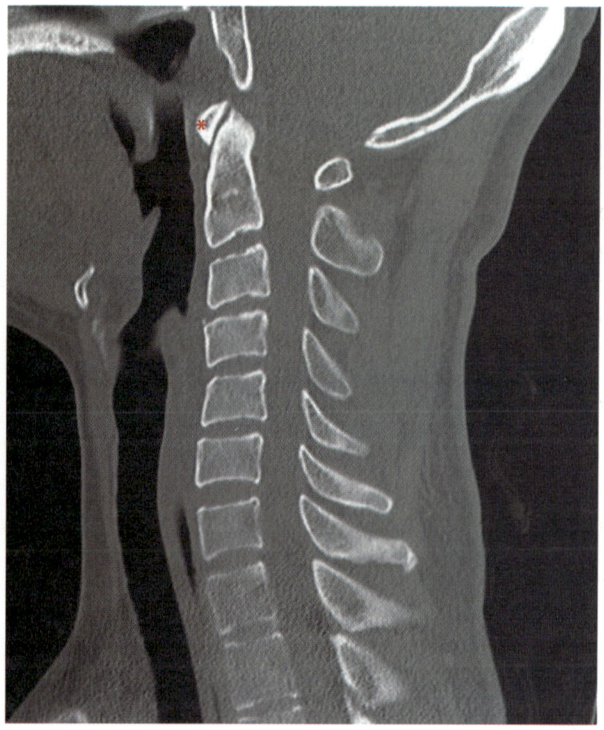

1. 고리뼈(atlas) 특징

① 앞고리, 뒤고리, 가쪽덩이로 구성

② 몸통과 가시돌기가 없음

③ 타원관절 : 고리뼈의 위관절오목 + 뒤통수뼈관절융기

MEMO

MEMO

C-spine CT - 02

axial

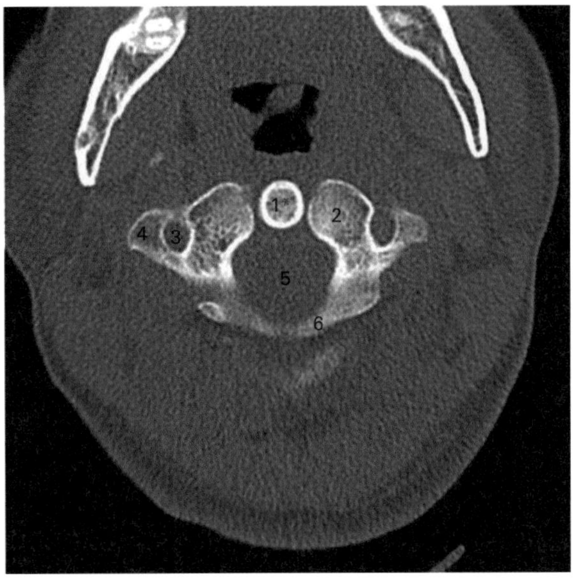

1 Odontoid process (치아돌기)*
2 Lateral mass of atlas (고리뼈 가쪽덩이)
3 Transverse foramen (가로구멍)
4 Transverse process (가로돌기)
5 Spinal cord (척수)
6 Posterior arch (뒤고리)

coronal

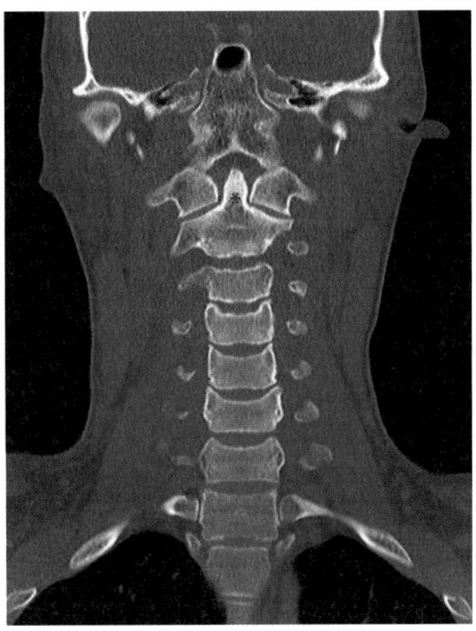

sagittal

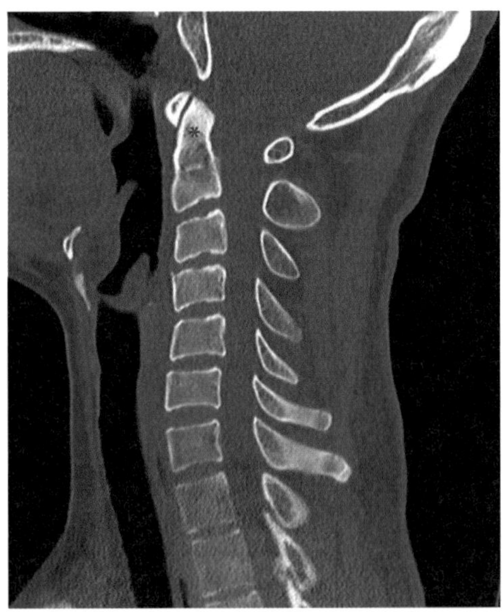

2. 치아돌기(odontoid process)

① 둘째 몸통 윗면에서 돌출

② 고리뼈의 치아돌기관절면과 중쇠관절

③ 머리뼈의 회전운동에 관여

MEMO

C-spine CT - 03

axial

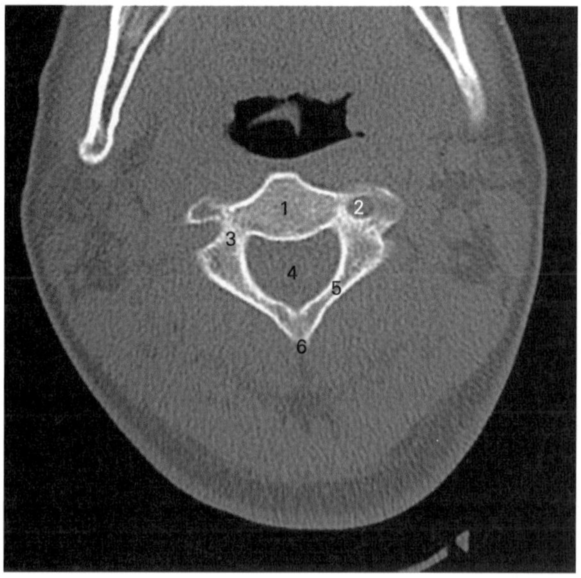

1 C2 body (두번째목뼈 몸통)
2 Transverse foramen (가로구멍)*
3 Pedicle (고리뿌리)
4 Spinal cord (척수)
5 Lamina (고리판)
6 Spinous process (가시돌기)

coronal

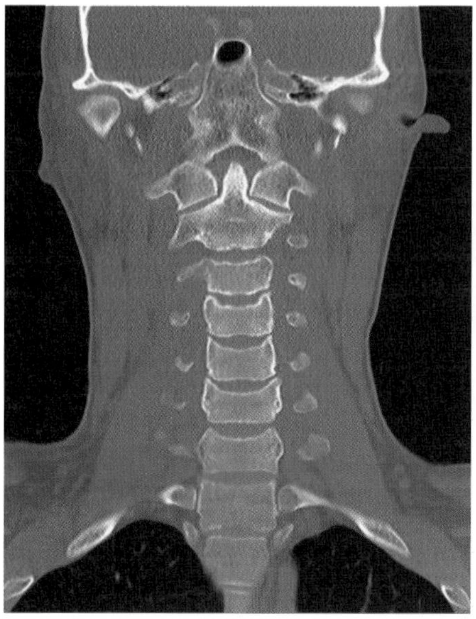

sagittal

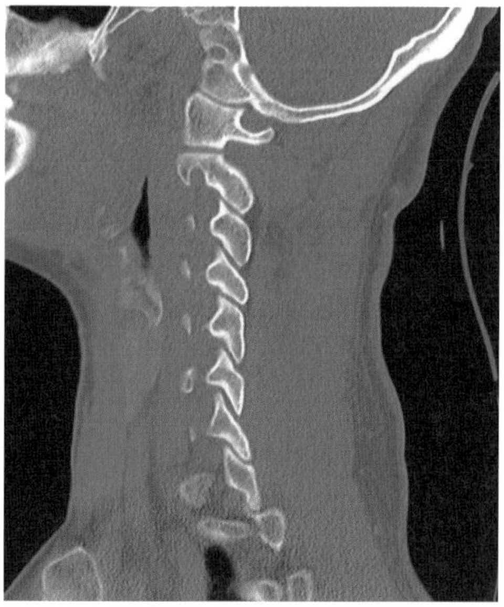

3. 가로구멍(transverse foramen)

① 가로돌기에 가로구멍 위치

② 뇌의 영양혈관은 척추동정맥이 지나감

③ 가로구멍은 목뼈에만 존재

MEMO

C-spine CT - 04

axial

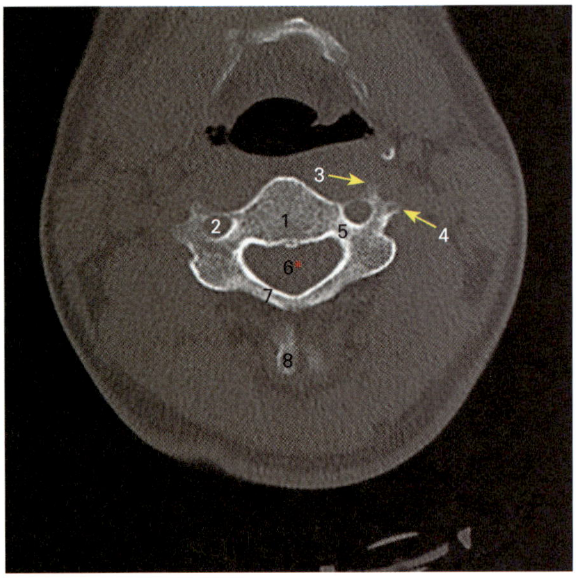

1 C3 body (세번째목뼈 몸통)
2 Transverse foramen (가로구멍)
3 Anterior tubercle of transverse process (가로돌기 앞결절)
4 Posterior tubercle of transverse process (가로돌기 뒤결절)
5 Pedicle (고리뿌리)
6 Spinal cord (척수)*
7 Lamina (고리판)
8 Spinous process (가시돌기)

coronal

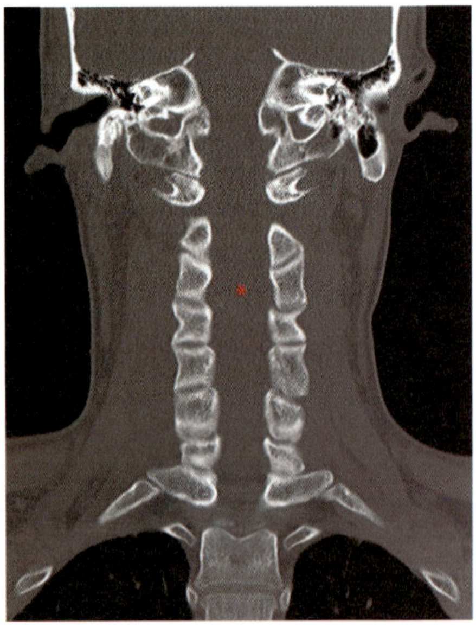

sagittal

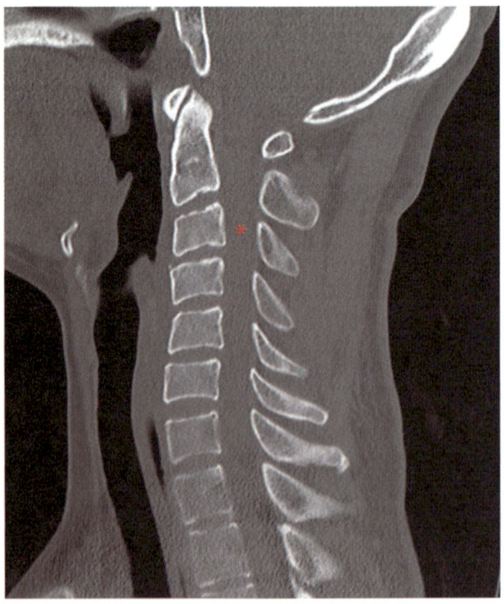

4. 척수(spinal cord)

① 중추신경 : 뇌 + 척수

② 척수신경(31쌍) 구성

- 목신경 : 8쌍 - 가슴신경 : 12쌍 - 허리신경 : 5쌍
- 엉치신경 : 5쌍 - 꼬리신경 : 1쌍

MEMO

C-spine CT - 05

axial

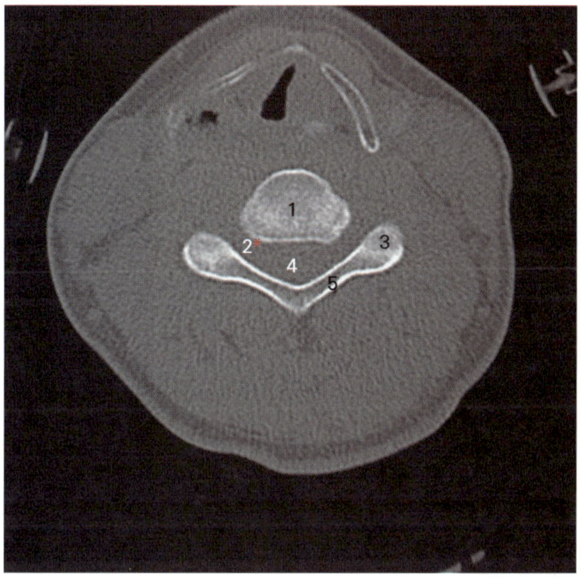

1 C4 body (네번째목뼈 몸통)
2 Neutral foramen (신경구멍)*
3 Inferior articular facet (아래관절면)
4 Spinal cord (척수)
5 Lamina (고리판)

coronal

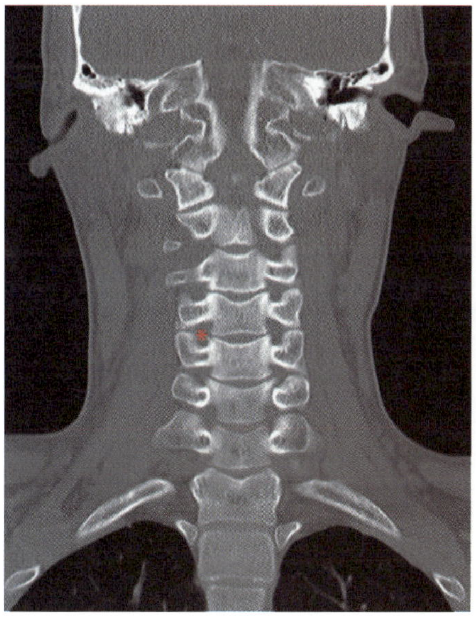

sagittal

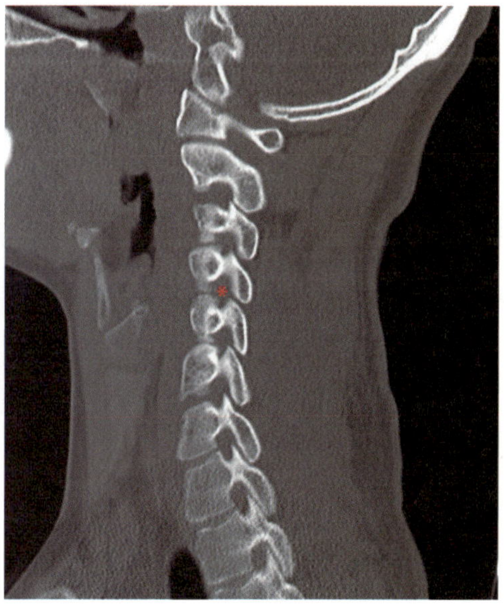

5. 척추뼈몸통(vertebral body)

① 척추뼈의 전방으로 몸무게를 지탱

② 원형 또는 타원형으로 위쪽에서 아래쪽으로 내려갈수록 커짐

③ 척추사이원반과 함께 척주의 움직임을 원활하게 함

MEMO

C-spine CT - 06

axial

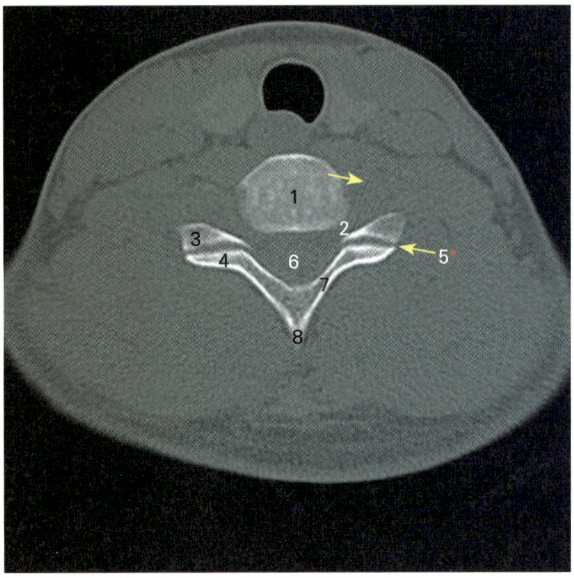

1 C6 body (여섯번째목뼈 몸통)
2 Neutral foramen (신경구멍)
3 Superior articular process (위관절돌기)
4 Inferior articular process (아래관절돌기)
5 Zygapophysial joint (돌기사이관절)*
6 Spinal cord (척수)
7 Lamina (고리판)
8 Spinous process (가시돌기)

coronal

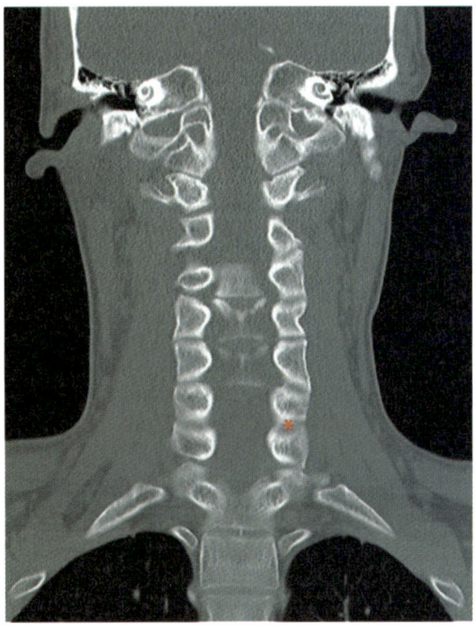

sagittal

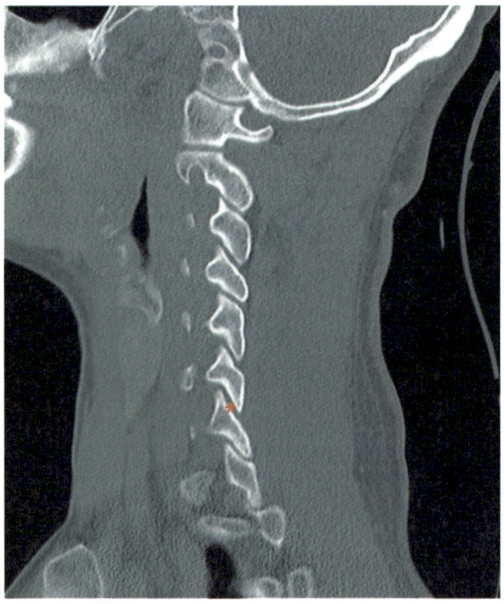

6. 돌기사이관절(Zygapophysial joint)

① 위관절돌기(2개) : 위쪽 척추뼈와 관절

② 아래관절돌기(2개) : 아래쪽 척추뼈와 관절

MEMO

C-spine CT - 07

axial

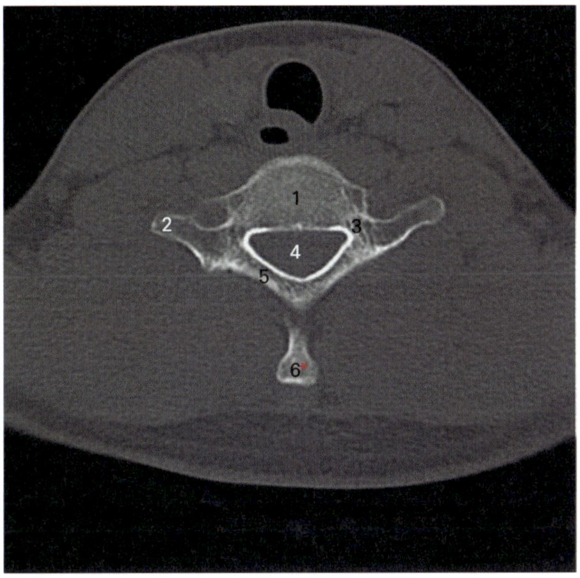

1 C7 body (일곱번째목뼈 몸통)
2 Transverse process (가로돌기)
3 Pedicle (고리뿌리)
4 Spinal cord (척수)
5 Lamina (고리판)
6 Spinous process (가시돌기)*

coronal

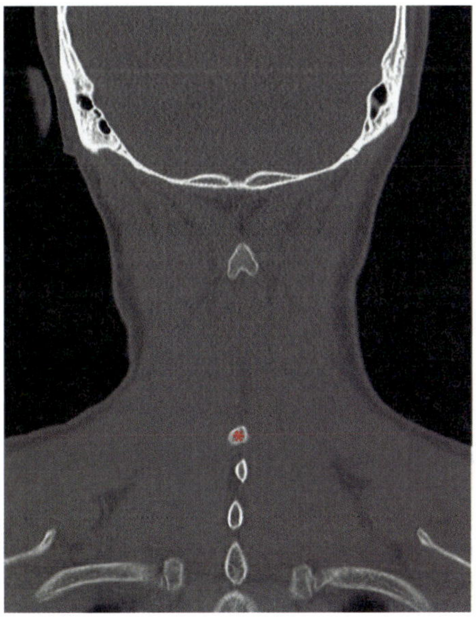

sagittal

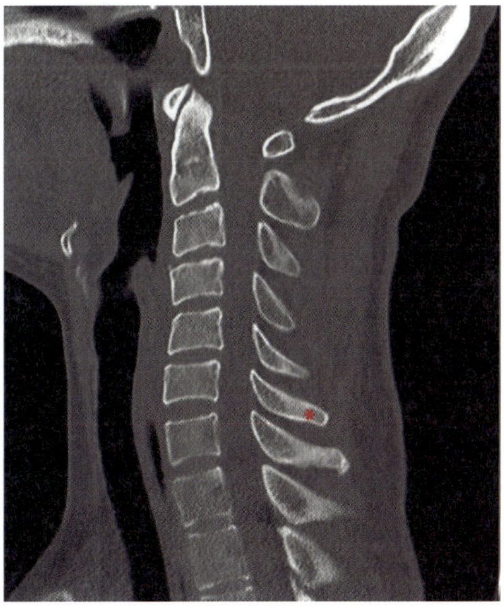

7. 솟을뼈(promiknce)

① 7번째 가시돌기는 두드러지게 돌출되어 있음

② 목을 앞으로 굽혔을 때 피부에서 쉽게 촉지 가능

C-spine CT 3D(anterior)

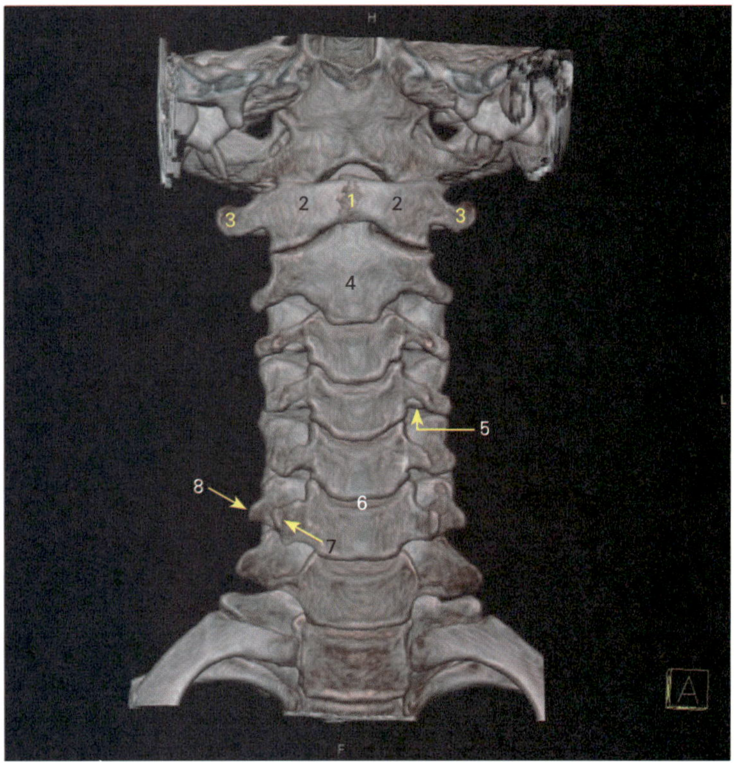

1 Anterior tubercle (앞결절)
2 Anterior arch (앞고리)
3 Transverse process (가로돌기)
4 Axis (중쇠뼈)
5 Transverse foramen (가로구멍)
6 Intervertebral space (척추사이공간)
7 Anterior tubercle of transverse process (가로돌기 앞결절)
8 Posterior tubercle of transverse process (가로돌기 뒤결절)

C-spine CT 3D(oblique)

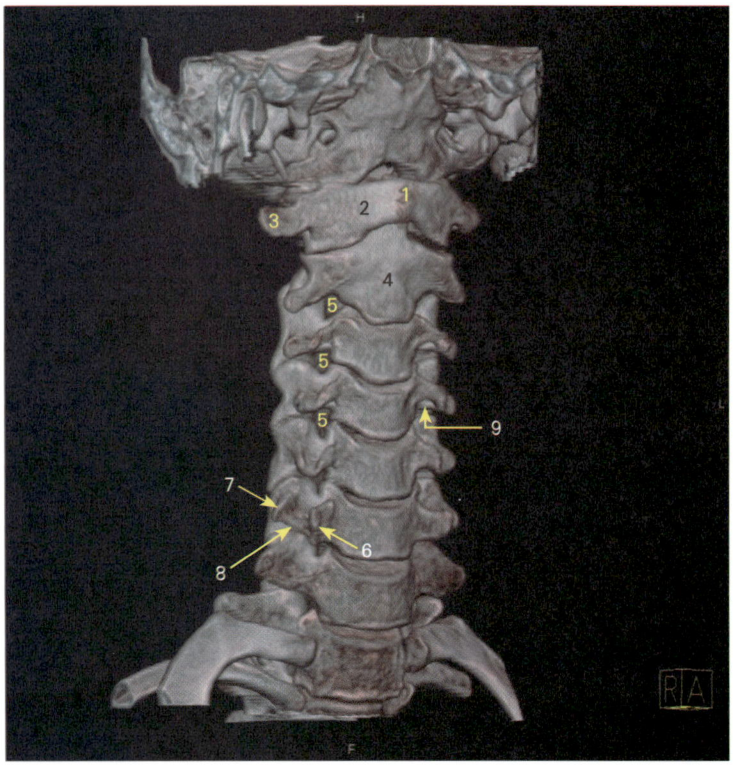

1 Anterior tubercle (앞결절)
2 Anterior arch (앞고리)
3 Transverse process (가로돌기)
4 Axis (중쇠뼈)
5 Intervertebral foramen (척추사이구멍)
6 Anterior tubercle of transverse process (가로돌기 앞결절)
7. Posterior tubercle of transverse process (가로돌기 뒤결절)
8 Groove for spinal nerve (척수신경고랑)
9 Transverse foramen (가로구멍)

C-spine CT 3D(lateral)

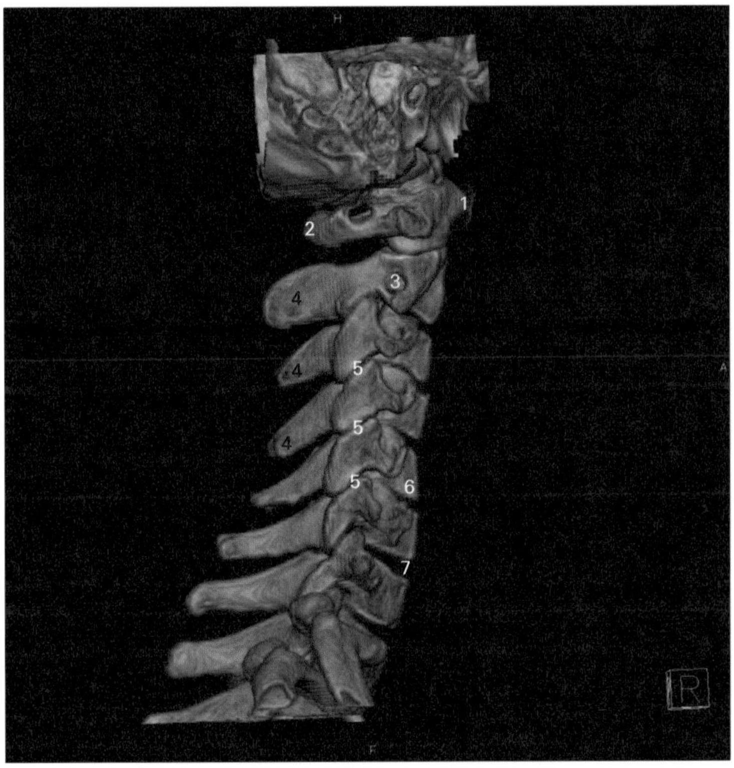

1 Anterior tubercle (앞결절)
2 Posterior tubercle (뒤결절)
3 Transverse foramen (가로구멍)
4 Spinous process (가시돌기)
5 Zygapophysial joint (돌기사이관절)
6 C5 body (다섯번째목뼈 몸통)
7 Intervertebral space (척추사이공간)

C-spine CT 3D(posterior)

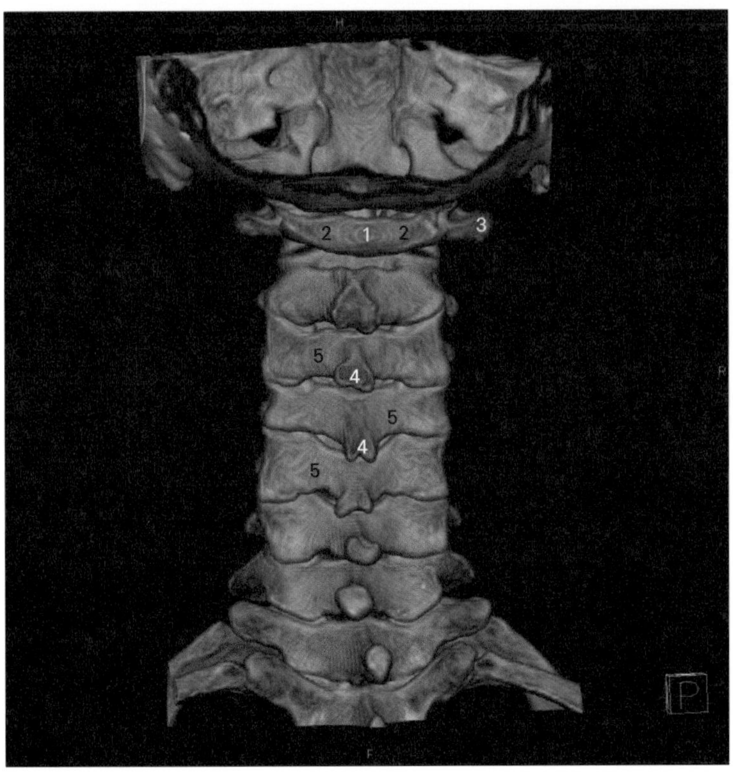

1 Posterior tubercle (뒤결절)
2 Posterior arch (뒤고리)
3 Transverse process (가로돌기)
4 Spinous process (가시돌기)
5 Lamina (고리판)

Vertebrae CT

3. T-spine CT

T-spine CT - 01

axial

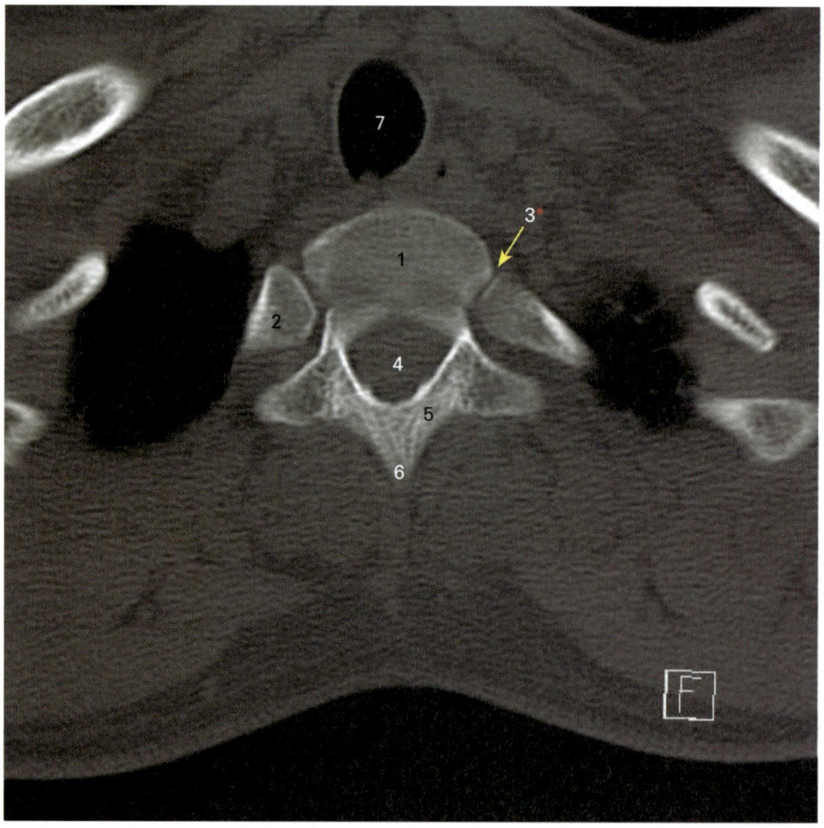

1 Thoracic vertebra body (등뼈 몸통)
2 Rib (갈비뼈)
3 Costovertebral joint (갈비척추관절)*
4 Spinal cord (척수)
5 Lamina (고리판)
6 Spinous process (가시돌기)
7 Trachea (기관)

coronal

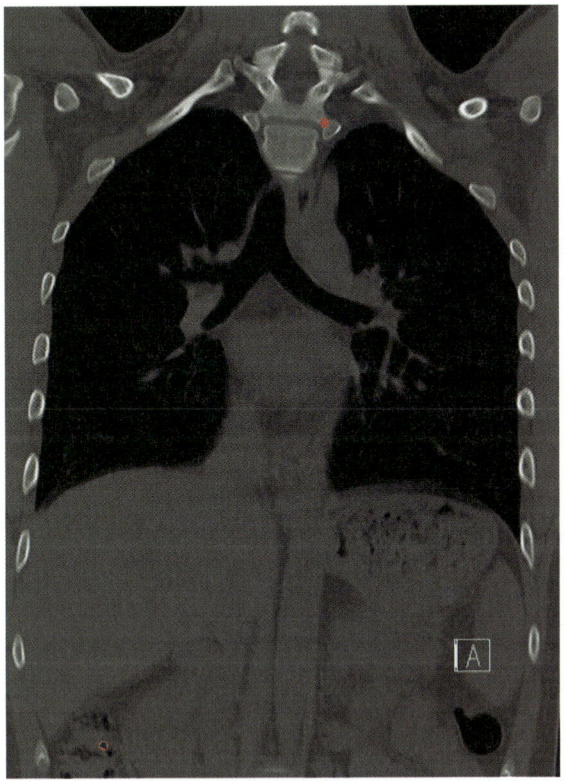

sagittal

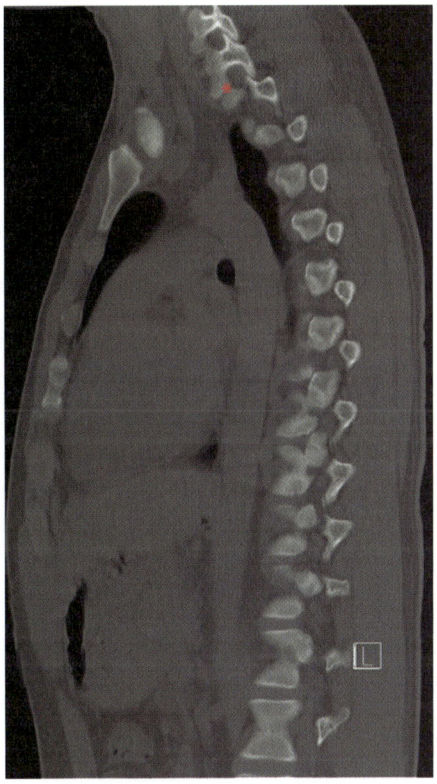

1. 갈비척추관절(costovertebral joint)

① 평면관절 : 갈비뼈머리 + 위·아래갈비뼈오목

② 관절속머리뼈인대가 척추사이원반과 이어짐

MEMO

MEMO

T-spine CT - 02

axial

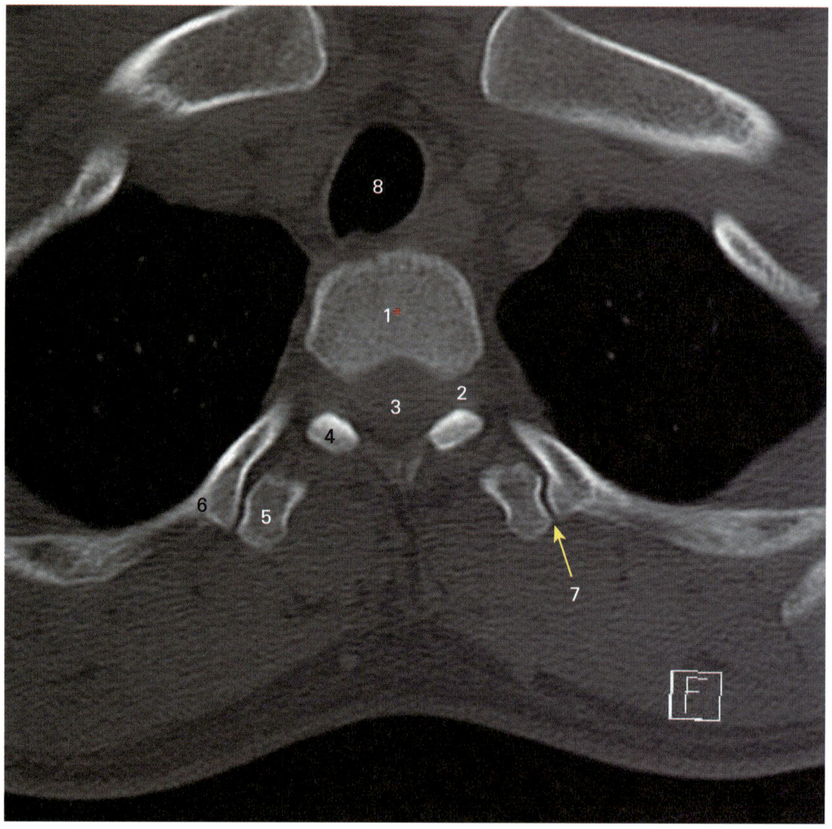

1 Thoracic vertebra body (등뼈 몸통) *
2 Neutral foramen (신경구멍)
3 Spinal cord (척수)
4 Superior articular process (위관절돌기)
5 Transverse process (가로돌기)
6 Rib (갈비뼈)
7 Costotransverse joint (갈비가로돌기관절)
8 Trachea (기관)

coronal

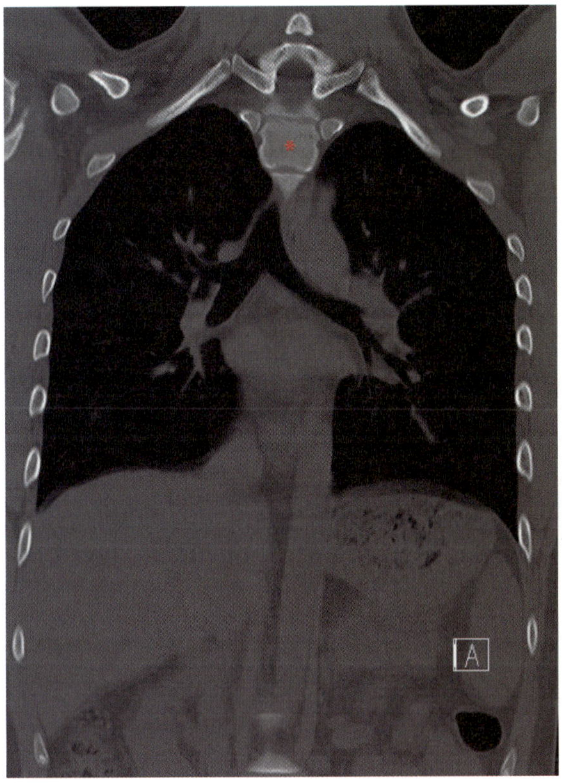

sagittal

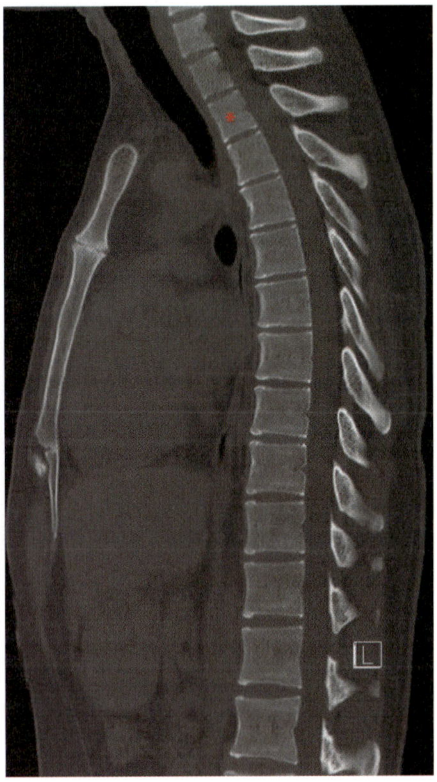

2. 등뼈(thoracic vertebrae)

① 12개의 뼈로 구성

② 가시돌기는 가늘고 길게 아래쪽으로 돌출

③ 위·아래갈비오목 : 갈비뼈와 관절

④ 가로갈비오목 : 갈비뼈결절과 관절

MEMO

T-spine CT - 03

axial

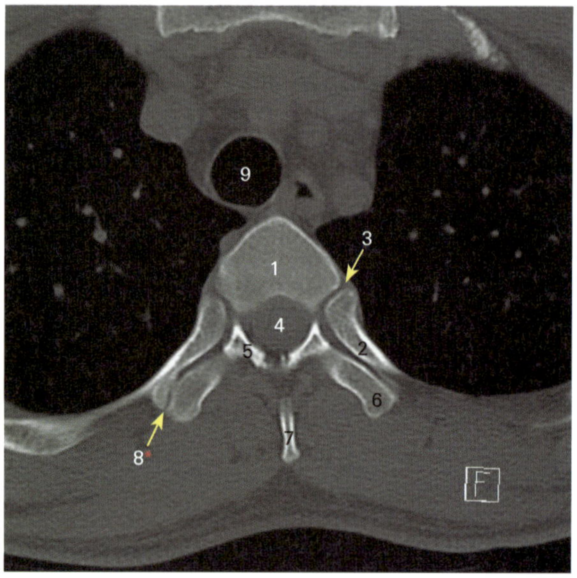

1 Thoracic vertebra body (등뼈 몸통)
2 Rib (갈비뼈)
3 Costovertebral joint (갈비척추관절)
4 Spinal cord (척수)
5 Lamina (고리판)
6 Transverse process (가로돌기)
7 Spinous process (가시돌기)
8 Costotransverse joint (갈비가로돌기관절)*
9 Trachea (기관)

coronal

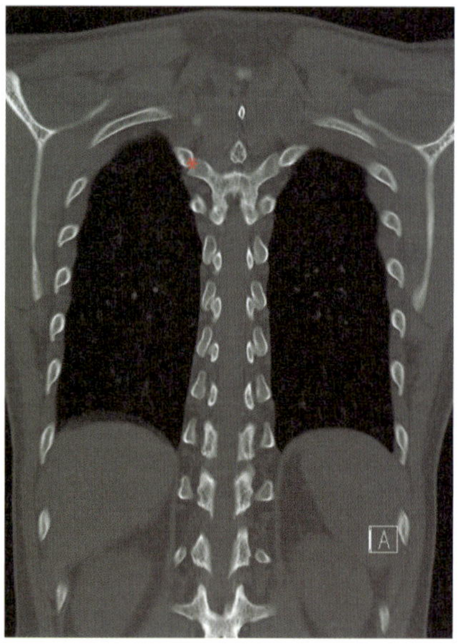

sagittal

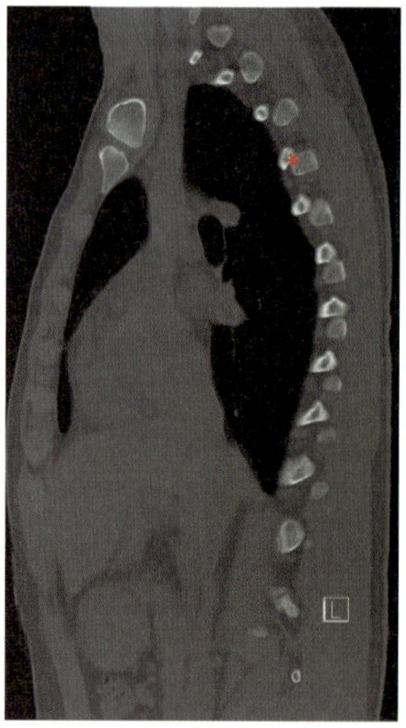

3. 갈비가로돌기관절(costotransverse joint)

① 평면관절 : 갈비뼈결절 + 등뼈의 가로돌기

② 관절주머니 주변에 갈비가로돌기인대가 덮여 있음

T-spine CT - 04

axial

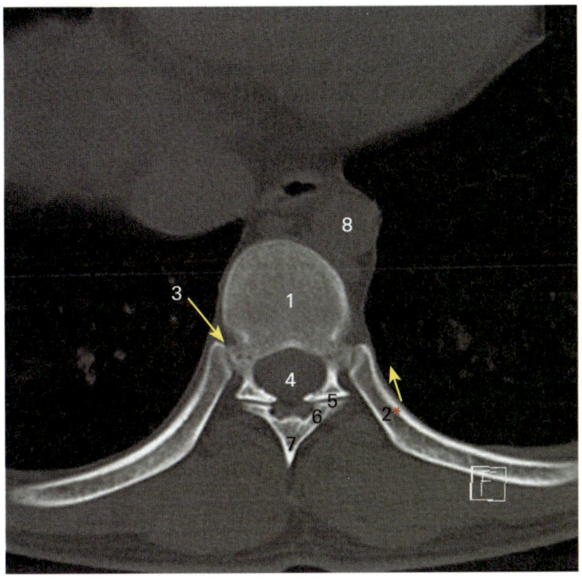

1 Thoracic vertebra body (등뼈 몸통)
2 Rib (갈비뼈)*
3 Costovertebral joint (갈비척추관절)
4 Spinal cord (척수)
5 Zygapophysial joint (돌기사이관절)
6 Lamina (고리판)
7 Spinous process (가시돌기)
8 Aortal (대동맥)

coronal

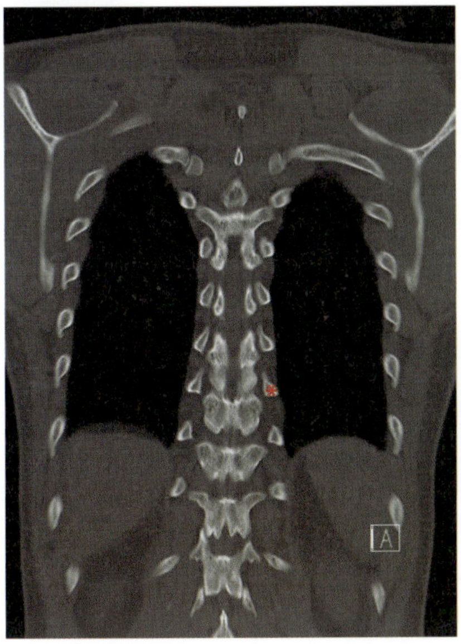

sagittal

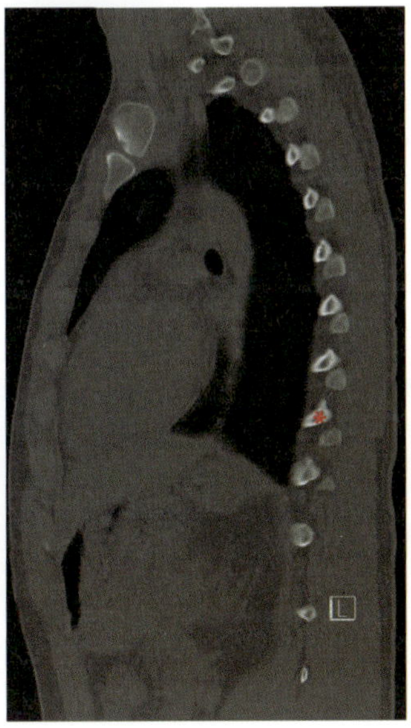

4. 갈비뼈(rib)

① 12쌍으로 뼈부분, 연골부분으로 구성	④ 거짓갈비뼈 : 8~12번째 갈비뼈
② 갈비뼈는 머리, 목, 몸통으로 구분	⑤ 뜬갈비뼈 : 11, 12번째 갈비뼈
③ 참갈비뼈 : 1~7번째 갈비뼈	

T-spine CT - 05

axial

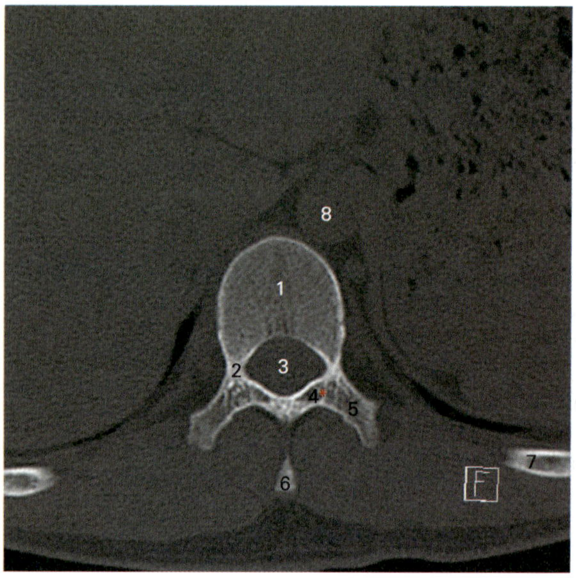

1 Thoracic vertebra body (등뼈 몸통)
2 Pedicle (고리뿌리)
3 Spinal cord (척수)
4 Lamina (고리판)*
5 Transverse process (가로돌기)
6 Spinous process (가시돌기)
7 Rib (갈비뼈)
8 Aortal (대동맥)

coronal

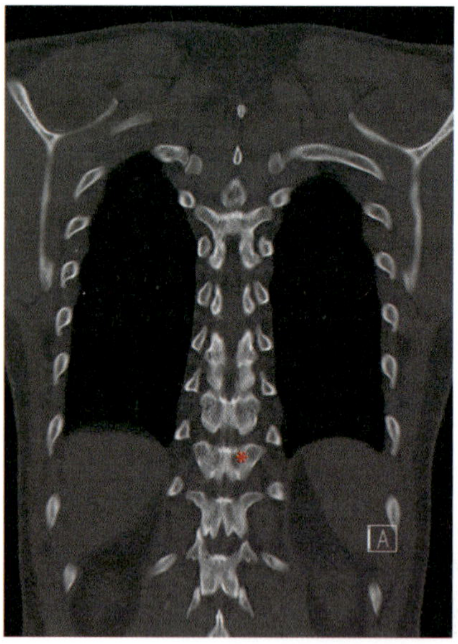

sagittal

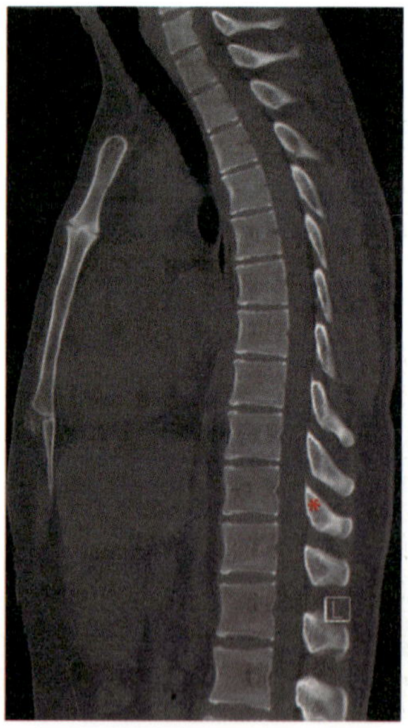

5. 척주의 보강인대

① 앞세로인대(anterior longitudinal ligament)	⑤ 황색인대(yellow ligament)
② 뒤세로인대(posterior longitudinal ligament)	⑥ 목덜미인대(nuchal ligament)
③ 가시위인대(supraspinous ligament)	⑦ 가로돌기사이인대(intertransverse ligament)
④ 가시사이인대(interspinous ligament)	

T-spine CT - 06

axial

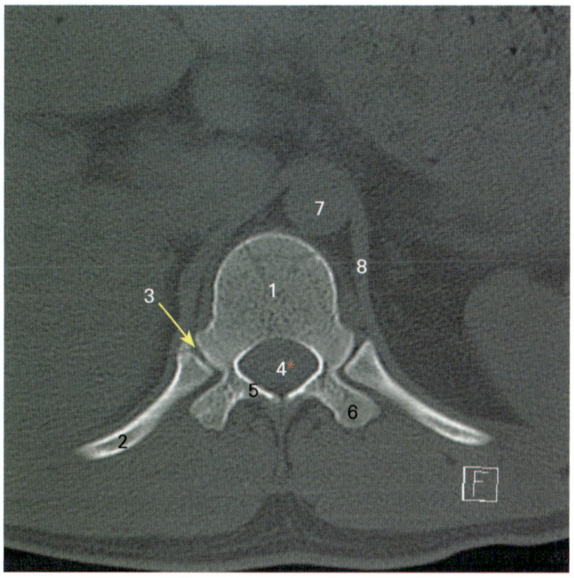

1 Thoracic vertebra body (등뼈 몸통)
2 Rib (갈비뼈)
3 Costovertebral joint (갈비척추관절)
4 Spinal cord (척수)*
5 Lamina (고리판)
6 Transverse process (가로돌기)
7 Aortal (대동맥)
8 Diaphragm(가로막)

coronal

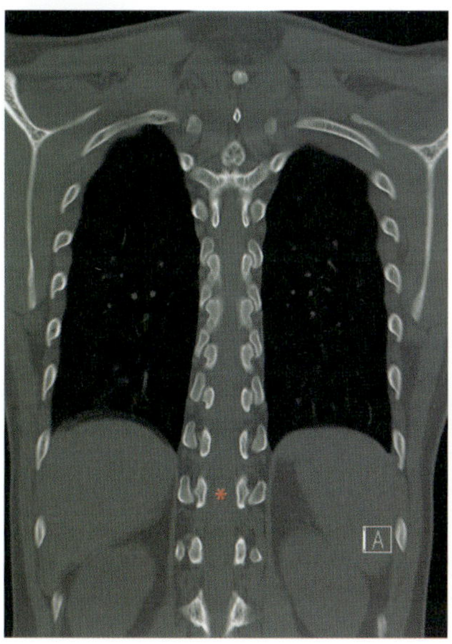

sagittal

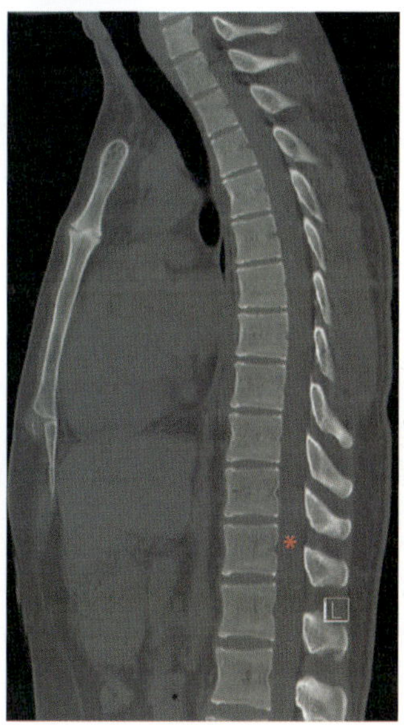

6. 척수막(spinal meninges)의 구성

① 척수경질막(spinal duramater)

② 척수거미막(spinal arachnoid)

③ 척수연질막(spinal piamater)

T-spine CT 3D(anterior)

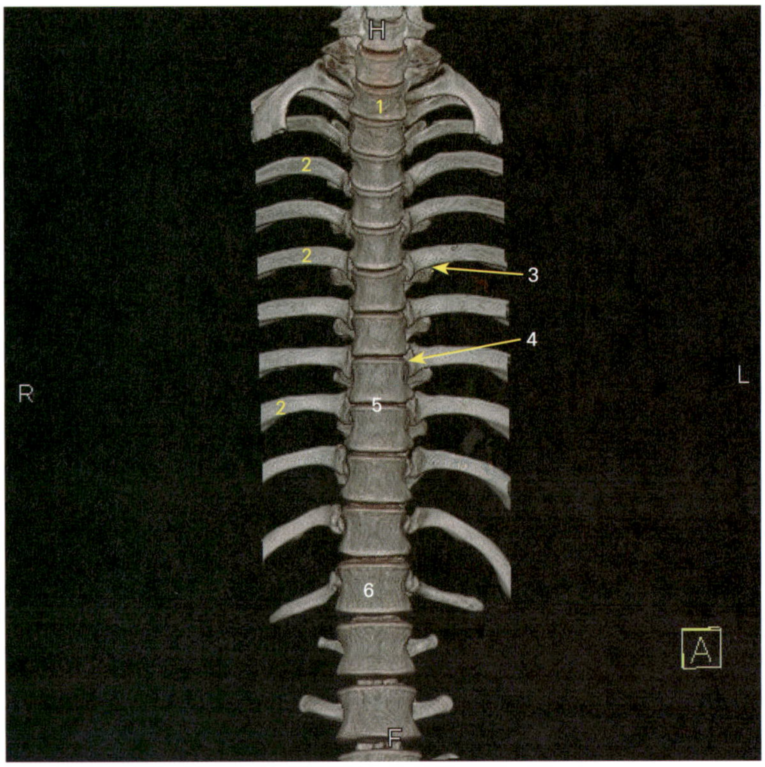

1 T1 body (첫번째등뼈 몸통)
2 Rib (갈비뼈)
3 Costotransverse joint (갈비가로돌기관절)
4 Costovertebral joint (갈비척추관절)
5 Intervertebral space (척추사이공간)
6 T12 body (열두번째등뼈 몸통)

T-spine CT 3D(oblique)

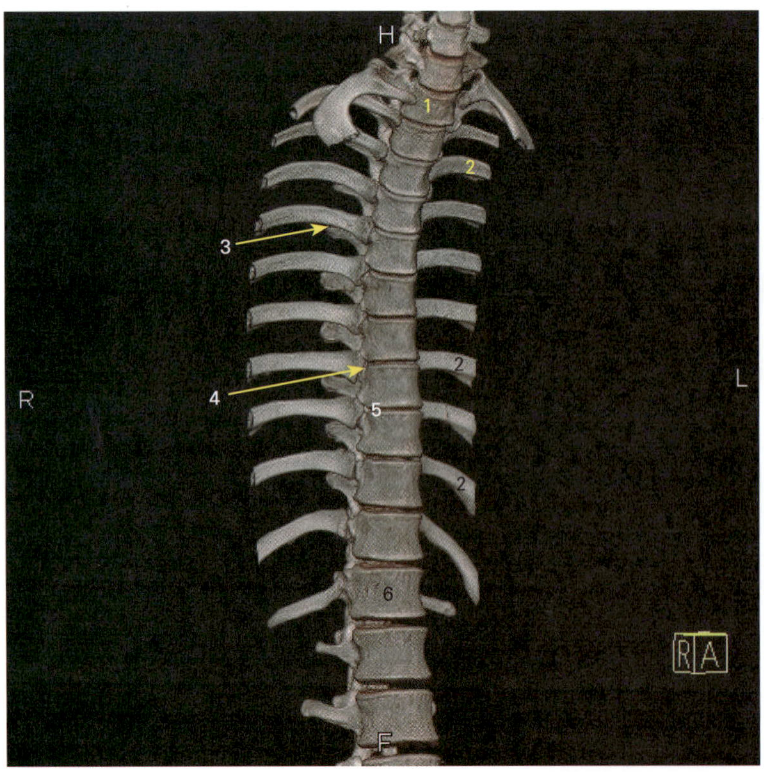

1 T1 body (첫번째등뼈 몸통)
2 Rib (갈비뼈)
3 Costotransverse joint (갈비가로돌기관절)
4 Costovertebral joint (갈비척추관절)
5 Intervertebral space (척추사이공간)
6 T12 body (열두번째등뼈 몸통)

T-spine CT 3D(lateral)

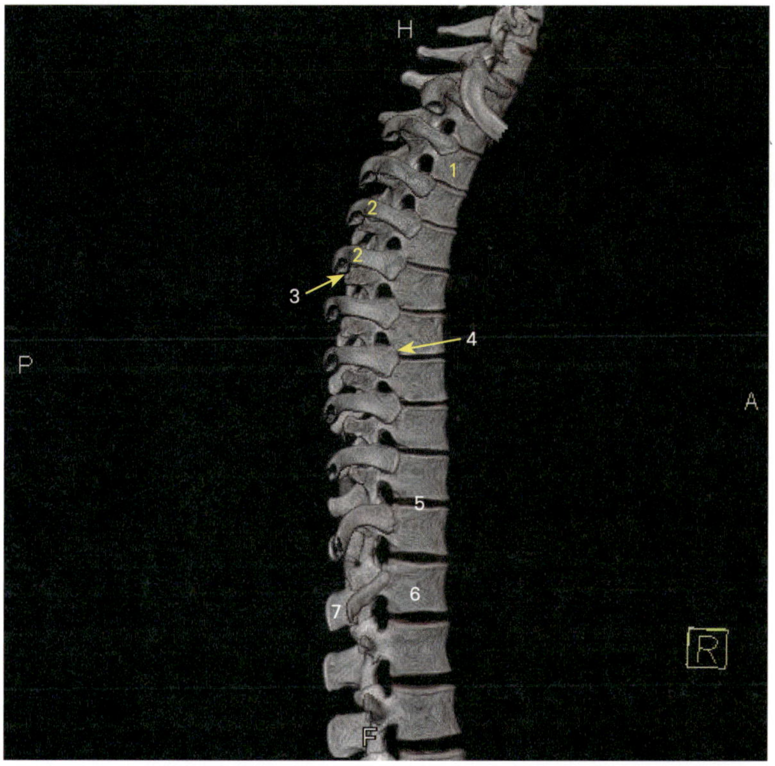

1 T3 body (세번째등뼈 몸통)
2 Rib (갈비뼈)
3 Costotransverse joint (갈비가로돌기관절)
4 Costovertebral joint (갈비척추관절)
5 Intervertebral space (척추사이공간)
6 T12 body (열두번째등뼈 몸통)
7 Spinous process (가시돌기)

T-spine CT 3D(posterior)

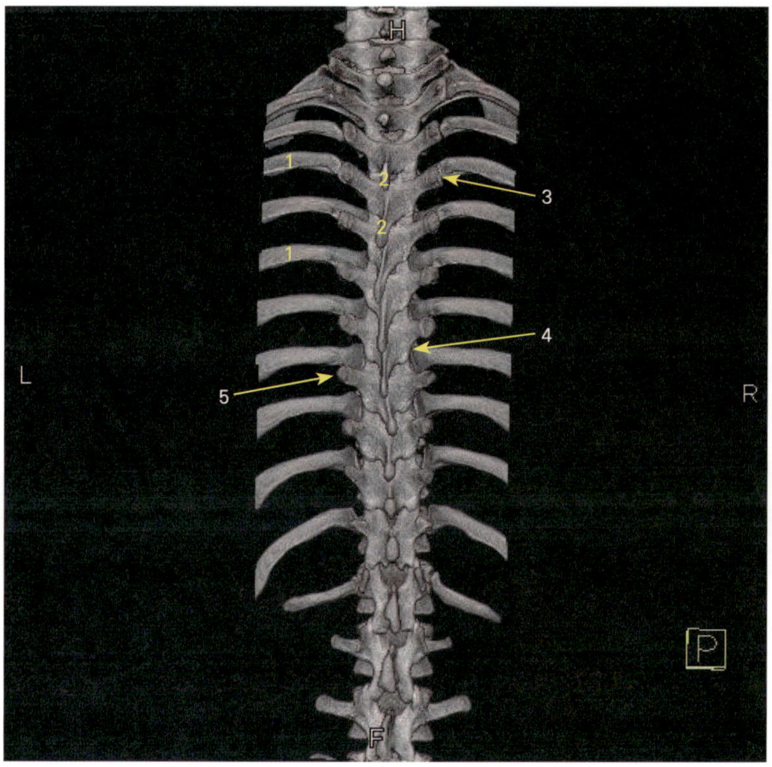

1 Rib (갈비뼈)
2 Spinous process (가시돌기)
3 Costotransverse joint (갈비가로돌기관절)
4 Costovertebral joint (갈비척추관절)
5 Transverse process (가로돌기)

Vertebrae CT

4. L-spine CT

L-spine CT - 01

axial

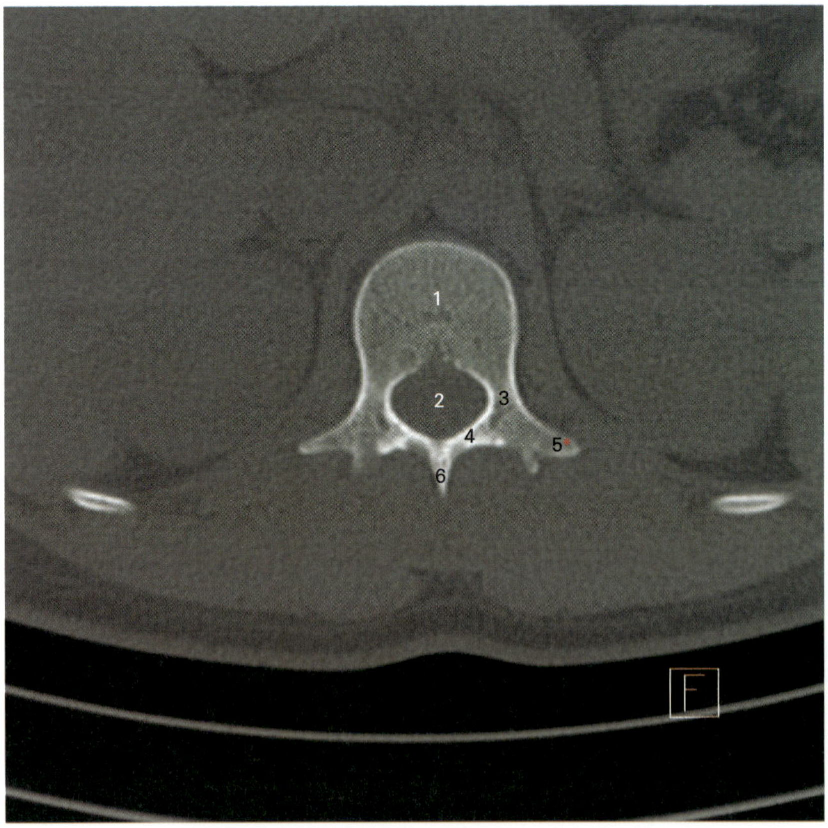

1 Lumbar vertebra body (허리뼈 몸통)
2 Spinal cord (척수)
3 Pedicle (고리뿌리)
4 Lamina (고리판)
5 Transverse process (가로돌기)*
6 Spinous process (가시돌기)

coronal

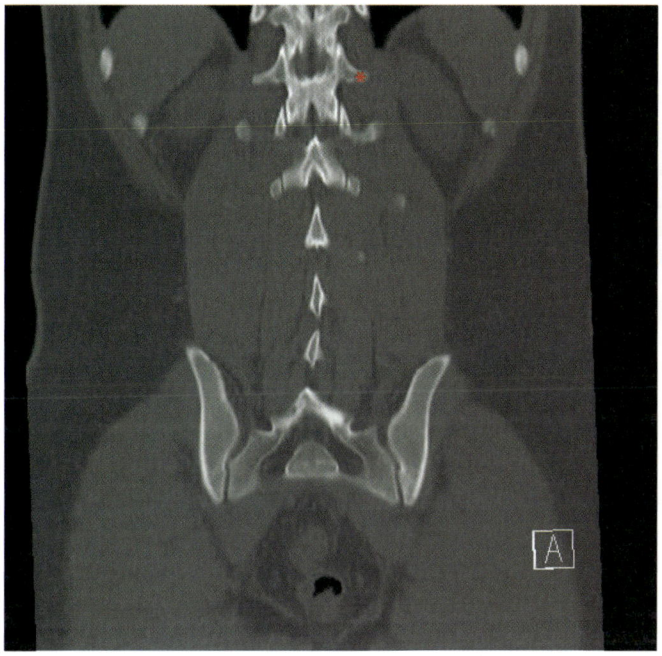

sagittal

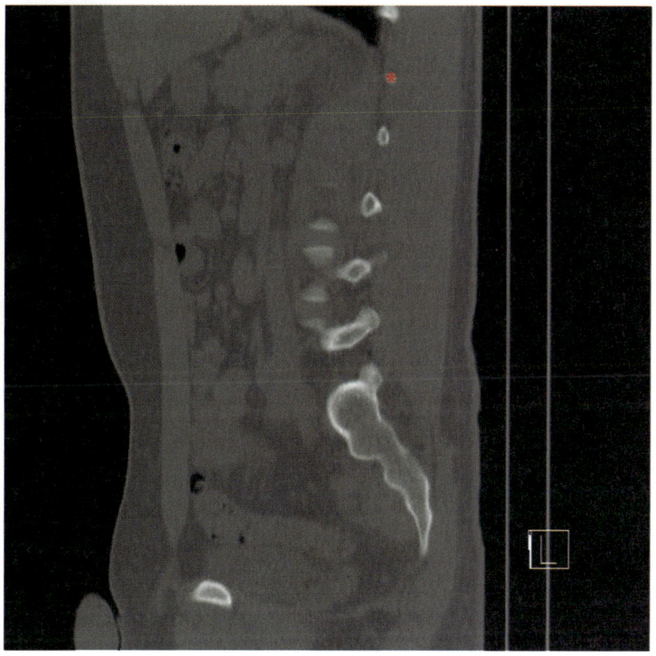

1. 가로돌기(transverse process)

① 고리뿌리와 고리판이 만나는 곳에서 가쪽으로 돌출

② 가로구멍과 갈비뼈오목이 없음

MEMO

MEMO

L-spine CT - 02

axial

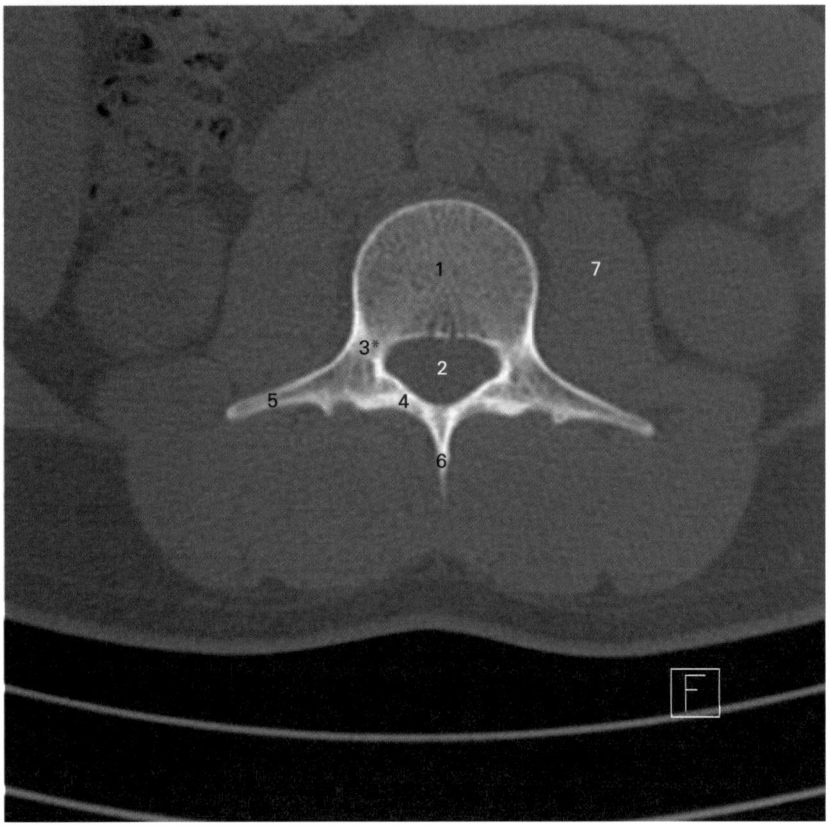

1 Lumbar vertebra body (허리뼈 몸통)
2 Spinal cord (척수)
3 Pedicle (고리뿌리)*
4 Lamina (고리판)
5 Transverse process (가로돌기)
6 Spinous process (가시돌기)
7 Psoas muscle (허리근)

coronal

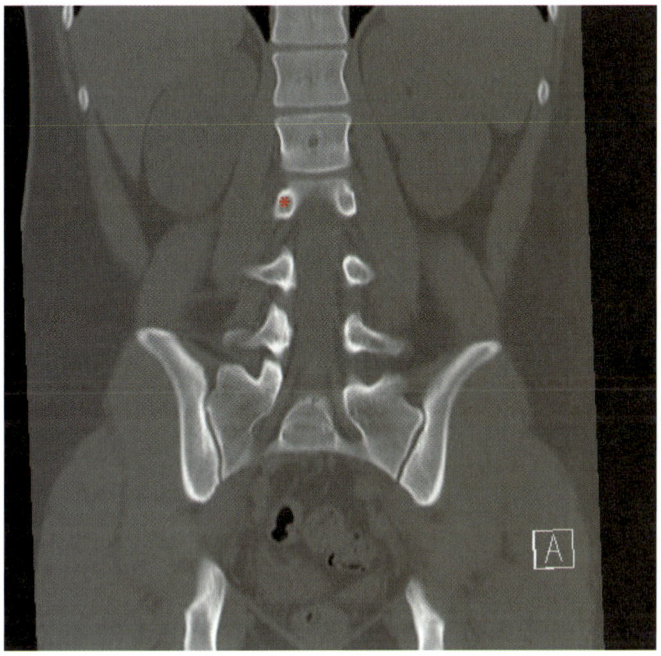

sagittal

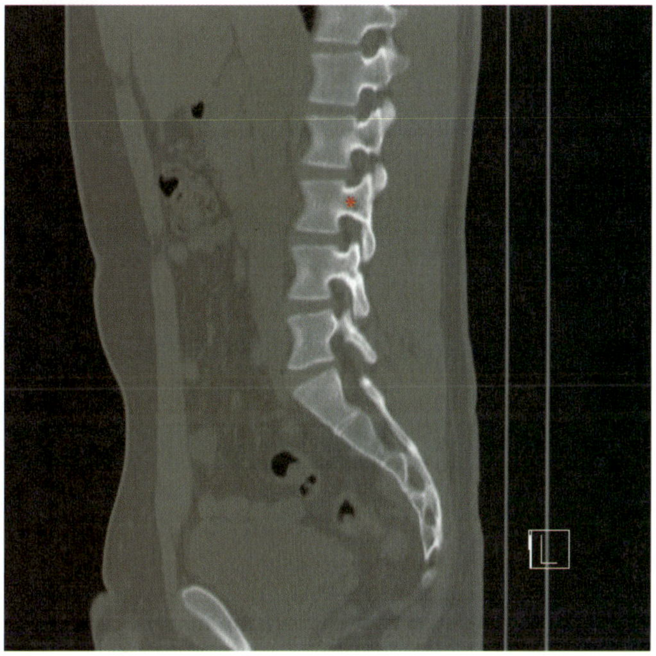

2. 척추뼈고리(vertebral arch)

① 척추뼈 몸통을 뒤쪽에 위치

② 고리뿌리와 고리판으로 구성

MEMO

L-spine CT - 03

axial

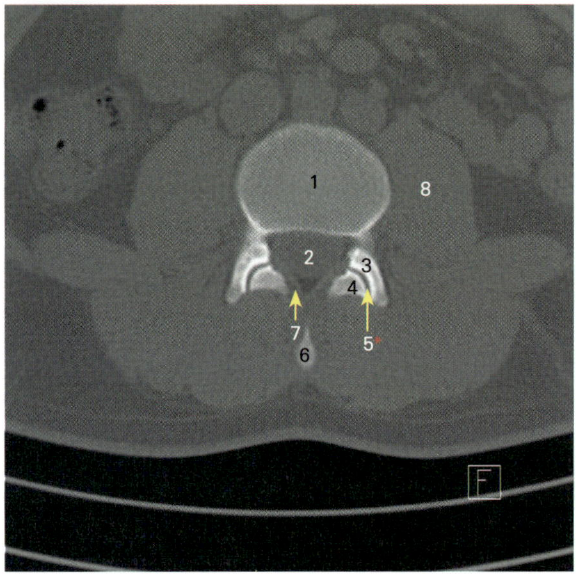

1 Intervertebral disc (척추사이원반)
2 Spinal cord (척수)
3 Superior articular process (위관절돌기)
4 Inferior articular process (아래관절돌기)
5 Zygapophysial joint (돌기사이관절)*
6 Spinous process (가시돌기)
7 Ligamentum Flavum (황색인대)
8 Psoas muscle (허리근)

coronal

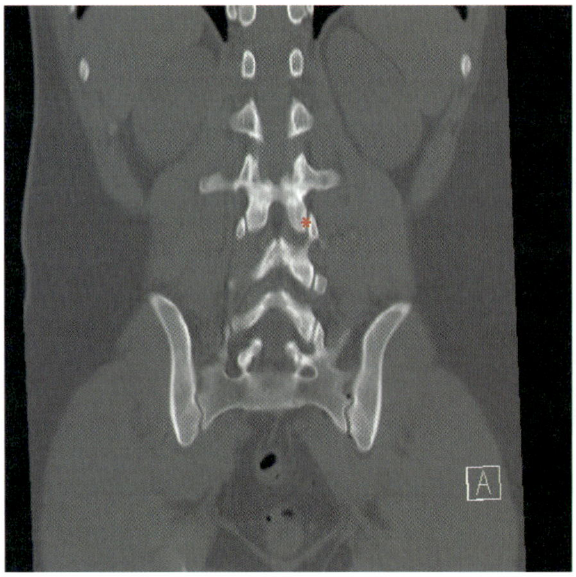

sagittal

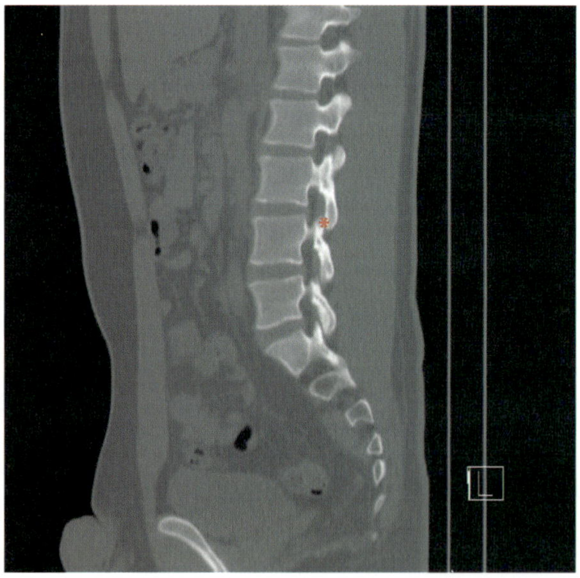

3. 척추굽이(vertebral curvature)

① 앞·뒤 방향으로 4개의 척주굽이 존재

② 1차굽이(선천성) : 등굽이, 엉치굽이

③ 2차굽이(후천성) : 목굽이, 허리굽이

L-spine CT - 04

axial

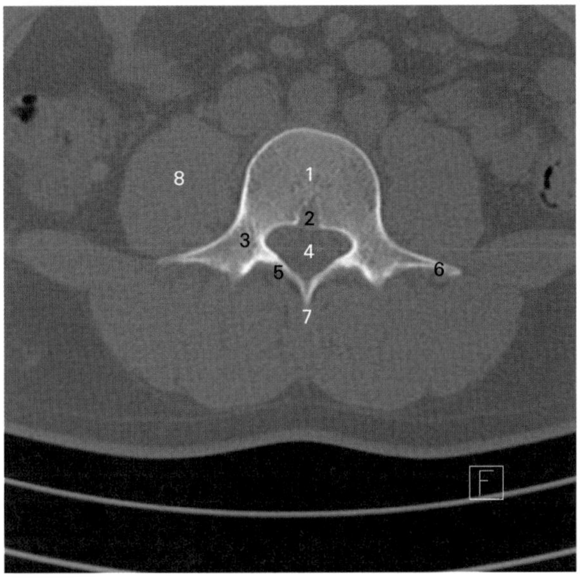

1 Lumbar vertebra body (허리뼈 몸통)
2 Basivertebral vein (척추뼈몸통 정맥)
3 Pedicle (고리뿌리)
4 Spinal cord (척수)*
5 Lamina (고리판)
6 Transverse process (가로돌기)
7 Spinous process (가시돌기)
8 Psoas muscle (허리근)

coronal

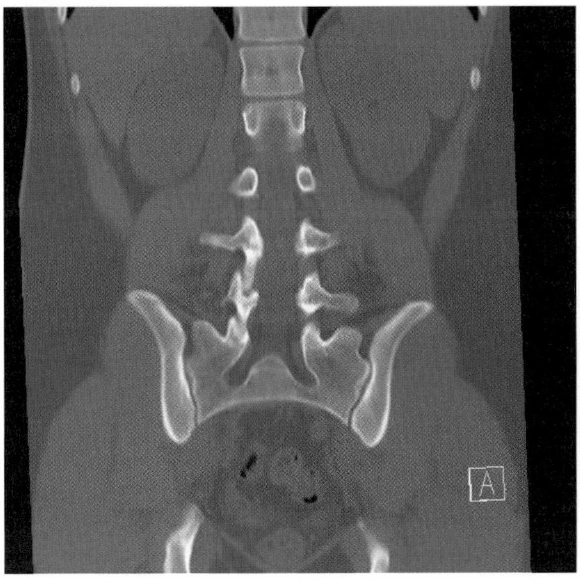

sagittal

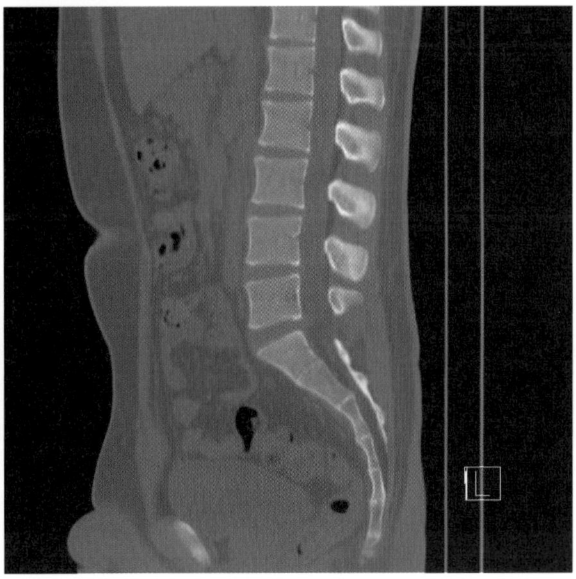

4. 척추관(vertebral canal)

① 척추뼈 중앙에 구멍이 서로 연결된 관

② 척추관에는 척수가 주행

③ 척추사이구멍 : 척추뼈 사이사이에 있는 구멍으로 척수신경의 통로

L-spine CT - 05

axial

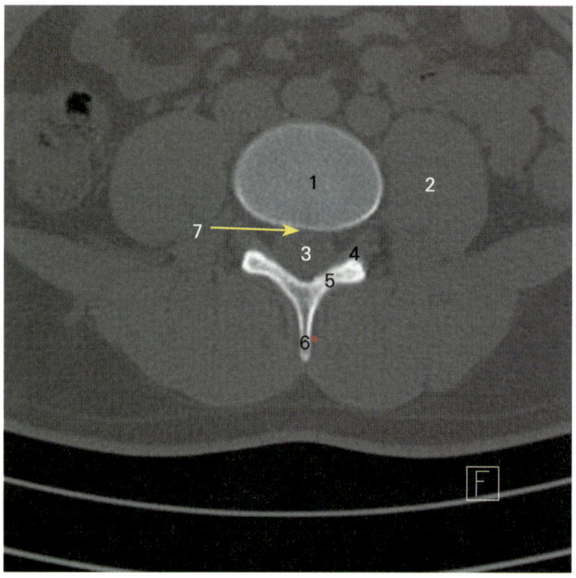

1 Intervertebral disc (척추사이원반)
2 Psoas muscle (허리근)
3 Spinal cord (척수)
4 Ligamentum Flavum (황색인대)
5 Lamina (척추뼈고리판)
6 Spinous process (가시돌기)*
7 Posterior longitudinal ligament (뒤세로인대)

coronal

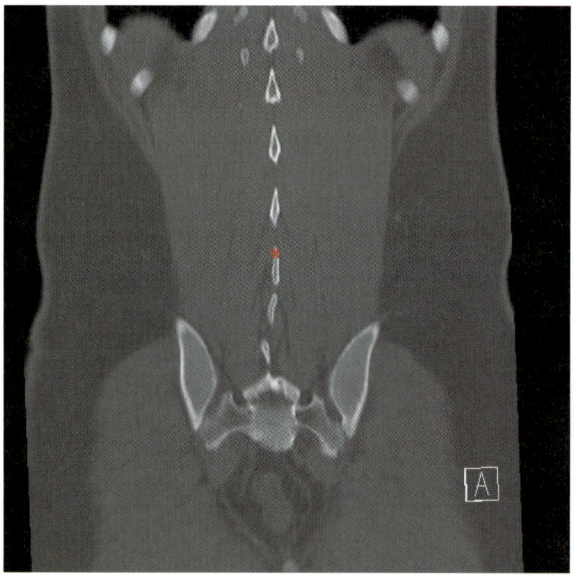

sagittal

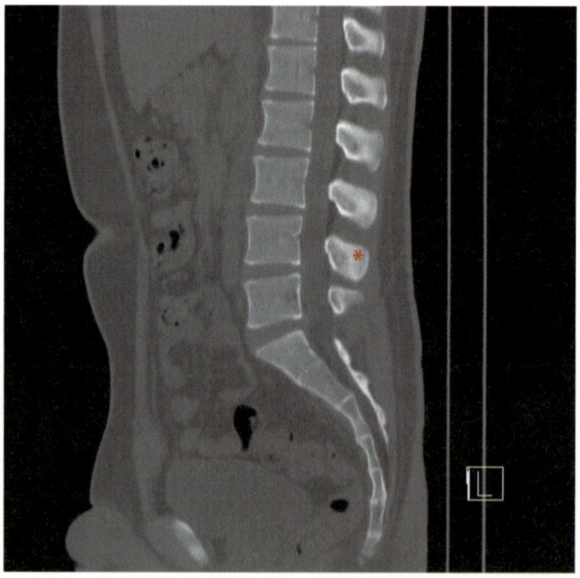

5. 가시돌기(spinous process)

① 고리판이 만나는 위치에서 뒤쪽으로 돌출

② 크고 넓으면서 수평방향으로 돌출

L-spine CT - 06

axial

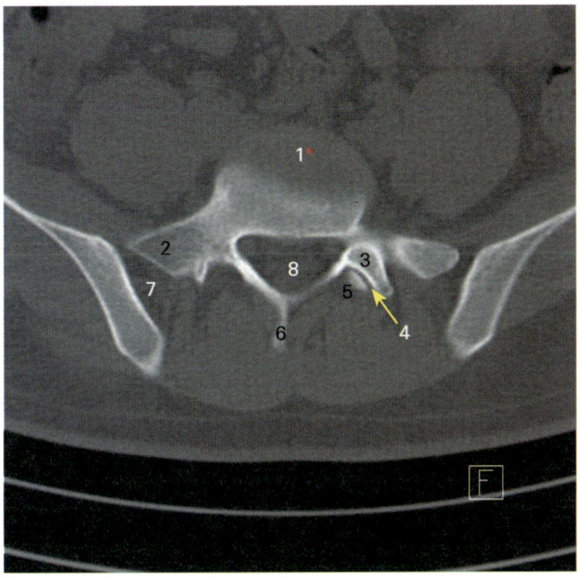

1 Intervertebral disc (척추사이원반)*
2 Sacral ala (엉치뼈 날개)
3 Superior articular process (위관절돌기)
4 Zygapophysial joint (돌기사이관절)
5 Inferior articular process (아래관절돌기)
6 Medial sacral crest (정중엉치능선)
7 Sacroiliac joint (엉치엉덩관절)
8 Thecal sac (건초주머니)

coronal

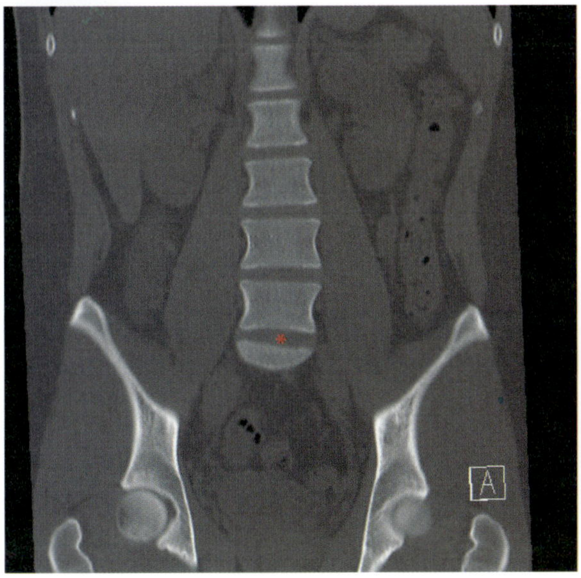

sagittal

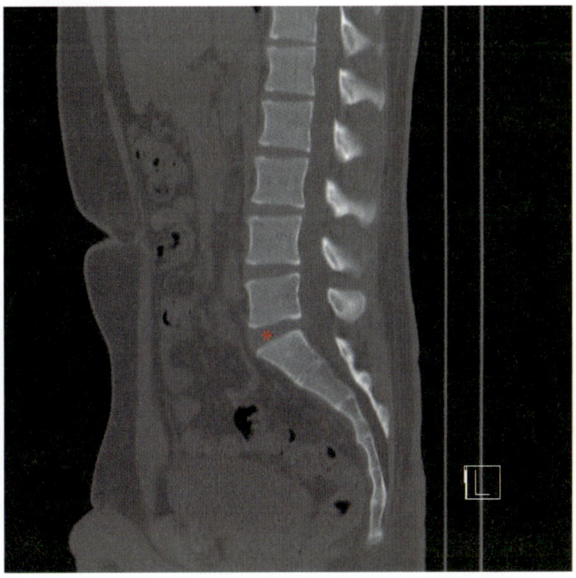

6. 척추사이원반(intervertebral disk)

① 섬유연골(fibrous cartilage)로 충격 흡수

② 중심부(섬유고리)+주변부(수핵)

③ 성인의 척추사이원반은 23개

L-spine CT 3D(anterior)

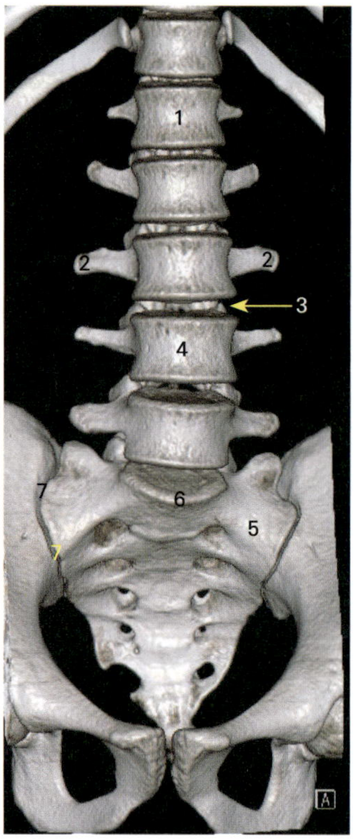

1 L1 body (첫번째허리뼈몸통)
2 Transverse process (가로돌기)
3 Intervertebral space (척추사이공간)
4 L4 body (네번째허리뼈 몸통)
5 Sacrum (엉치뼈)
6 Promontory of sacrum (엉치뼈곶)
7 Sacroiliac joint (엉치엉덩관절)

L-spine CT 3D(oblique)

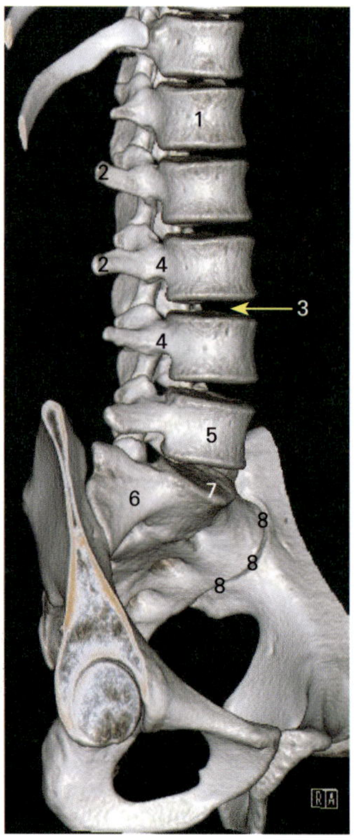

1 L1 body (첫번째허리뼈 몸통)
2 Transverse process (가로돌기)
3 Intervertebral space (척추사이공간)
4 Pedicle (고리뿌리)
5 L5 body (다섯번째허리뼈 몸통)
6 Sacrum (엉치뼈)
7 Promontory of sacrum (엉치뼈곶)
8 Sacroiliac joint (엉치엉덩관절)

L-spine CT 3D(lateral)

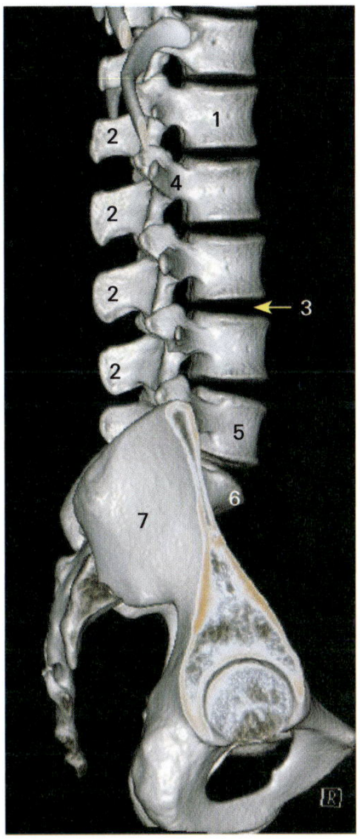

1 L1 body (첫번째허리뼈 몸통)
2 Spinous process (가시돌기)
3 Intervertebral space (척추사이공간)
4 Pedicle (고리뿌리)
5 L5 body (다섯번째허리뼈 몸통)
6 Promontory of sacrum (엉치뼈곶)
7 Ilium (엉덩뼈)

L-spine CT 3D(posterior)

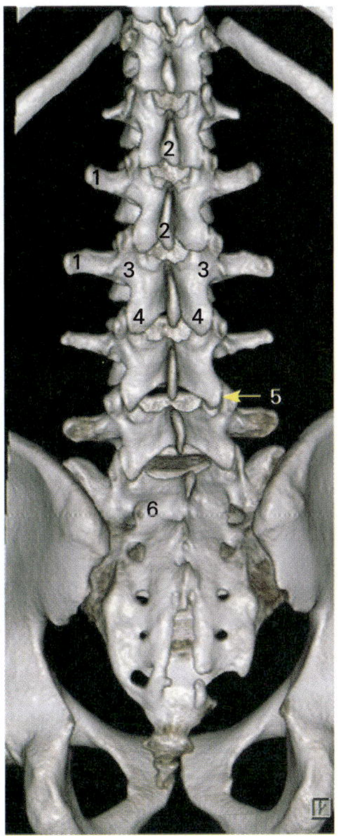

1 Transverse process (가로돌기)
2 Spinous process (가시돌기)
3 Superior articular process (위관절돌기)
4 Inferior articular process (아래관절돌기)
5 Zygapophysial joint (돌기사이관절)
6 Sacrum (엉치뼈)

5. Pelvis CT

Pelvis CT - 01

axial

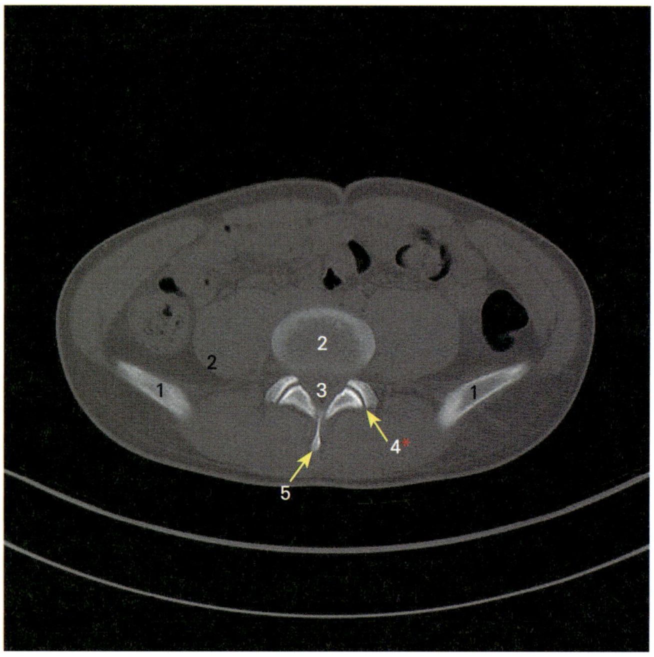

coronal

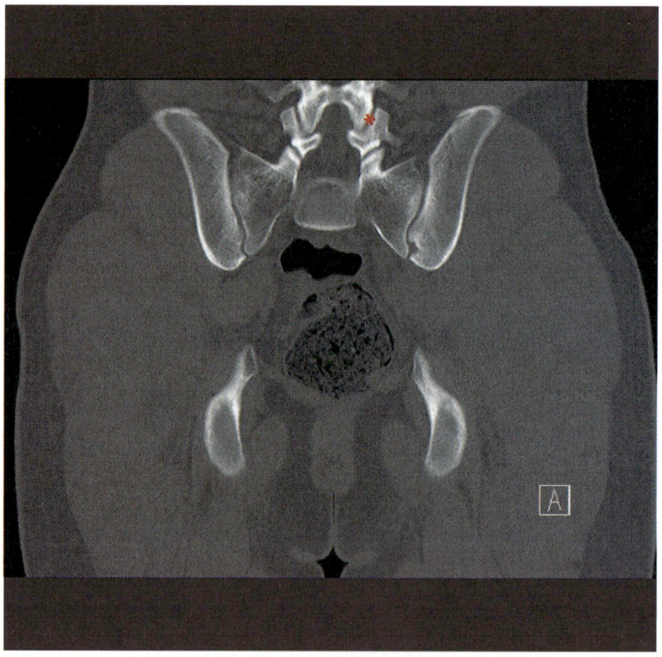

1 Iliac crest (엉덩뼈 능선)
2 Intervertebral disc (척추사이원반)
3 Spinal cord (척수)
4 Zygapophysial joint (돌기사이관절)*
5 Spinous process (가시돌기)

1. 볼기뼈(hip bone)

① 편평하고 불규칙한 뼈로 엉덩뼈, 궁둥뼈, 두덩뼈	③ 성인이 된 후 1개의 뼈로 결합
② 척추와 다리를 연결	④ 골반 : 볼기뼈 + 엉치뼈 + 꼬리뼈

Pelvis CT - 02

axial

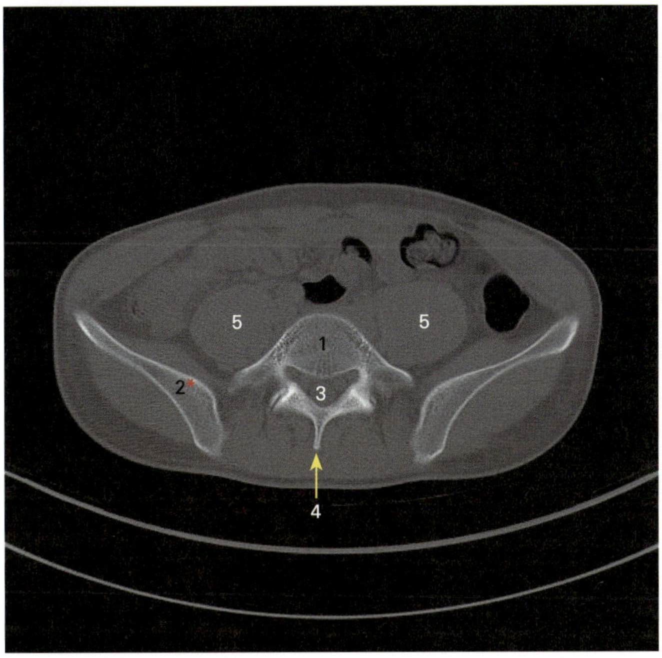

coronal

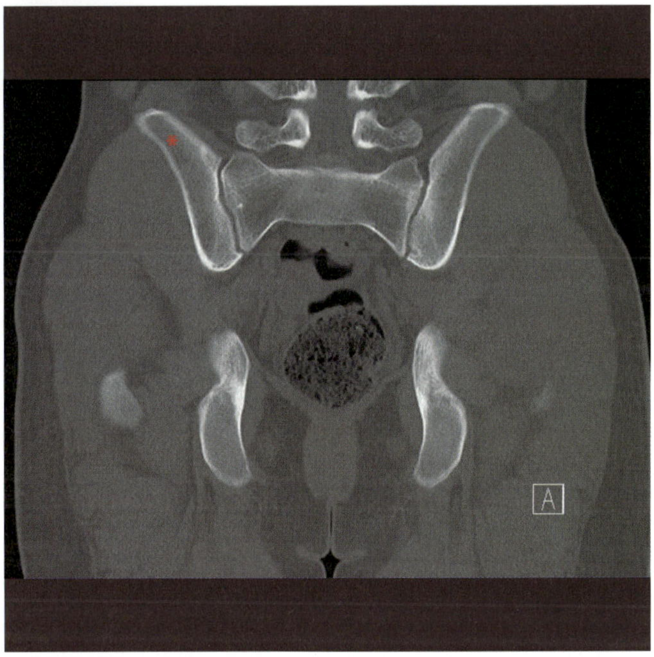

1 L5 vertebral body (다섯번째허리뼈 몸통)
2 Ilium (엉덩뼈)*
3 Spinal cord (척수)
4 Spinous process (가시돌기)
5 Psoas muscle (허리근)

2. 엉덩뼈(ilium)

① 볼기뼈 중 가장 큼

② 볼기뼈 절구의 위쪽 2/5

③ 귀모양면 : 엉치뼈의 귀모양면과 결합

④ 엉덩뼈능선 ; 엉덩뼈날개의 위 모서리

MEMO

Pelvis CT - 03

axial

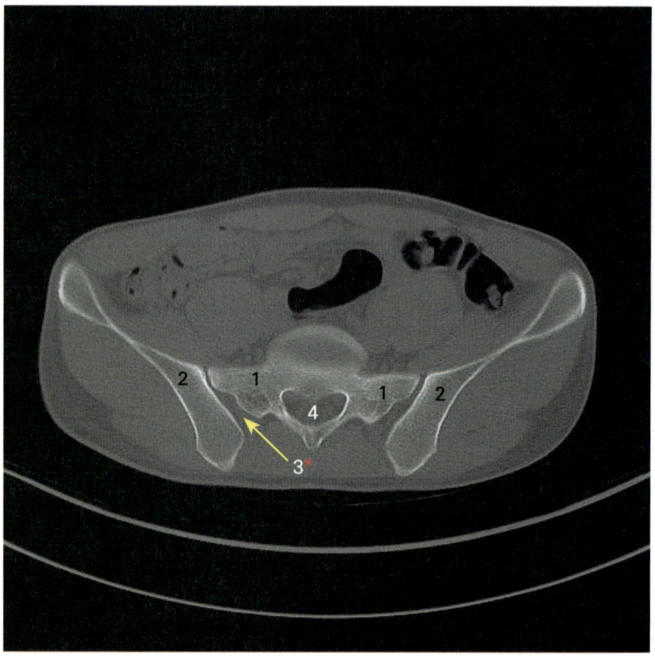

coronal

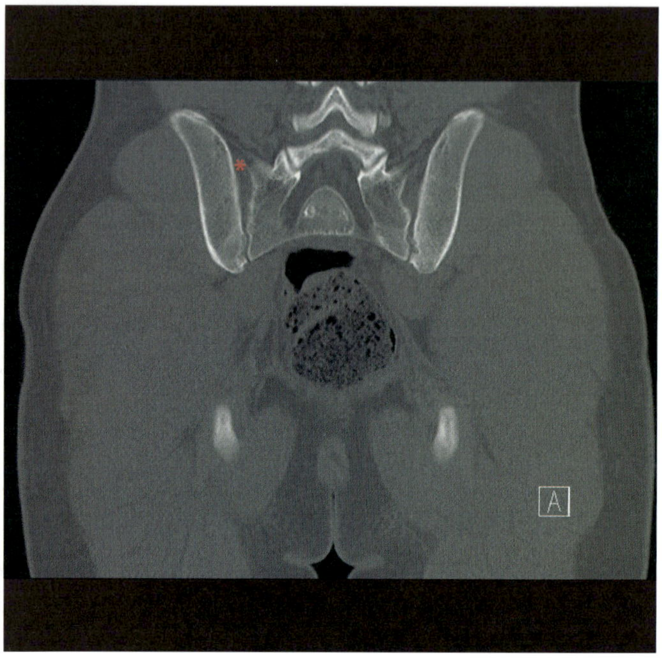

1 Sacrum (엉치뼈)
2 Ilium (엉덩뼈)
3 Sacroiliac joint (엉치엉덩관절)*
4 Sacral canal (엉치뼈관)

3. 엉치엉덩관절(sacroiliac joint)

① 평면관절 : 엉치뼈의 귀모양면 + 엉덩뼈의 귀모양면

② 운동성이 거의 없음

MEMO

Pelvis CT - 04

axial

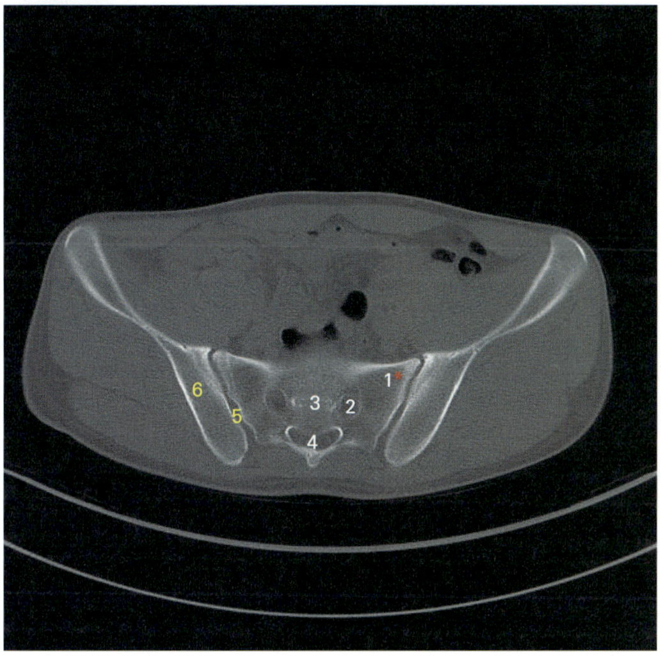

coronal

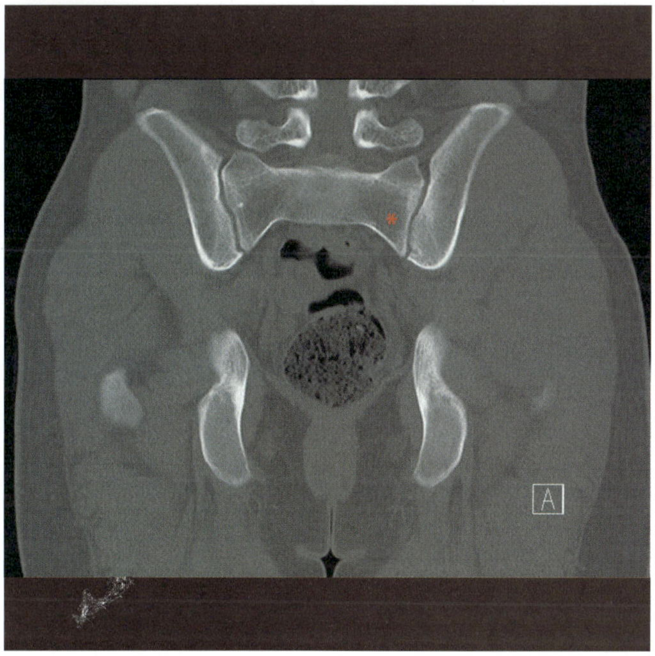

1 Sacrum (엉치뼈)*
2 Sacral foramen (엉치뼈구멍)
3 Transverse line (가로선)
4 Sacral canal (엉치뼈관)
5 Sacroiliac joint (엉치엉덩관절)
6 Ilium (엉덩뼈)

4. 엉치뼈(sacrum)

① 역삼각형 모양으로 골반의 뒤 벽을 형성

② 엉치뼈바닥 : 위쪽의 넓은 곳, 엉치뼈끝 : 아래쪽의 좁은 곳

③ 엉치뼈곶 : 앞모서리 부분의 앞으로 돌출된 부분, 골반 계측의 중요한 부분

④ 귀모양면 : 가쪽 부위의 귀모양

MEMO

Pelvis CT - 05

axial

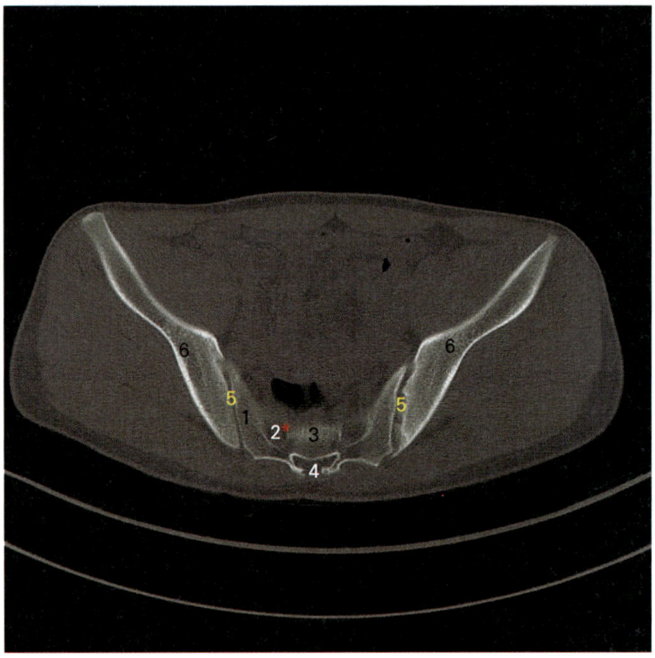

coronal

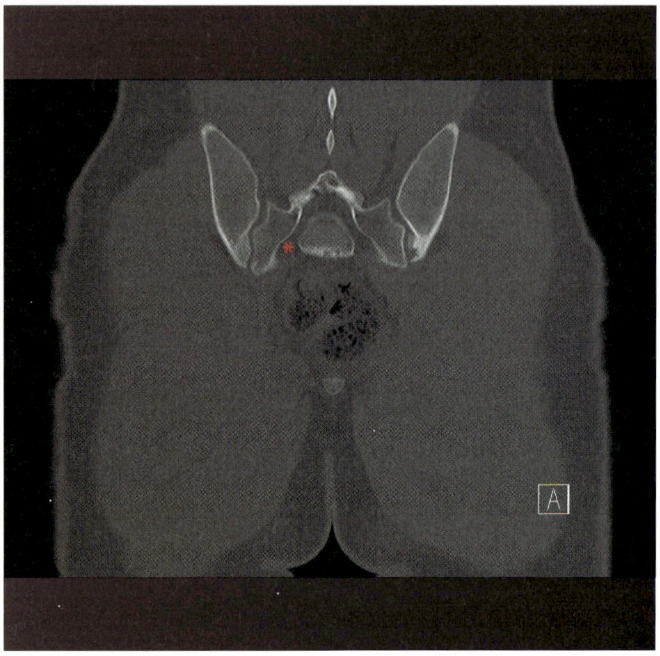

1 Sacrum (엉치뼈)
2 Sacral foramen (엉치뼈구멍)*
3 Transverse line (가로선)
4 Sacral canal (엉치뼈관)
5 Sacroiliac joint (엉치엉덩관절)
6 Ilium (엉덩뼈)

5. 엉치뼈구멍(sacral foramen)

① 4개의 가로선 양 끝에 4쌍의 앞엉치뼈구멍이 있음

② 4쌍의 뒤엉치뼈구멍은 중간엉치뼈능선 가쪽에 위치

③ 신경과 혈관 지나감

MEMO

Pelvis CT - 06

axial

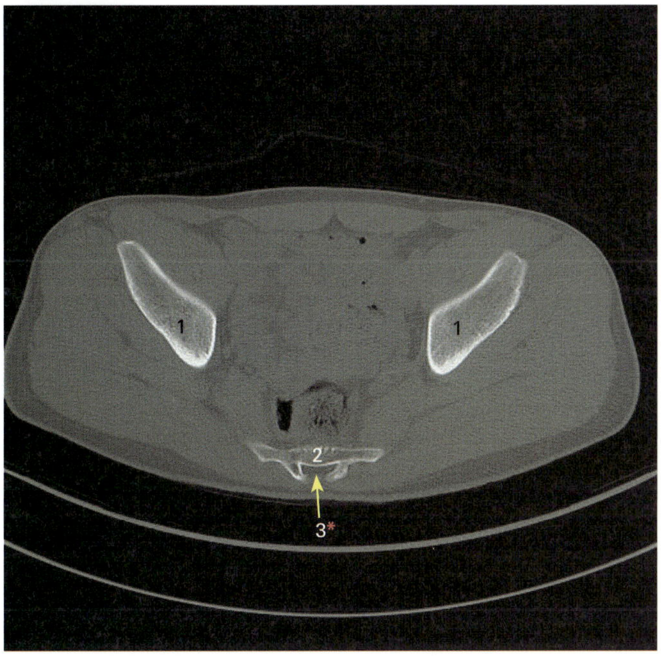

coronal

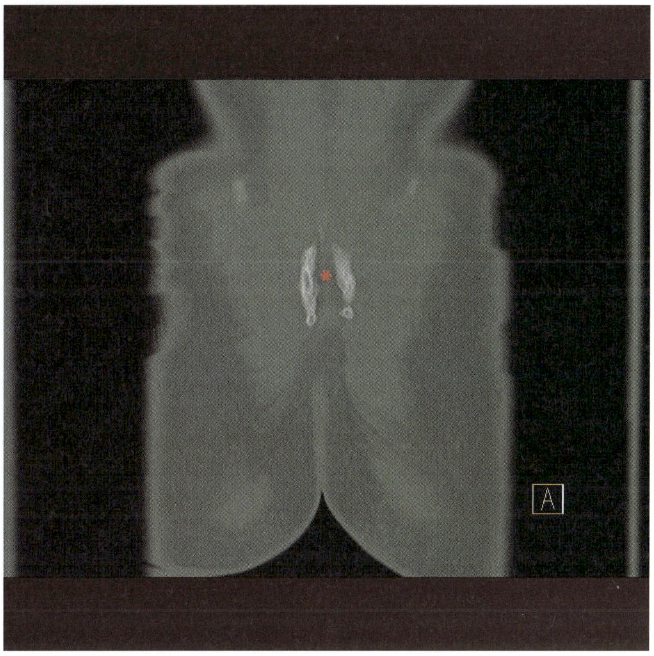

1 Ilium (엉덩뼈)
2 Sacrum (엉치뼈)
3 Sacral canal (엉치뼈관)*

6. 엉치뼈관(sacral canal)

① 엉치뼈바닥에서 엉치뼈끝으로 관통하는 관

② 엉치뼈틈새 : 엉치뼈관의 아래구역

MEMO

Pelvis CT - 07

axial

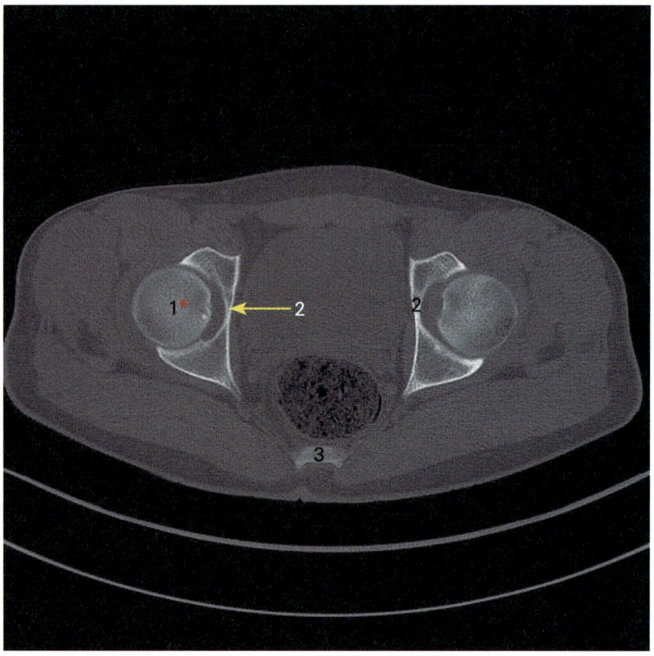

coronal

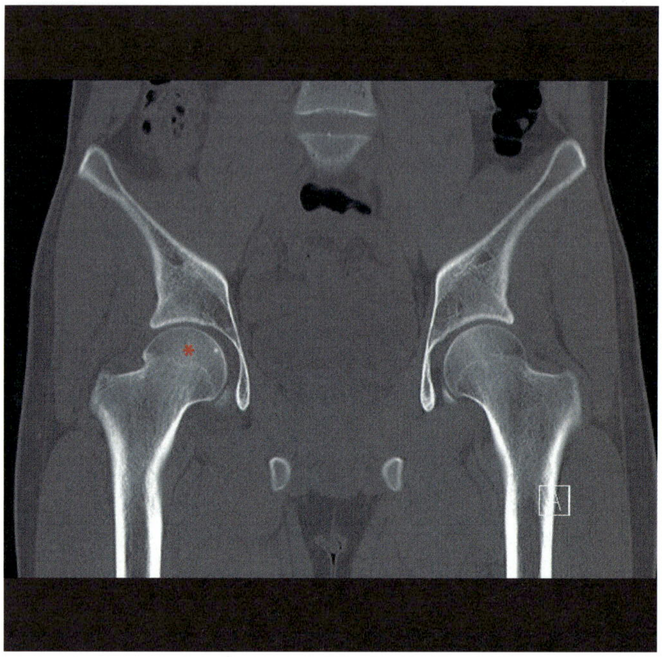

1 Femoral head (넙다리뼈머리)*
2 Acetabulum (절구)
3 Coccyx (꼬리뼈)

7. 넙다리뼈머리(femoral head)

① 넙다리뼈는 인체에서 가장 무겁고 긴 뼈

② 볼기뼈절구와 엉덩관절 형성

③ 넙다리뼈오목 : 머리 중앙부위에 넙다리뼈머리인대 부착

MEMO

Pelvis CT - 08

axial

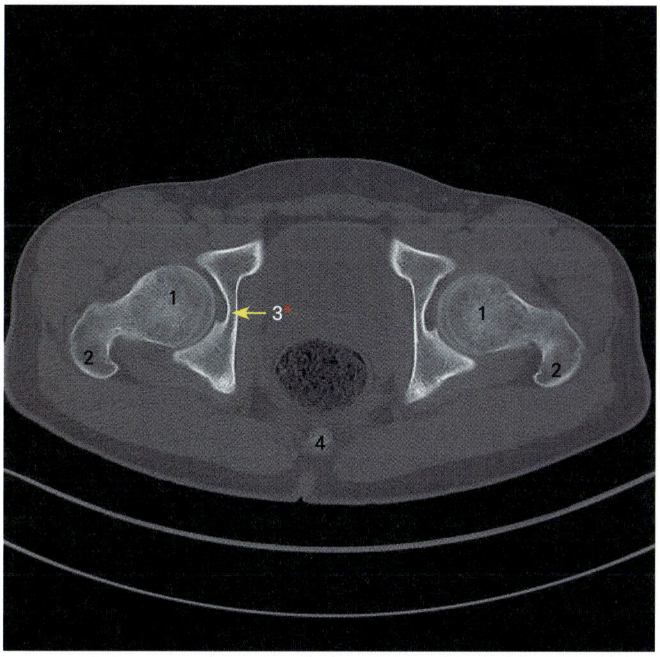

coronal

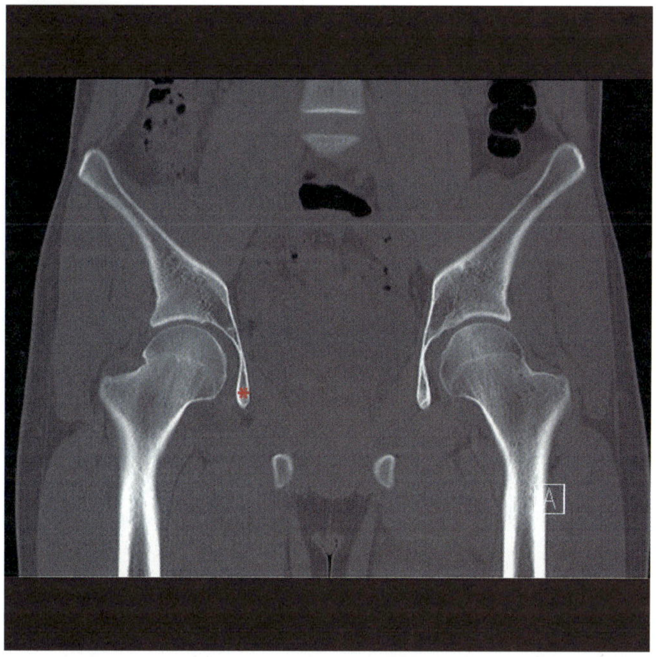

1 Femoral head (넙다리뼈머리)
2 Greater trochanter (큰돌기)
3 Acetabulum (절구)*
4 Coccyx (꼬리뼈)

8. 절구(acetabulum)

① 엉덩뼈, 궁둥뼈, 두덩뼈가 결합

② 넙다리뼈머리와 엉덩관절 형성

③ 절구패임 : 볼기뼈절구 앞 아래 위치하며 혈관, 신경 지나감

④ 절구오목 : 넙다리뼈머리인대 부착

MEMO

Pelvis CT - 09

axial

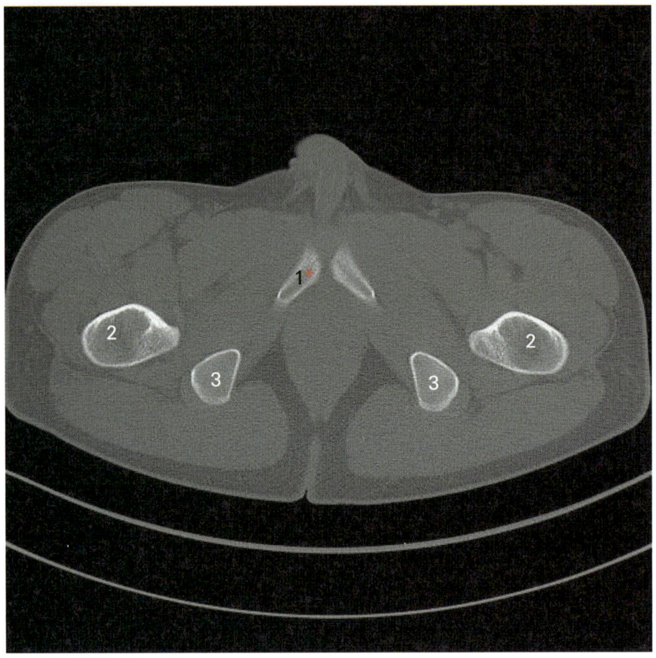

coronal

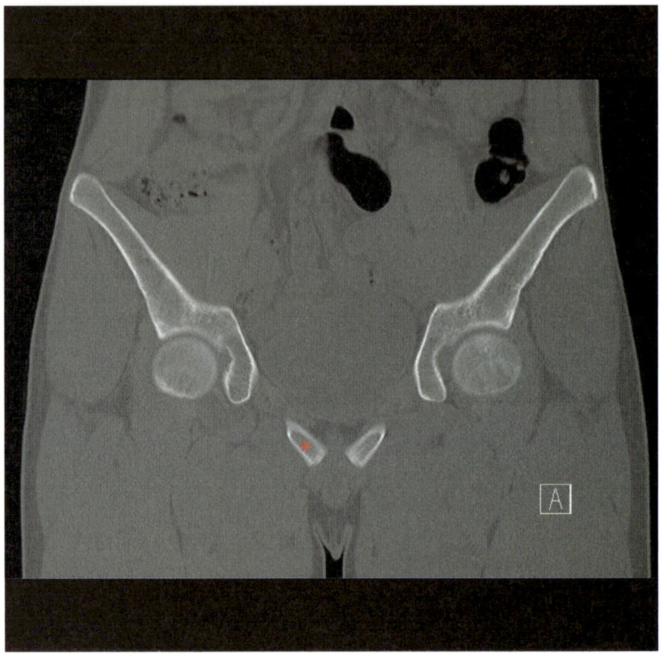

1 Pubic bone (두덩뼈)*
2 Femoral bone (넙다리뼈)
3 Ischium (궁둥뼈)

9. 두덩뼈(pubis)

① 몸통, 위·아래 가지로 구분

② 볼기뼈 절구의 1/5 담당

③ 폐쇄구멍 : 두덩뼈아래가지 + 궁둥뼈가지

④ 두덩밑각 : 여성 > 남성

MEMO

Pelvis CT 3D(anterior)

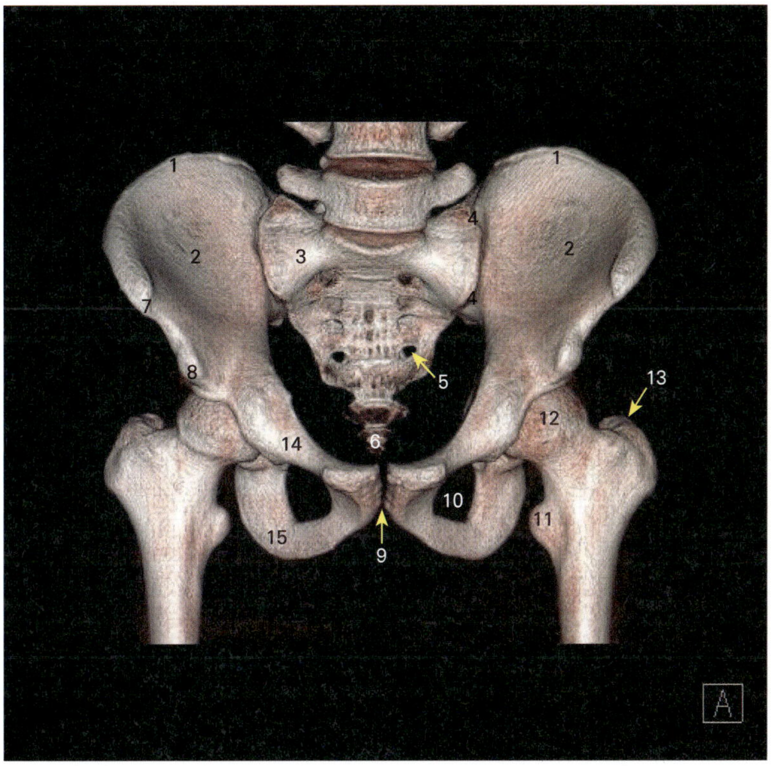

1 Iliac crest (엉덩뼈 능선)
2 Iliac fossa (엉덩뼈오목)
3 Sacrum (엉치뼈)
4 Sacroiliac joint (엉치엉덩관절)
5 Anterior sacral foramen (앞엉치뼈구멍)
6 Coccyx (꼬리뼈)
7 Anterior superior iliac spine (앞위엉덩뼈가시)
8 Anterior inferior iliac spine (앞아래엉덩뼈가시)
9 Pubic symphysis (두덩결합)
10 Obturator foramen (폐쇄구멍)
11 Lesser trochanter (작은돌기)
12 Femoral head (넙다리뼈머리)
13 Greater trochanter (큰돌기)
14 Pubic bone (두덩뼈)
15 Ischium (궁둥뼈)

Pelvis CT 3D(RPO)

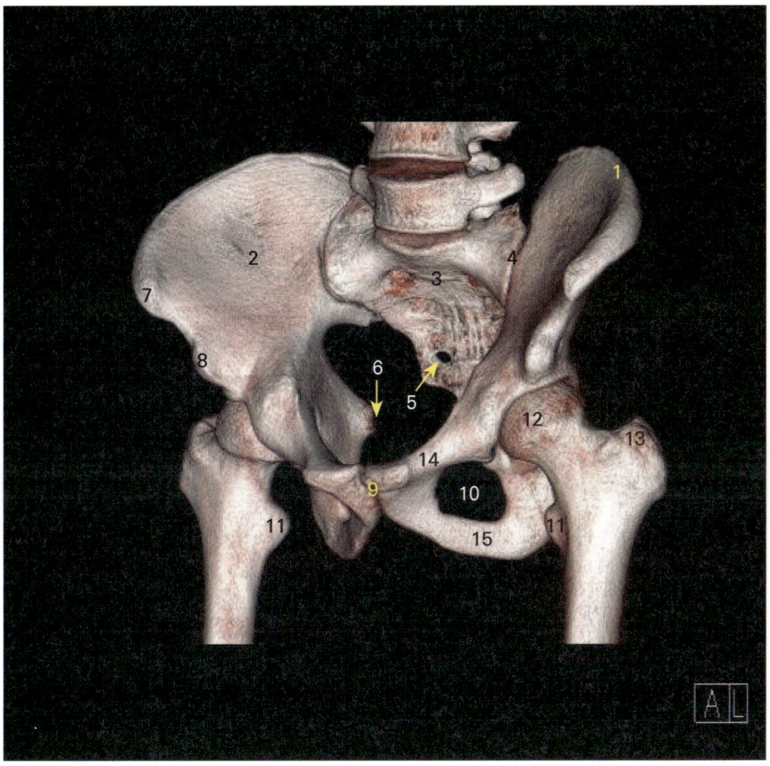

1 Iliac crest (엉덩뼈 능선)
2 Iliac fossa (엉덩뼈오목)
3 Sacrum (엉치뼈)
4 Sacroiliac joint (엉치엉덩관절)
5 Anterior sacral foramen (앞엉치뼈구멍)
6 Ischial spine (궁둥뼈가시)
7 Anterior superior iliac spine (앞위엉덩뼈가시)
8 Anterior inferior iliac spine (앞아래엉덩뼈가시)
9 Pubic symphysis (두덩결합)
10 Obturator foramen (폐쇄구멍)
11 Lesser trochanter (작은돌기)
12 Femoral head (넙다리뼈머리)
13 Greater trochanter (큰돌기)
14 Pubic bone (두덩뼈)
15 Ischium (궁둥뼈)

Pelvis CT 3D(lateral)

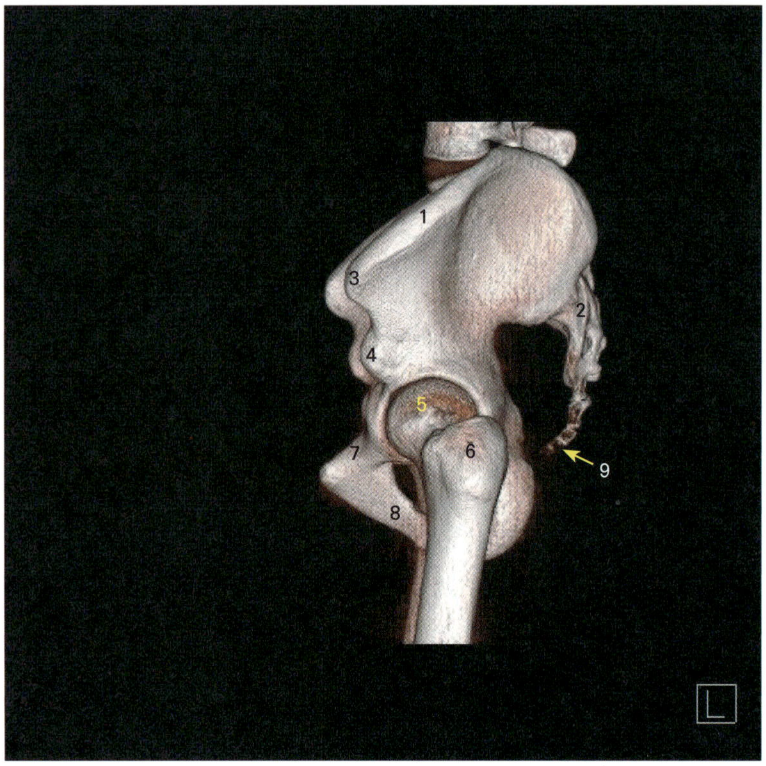

1 Iliac crest (엉덩뼈 능선)
2 Sacrum (엉치뼈)
3 Anterior superior iliac spine (앞위엉덩뼈가시)
4 Anterior inferior iliac spine (앞아래엉덩뼈가시)
5 Femoral head (넙다리뼈머리)
6 Greater trochanter (큰돌기)
7 Pubic bone (두덩뼈)
8 Ischium (궁둥뼈)
9 Coccyx (꼬리뼈)

Pelvis CT 3D(RAO)

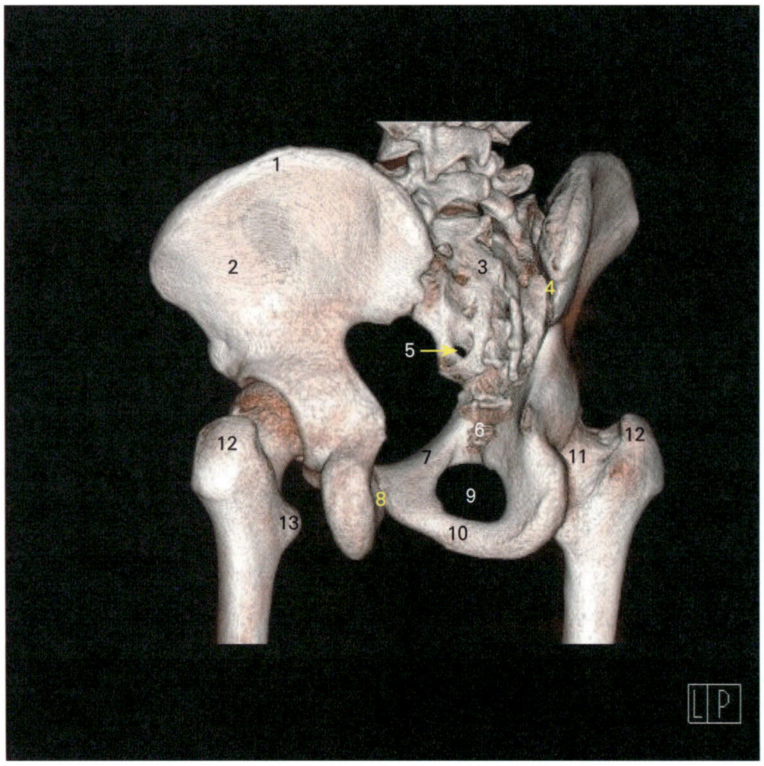

1 Iliac crest (엉덩뼈 능선)
2 Ilium (엉덩뼈)
3 Sacrum (엉치뼈)
4 Sacroiliac joint (엉치엉덩관절)
5 Posterior sacral foramen (뒤엉치뼈구멍)
6 Coccyx (꼬리뼈)
7 Pubic bone (두덩뼈)
8 Pubic symphysis (두덩결합)
9 Obturator foramen (폐쇄구멍)
10 Ischium (궁둥뼈)
11 Femoral neck (넙다리뼈목)
12 Greater trochanter (큰돌기)
13 Lesser trochanter (작은돌기)

Pelvis CT 3D(posterior)

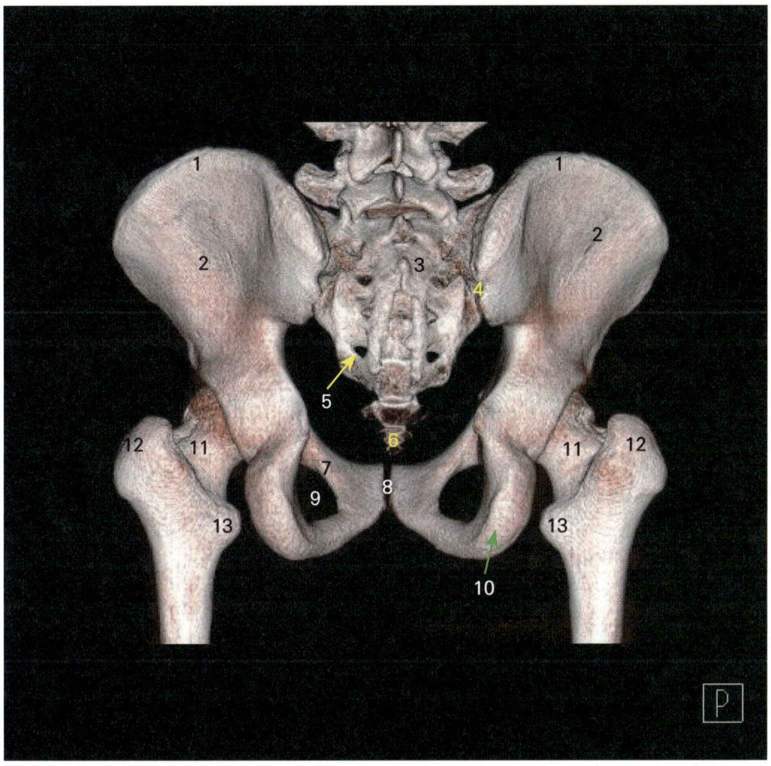

1 Iliac crest (엉덩뼈 능선)
2 Ilium (엉덩뼈)
3 Sacrum (엉치뼈)
4 Sacroiliac joint (엉치엉덩관절)
5 Posterior sacral foramen (뒤엉치뼈구멍)
6 Coccyx (꼬리뼈)
7 Pubic bone (두덩뼈)
8 Pubic symphysis (두덩결합)
9 Obturator foramen (폐쇄구멍)
10 Ischial tuberosity (궁둥뼈결절)
11 Femoral neck (넙다리뼈목)
12 Greater trochanter (큰돌기)
13 Lesser trochanter (작은돌기)

MEMO

6. Exercise(연습문제)

C-spine CT axial image

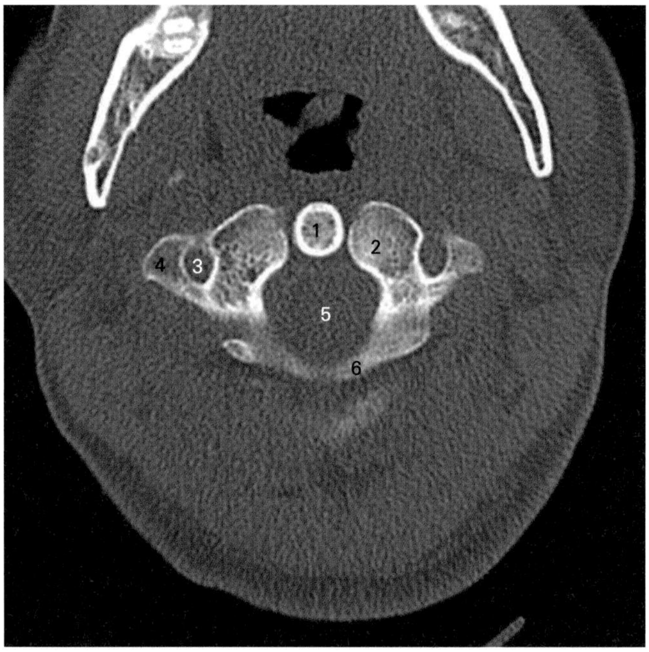

1. 특징

- 목적 :
- 환자자세 :
- Topogram 및 노출조건 :
- 스캔 조사야 :
- 스캔 범위 및 스캔 방법 :
- 슬라이스 두께 :
- 재구성 알고리즘 :
- Window Width / Window level :

Window Width(W.W)	Window Level(W.L)

2. 해부

- 치아돌기(Odontoid process)에 대해서 기술하시오.

- 영상의 각 번호에 해부학적 명칭을 기술하시오.

T-spine CT axial image

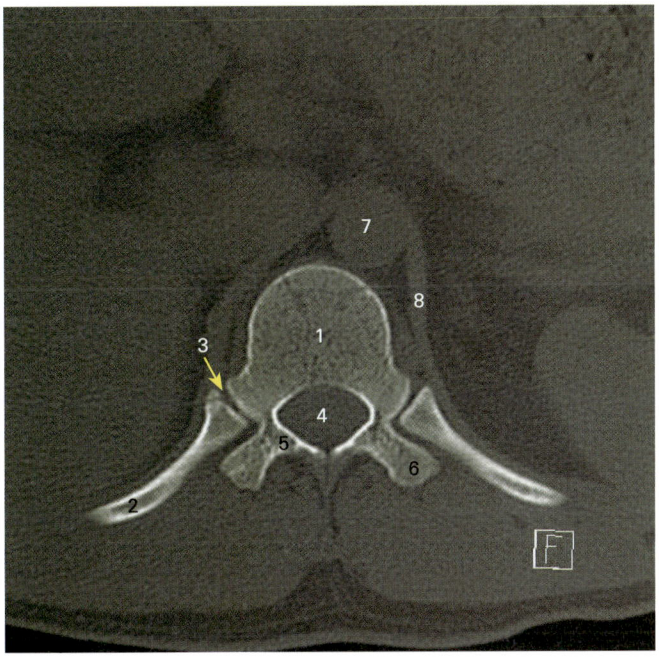

1. 특징

- 목적 :
- Topogram 및 노출조건 :
- 스캔 범위 및 스캔 방법 :
- 재구성 알고리즘 :
- Window Width / Window level :

Window Width(W.W)	Window Level(W.L)

- 환자자세 :
- 스캔 조사야 :
- 슬라이스 두께 :

2. 해부

- 등뼈(thoracic vertebrae)에 대해서 기술하시오.

- 영상의 각 번호에 해부학적 명칭을 기술하시오.

L-spine CT axial image

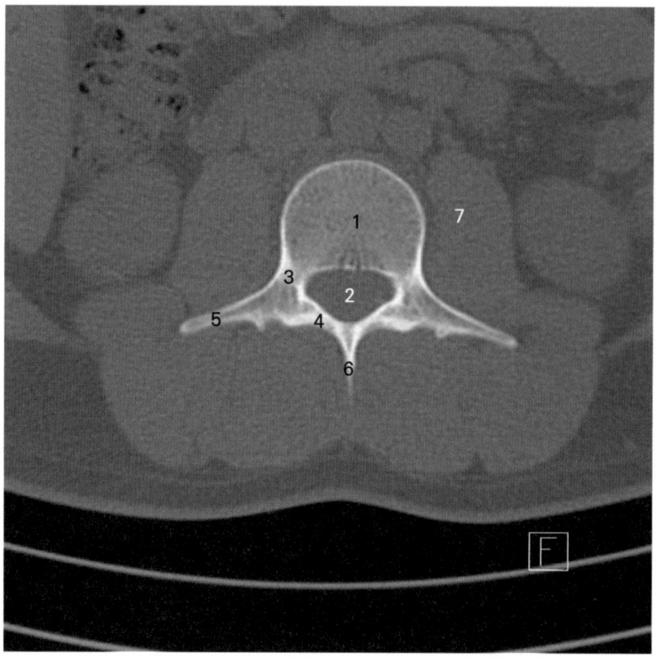

1. 특징

- 목적 :
- Topogram 및 노출조건 :
- 스캔 범위 및 스캔 방법 :
- 재구성 알고리즘 :
- Window Width / Window level :

Window Width(W.W)	Window Level(W.L)

- 환자자세 :
- 스캔 조사야 :
- 슬라이스 두께 :

2. 해부

- 척추굽이(vertebral curvature)에 대해서 기술하시오.

- 영상의 각 번호에 해부학적 명칭을 기술하시오.

Pelvis CT axial image

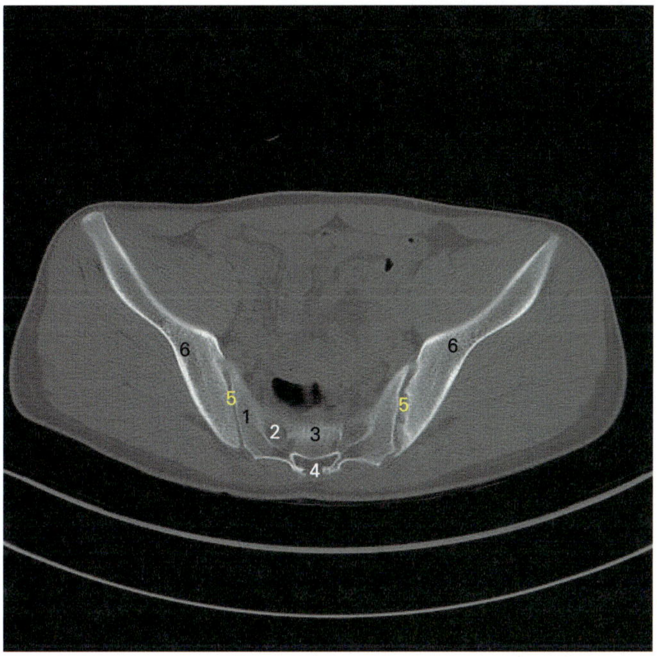

1. 특징

- 목적 :
- Topogram 및 노출조건 :
- 스캔 범위 및 스캔 방법 :
- 재구성 알고리즘 :
- Window Width / Window level :

Window Width(W.W)	Window Level(W.L)

- 환자자세 :
- 스캔 조사야 :
- 슬라이스 두께 :

2. 해부

- 엉치엉덩관절(sacroiliac joint)에 대해서 기술하시오.

- 영상의 각 번호에 해부학적 명칭을 기술하시오.

C-spine CT 3D(anterior)

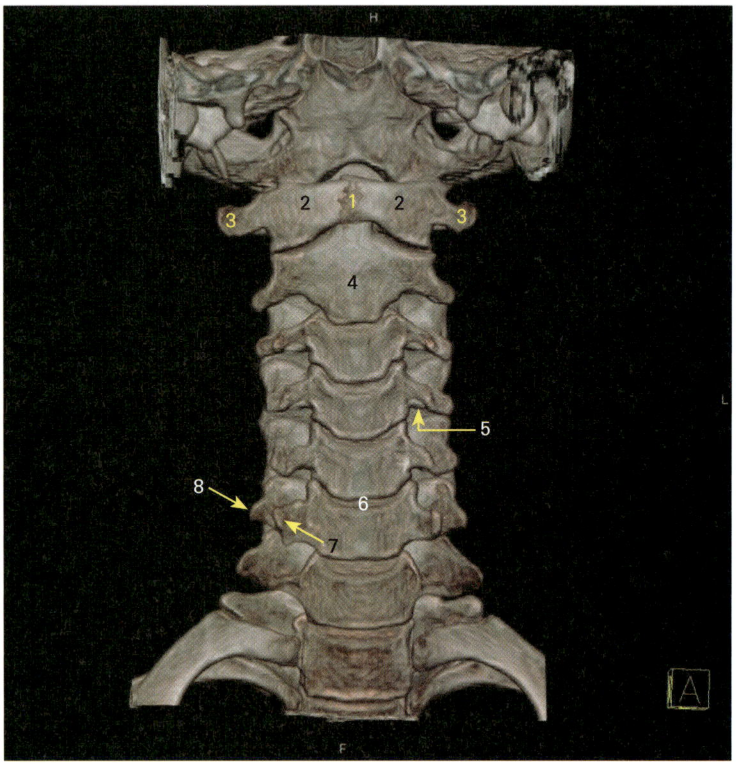

1. 영상에 사용되는 재구성 영상 기법에 대해서 기술하시오.

2. 목뼈의 특징에 대해서 기술하시오.

3. 척수(spinal cord)에 대해서 기술하시오.

4. 영상의 각 번호에 해부학적 명칭을 기술하시오.

L-spine CT 3D(anterior)

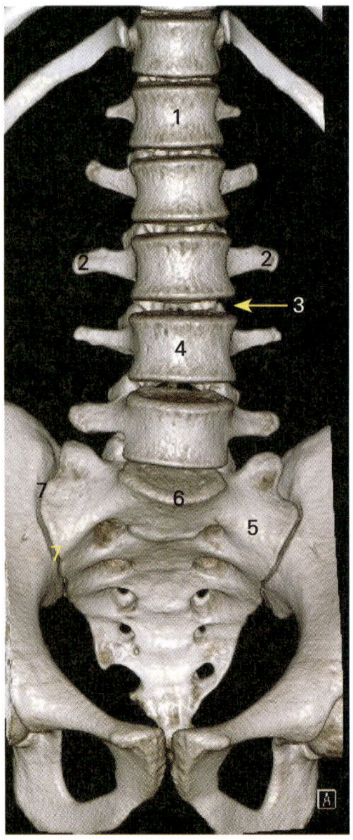

1. 영상에 사용되는 재구성 영상 기법에 대해서 기술하시오.

2. 허리뼈의 특징에 대해서 기술하시오.

3. 척추사이원반(intervertebral disk)에 대해서 기술하시오.

4. 영상의 각 번호에 해부학적 명칭을 기술하시오.

Pelvis CT 3D(anterior)

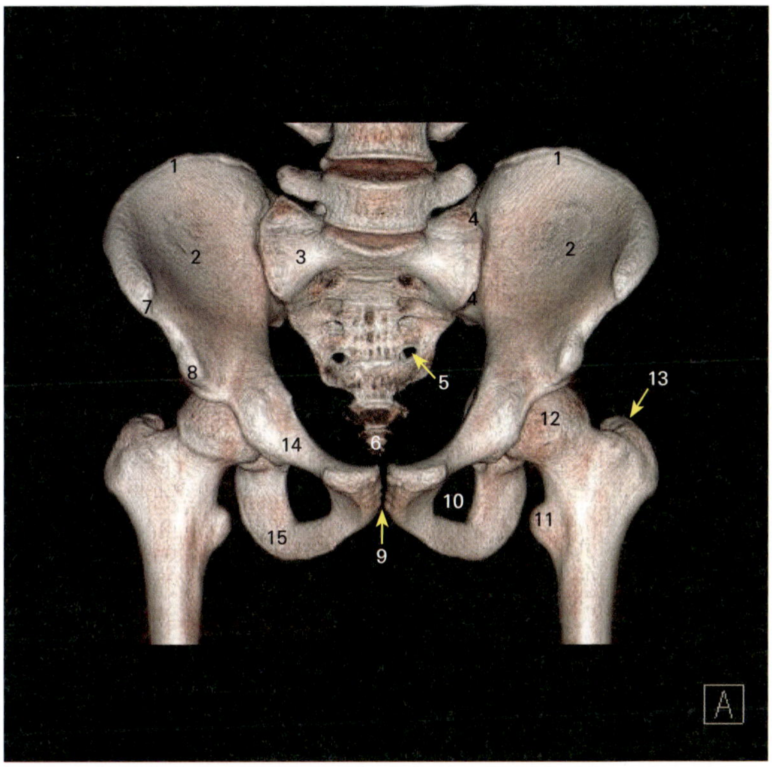

1. 영상에 사용되는 재구성 영상 기법에 대해서 기술하시오.

2. 볼기뼈(hip bone)의 특징에 대해서 기술하시오.

3. 엉치뼈(sacrum)에 대해서 기술하시오.

4. 영상의 각 번호에 해부학적 명칭을 기술하시오.

C-spine CT sagittal image

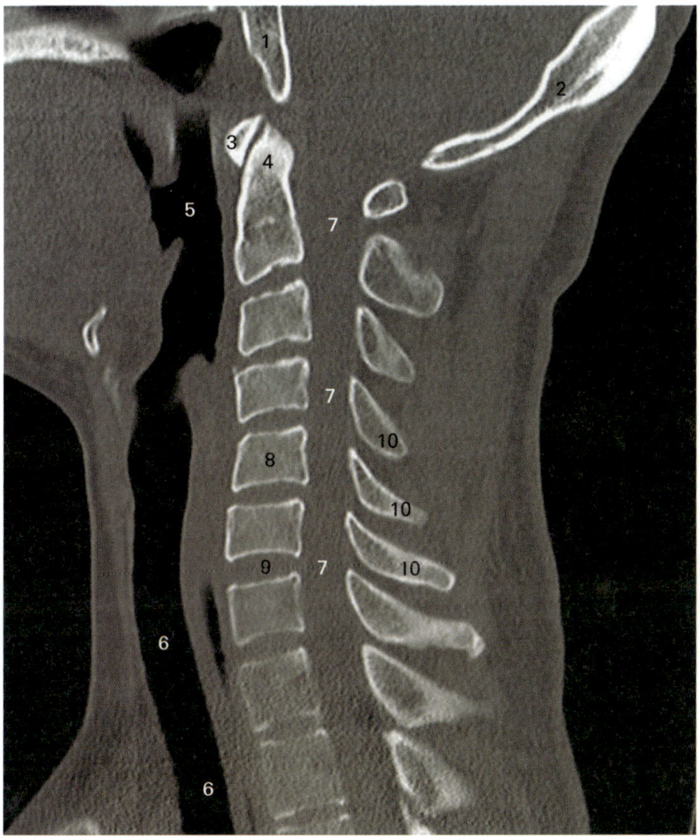

1 ______________________

2 ______________________

3 ______________________

4 ______________________

5 ______________________

6 ______________________

7 ______________________

8 ______________________

9 ______________________

10 ______________________

L-spine CT sagittal image

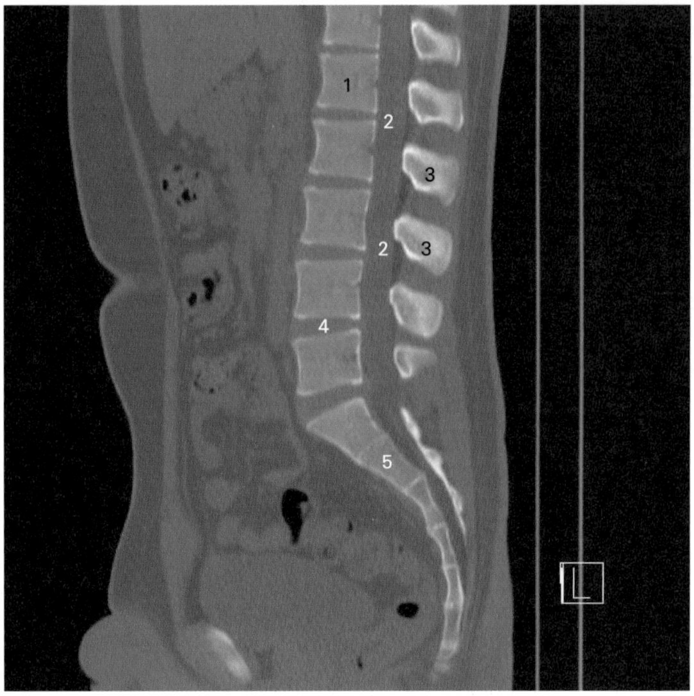

1 ____________________

2 ____________________

3 ____________________

4 ____________________

5 ____________________

Pelvis CT coronal image

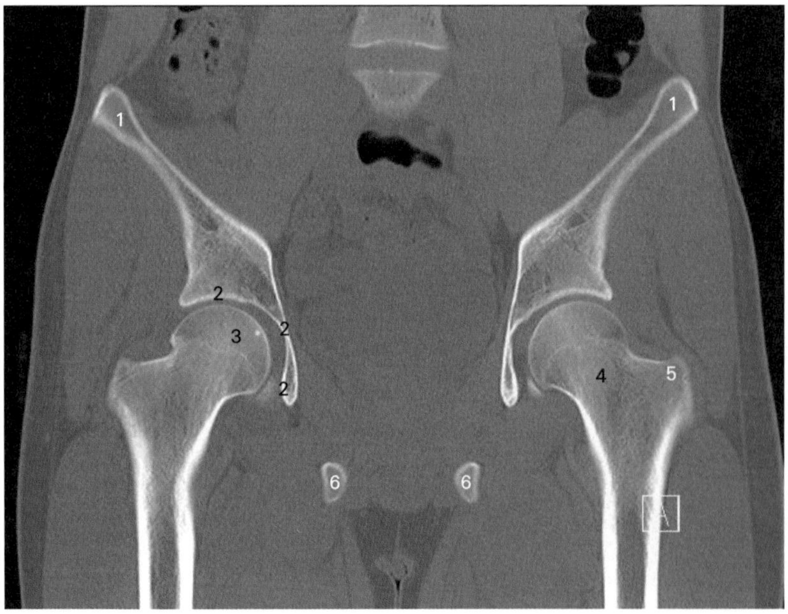

1 ____________________

2 ____________________

3 ____________________

4 ____________________

5 ____________________

6 ____________________

4

Chest (흉부)

1 Anatomy
2 Chest CT
3 Coronary CT
4 Exercise

1. Anatomy

가슴우리(흉곽) 앞면

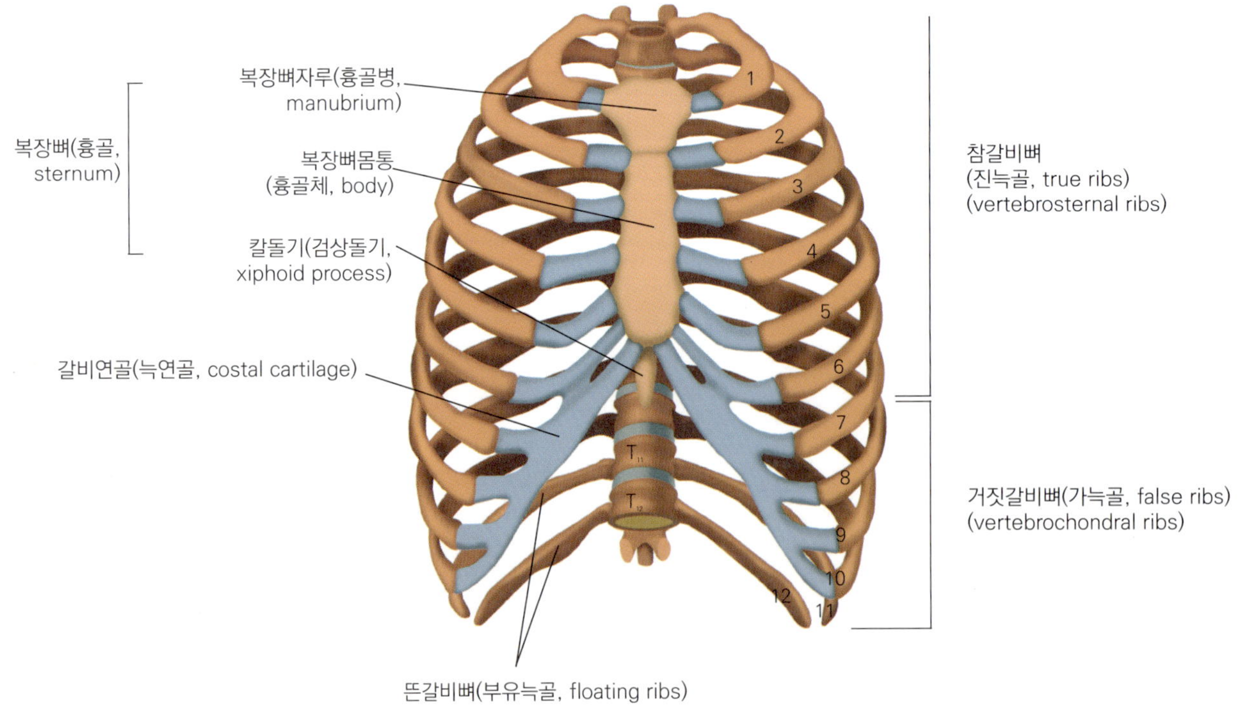

흉부 후전방향 해부도

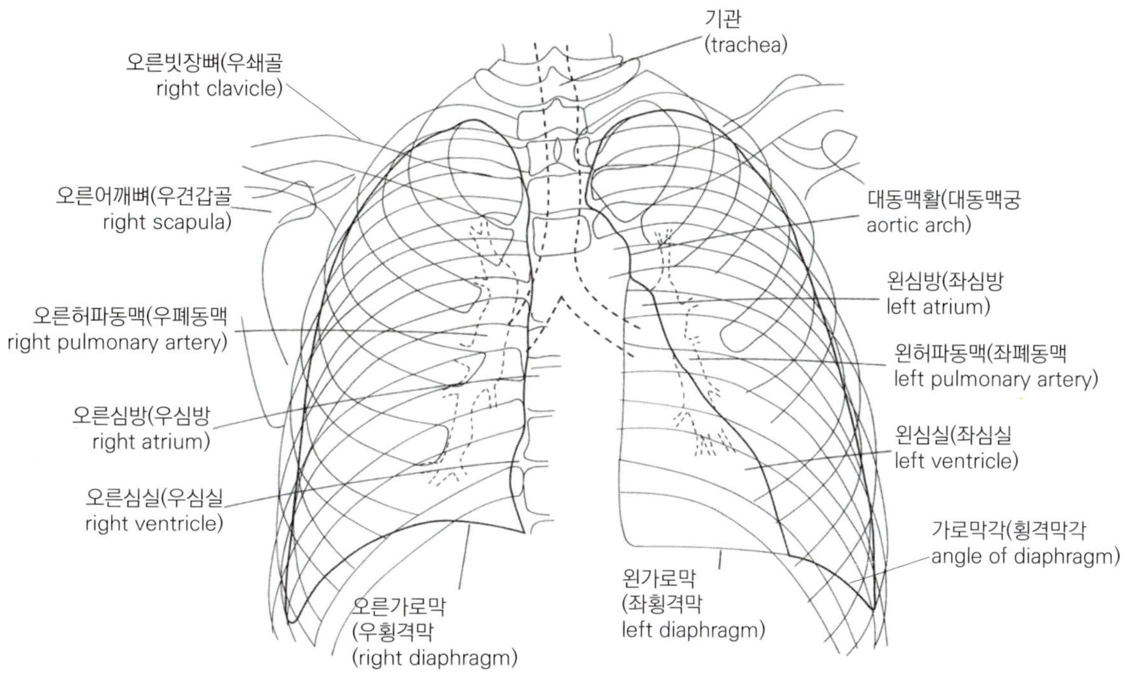

흉부 측방향 해부도

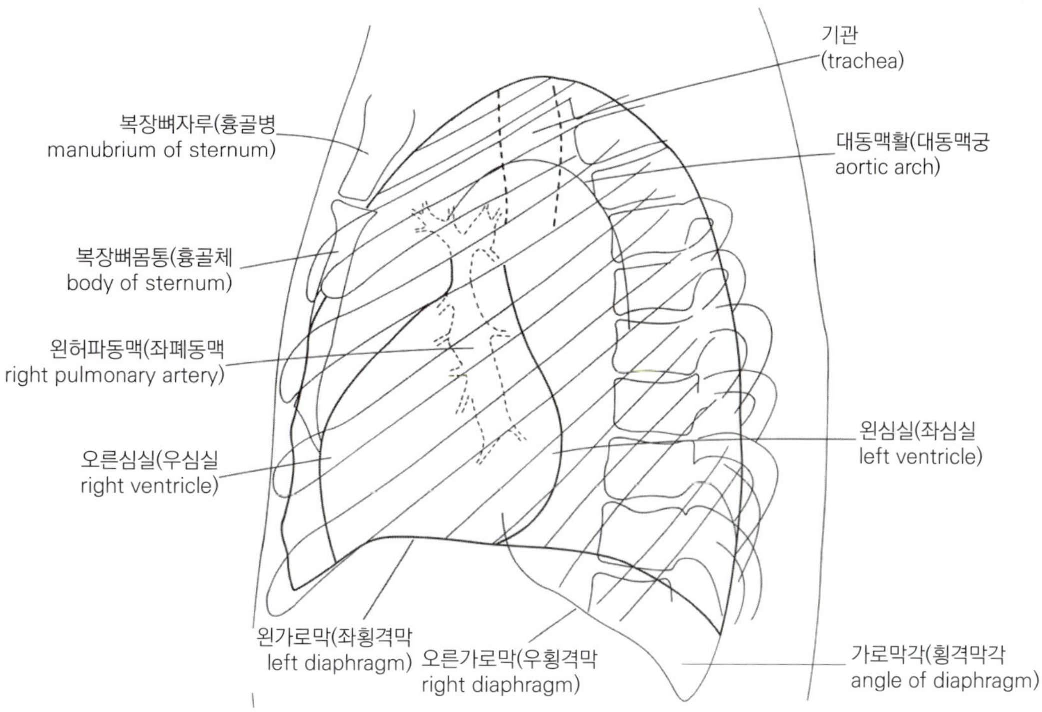

심장의 위앞면(복장갈비면)

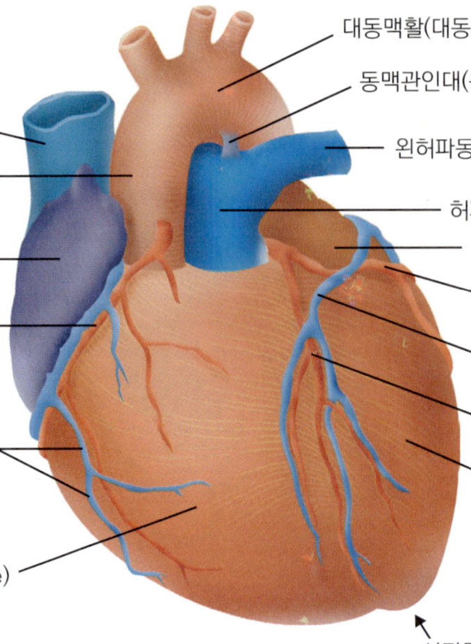

심장의 아래뒤면(횡격면)

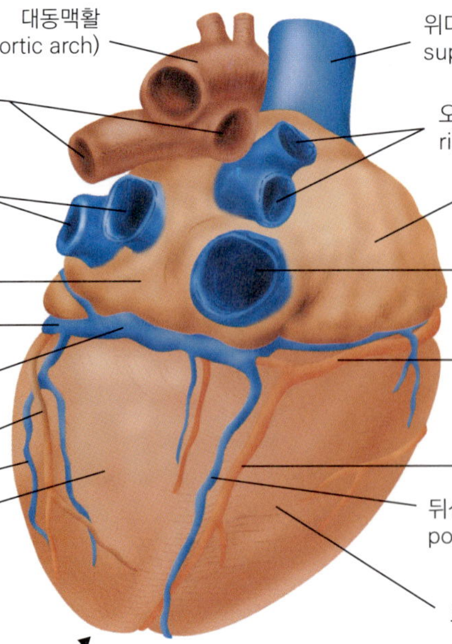

심장의 위앞면(흉늑면)

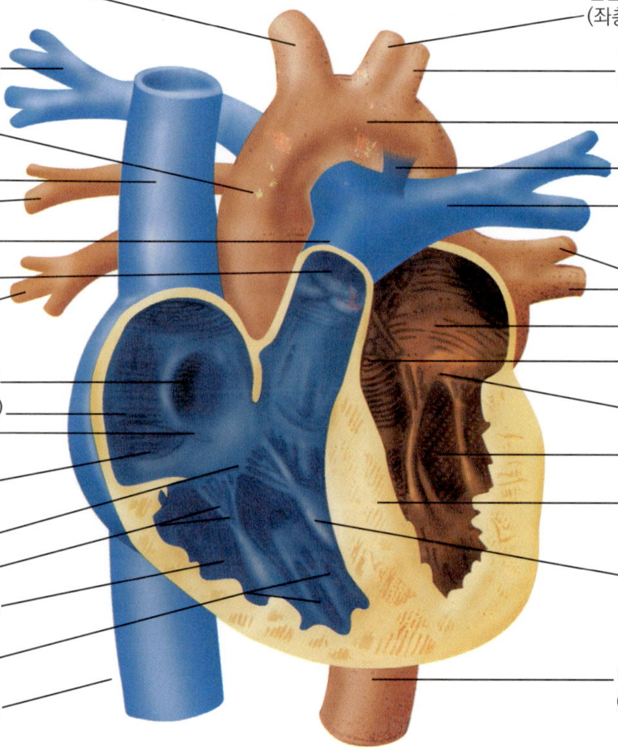
팔머리동맥
(완두동맥, brachiocephalic artery)
오른허파동맥
(우폐동맥, right pulmonary artery)
오름대동맥(상행대동맥, ascending aorta)
위대정맥(상대정맥, superior vena cave)
오른허파정맥(우폐정맥, right pulmonary vein)
허파동맥줄기(폐동맥간, pulmonary trunk)
허파동맥판막(폐동맥판, pulmonary valve)
오른허파정맥(우폐정맥, righ pulmonary vein)
타원오목(난원와, fossa ovalis)
오른심방(우심방, right atrium)
심장정맥판막(valve of coronary sinus)
아래대정맥판막
(하대정맥판, valve of inferior vena cava)
오른방실판막(삼첨판, tricuspid valve)
힘줄끈(건삭, chordae tendineae)
오른심실(우심실, right ventricle)
근육기둥(육주, trabeculae carneae)
아래대정맥(하대정맥, inferior vena cava)
왼온목동맥
(좌총경동맥, left common carotid artery)
왼빗장밑동맥
(좌쇄골하동맥, left subclavian artery)
대동맥활(대동맥궁, aorta arch)
동맥관인대(ligamentum arteriosum)
왼허파동맥
(좌폐동맥, left pulmonary artery)
왼허파정맥
(좌폐정맥, left pulmonary veins)
왼심방(좌심방, left atrium)
대동맥판막(aortic valve)
왼방실판막(이첨판, bicuspid valve)
왼심실(좌심실, left ventricle)
심실사이막
(심실중격, interventricular septum)
꼭지근육
(유두근, papillary muscle)
내림대동맥
(하행대동맥, descending aorta)

4 Chest & Coronary CT

2. Chest CT

Chest CT - 01

axial

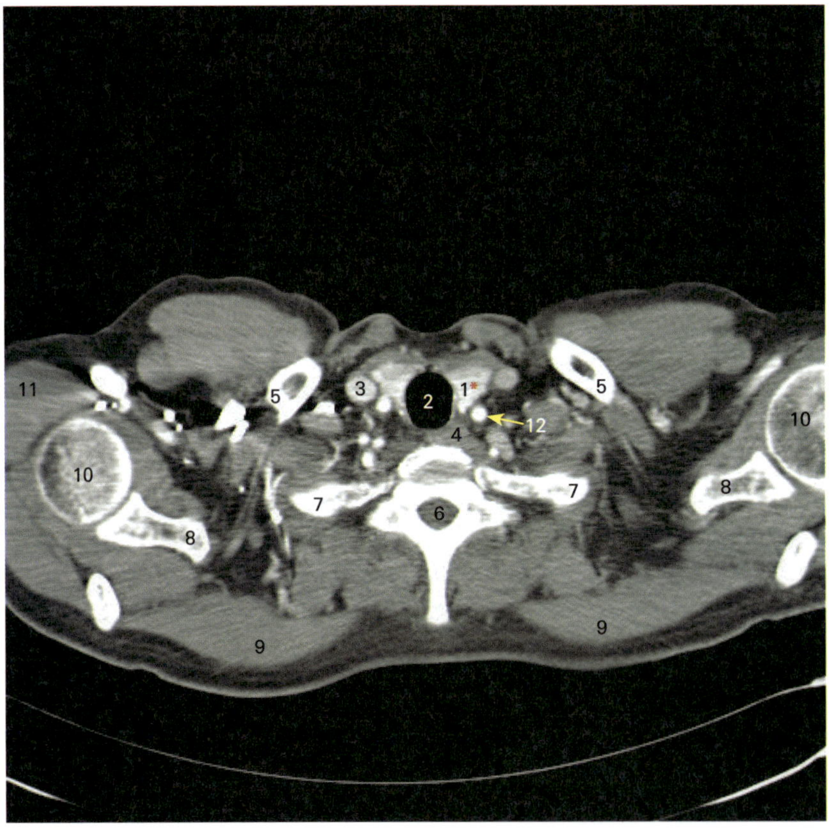

1 Thyroid gland (갑상샘)*
2 Trachea (기관)
3 Internal jugular vein (속목정맥)
4 Esophagus (식도)
5 Clavicle (빗장뼈)
6 Spinal cord (척수)
7 Rib (갈비뼈)
8 Scapula (어깨뼈)
9 Trapezius muscle (등세모근)
10 Head of humerus (위팔뼈머리)
11 Deltoid muscle (어깨세모근)
12 Left common carotid artery (왼온목동맥)

coronal

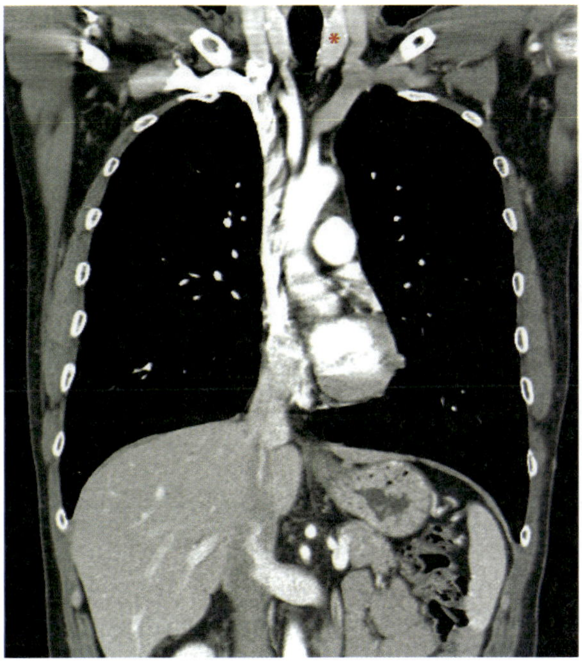

sagittal

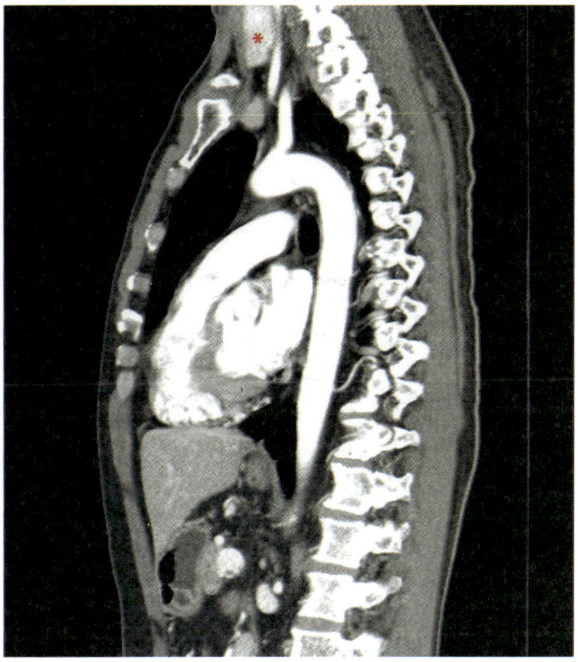

1. 갑상샘(thyroid gland)

① 위치 : 방패연골(thyroid cartilage) 앞쪽에 위치

② 구성 : 왼엽(left lobe), 오른엽(right lobe), 잘록(isthmus)

③ 호르몬 : T4(thyroxine), T3(triiodothyronin)

MEMO

MEMO

Chest CT - 02

axial

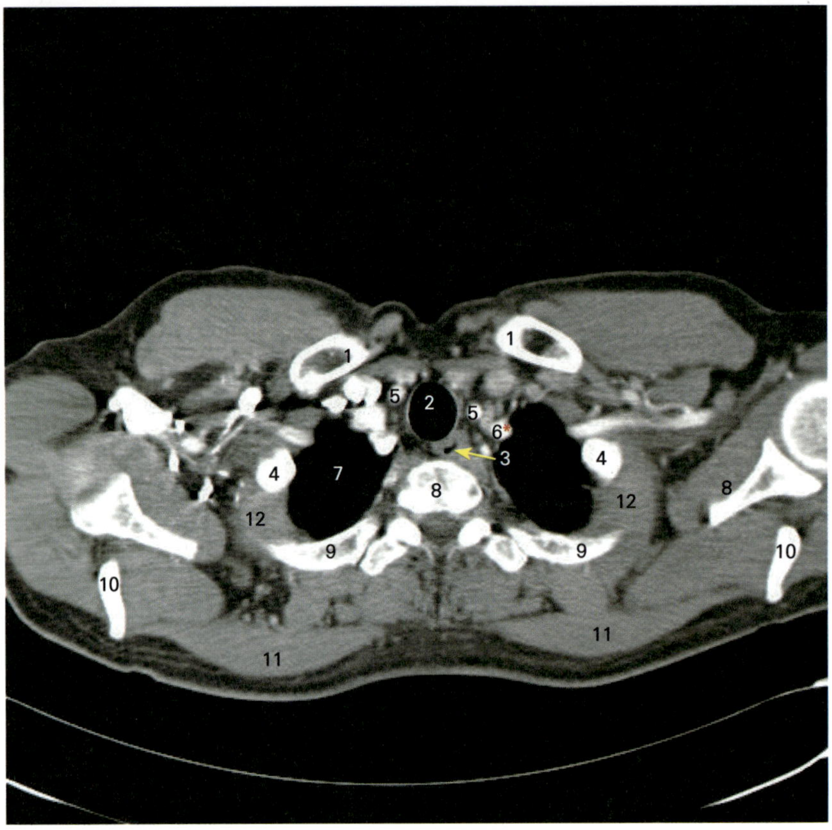

1 Clavicle (빗장뼈)
2 Trachea (기관)
3 Esophagus (식도)
4 Rib (갈비뼈)
5 Common carotid artery (온목동맥)
6 Left subclavian artery (왼빗장밑동맥)*
7 Right lung (오른허파)
8 Thoracic vertebra (등뼈)
9 Rib (갈비뼈)
10 Spine of scapula (어깨뼈가시)
11 Trapezius muscle (등세모근)
12 Intercostal muscle (갈비사이근)

coronal

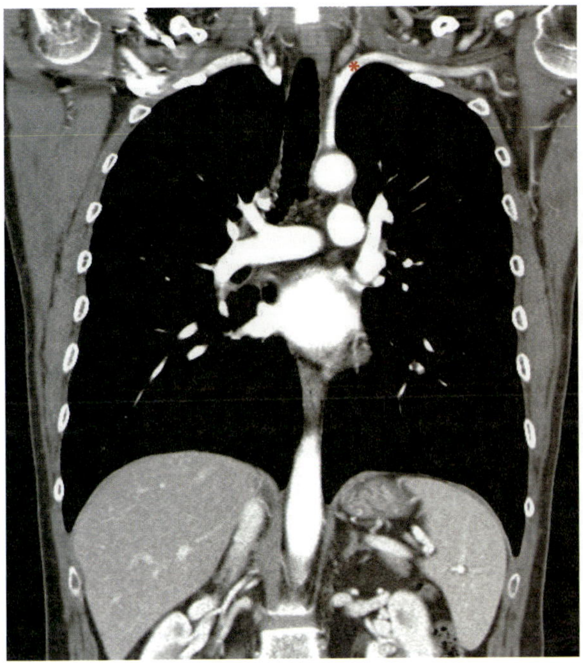

sagittal

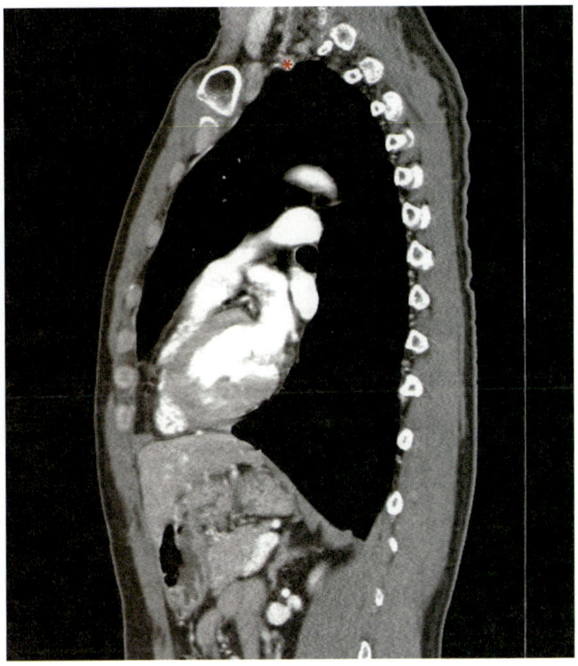

2. 빗장밑동맥(subclavian artery)에서 분지하는 혈관

① 척추동맥(vertebral artery)

② 속가슴동맥(internal thoracic artery)

③ 갑상목동맥(thyrocervical trunk)

④ 목갈비동맥(costocervical artery)

MEMO

MEMO

Chest CT - 03

axial

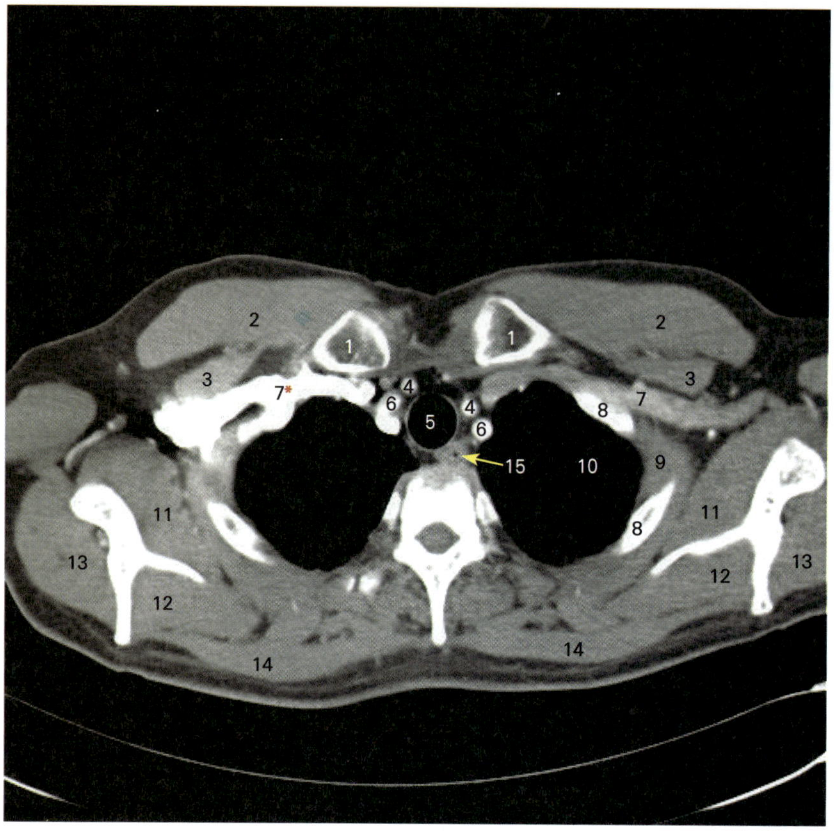

1 Clavicle (빗장뼈)
2 Pectoralis major muscle (큰가슴근)
3 Pectoralis minor muscle (작은가슴근)
4 Common carotid artery (온목동맥)
5 Trachea (기관)
6 Subclavian artery (빗장밑동맥)
7 Subclavian vein (빗장밑정맥)*
8 Rib (갈비뼈)
9 Intercostal muscle (갈비사이근)
10 Left lung (왼허파)
11 Subscapularis muscle (어깨밑근)
12 Supraspinatus muscle (가시위근)
13 Infraspinatus muscle (가시아래근)
14 Trapezius muscle (등세모근)
15 Esophagus (식도)

coronal

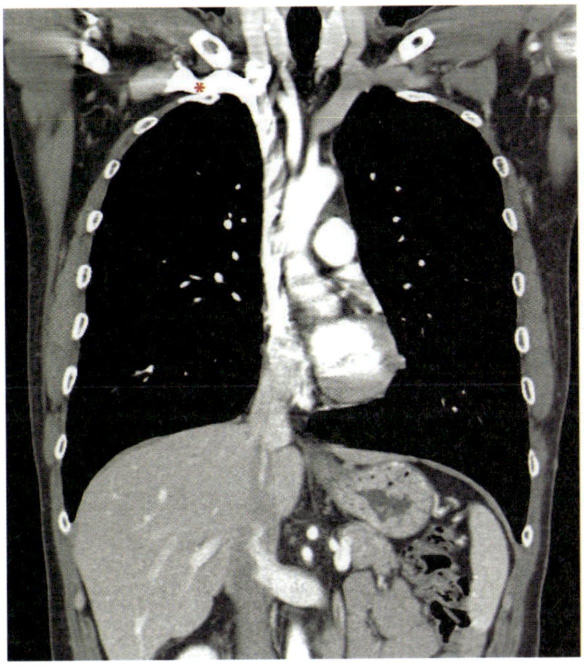

sagittal

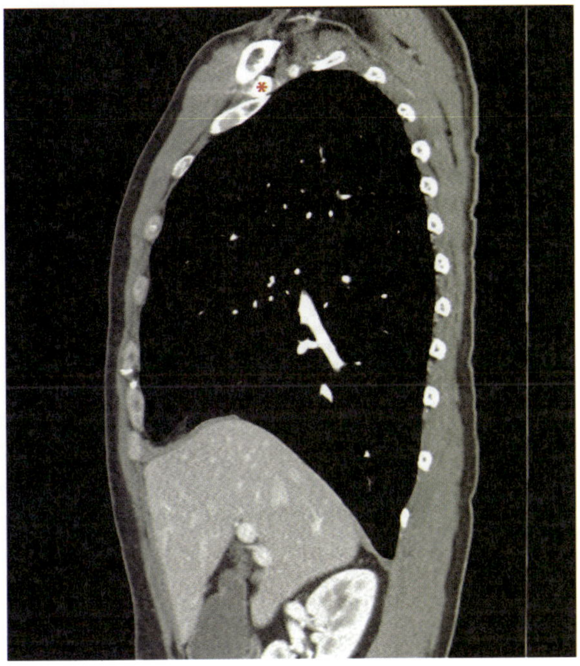

3. 팔의 정맥(vein of upper limb)

① 얕은정맥 : 노쪽피부정맥(cephalic vein), 자쪽피부정맥(basilic vein),
팔오금중간피부정맥(median cubital vein)

② 깊은정맥 : 손가락정맥(digital vein), 얕은·깊은손바닥정맥활(superficial·deep palmar venous arch),
노정맥(radial vein), 자정맥(ulnar vein), 겨드랑정맥(axillary vein),
위팔정맥(brachial vein), 빗장밑정맥(subclavian vein)

MEMO

MEMO

Chest CT - 04

axial

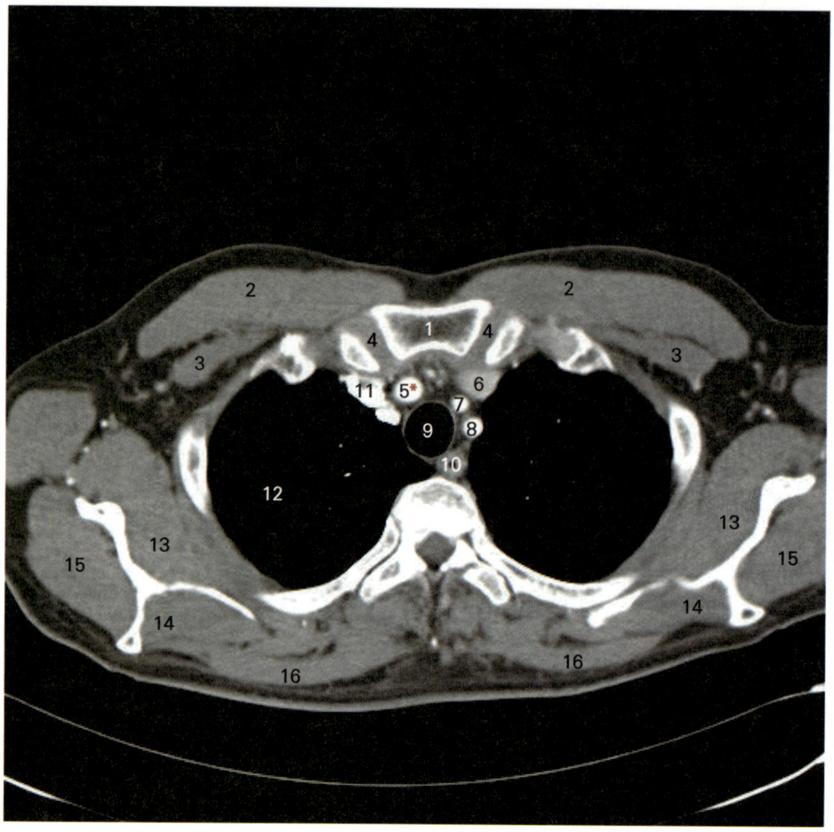

1 Sternum (복장뼈)
2 Pectoralis major muscle (큰가슴근)
3 Pectoralis minor muscle (작은가슴근)
4 Sternoclavicular Joint (복장빗장관절)
5 Brachiocephalic artery (팔머리동맥)*
6 Left brachiocephalic vein (왼팔머리정맥)
7 Left common carotid artery (왼온목동맥)
8 Left subclavian artery (왼빗장밑동맥)
9 Trachea (기관)
10 Esophagus (식도)
11 Right subclavian vein (오른빗장밑정맥)
12 Right lung (오른허파)
13 Subscapularis muscle (어깨밑근)
14 Supraspinatus muscle (가시위근)
15 Infraspinatus muscle (가시아래근)
16 Trapezius muscle (등세모근)

coronal

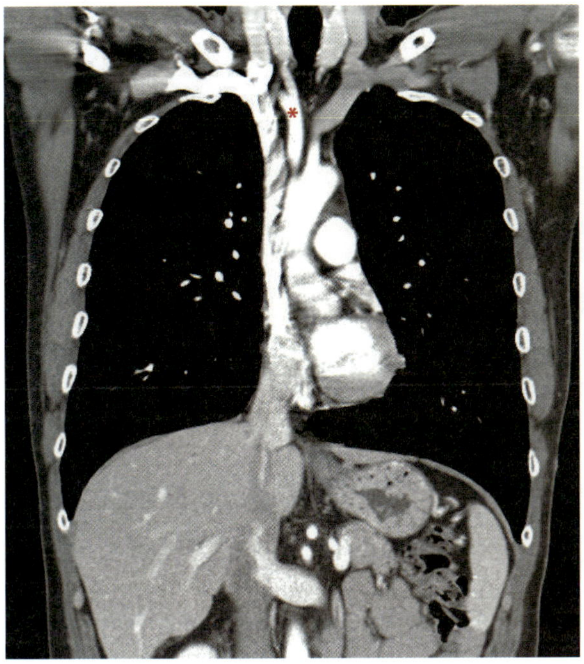

sagittal

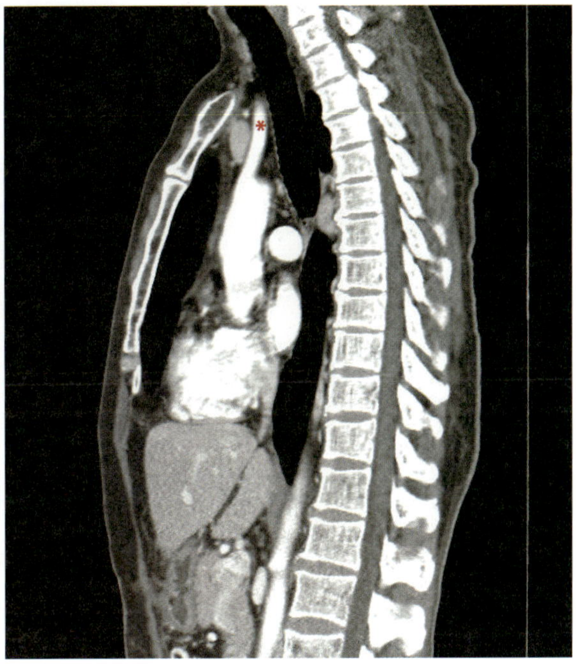

4. 온목동맥(common carotid artery)

① 방패연골(thyroid cartilage) 높이에서 갈라짐

② 속목동맥(internal carotid artery), 바깥목동맥(external carotid artery)

MEMO

MEMO

Chest CT - 05

axial

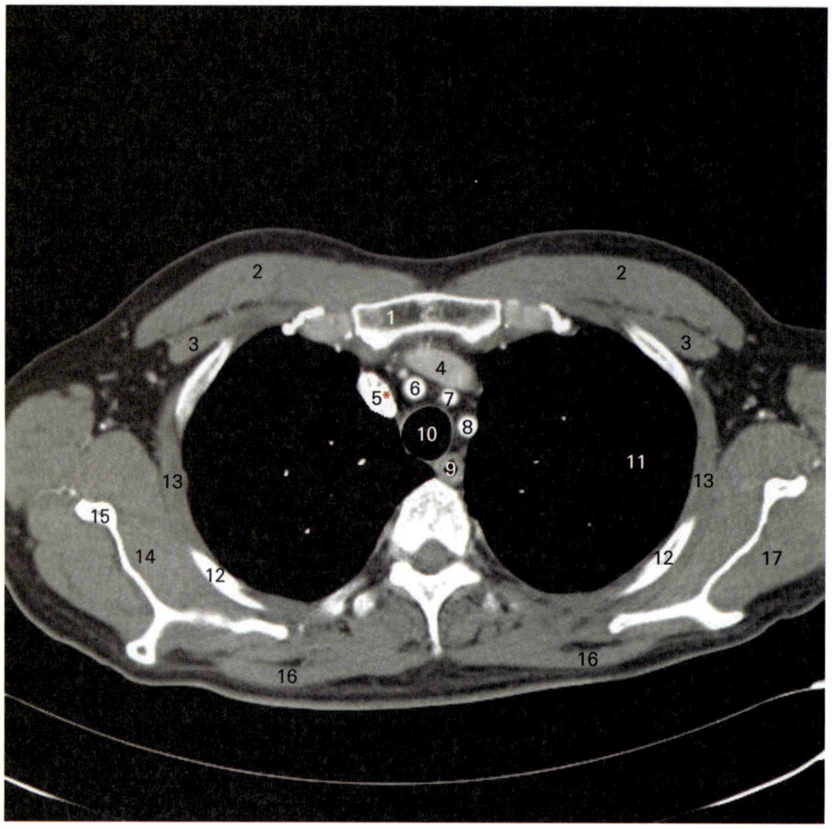

1 Sternum (복장뼈)
2 Pectoralis major muscle (큰가슴근)
3 Pectoralis minor muscle (작은가슴근)
4 Left brachiocephalic vein (왼팔머리정맥)
5 Right brachiocephalic vein (오른팔머리정맥)*
6 Brachiocephalic artery (팔머리동맥)
7 Left common carotid artery (왼온목동맥)
8 Left subclavian artery (왼빗장밑동맥)
9 Esophagus (식도)
10 Trachea (기관)
11 Left lung (왼허파)
12 Rib (갈비뼈)
13 Intercostal muscle (갈비사이근)
14 Subscapularis muscle (어깨밑근)
15 Scapula (어깨뼈)
16 Trapezius muscle (등세모근)
17 Infraspinatus muscle (가시아래근)

coronal

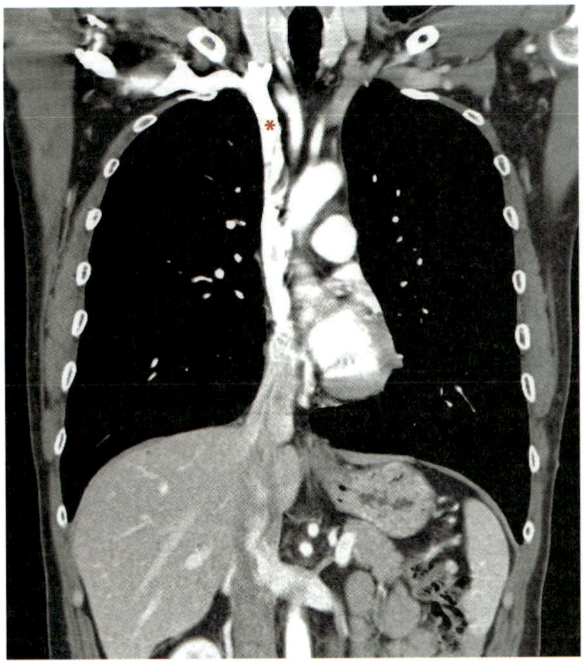

sagittal

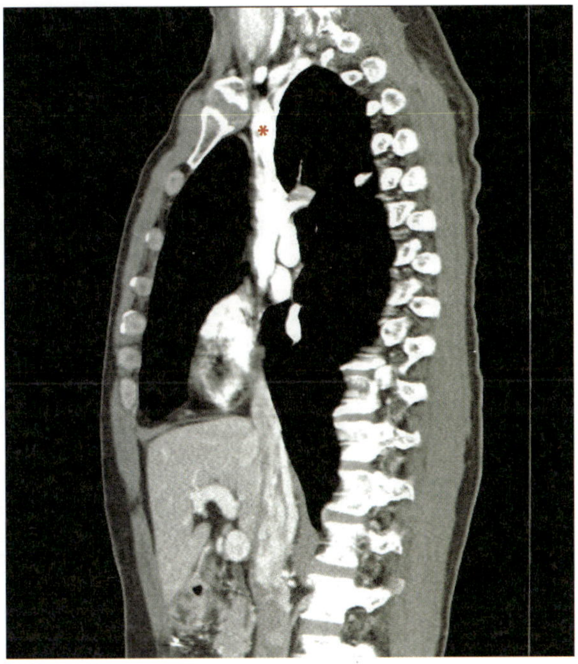

5. 팔머리정맥(brachiocephalic vein)

① 빗장밑정맥과 속목정맥이 합류하여 이루어지고 위대정맥에 연결 됨

② 왼팔머리정맥(left brachiocephalic vein) : 6~7cm(오른팔머리정맥에 비해 두 배나 길다)

③ 오른팔머리정맥(right brachiocephalic vein) : 수직으로 이동

④ 정맥각(jugular subclavian angle) : 빗장밑정맥과 속목정맥이 합류하는 부분

MEMO

MEMO

Chest CT - 06

axial

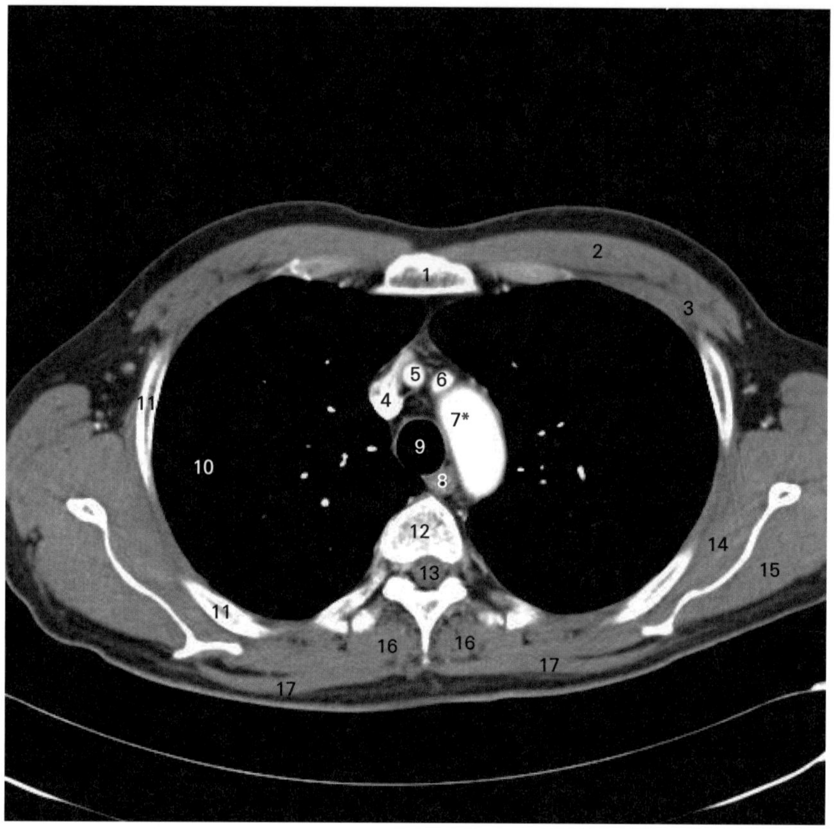

1 Sternum (복장뼈)
2 Pectoralis major muscle (큰가슴근)
3 Pectoralis minor muscle (작은가슴근)
4 Superior vena cava (위대정맥)
5 Brachiocephalic artery (팔머리동맥)
6 Left common carotid artery (왼온목동맥)
7 Aortic arch (대동맥활)*
8 Esophagus (식도)
9 Trachea (기관)
10 Right lung (오른허파)
11 Rib (갈비뼈)
12 Thoracic vertebra (등뼈)
13 Spinal cord (척수)
14 Subscapularis muscle (어깨밑근)
15 Infraspinatus muscle (가시아래근)
16 Erector spinae muscle (척주세움근)
17 Trapezius muscle (등세모근)

coronal

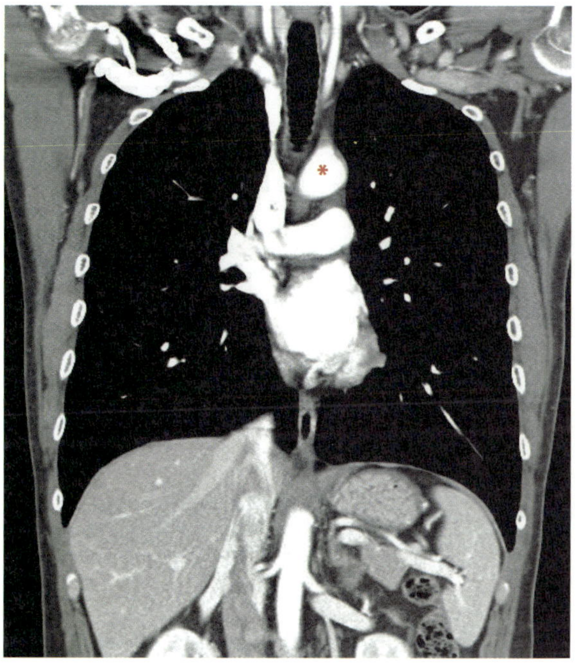

sagittal

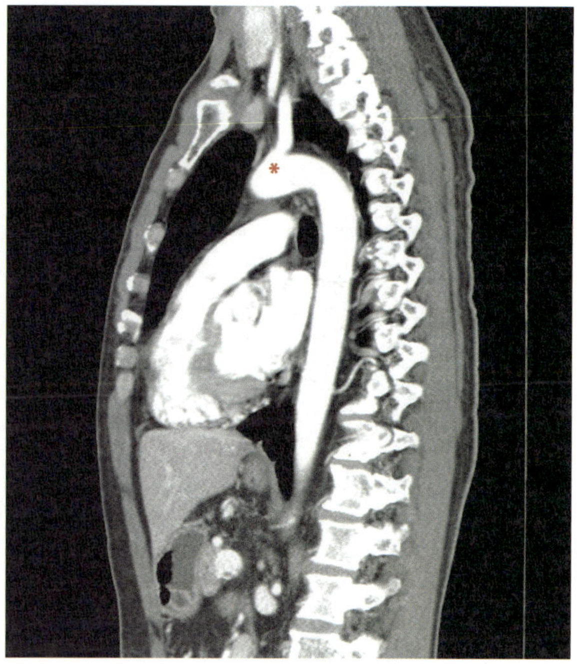

6. 대동맥활(aortic arch)에서 분지하는 혈관

① 팔머리동맥(brachiocephalic trunk)

② 왼온목동맥(Left common carotid artery)

③ 왼빗장밑동맥(Left subclavian artery)

MEMO

MEMO

Chest CT - 07

axial

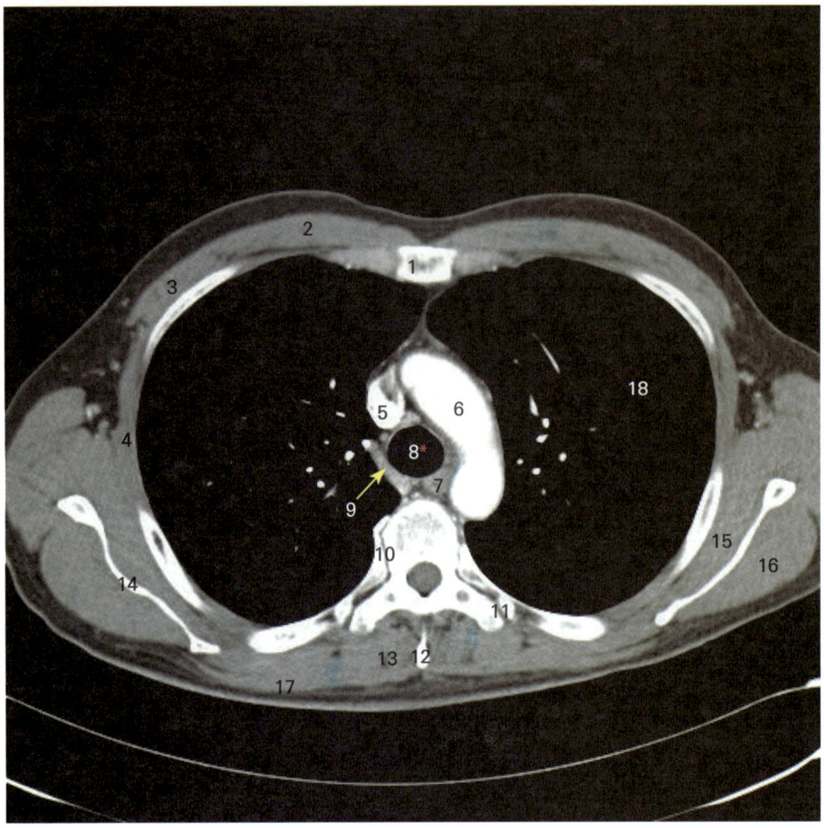

1 Sternum (복장뼈)
2 Pectoralis major muscle (큰가슴근)
3 Pectoralis minor muscle (작은가슴근)
4 Intercostal muscle (갈비사이근)
5 Superior vena cava (위대정맥)
6 Aortic arch (대동맥활)
7 Esophagus (식도)
8 Trachea (기관)*
9 Azygos vein (홀정맥)
10 Costovertebral joint (갈비척추관절)
11 Costotransverse joint (갈비가로돌기관절)
12 Spinous process (가시돌기)
13 Erector spinae muscle (척주세움근)
14 Scapula (어깨뼈)
15 Subscapularis muscle (어깨밑근)
16 Infraspinatus muscle (가시아래근)
17 Trapezius muscle (등세모근)
18 Left lung (왼허파)

coronal

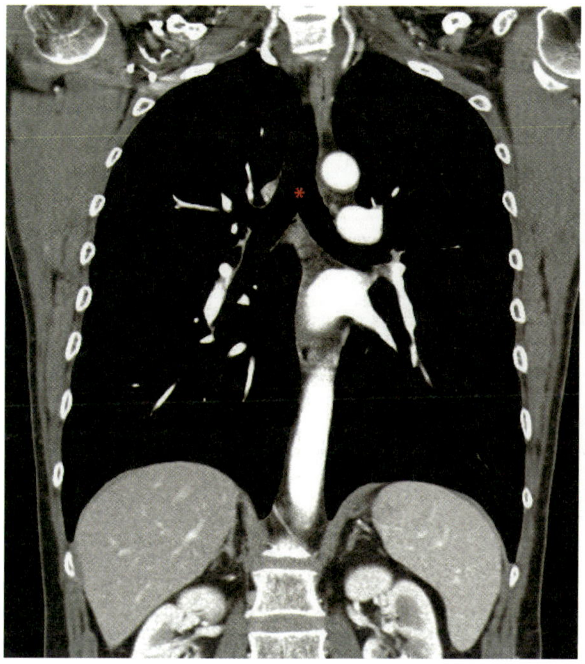

sagittal

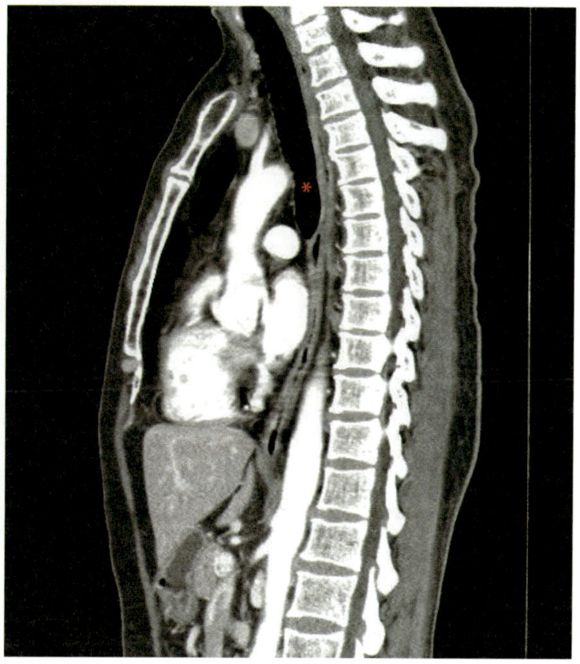

7. 기관(trachea)

① 위치 : C6~T5

② 길이 : 10~12cm, 가로지름: 2~2.5cm

③ 16~17개의 기관연골(tracheal cartilage), 윤상인대(annular ligament)

④ 점막 : 섬모거짓중층원주상피

MEMO

MEMO

Chest CT - 08

axial

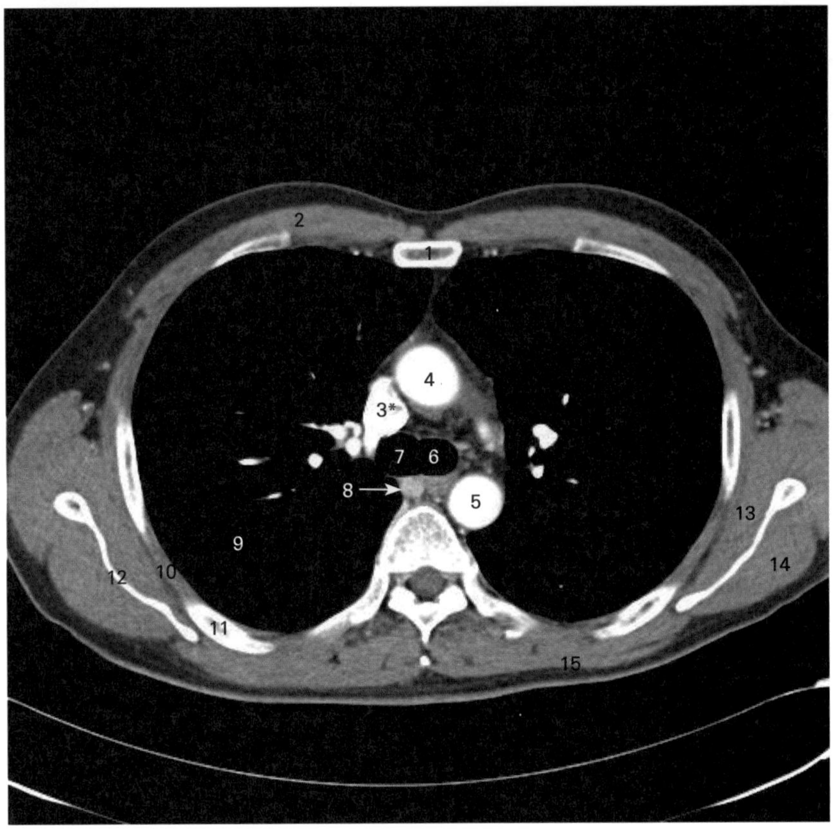

1 Sternum (복장뼈)
2 Pectoralis major muscle (큰가슴근)
3 Superior vena cava (위대정맥)*
4 Ascending aorta (오름대동맥)
5 Descending aorta (내림대동맥)
6 Left bronchus (왼기관지)
7 Right bronchus (오른기관지)
8 Azygos vein (홀정맥)
9 Right lung (오른허파)
10 Intercostal muscle (갈비사이근)
11 Rib (갈비뼈)
12 Scapula (어깨뼈)
13 Subscapularis muscle (어깨밑근)
14 Infraspinatus muscle (가시아래근)
15 Trapezius muscle (등세모근)

coronal

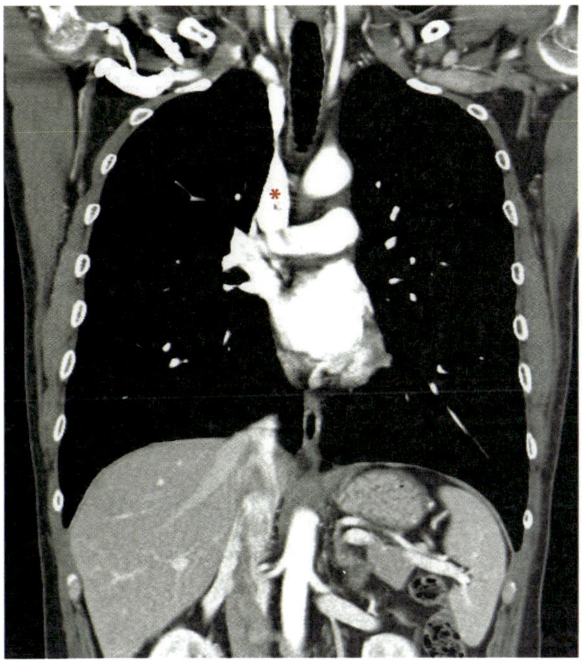

sagittal

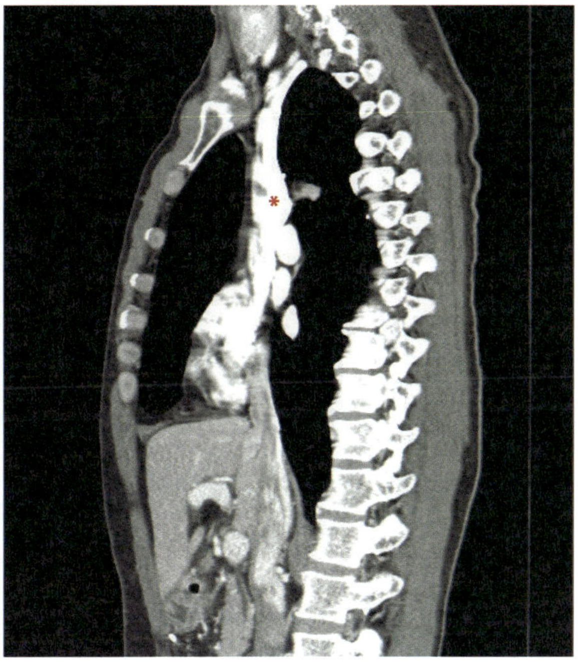

8. 위대정맥(superior vena cava)

① 머리, 목, 팔 및 가슴 정맥 유입

② 왼·오른 팔머리정맥, 홀정맥(등뼈3~4 높이) 유입

③ 오른심방(right atrium)에 개구

MEMO

MEMO

Chest CT - 09

axial

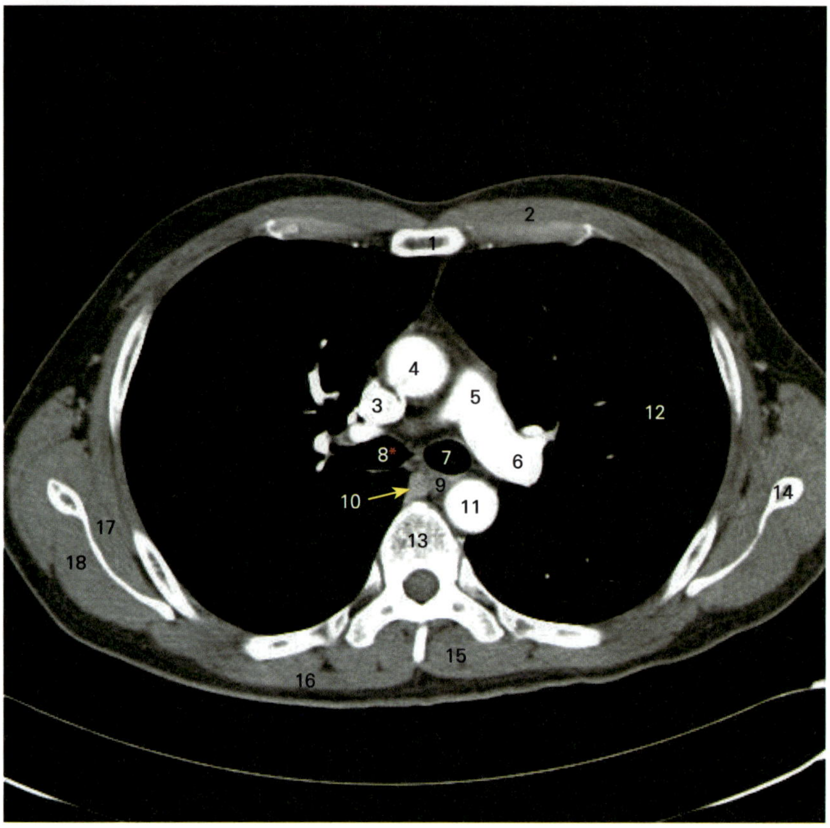

1 Sternum (복장뼈)
2 Pectoralis major muscle (큰가슴근)
3 Superior vena cava (위대정맥)
4 Ascending aorta (오름대동맥)
5 Pulmonary trunk (허파동맥)
6 Left pulmonary artery (왼허파동맥)
7 Left bronchus (왼기관지)
8 Right bronchus (오른기관지)*
9 Esophagus (식도)
10 Azygos vein (홀정맥)
11 Descending aorta (내림대동맥)
12 Left lung (왼허파)
13 Thoracic vertebra (등뼈)
14 Scapula (어깨뼈)
15 Erector spinae muscle (척주세움근)
16 Trapezius muscle (등세모근)
17 Subscapularis muscle (어깨밑근)
18 Infraspinatus muscle (가시아래근)

coronal

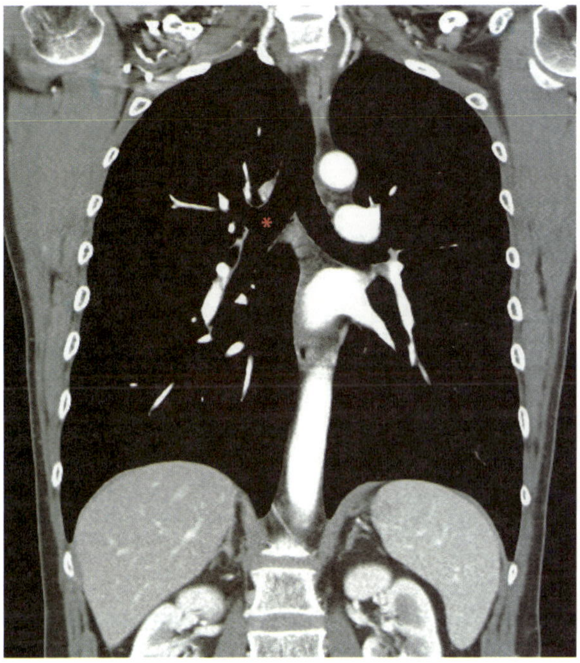

sagittal

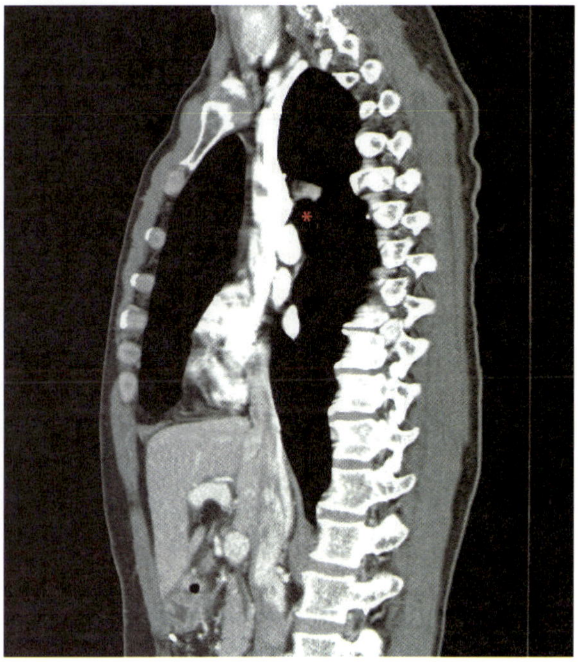

9. 기관지(bronchus)

① T5 높이에서 기관갈림(tracheal bifurcation)

② 오른기관지(right bronchus) : 가늘고 길다(5cm), 기관지축에 46°로 주행

③ 왼기관지(left bronchus) : 짧고(2.5cm) 굵음, 기관지축에 24°로 주행

④ 기관지 → 엽기관지 → 구역기관지 → 세기관지 → 소엽간세기관지 → 종말세기관지 → 호흡세기관지 → 허파꽈리관 → 허파꽈리주머니 → 허파꽈리

MEMO

MEMO

Chest CT - 10

axial

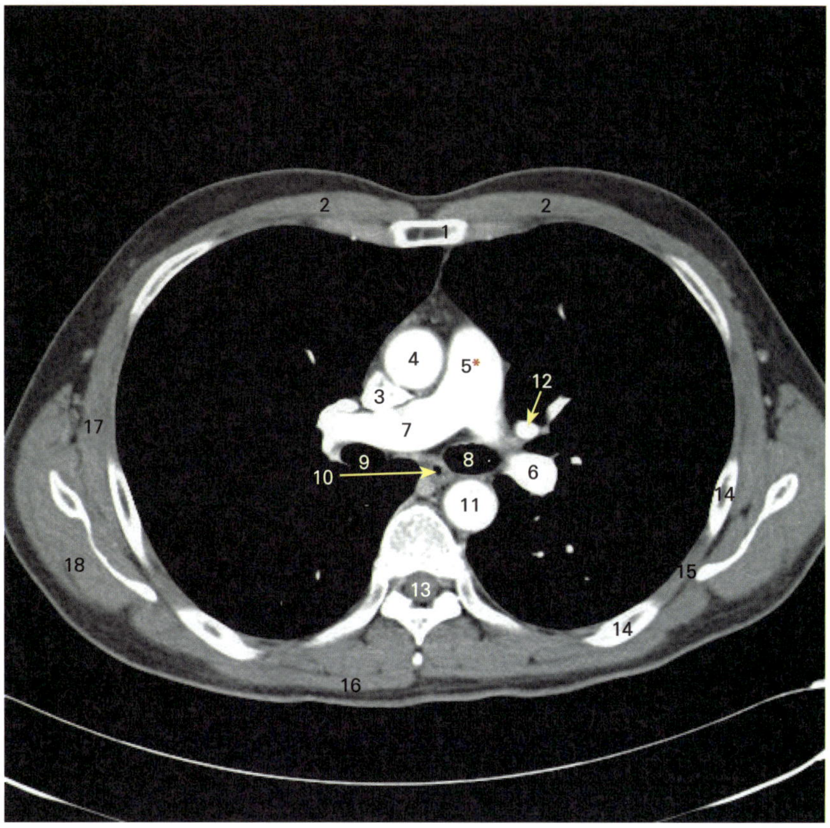

1 Sternum (복장뼈)
2 Pectoralis major muscle (큰가슴근)
3 Superior vena cava (위대정맥)
4 Ascending aorta (오름대동맥)
5 Pulmonary trunk (허파동맥)*
6 Left pulmonary artery (왼허파동맥)
7 Right pulmonary artery (오른허파동맥)
8 Left bronchus (왼기관지)
9 Right bronchus (오른기관지)
10 Esophagus (식도)
11 Descending aorta (내림대동맥)
12 Left superior pulmonary vein (왼위허파정맥)
13 Spinal cord (척수)
14 Rib (갈비뼈)
15 Intercostal muscle (갈비사이근)
16 Trapezius muscle (등세모근)
17 Serratus anterior muscle (앞톱니근)
18 Infraspinatus muscle (가시아래근)

coronal

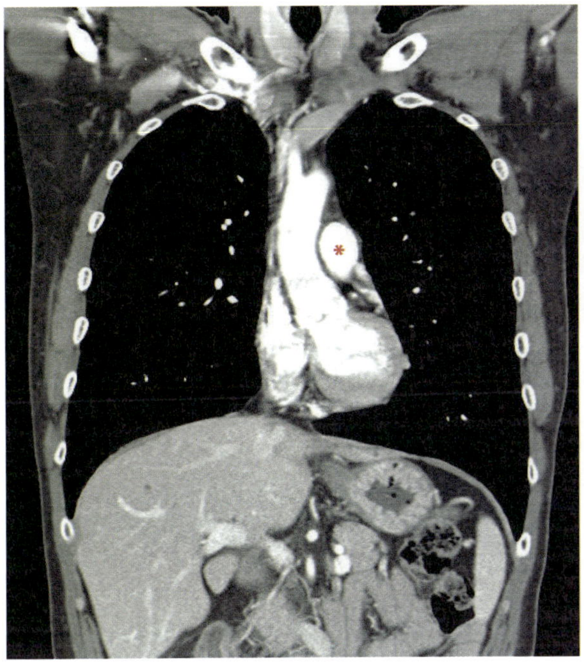

sagittal

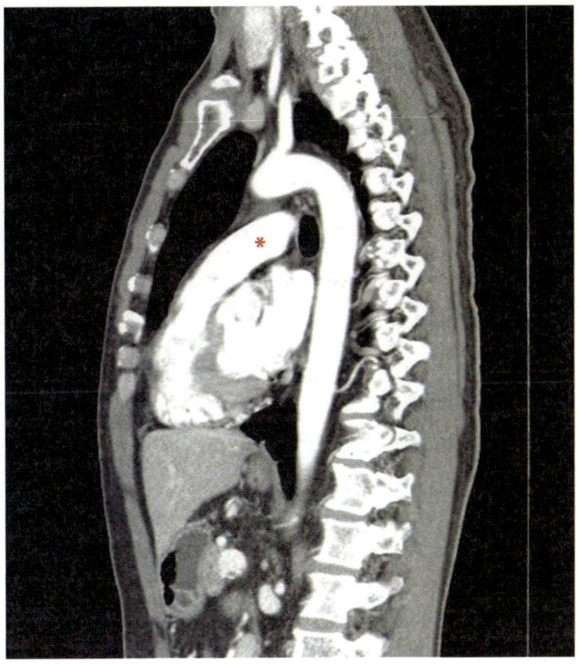

10. 심장에 연결된 동맥

① 대동맥(aorta) : 오름대동맥 → 대동맥활 → 내림대동맥

② 허파동맥(pulmonary artery) : 오른심실 → 왼·오른허파동맥

MEMO

MEMO

Chest CT - 11

axial

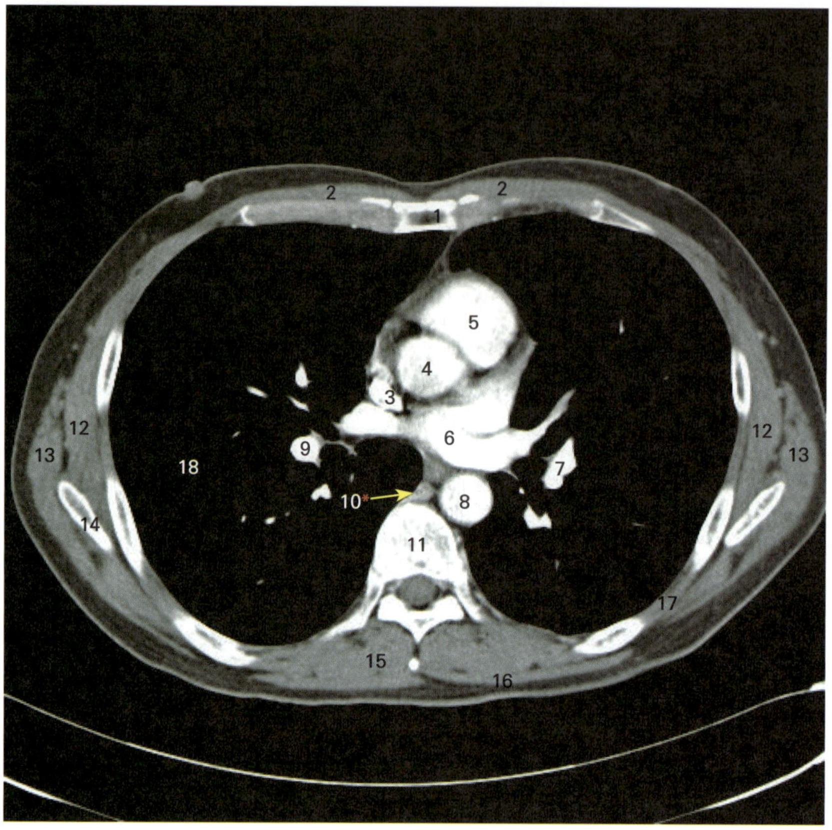

1 Sternum (복장뼈)
2 Pectoralis major muscle (큰가슴근)
3 Superior vena cava (위대정맥)
4 Ascending aorta (오름대동맥)
5 Pulmonary trunk (허파동맥)
6 Left atrium (왼심방)
7 Left pulmonary artery (왼허파동맥)
8 Descending aorta (내림대동맥)
9 Right pulmonary artery (오른허파동맥)
10 Azygos vein (홀정맥)*
11 Thoracic vertebra (등뼈)
12 Serratus anterior muscle (앞톱니근)
13 Latissimus dorsi muscle (넓은등근)
14 Scapula (어깨뼈)
15 Erector spinae muscle (척주세움근)
16 Trapezius muscle (등세모근)
17 Intercostal muscle (갈비사이근)
18 Right lung (오른허파)

coronal

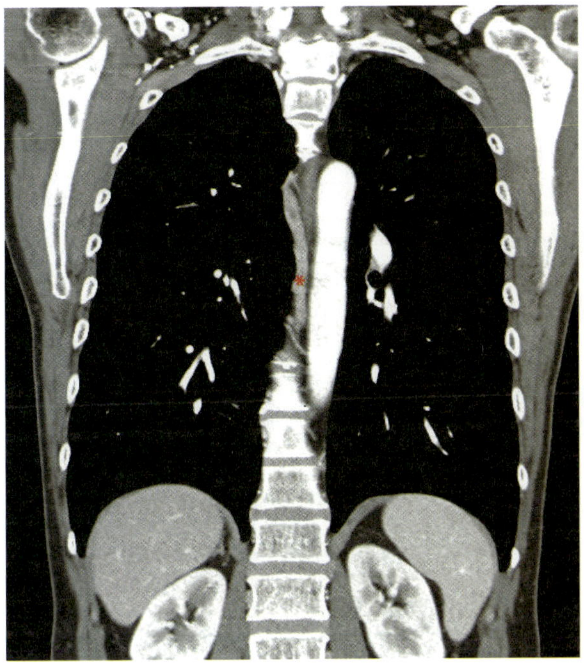

sagittal

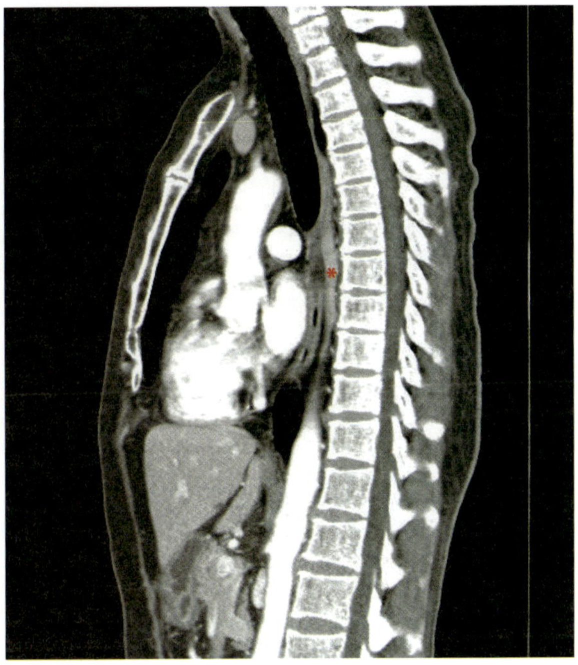

11. 홀정맥 계통(azygos system)

① 홀정맥(azygos vein) : 오른오름허리정맥 → 허리정맥 → 홀정맥 → 위대정맥

② 반홀정맥(hemiazygos vein) : 왼오름허리정맥 → 허리정맥 → 반홀정맥 → 홀정맥(아홉째 등뼈 높이)

③ 덧반홀정맥(accessory hemiazygos vein) : 왼위갈비사이정맥 → 덧반홀정맥 → 홀정맥(여덟째 등뼈 높이)

MEMO

MEMO

Chest CT - 12

axial

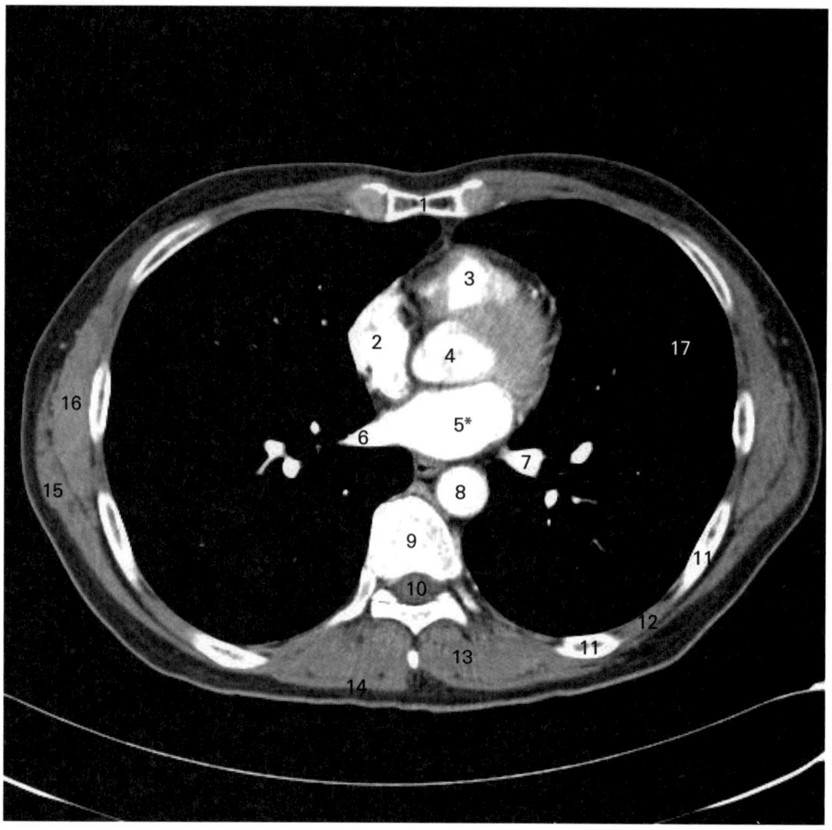

1 Sternum (복장뼈)
2 Right atrium (오른심방)
3 Right ventricle (오른심실)
4 Ascending aorta (오름대동맥)
5 Left atrium (왼심방)*
6 Right pulmonary vein (오른허파정맥)
7 Left pulmonary vein (왼허파정맥)
8 Descending aorta (내림대동맥)
9 Thoracic vertebra (등뼈)
10 Spinal cord (척수)
11 Rib (갈비뼈)
12 Intercostal muscle (갈비사이근)
13 Erector spinae muscle (척주세움근)
14 Trapezius muscle (등세모근)
15 Latissimus dorsi muscle (넓은등근)
16 Serratus anterior muscle (앞톱니근)
17 Left lung (왼허파)

coronal

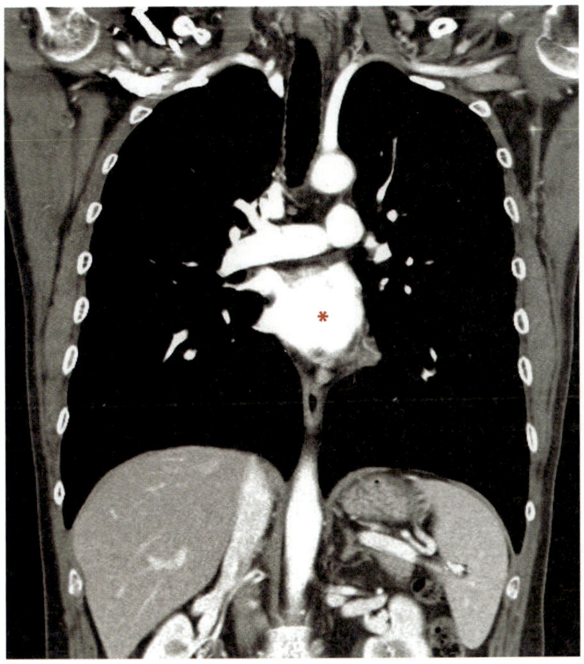

sagittal

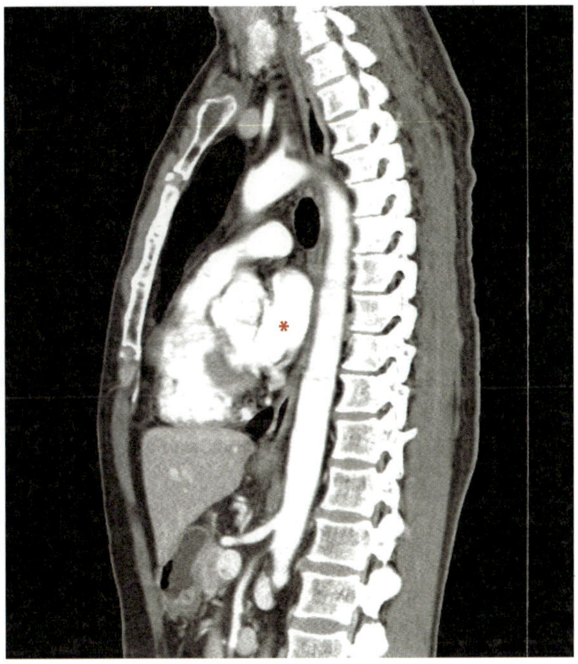

12. 심장의 판막(Valve of heart)

① 2종류 4개

② 심방심실판막(atrioventricular valve) : 왼방실판막(bicuspid valve), 오른방실판막(tricuspid valve)

③ 반달판막(semilunar valve) : 대동맥판막(aortic valve), 허파동맥판막(pulmonary valve)

MEMO

MEMO

Chest CT - 13

axial

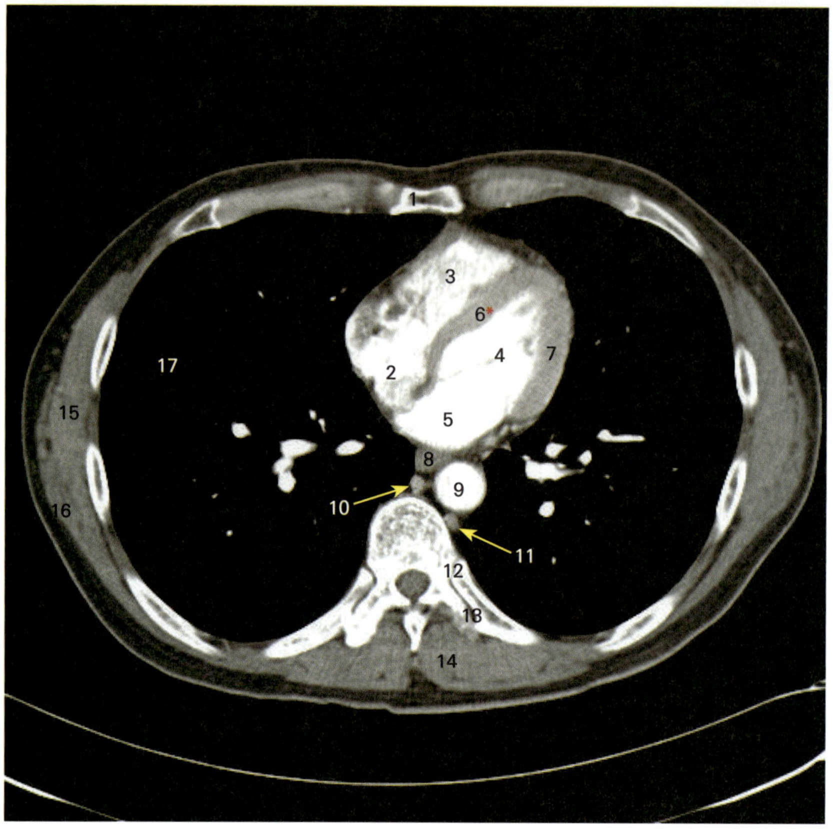

1 Sternum (복장뼈)
2 Right atrium (오른심방)
3 Right ventricle (오른심실)
4 Left ventricle (왼심실)
5 Left atrium (왼심방)
6 Interventricular septum (심실사이막)*
7 Myocardium (심장근육)
8 Esophagus (식도)
9 Descending aorta (내림대동맥)
10 Azygos vein (홀정맥)
11 Hemiazygos vein (반홀정맥)
12 Costovertebral joint (갈비척추관절)
13 Costotransverse joint (갈비가로돌기관절)
14 Erector spinae muscle (척주세움근)
15 Serratus anterior muscle (앞톱니근)
16 Latissimus dorsi muscle (넓은등근)
17 Right lung (오른허파)

coronal

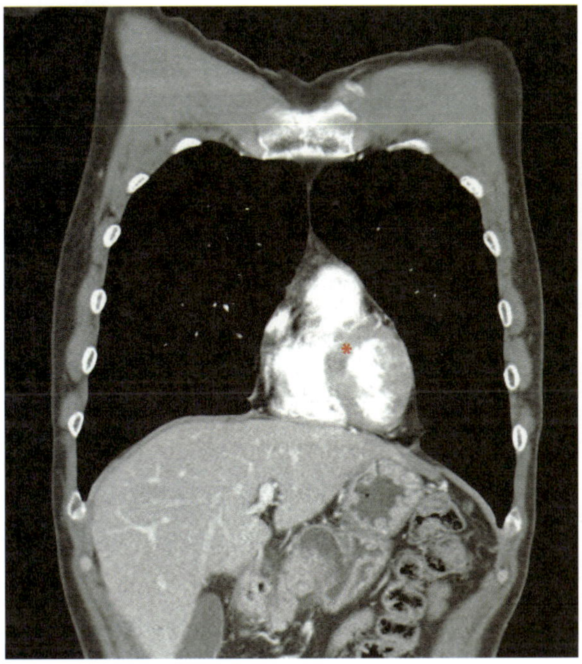

sagittal

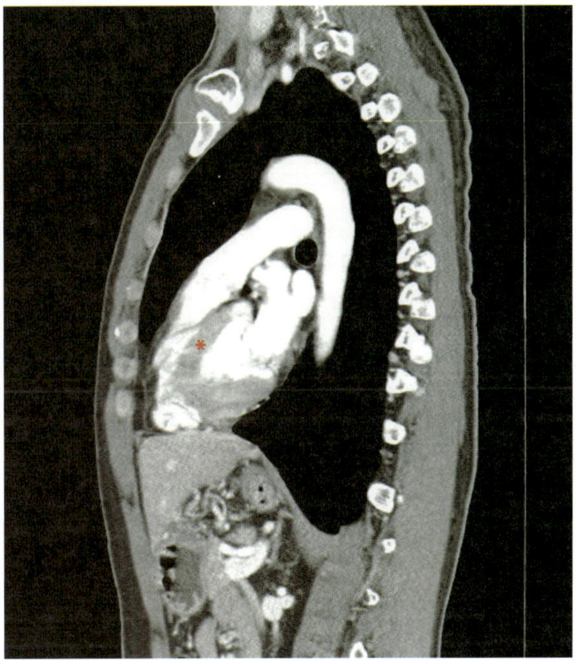

13. 심장의 자극 전도계(Impulseconducting system of heart)

① 굴심방결절(S-A node) : 오름심방벽에 위치, 길잡이(pacemaker)

↓

② 방실결절(A-V node) : 오른심방의 심장정맥굴 개구부에 위치

↓

③ 방실다발((A-V bundle) : 심실중격의 위쪽에 위치

↓

④ 푸르킨예섬유(Purkinje fiber) : 심실 근육에 분포된 가지

MEMO

MEMO

Chest CT - 14

axial

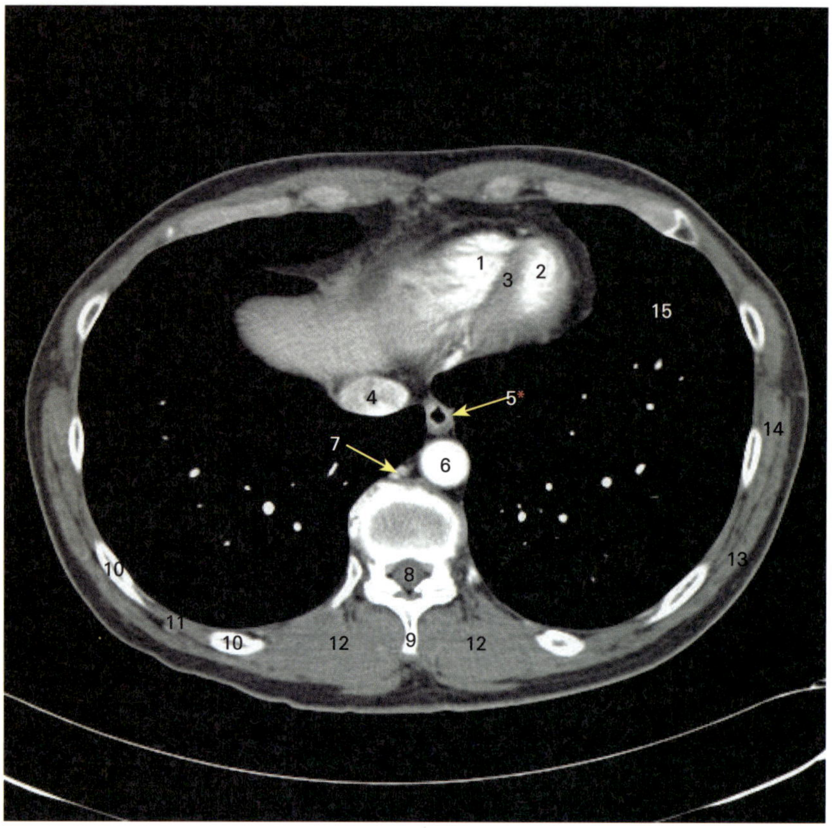

1 Right ventricle (오른심실)
2 Left ventricle (왼심실)
3 Interventricular septum (심실사이막)
4 Inferior vena cava (아래대정맥)
5 Esophagus (식도)*
6 Descending aorta (내림대동맥)
7 Azygos vein (홀정맥)
8 Spinal cord (척수)
9 Spinous process (가시돌기)
10 Rib (갈비뼈)
11 Intercostal muscle (갈비사이근)
12 Erector spinae muscle (척주세움근)
13 Latissimus dorsi muscle (넓은등근)
14 Serratus anterior muscle (앞톱니근)
15 Left lung (왼허파)

coronal

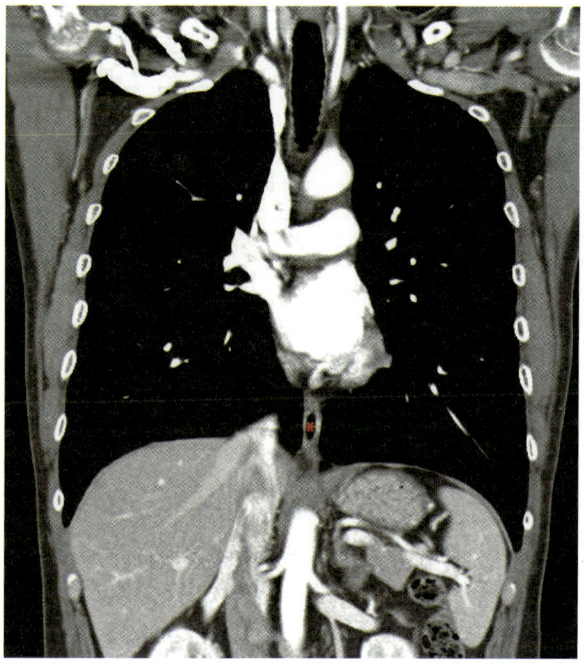

sagittal

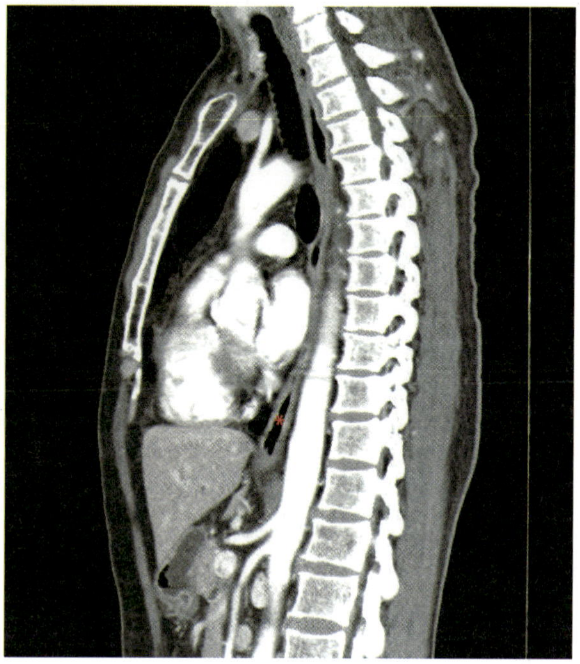

14. 식도(esophagus)

① 위치 : C6 ~ 위의 들문

② 길이 : 23~25cm

③ 생리적 협착부 : 식도기시부(C6), 기관분기부(T4,5), 가로막통과부(T11)

④ 점막 : 중층편평상피

⑤ 근육 : 위 1/3(뼈대근), 중간 1/3(뼈대근 + 민무늬근), 아래 1/3(민무늬근)

MEMO

3. Coronary CT

Coronary CT - 01

axial

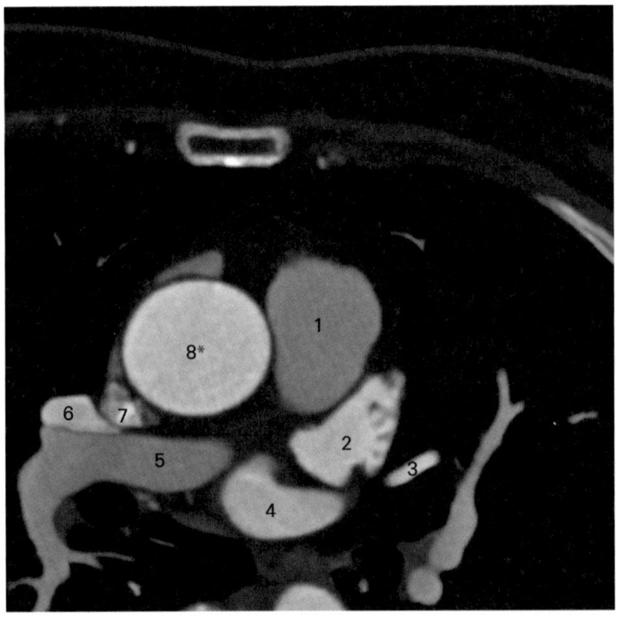

1 Pulmonary trunk (허파동맥)
2 Left atrial appendage (좌심방부속물)
3 Left superior pulmonary vein (왼위허파정맥)
4 Left atrium (왼심방)
5 Right pulmonary artery (오른허파동맥)
6 Right superior pulmonary vein (오른위허파정맥)
7 Superior vena cava (위대정맥)
8 Ascending aorta (오름대동맥)*

Coronary CT - 02

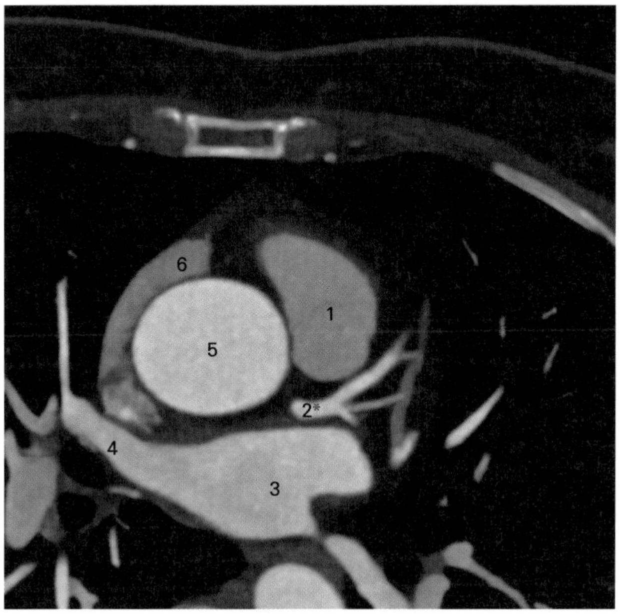

1 Right ventricular outflow tract (우심실유출로)
2 Left coronary artery (왼심장동맥)*
3 Left atrium (왼심방)
4 Right superior pulmonary vein (오른위허파정맥)
5 Ascending aorta (오름대동맥)
6 Right atrial appendage (우심방부속물)

1. 오름대동맥(ascending aorta)

① 왼심실의 대동막판막에서 시작

② 심장동맥은 오름대동맥 시작부위의 대동맥굴 안에서 시작함

2. 왼심장동맥(left coronary artery)

① 심장의 동맥 : 왼, 오른심장동맥

② 왼심장동맥 : 앞심실사이동맥(anterior interventricular artery), 휘돌이동맥(circumflex artery)

③ 앞심실사이동맥 : 앞심실사이고랑을 따라 내림

④ 휘돌이동맥 : 방실사이고랑을 따라 심장 바닥으로 이동하여 왼심방과 왼심실 뒤부위에 분포

Coronary CT - 03

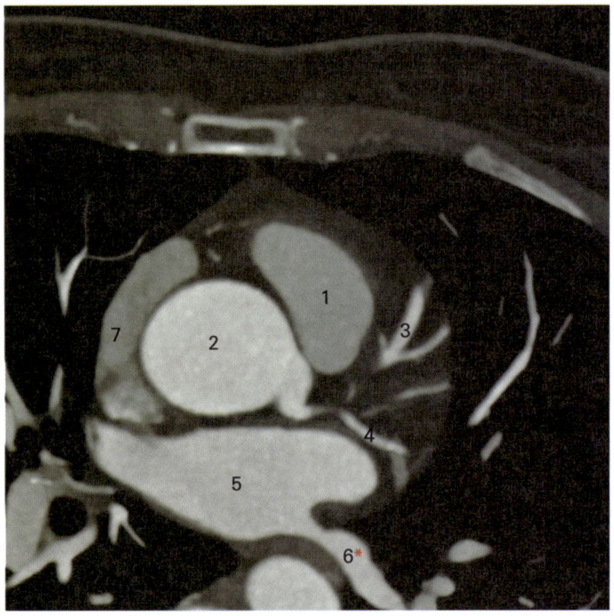

1 Pulmonary trunk (허파동맥)
2 Ascending aorta (오름대동맥)
3 Anterior interventricular branch (앞심실사이가지)
4 Circumflex branch (휘돌이가지)
5 Left atrium (왼심방)
6 Left inferior pulmonary vein (왼아래허파정맥)*
7 Right atrial appendage (우심방부속물)

3. 왼아래허파정맥(left inferior pulmonary vein)

① 산소가 많이 포함된 혈액

② 왼허파정맥과 오른허파정맥은 왼심방의 뒷면으로 개구

Coronary CT - 04

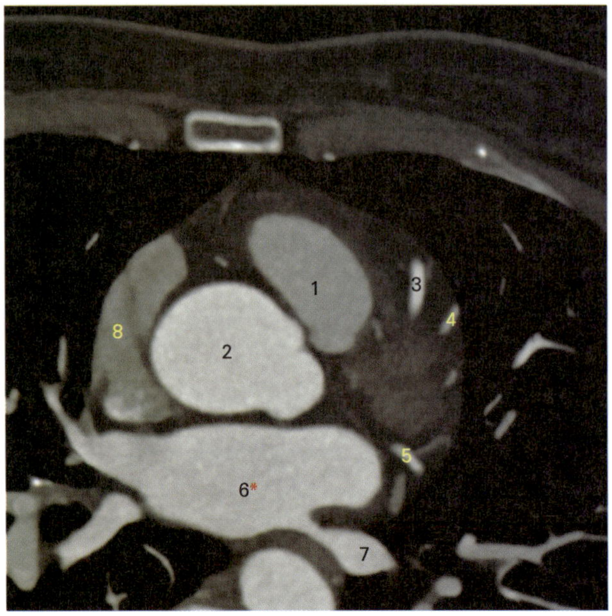

1 Pulmonary trunk (허파동맥)
2 Ascending aorta (오름대동맥)
3 Anterior interventricular branch (앞심실사이가지)
4 1st diagonal branch (첫번째대각선가지)
5 Circumflex branch (휘돌이가지)
6 Left atrium (왼심방)*
7 Left inferior pulmonary vein (왼아래허파정맥)
8 Right atrium (오른심방)

Coronary CT - 05

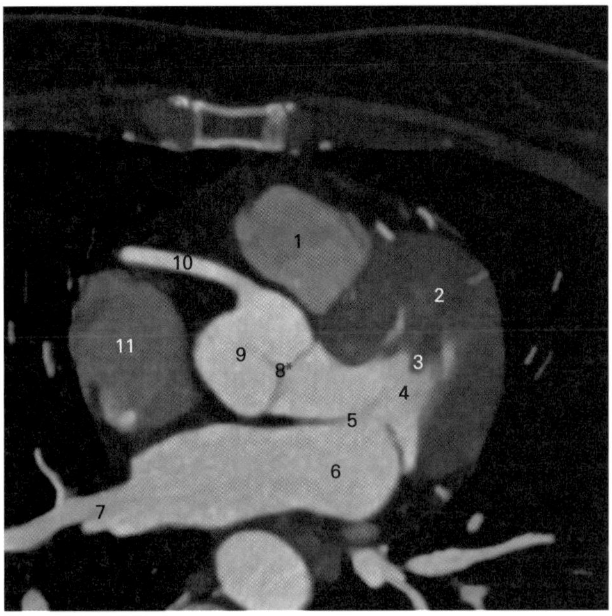

1 Right ventricle (오른심실)
2 Left ventricular myocardium (왼심실심장근육)
3 Papillary muscle (꼭지근육)
4 Left ventricle (왼심실)
5 Anterior mitral valve cusp (앞승모판막첨)
6 Left atrium (왼심방)
7 Right inferior pulmonary vein (오른아래허파정맥)
8 Aortic valve (대동맥판)*
9 Ascending aorta (오름대동맥)
10 Right coronary artery (오른심장동맥)
11 Right atrium (오른심방)

4. 왼심방(left atrium)

① 심장의 왼뒤쪽에 위치

② 왼·오른 각각 2개씩 허파정맥 개구

③ 혈액을 왼심실로 보냄

5. 대동맥판(aortic valve)

① 왼심실로부터 대동맥의 출구에 위치

② 3개의 반달 모양을 되어 있음

③ 혈액이 심장으로 역류하는 것을 막음

Coronary CT - 06

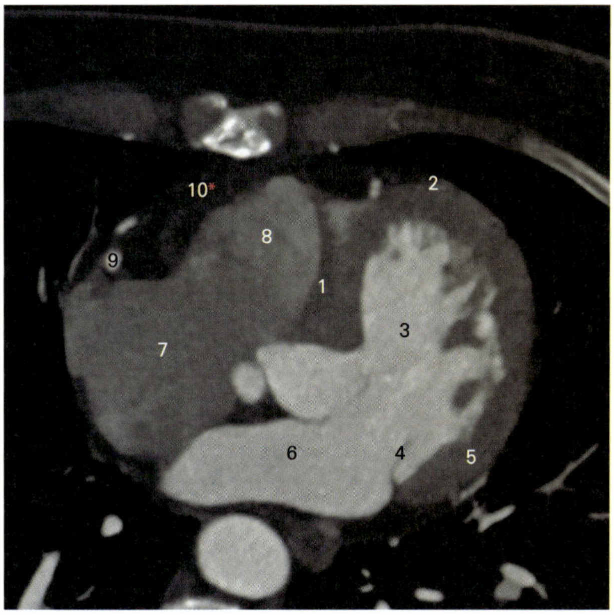

1 Interventricular septum (심실사이막)
2 Apex of heart (심장꼭지)
3 Left ventricle (왼심실)
4 Posterior mitral valve cusp (뒤승모판막첨)
5 Left ventricular myocardium (왼심실심장근육)
6 Left atrium (왼심방)
7 Right atrium (오른심방)*
8 Right ventricle (오름심실)
9 Right coronary artery (오른심장동맥)
10 Right ventricular myocardium (오른심실심장근육)

6. 오른심방(right atrium)

① 오른쪽 앞위쪽에 위치

② 속면은 매끈함

③ 타원오목 : 왼심방과 경계를 짓는 심방사이 막

④ 위대정맥(SVC), 아래대정맥(IVC), 심장정맥굴(coronary sinus)이 개구함

MEMO

Coronary CT - 07

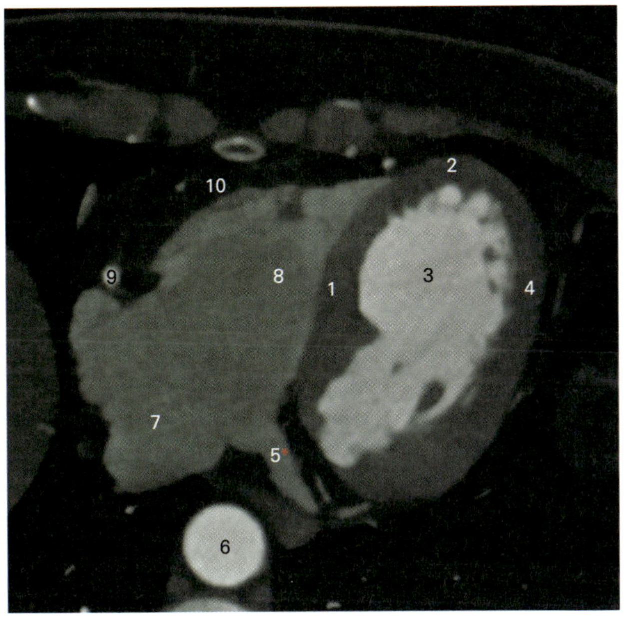

1 Interventricular septum (심실사이막)
2 Apex of heart (심장꼭지)
3 Left ventricle (왼심실)
4 Left ventricular myocardium (왼심실심장근육)
5 Coronary sinus (심장정맥굴)*
6 Descending aorta (내림대동맥)
7 Right atrium (오른심방)
8 Right ventricle (오른심실)
9 Right coronary artery (오른심장동맥)
10 Right ventricular myocardium (오른심실심장근육)

7. 심장정맥굴(coronary sinus)

① 심장의 정맥을 받음

② 크고 얇은 벽을 가짐

③ 방실 고랑의 뒷부분으로 주행하면서 오른심방에 개구

MEMO

Coronary CT angio 3D - 01

Coronary CT angio MIP - 01

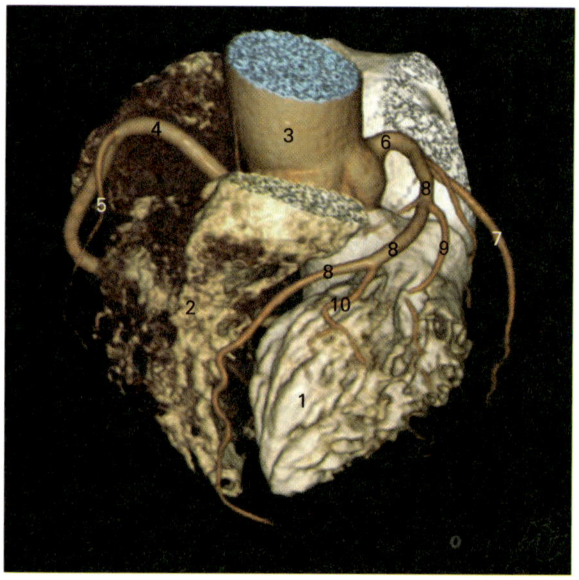

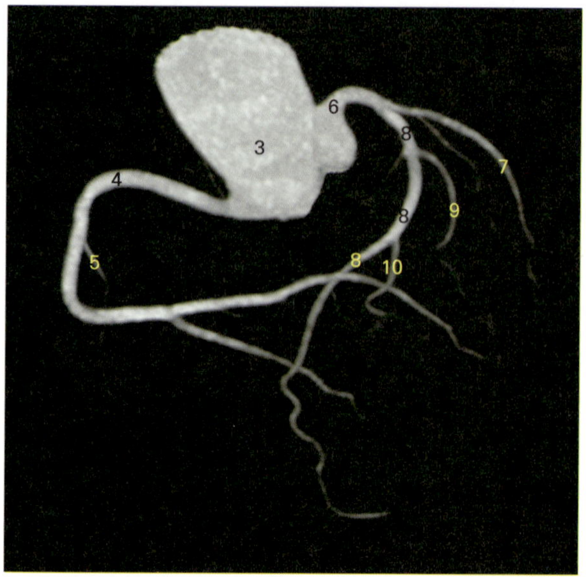

1 Left ventricle (왼심실)
2 Right ventricle (오른심실)
3 Ascending aorta (오름대동맥)
4 Right coronary artery (오른심장동맥)
5 Right marginal branch (오른모서리가지)

6 Left coronary artery (왼심장동맥)
7 Circumflex branch (휘돌이가지)
8 Anterior interventricular branch (앞심실사이가지)
9 1st diagonal branch (첫번째대각선가지)
10 2nd diagonal branch (두번째대각선가지)

Coronary CT angio 3D - 02

Coronary CT angio MIP - 02

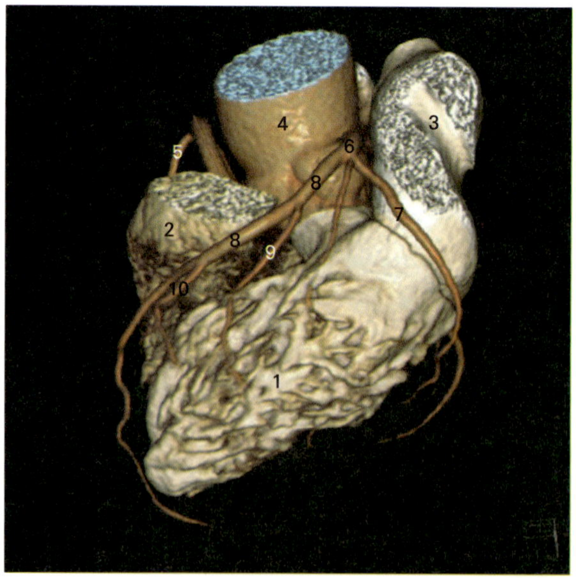

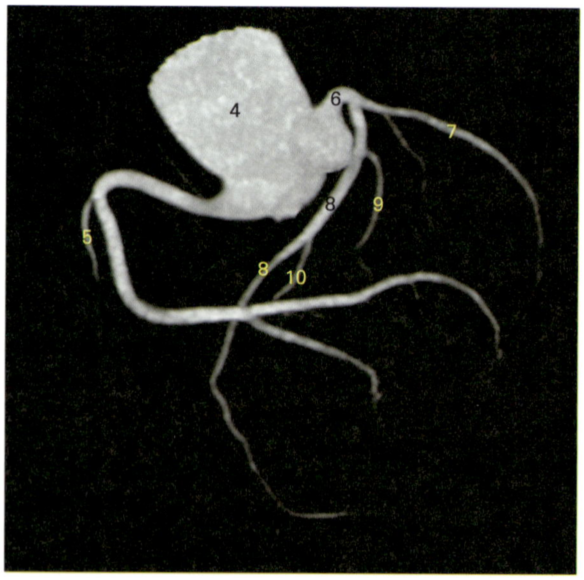

1 Left ventricle (왼심실)
2 Right ventricle (오른심실)
3 Left atrium (왼심방)
4 Ascending aorta (오름대동맥)
5 Right marginal branch (오른모서리가지)

6 Left coronary artery (왼심장동맥)
7 Circumflex branch (휘돌이가지)
8 Anterior interventricular branch (앞심실사이가지)
9 1st diagonal branch (첫번째대각선가지)
10 2nd diagonal branch (두번째대각선가지)

Coronary CT angio 3D - 03　Coronary CT angio MIP - 03

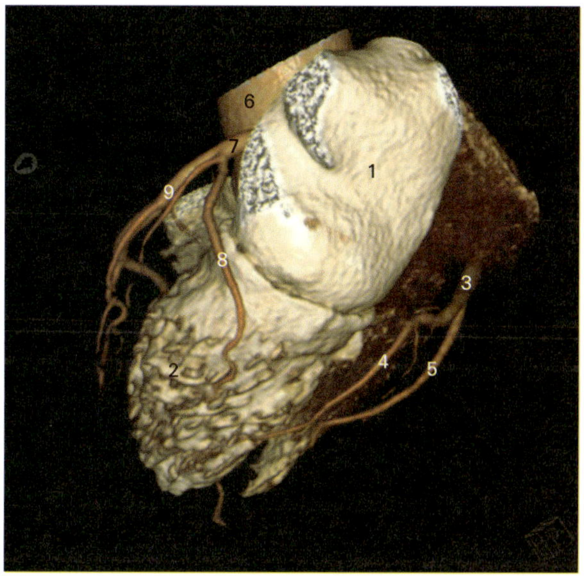

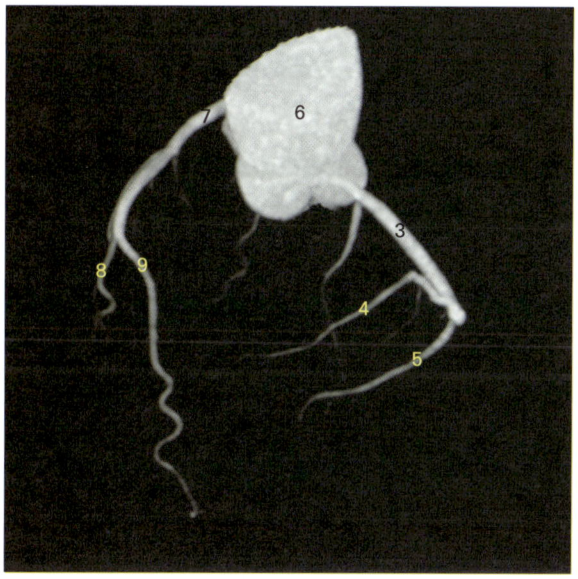

1 Left atrium (왼심방)
2 Left ventricle (왼심실)
3 Right coronary artery (오른심장동맥)
4 Right posterolateral branch (오른뒤가쪽가지)
5 Posterior interventricular branch (뒤심실사이가지)
6 Ascending aorta (오름대동맥)
7 Left coronary artery (왼심장동맥)
8 Circumflex branch (휘돌이가지)
9 Anterior interventricular branch (앞심실사이가지)

Coronary CT angio 3D - 04　Coronary CT angio MIP - 04

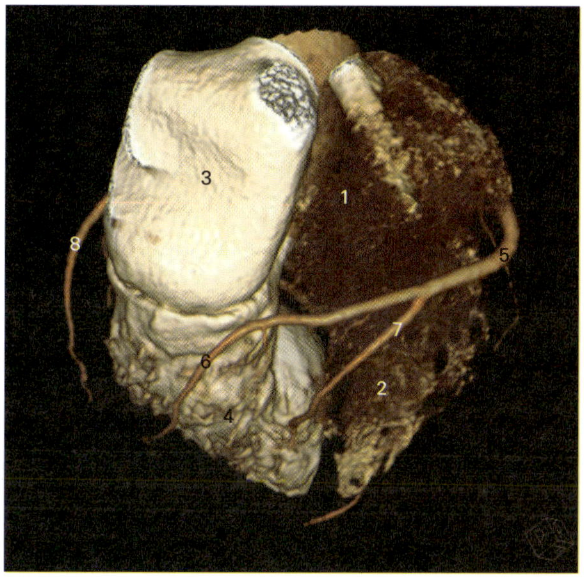

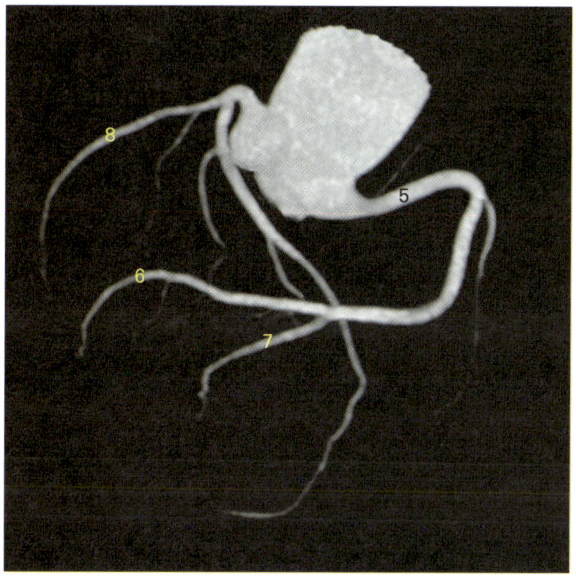

1 Right atrium (오른심방)
2 Right ventricle (오른심실)
3 Left atrium (왼심방)
4 Left ventricle (왼심실)
5 Right coronary artery (오른심장동맥)
6 Right posterolateral branch (오른뒤가쪽가지)
7 Posterior interventricular branch (뒤심실사이가지)
8 Circumflex branch (휘돌이가지)

Coronary CT angio 3D - 05　Coronary CT angio MIP - 05

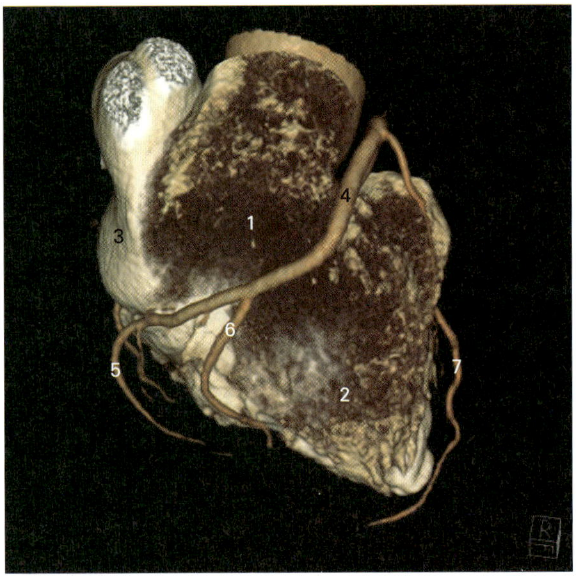

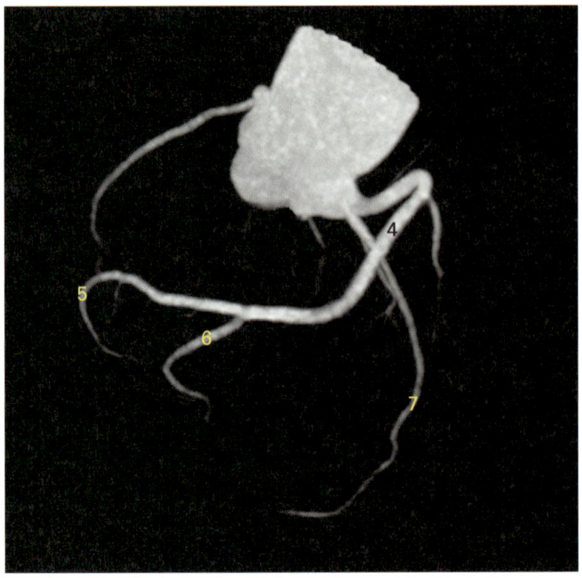

1 Right atrium (오른심방)
2 Right ventricle (오른심실)
3 Left atrium (왼심방)
4 Right coronary artery (오른심장동맥)
5 Right posterolateral branch (오른뒤가쪽가지)
6 Posterior interventricular branch (뒤심실사이가지)
7 Anterior interventricular branch (앞심실사이가지)

Coronary CT angio 3D - 06　Coronary CT angio MIP - 06

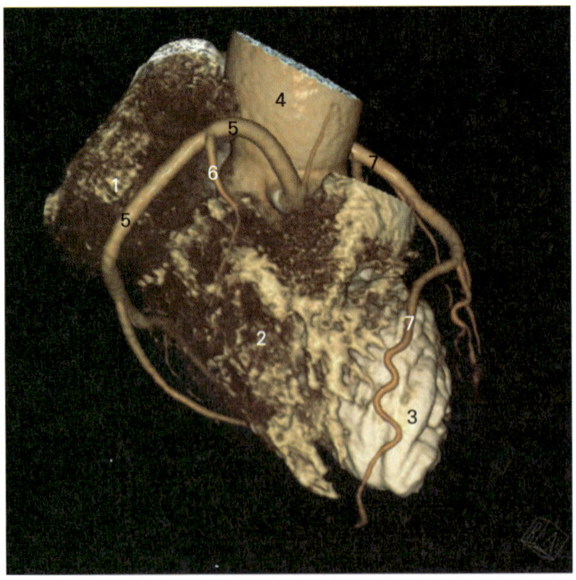

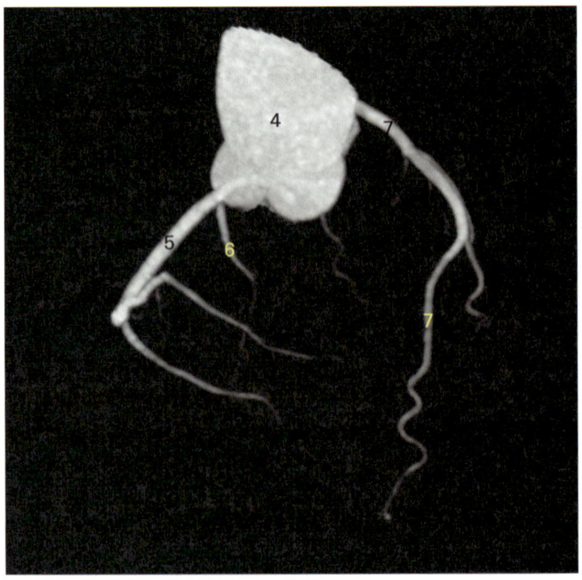

1 Right atrium (오른심방)
2 Right ventricle (오른심실)
3 Left ventricle (왼심실)
4 Ascending aorta (오름대동맥)
5 Right coronary artery (오른심장동맥)
6 Right marginal branch (오른모서리가지)
7 Anterior interventricular branch (앞심실사이가지)

Chest & Coronary CT

4. Exercise(연습문제)

Chest CT axial image

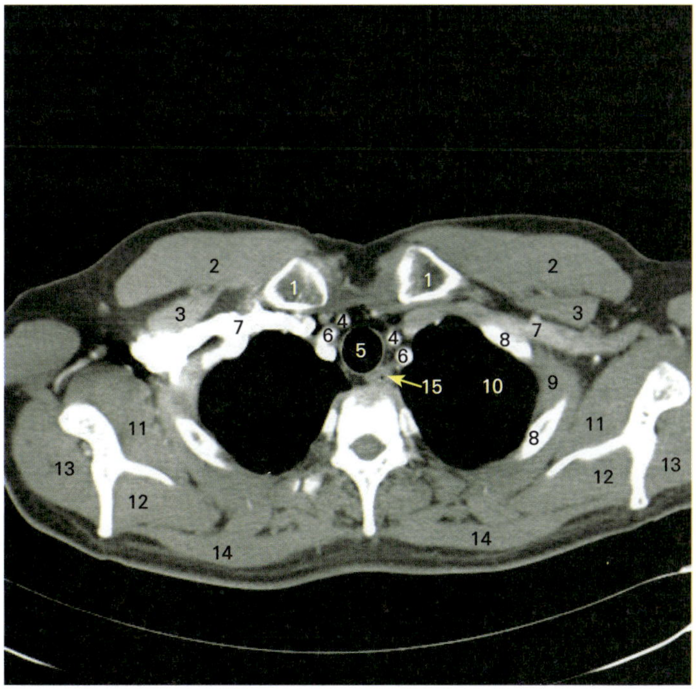

1. 특징

- 목적 :
- 환자자세 :
- Topogram 및 노출조건 :
- 스캔 조사야 :
- 스캔 범위 :
- 슬라이스 두께 :
- 재구성 알고리즘 :
- Window Width / Window level :

구분	Window Width(W.W)	Window Level(W.L)
종격동조절 (Mediastinal setting)		

2. 영상에 나타난 아티팩트를 표시하고 감소시킬 수 있는 방법에 대해서 기술하시오.

3. 해부

- 영상의 각 번호에 해부학적 명칭을 기술하시오.

Chest CT axial image

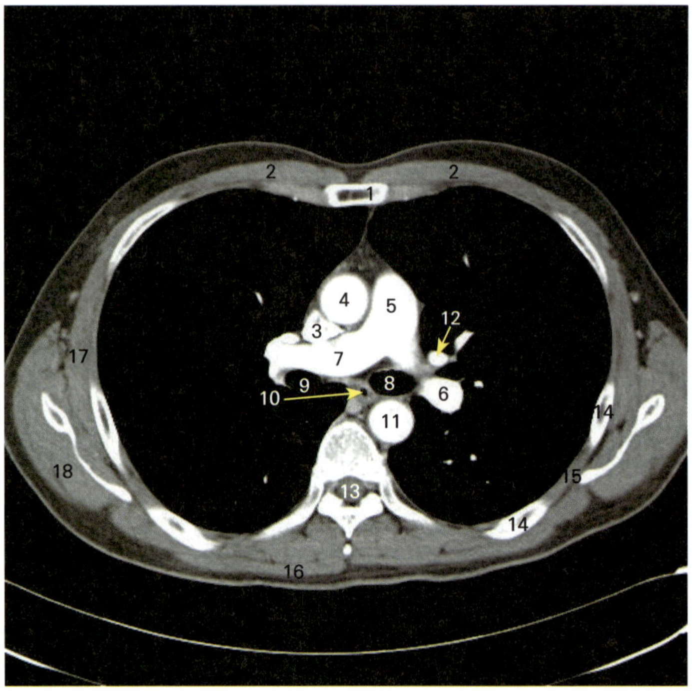

1. 특징

- 목적 :
- Topogram 및 노출조건 :
- 스캔 범위 :
- 재구성 알고리즘 :
- Window Width / Window level :

구분	Window Width(W.W)	Window Level(W.L)
종격동조절 (Mediastinal setting)		

- 환자자세 :
- 스캔 조사야 :
- 슬라이스 두께 :

2. 영상에 사용된 조영제의 특징에 대해서 기술하시오.

3. 해부

- 심장에 연결된 동맥에 대해서 기술하시오.

- 영상의 각 번호에 해부학적 명칭을 기술하시오.

Chest HR CT axial image

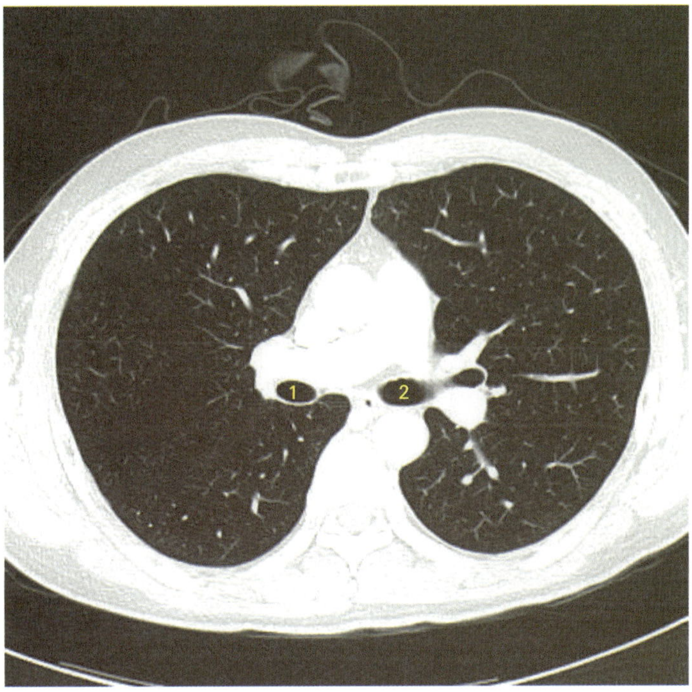

1. 특징

- 목적 :
- Topogram 및 노출조건 :
- 스캔 범위 :
- 재구성 알고리즘 :
- Window Width / Window level :

구분	Window Width(W.W)	Window Level(W.L)
폐조절 (lung setting)		

- 환자자세 :
- 스캔 조사야 :
- 슬라이스 두께 :

2. 해부

- 기관지에 대해서 기술하시오.

- 영상의 각 번호에 해부학적 명칭을 기술하시오.

Coronary CT angio 3D

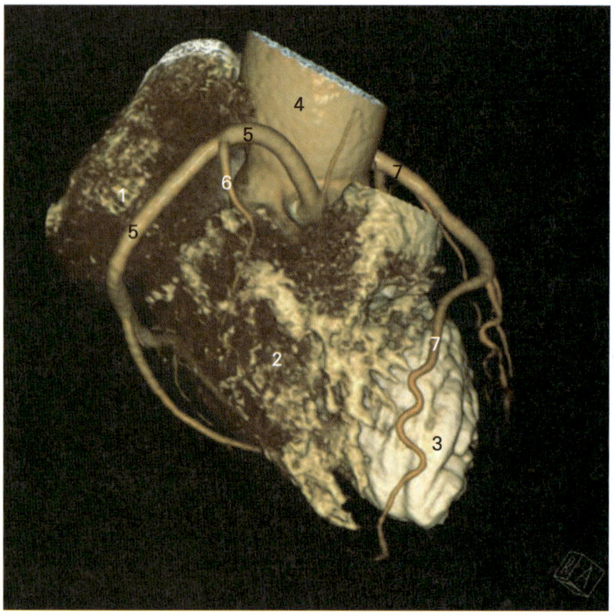

1. 영상에 사용되는 재구성 영상 기법에 대해서 기술하시오.

2. Coronary CT angiography 검사의 특징에 대해서 기술하시오.

3. Coronary CT angiography 검사의 사용된 베타차단제(β-block)과 니트로글리세린(NTG)에 대해서 기술하시오.

4. 영상의 각 번호에 해부학적 명칭을 기술하시오.

Coronary CT angio MIP

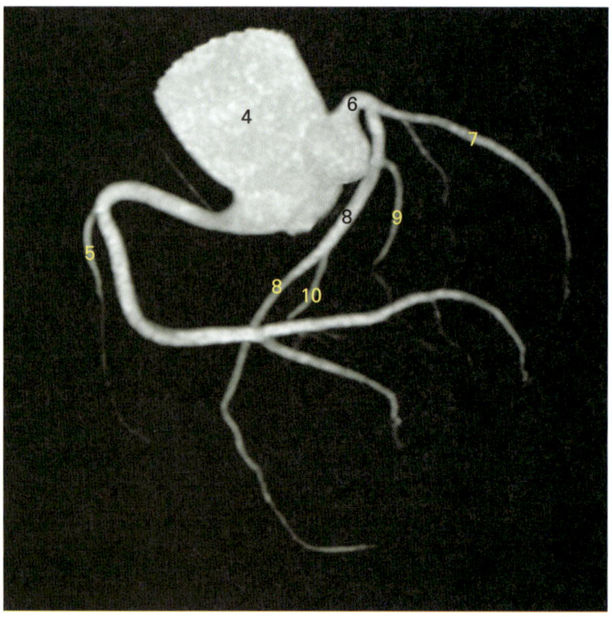

1. 영상에 사용되는 재구성 영상 기법에 대해서 기술하시오.

2. Coronary CT angiography의 목적에 대해서 기술하시오.

3. 심장의 동맥(coronary artery)에 대해서 기술하시오.

4. 영상의 각 번호에 해부학적 명칭을 기술하시오.

Chest CT sagittal image

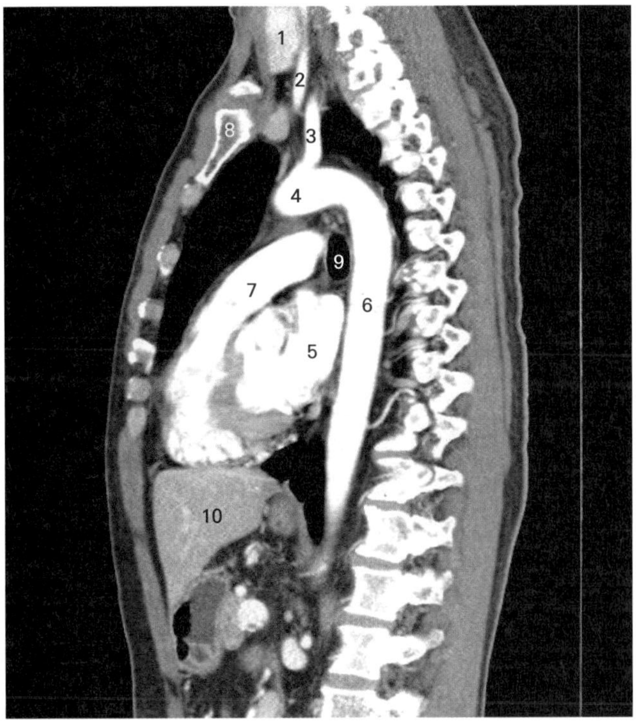

1

2

3

4

5

6

7

8

9

10

Chest CT coronal image

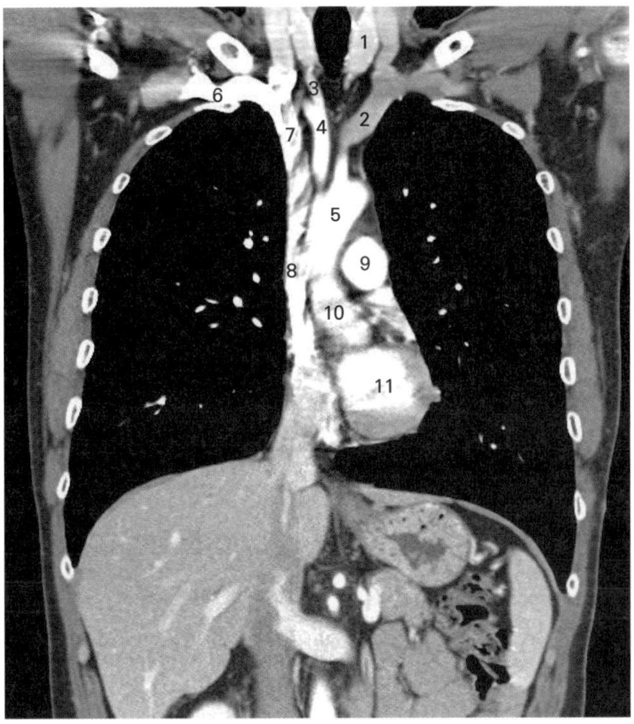

1

2

3

4

5

6

7

8

9

10

11

Coronary CT axial image

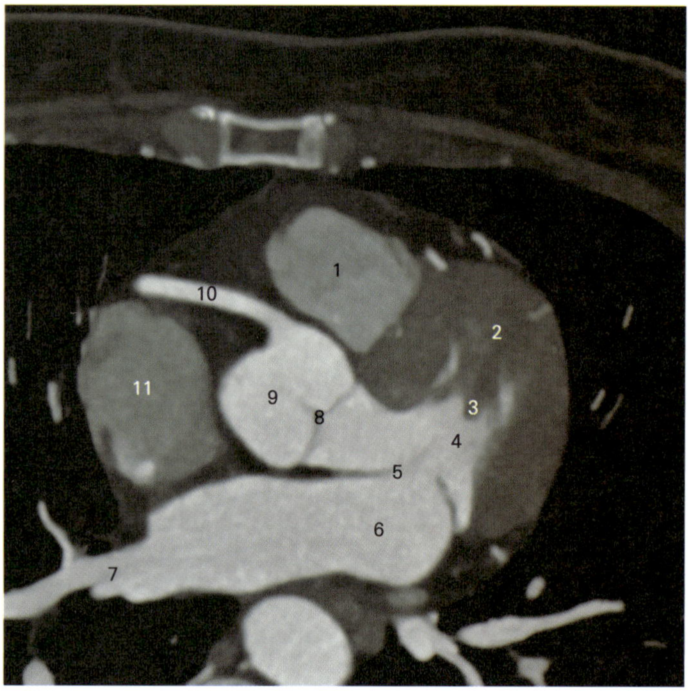

1
2
3
4
5
6
7
8
9
10
11

Coronary CT angio 3D

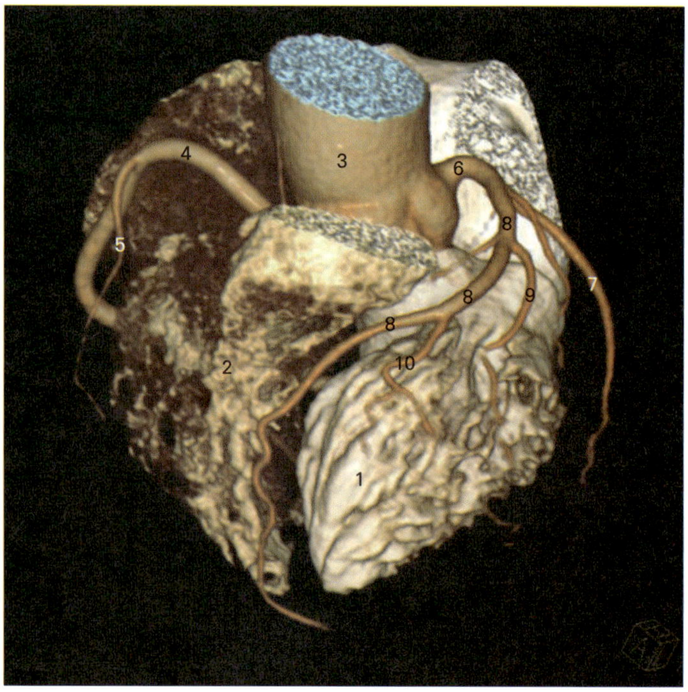

1
2
3
4
5
6
7
8
9
10

5

Abdomen (복부)

1. Anatomy

소화계통

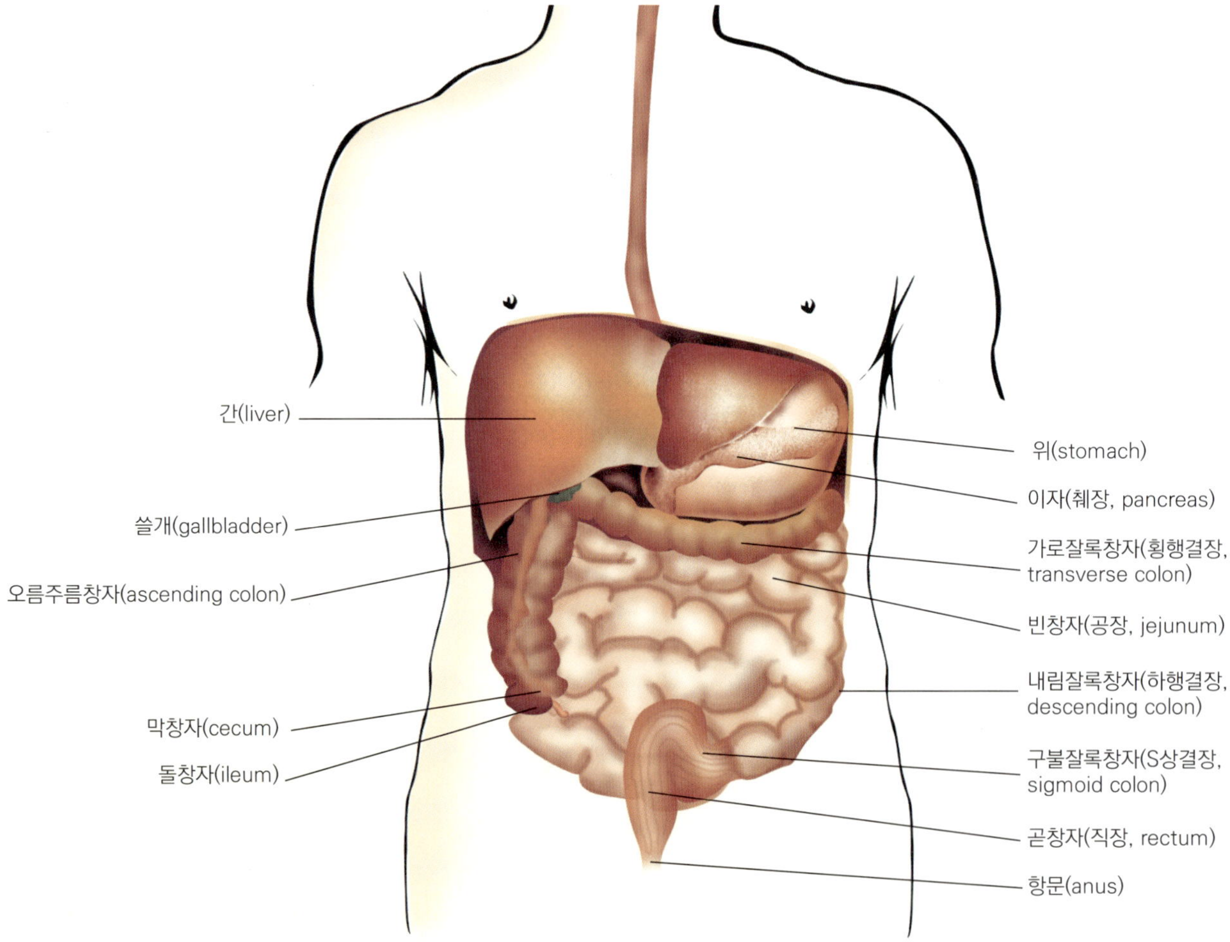

비뇨계통

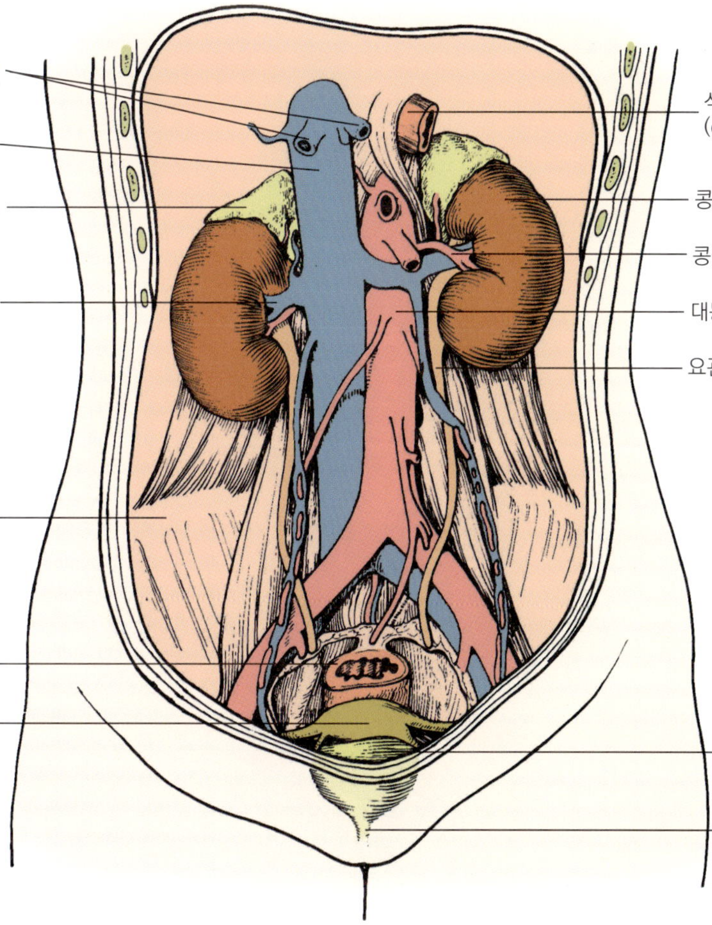

간정맥
hepatic veins(cut)
아래대정맥
(inferior vena cave)
부신(adrenal gland)
콩팥정맥(renal vein)
엉덩뼈능선(iliac crest)
곧창자(직장,
rectum; cut)
자궁(uterus)
식도
(esophagus; cut)
콩팥(신장, rkidney)
콩팥동맥(renal artery)
대동맥(aorta)
요관(ureter)
방광(urinary bladder)
요도(urethra)

위·아래창자간막동맥(상·하장간막동맥)

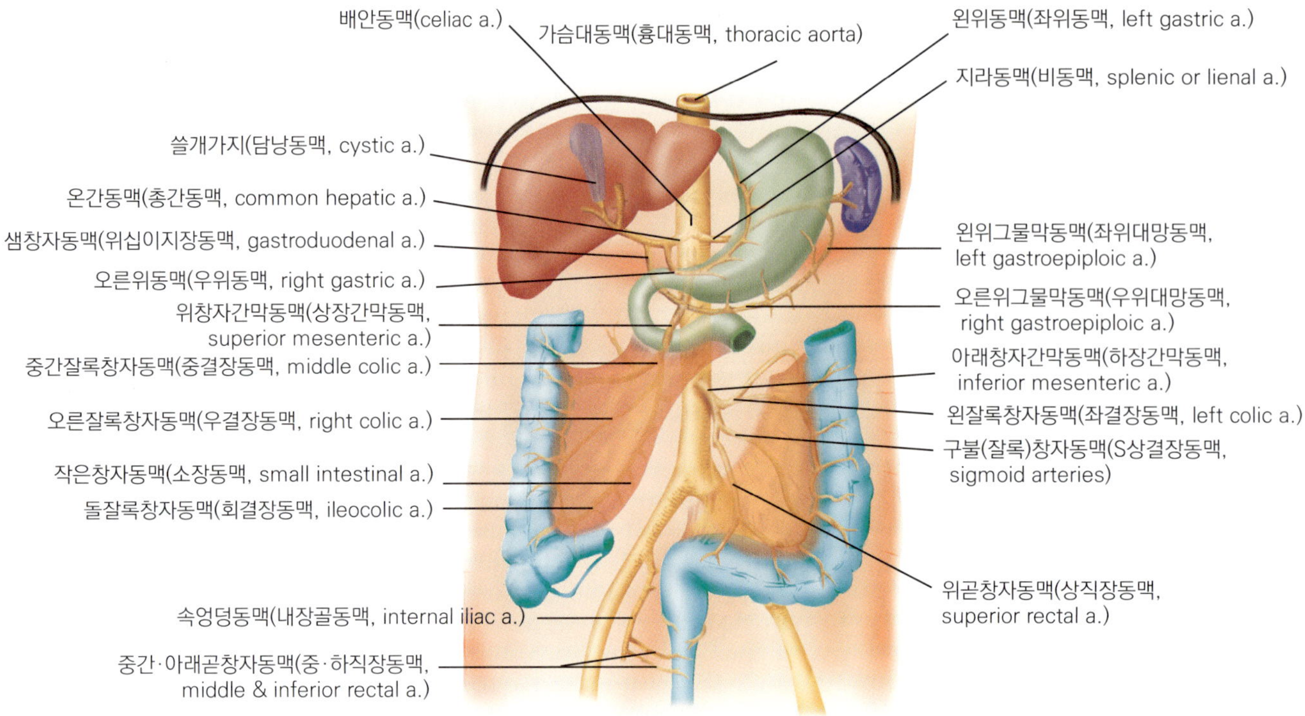

복막(시상단면)

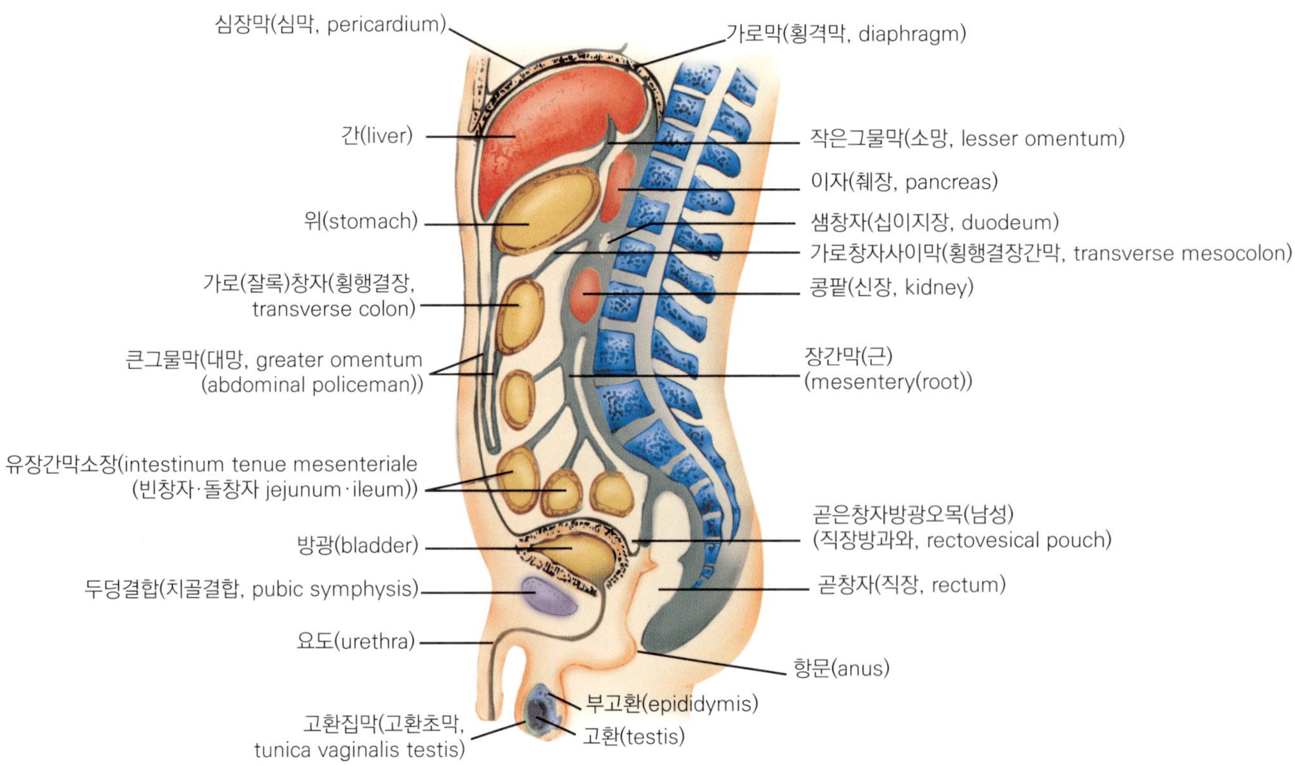

배대동맥(복대동맥)의 분지

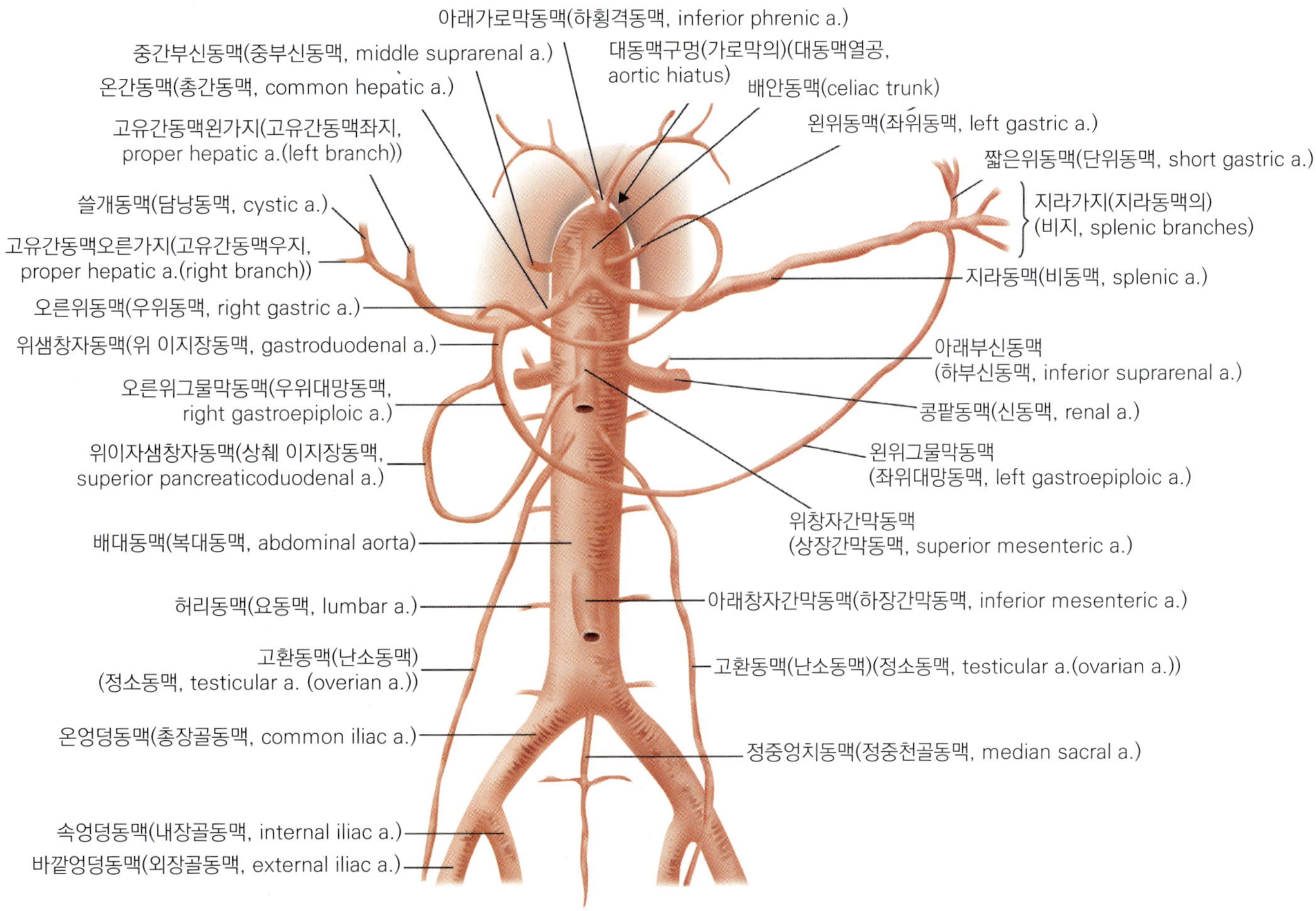

2. Abdomen CT

Abdomen CT - 01

axial

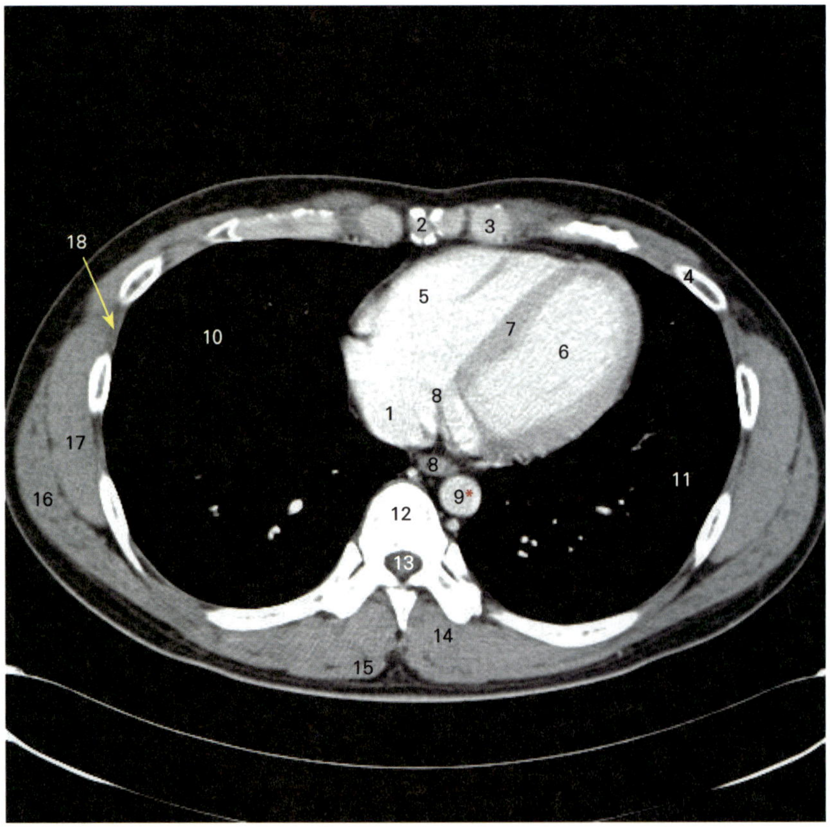

1	Right atrium (오른심방)	10	Right lung (오른허파)
2	Xiphoid process (칼돌기)	11	Left lung (왼허파)
3	Costal cartilage (갈비연골)	12	Thoracic vertebra (등뼈)
4	Rib (갈비뼈)	13	Spinal cord (척수)
5	Right ventricle (오른심실)	14	Erector spinae muscle (척주세움근)
6	Left ventricle (왼심실)	15	Trapezius muscle (등세모근)
7	Interventricular septum (심실사이막)	16	Latissimus dorsi muscle (넓은등근)
8	Esophagus (식도)	17	Serratus anterior muscle (앞톱니근)
9	Descending aorta (내림대동맥)*	18	Intercostal muscle (갈비사이근)

coronal

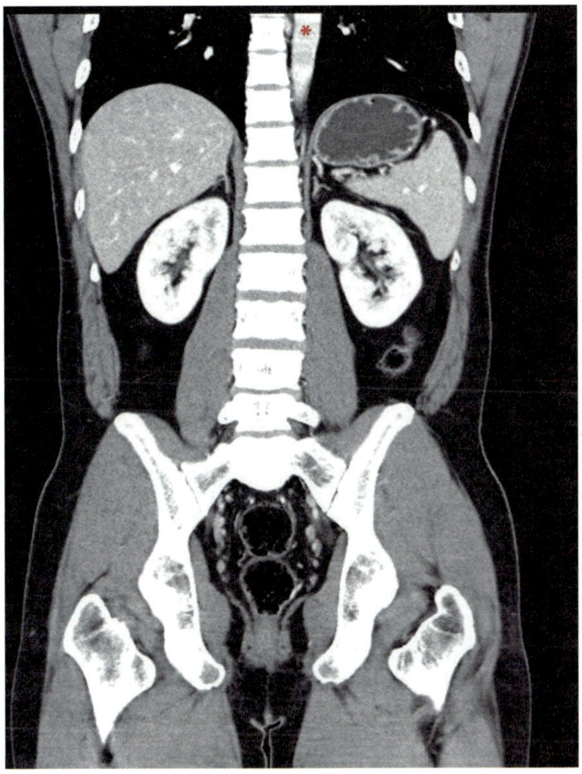

sagittal

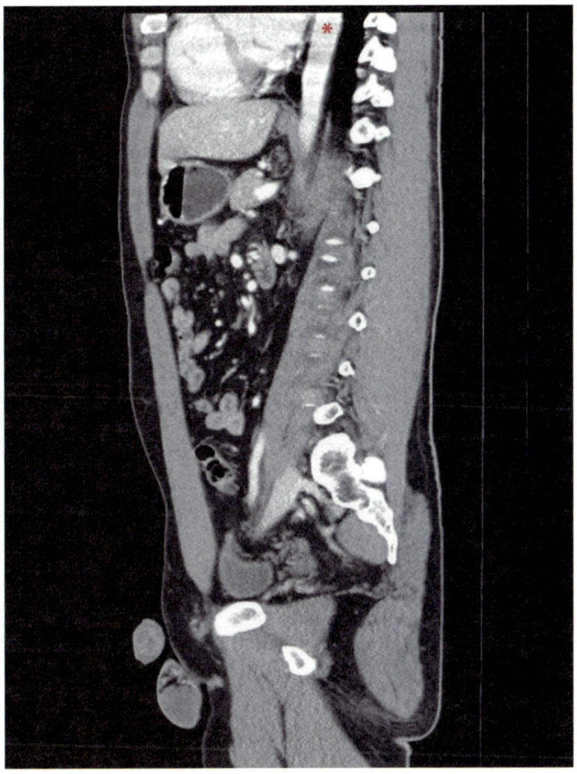

1. 내림대동맥(descending aorta)

① 가로막을 기준으로 위쪽은 가슴대동맥(thoracic aorta), 아래쪽은 배대동맥(abdominal aorta)

② 가슴대동맥

- 위치 : T4 ~ T12(가로막)
- 가슴의 내장, 근육, 가로막 그리고 척수의 가슴 부분에 혈액 공급

③ 배대동맥

- 위치 : 가로막 아래 ~ L4
- 복부와 골반기관에 혈액 공급

MEMO

MEMO

Abdomen CT - 02

axial

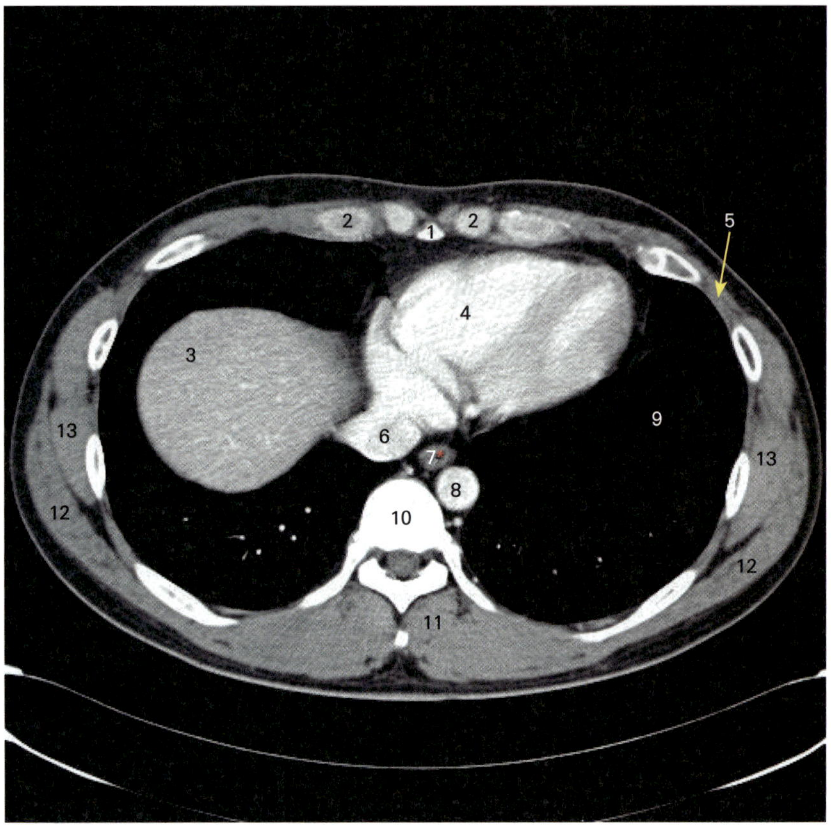

1 Xiphoid process (칼돌기)
2 Costal cartilage (갈비연골)
3 Liver (간)
4 Right ventricle (오른심실)
5 Intercostal muscle (갈비사이근)
6 Inferior vena cava (아래대정맥)
7 Esophagus (식도)*
8 Descending aorta (내림대동맥)
9 Left lung (왼허파)
10 Thoracic vertebra (등뼈)
11 Erector spinae muscle (척주세움근)
12 Latissimus dorsi muscle (넓은등근)
13 Serratus anterior muscle (앞톱니근)

coronal

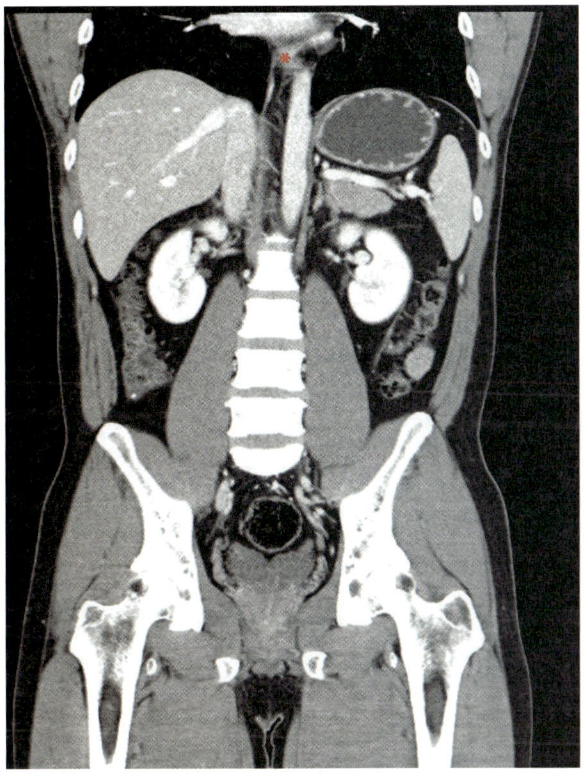

sagittal

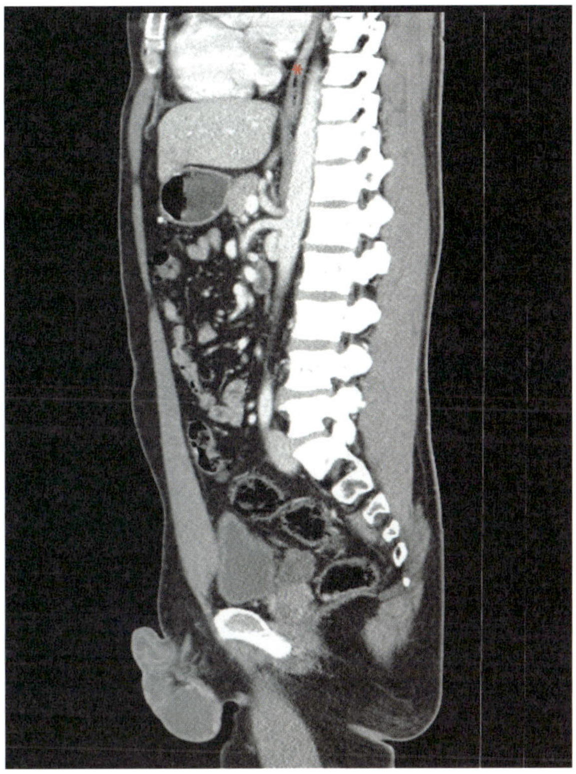

2. 식도(esophagus)

① 음식물을 위로 운반하는 근육성 기관

② 식도벽 : 점막(mucosal layer), 점막밑층(submucosal layer), 근육층(muscularis layer)

③ 식도구멍(esophaleal hiatus)을 통해 위에 연결

MEMO

MEMO

Abdomen CT - 03

axial

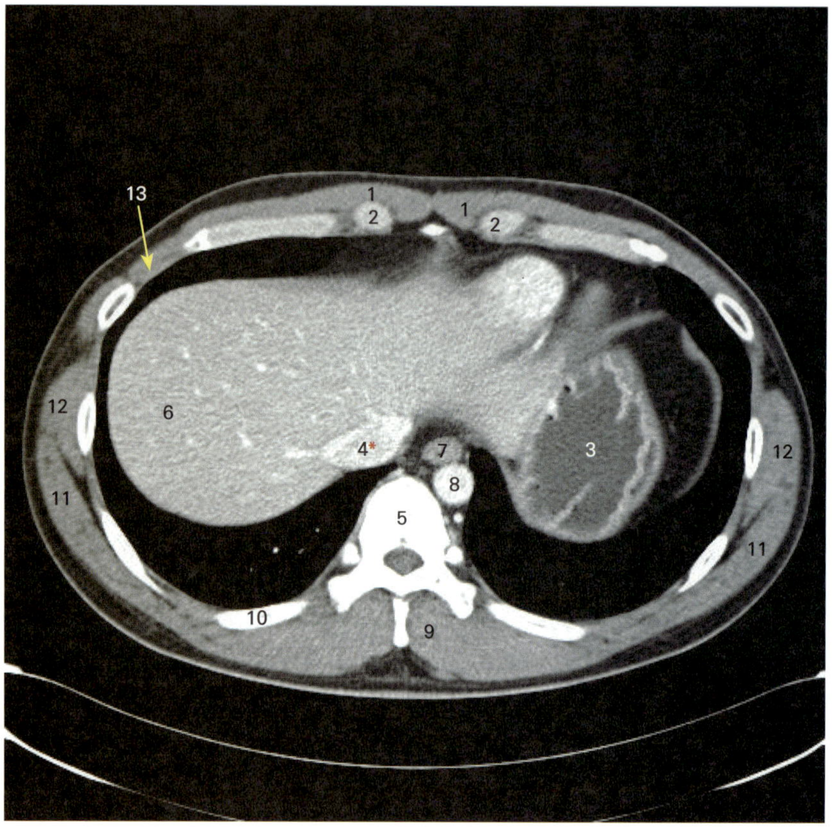

1 Rectus abdominis muscle (배곧은근)
2 Costal cartilage (갈비연골)
3 Stomach (위)
4 Inferior vena cava (아래대정맥)*
5 Thoracic vertebra (등뼈)
6 Liver (간)
7 Esophagus (식도)
8 Descending aorta (내림대동맥)
9 Erector spinae muscle (척주세움근)
10 Rib (갈비뼈)
11 Latissimus dorsi muscle (넓은등근)
12 Serratus anterior muscle (앞톱니근)
13 Intercostal muscle (갈비사이근)

coronal

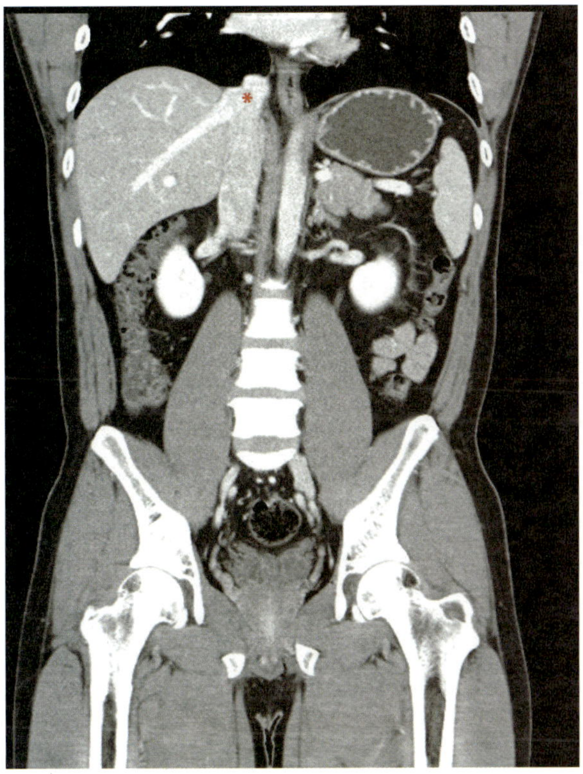

sagittal

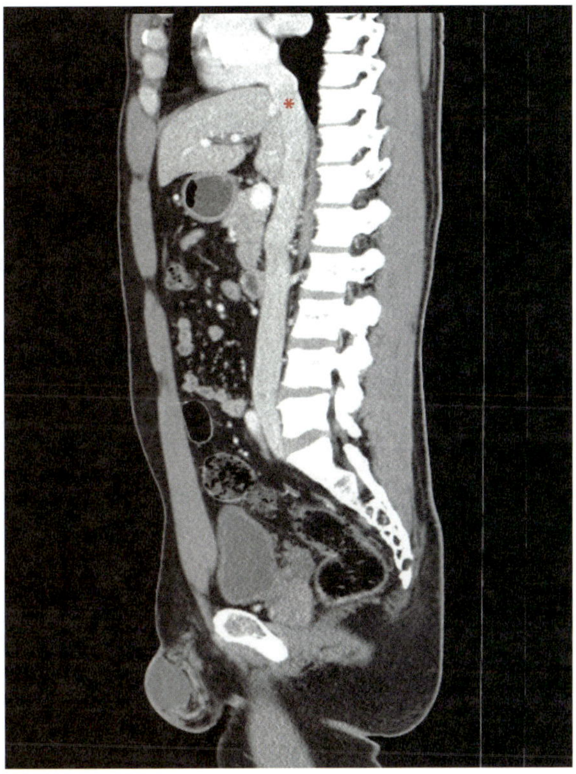

3. 아래대정맥(inferior vena cava)

① 인체에서 가장 큰 정맥관

② 위치 : L5 ~ 오른심방

③ 다리, 골반 및 배에서 혈액을 받음

MEMO

MEMO

Abdomen CT - 04

axial

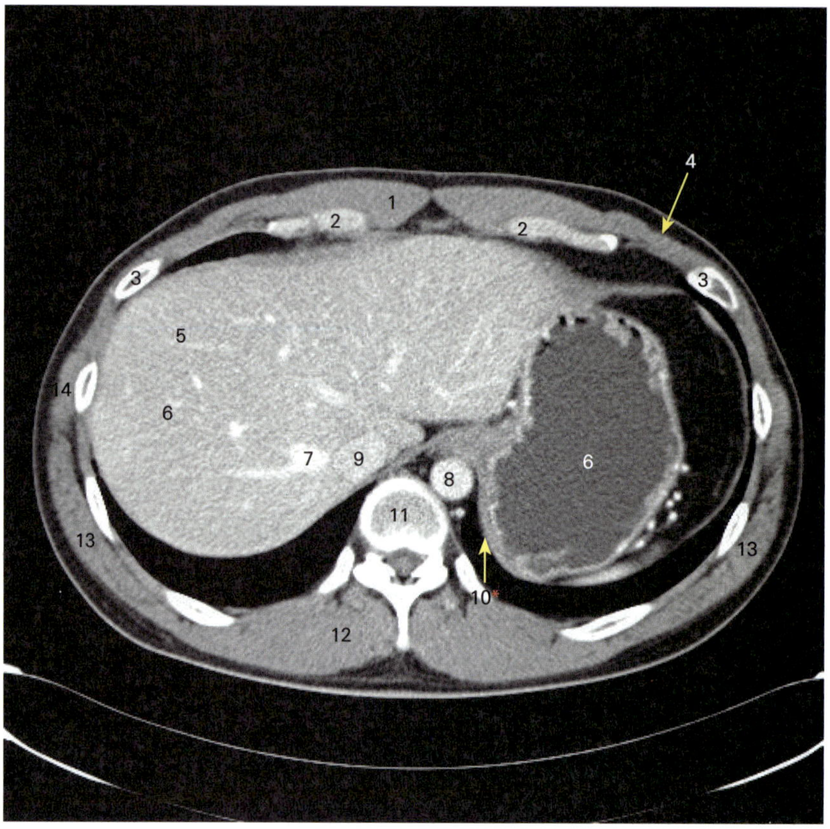

1 Rectus abdominis muscle (배곧은근)
2 Costal cartilage (갈비연골)
3 Rib (갈비뼈)
4 External oblique abdominal muscle (배바깥빗근)
5 Liver (간)
6 Stomach (위)
7 Right hepatic vein (오른간정맥)
8 Descending aorta (내림대동맥)
9 Inferior vena cava (아래대정맥)
10 Diaphragm (가로막)*
11 Intervertebral disc (척추사이원반)
12 Erector spinae muscle (척주세움근)
13 Latissimus dorsi muscle (넓은등근)
14 Serratus anterior muscle (앞톱니근)

coronal

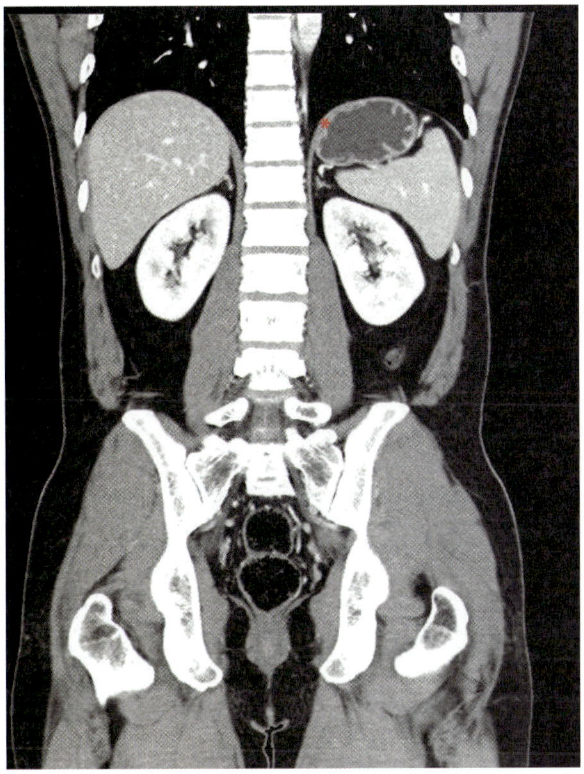

sagittal

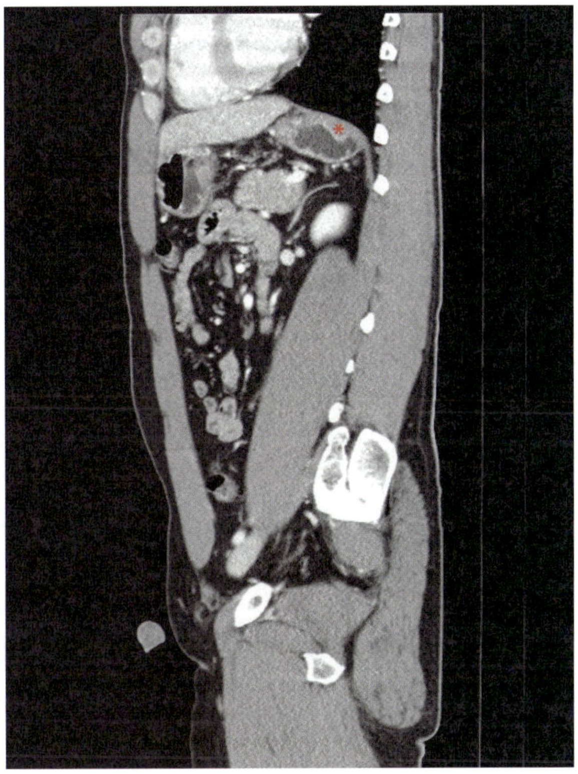

4. 가로막(diaphragm)

① 가슴안과 배안을 경계짓는 근육

② 수축 : 흡기운동, 이완 : 호기운동

③ 3개의 구멍 : 대동맥구멍(aortic hiatus), 식도구멍(esophageal hiatus), 대정맥구멍(vena caval hiatus)

- 대동맥구멍 : 내림대동맥, 홀정맥, 가슴관, 교감신경 통과
- 식도구멍 : 식도, 왼·오른미주신경 통과
- 대정맥구멍 : 아래대정맥, 오른가로막신경 통과

MEMO

MEMO

Abdomen CT - 05

axial

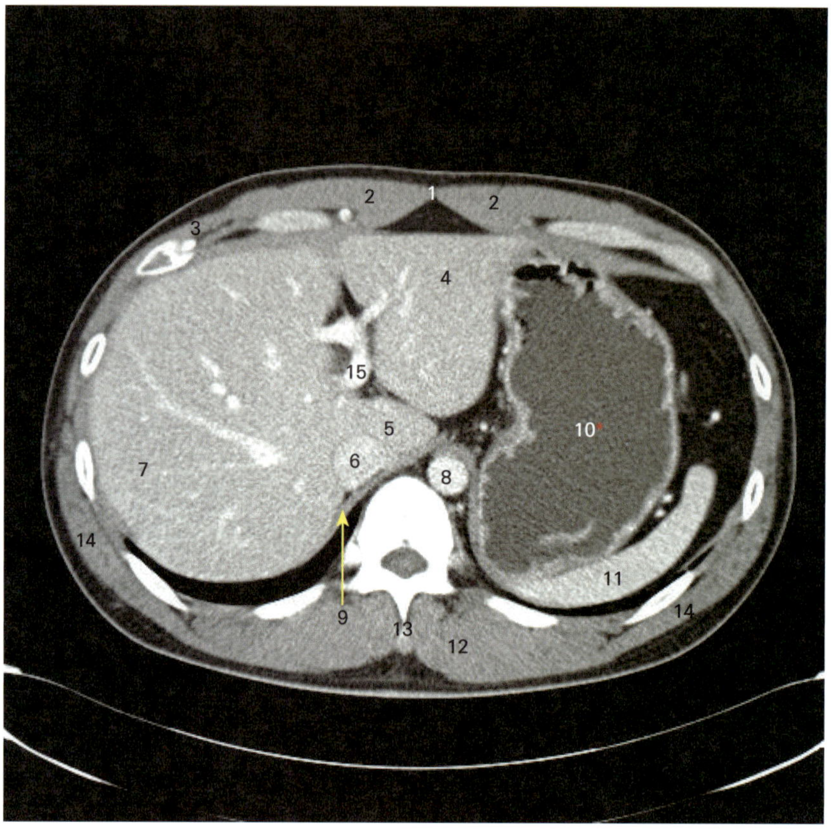

1 Linea alba (백선)
2 Rectus abdominis muscle (배곧은근)
3 External oblique abdominal muscle (배바깥빗근)
4 Left lobe of liver (왼간엽)
5 Caudate lobe (꼬리엽)
6 Inferior vena cava (아래대정맥)
7 Right lobe of liver (오른간엽)
8 Descending aorta (내림대동맥)
9 Diaphragm (가로막)
10 Stomach (위)*
11 Spleen (지라)
12 Erector spinae muscle (척주세움근)
13 Spinous process (가시돌기)
14 Latissimus dorsi muscle (넓은등근)
15 Portal vein (문맥)

coronal

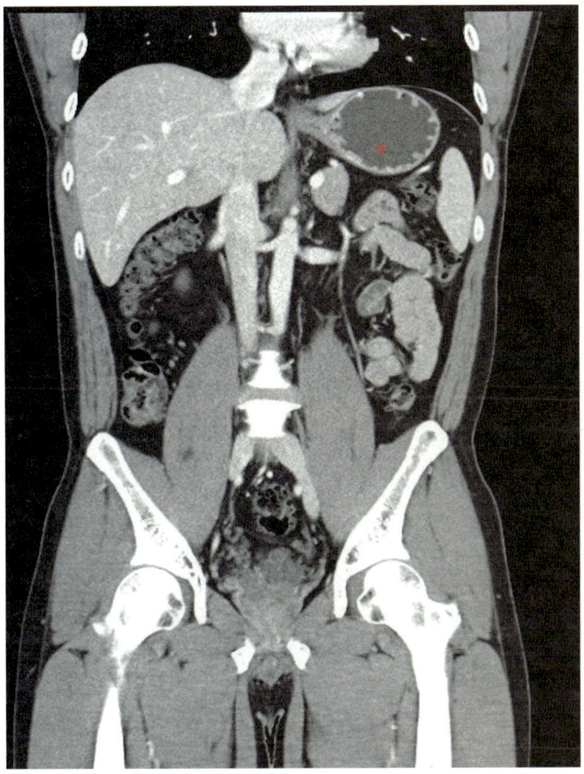

sagittal

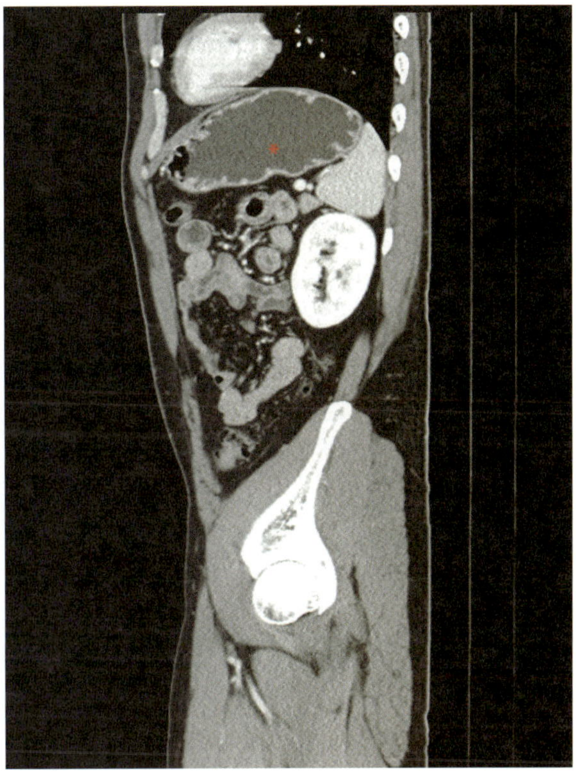

5. 위(stomach)

① 위벽의 구조: 점막, 점막밑조직, 근육층, 장막

② 위샘 : 들문샘, 날문샘, 위바닥샘

③ 위점막 구성 세포

- 으뜸세포(chief cell) : 펩시노겐(pepsinogen), 레닌(rennin), 위리파아제(gastric lipase)
- 벽세포(parietal cell : 염산(HCl), 비타민 B12 흡수 내인자 분비
- 점액목세포(mucous neck cell) : 점액, serotonin 분비

MEMO

MEMO

Abdomen CT - 06

axial

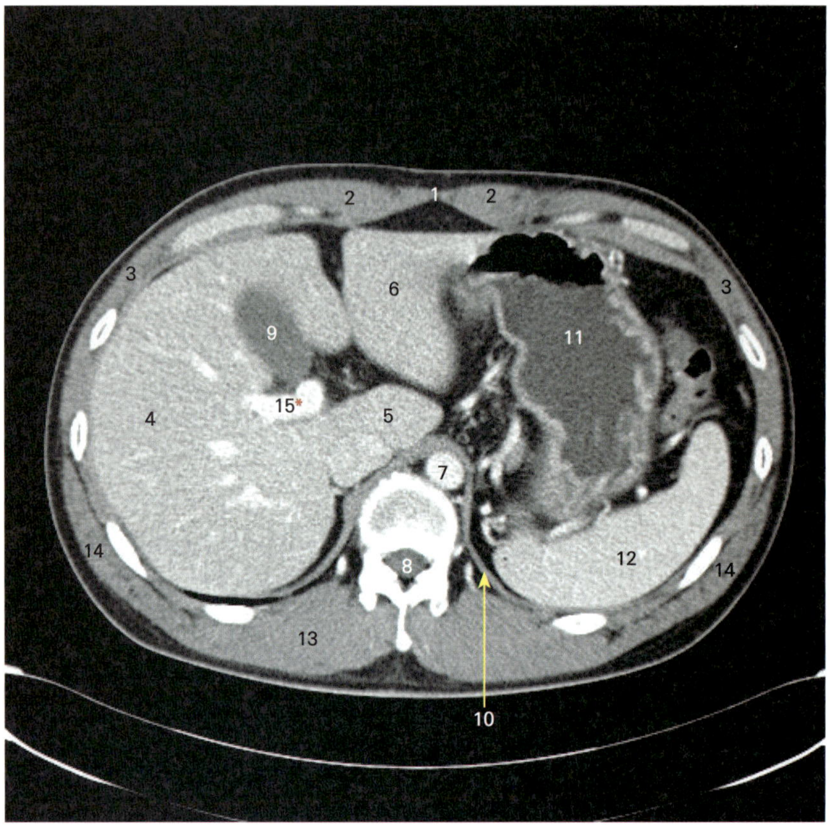

1 Linea alba (백선)
2 Rectus abdominis muscle (배곧은근)
3 External oblique abdominal muscle (배바깥빗근)
4 Right lobe of liver (오른간엽)
5 Caudate lobe (꼬리엽)
6 Left lobe of liver (왼간엽)
7 Descending aorta (내림대동맥)
8 Spinal cord (척수)
9 Gallbladder (쓸개)
10 Diaphragm (가로막)
11 Stomach (위)
12 Spleen (지라)
13 Erector spinae muscle (척주세움근)
14 Latissimus dorsi muscle (넓은등근)
15 Portal vein (문맥)*

coronal

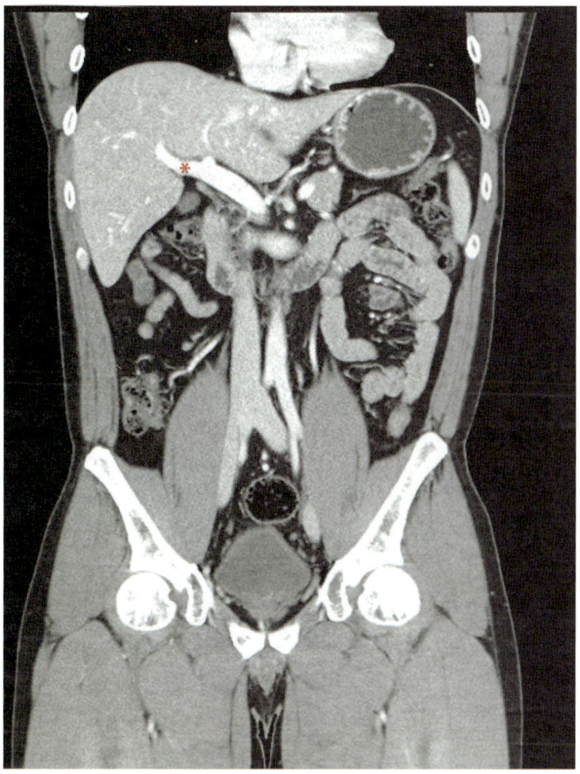

sagittal

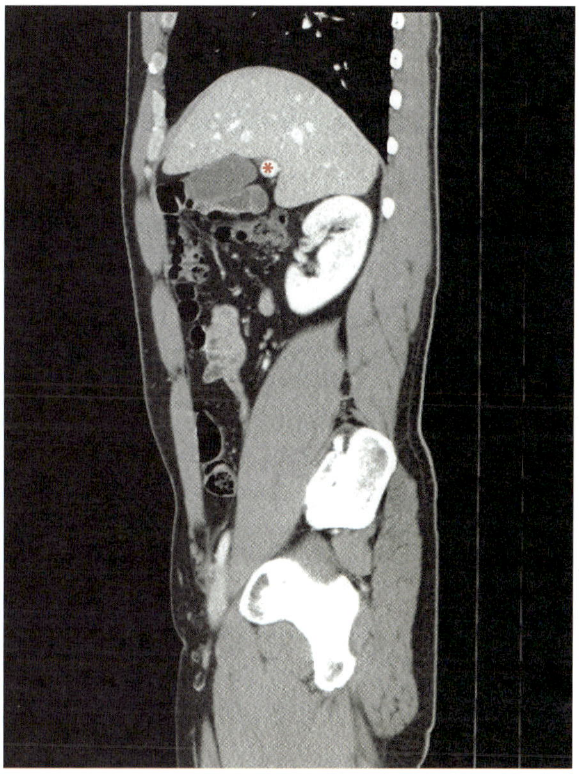

6. 문맥(portal vein)

① 산소는 적고 영양분이 많은 혈액

② 위창자간막정맥, 지라정맥, 아래창자간막정맥이 합쳐져 간으로 유입

③ 모세혈관으로 흘러간 혈액은 아래대정맥으로 유입

MEMO

MEMO

Abdomen CT - 07

axial

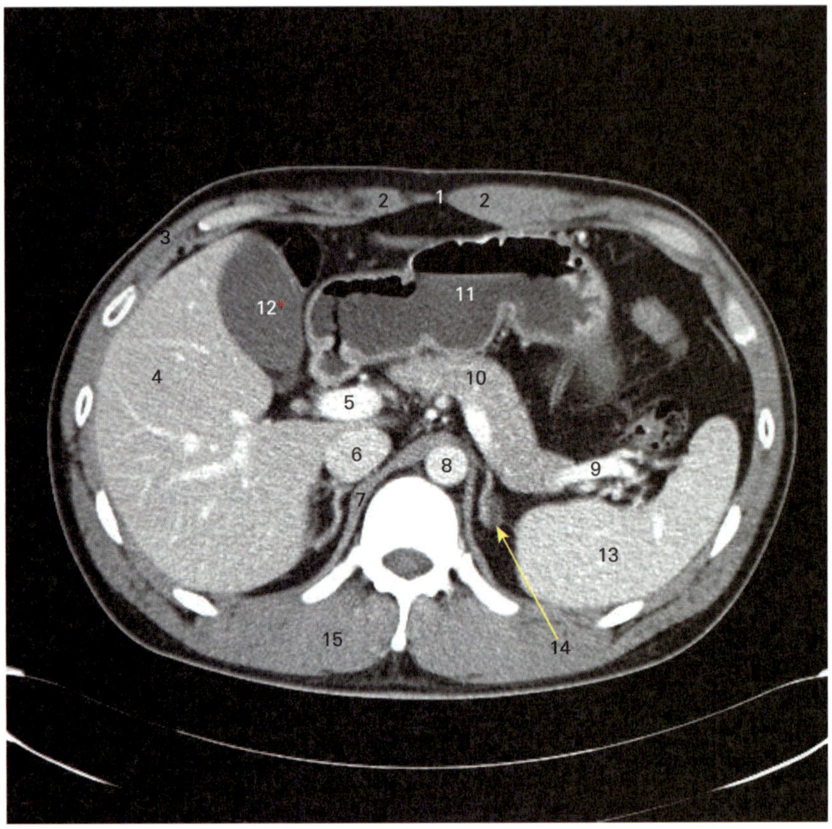

1 Linea alba (백선)
2 Rectus abdominis muscle (배곧은근)
3 External oblique abdominal muscle (배바깥빗근)
4 Right lobe of liver (오른간엽)
5 Portal vein (문맥)
6 Inferior vena cava (아래대정맥)
7 Diaphragm (가로막)
8 Descending aorta (내림대동맥)
9 Splenic vein (지라정맥)
10 Pancreas (이자)
11 Stomach (위)
12 Gallbladder (쓸개)*
13 Spleen (지라)
14 Left suprarenal gland (왼부신)
15 Erector spinae muscle (척주세움근)

coronal

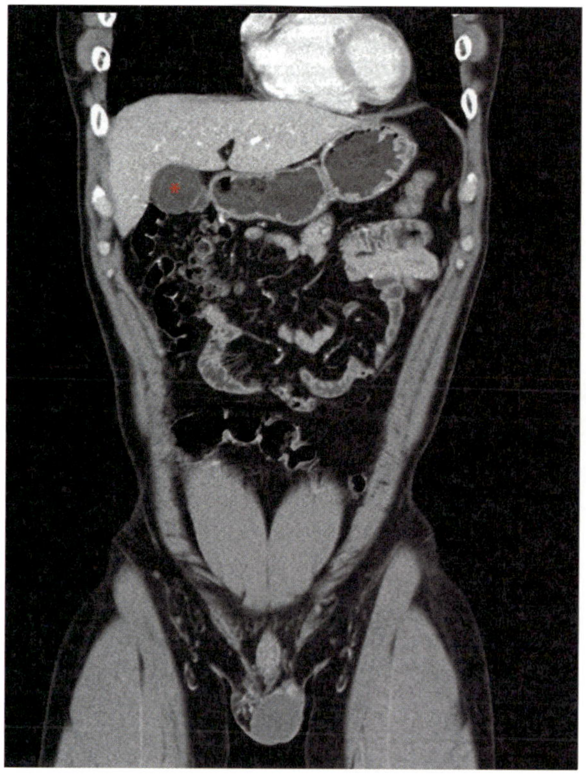

sagittal

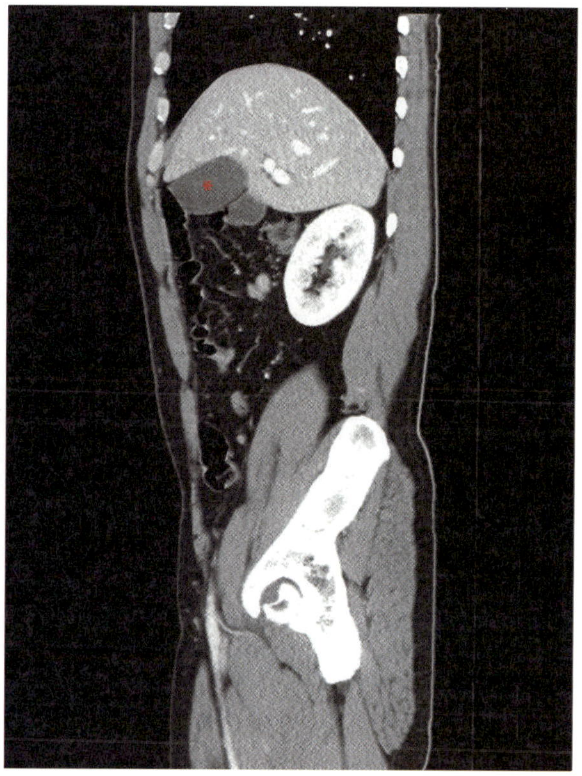

7. 쓸개(gall bladder)

① 위치 : 오른엽의 내장쪽면의 오목한 부위

② 크기 : 길이 7~10cm, 용적 30~35cm

③ 쓸개즙 저장 및 농축

④ 쓸개즙 분비 경로

- 왼·오른 간관 → 온간관 → 쓸개주머니관 → 쓸개 → 온쓸개관 → 큰샘창자유두

MEMO

MEMO

Abdomen CT - 08

axial

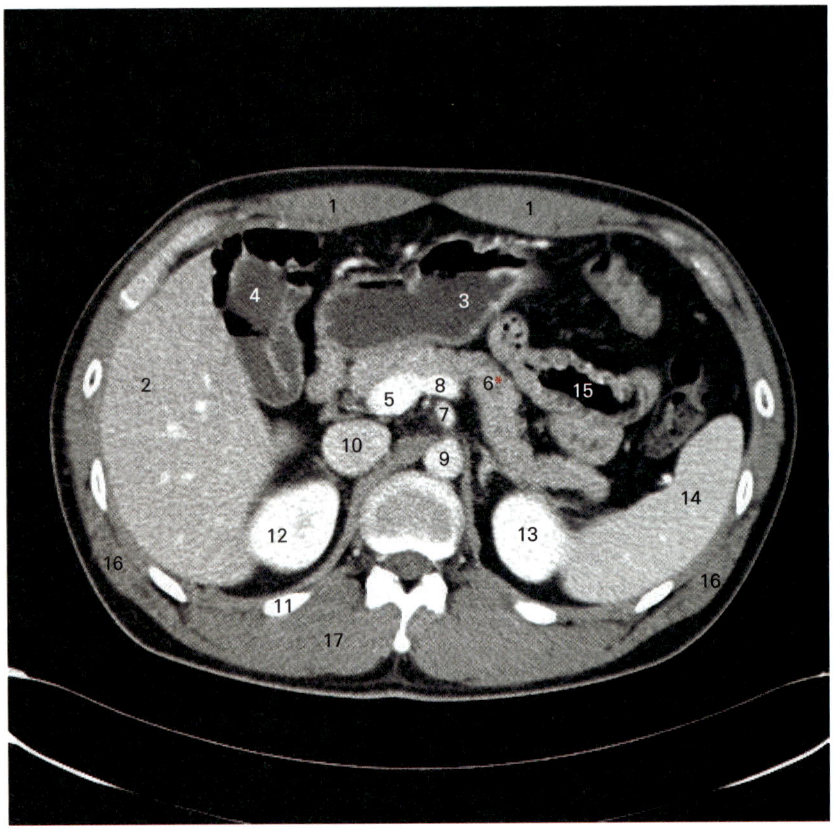

1 Rectus abdominis muscle (배곧은근)
2 Right lobe of liver (오른간엽)
3 Stomach (위)
4 Gallbladder (쓸개)
5 Portal vein (문맥)
6 Pancreas (이자)*
7 Celiac trunk (복강동맥)
8 Splenic vein (지라정맥)
9 Descending aorta (내림대동맥)
10 Inferior vena cava (아래대정맥)
11 Rib (갈비뼈)
12 Right kidney (오른콩팥)
13 Left kidney (왼콩팥)
14 Spleen (지라)
15 Jejunum (빈창자)
16 Latissimus dorsi muscle (넓은등근)
17 Erector spinae muscle (척주세움근)

coronal

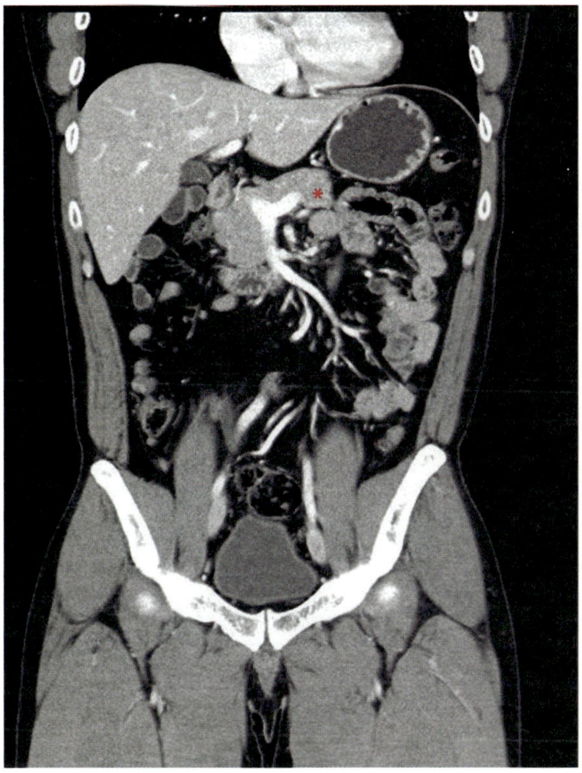

sagittal

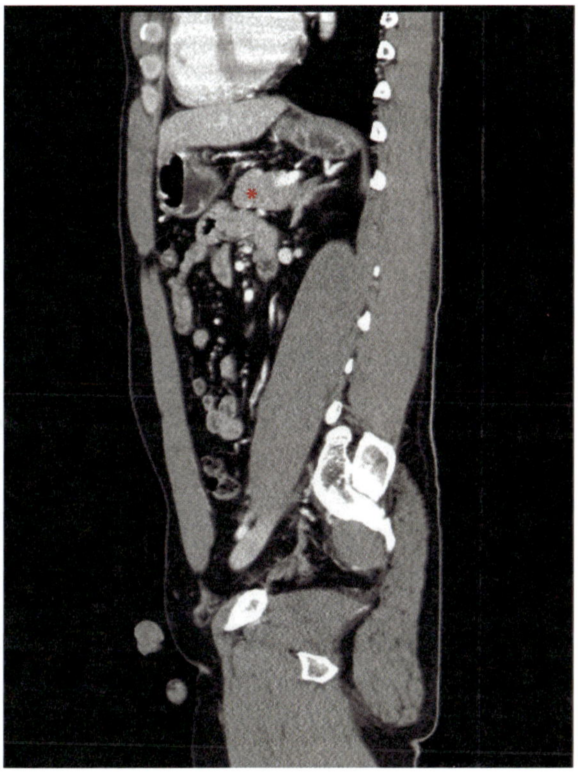

8. 이자(pancreas)

① 크기 : 길이 12~15cm, 두께 2.5cm, 무게 70g

② 외분비(이자액)와 내분비(호르몬) 작용을 함께하는 소화샘

- 외분비 : trypsin, amylase, lipase 분비

- 내분비 : 랑거한스섬 → glucagon(α cell), insulin(β cell), somatostatin(δ cell)

MEMO

MEMO

Abdomen CT - 09

axial

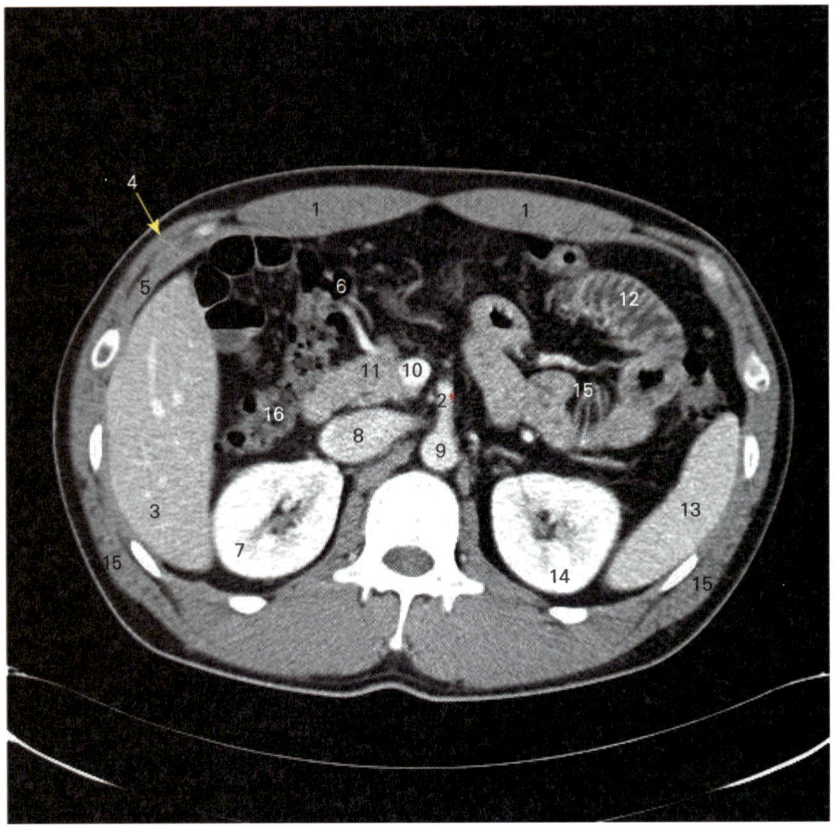

1 Rectus abdominis muscle (배곧은근)
2 Superior mesenteric artery (위창자간막동맥)*
3 Right lobe of liver (오른간엽)
4 External oblique abdominal muscle (배바깥빗근)
5 Internal oblique abdominal muscle (배속빗근)
6 Transvers colon (가로잘록창자)
7 Right kidney (오른콩팥)
8 Inferior vena cava (아래대정맥)
9 Descending aorta (내림대동맥)
10 Superior mesenteric vein (위창자간막정맥)
11 Pancreas (이자)
12 Jejunum (빈창자)
13 Spleen (지라)
14 Left kidney (왼콩팥)
15 Latissimus dorsi muscle (넓은등근)
16 Ascending colon (오름잘록창자)

coronal

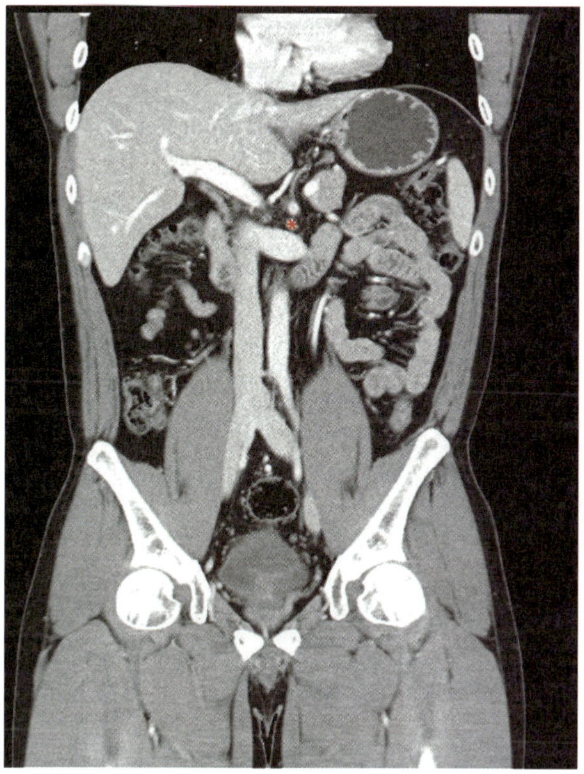

sagittal

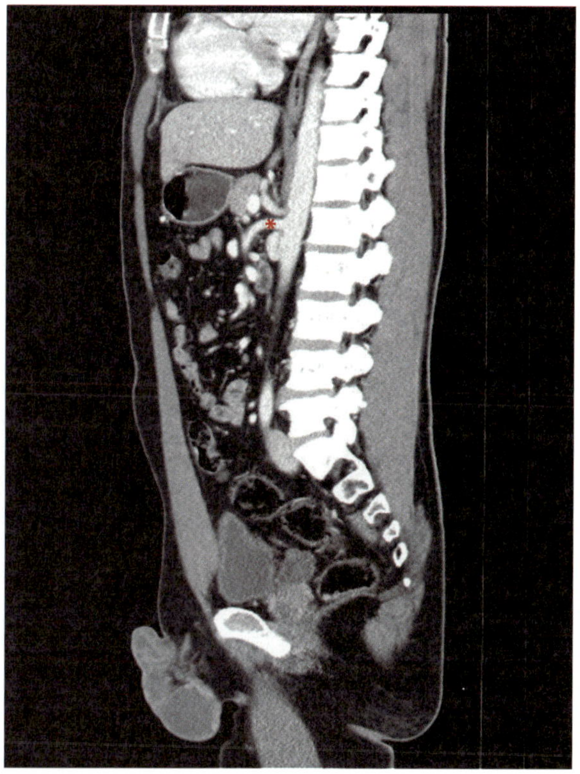

9. 위창자간막동맥(superior mesenteric artery)

① 복강동맥에서 아래로 2.5cm 지점

② 작은창자(샘창자, 빈창자, 돌창자), 큰창자(오른잘록창자, 가로잘록창자의 2/3)에 혈액 공급

MEMO

MEMO

Abdomen CT - 10

axial

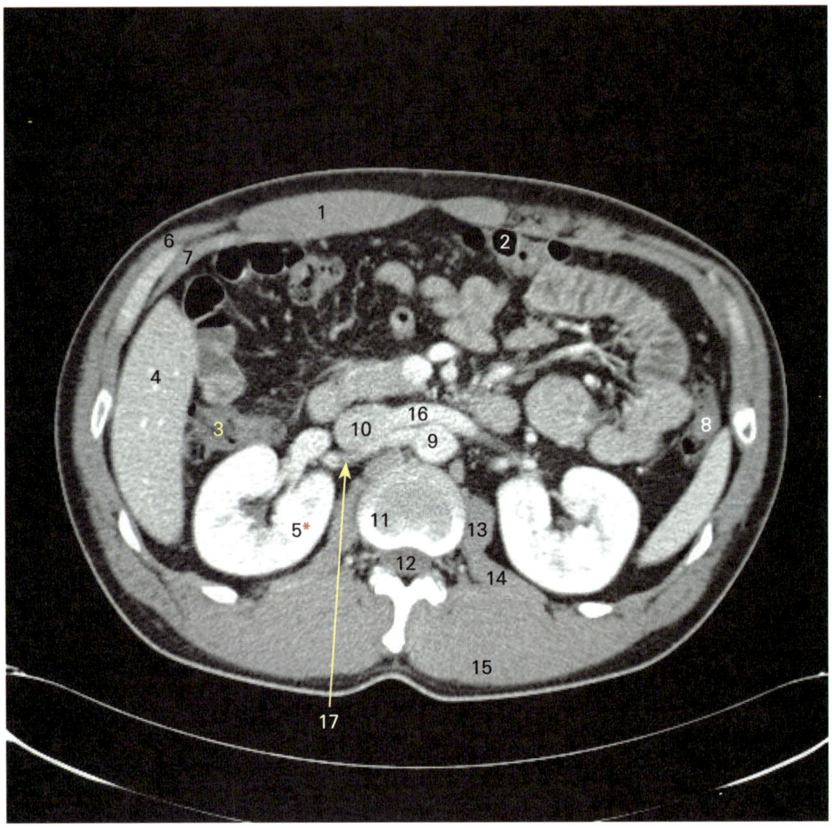

1 Rectus abdominis muscle (배곧은근)
2 Transvers colon (가로잘록창자)
3 Ascending colon (오름잘록창자)
4 Right lobe of liver (오른간엽)
5 Right kidney (오른콩팥)*
6 External oblique abdominal muscle (배바깥빗근)
7 Internal oblique abdominal muscle (배속빗근)
8 Descending colon (내림잘록창자)
9 Descending aorta (내림대동맥)
10 Inferior vena cava (아래대정맥)
11 Lumbar vertebra (허리뼈)
12 Spinal cord (척수)
13 Psoas muscle (허리근)
14 Quadratus lumborum muscle (허리네모근)
15 Longissimus thoracis muscle (가장긴가슴근)
16 Left renal vein (왼콩팥정맥)
17 Right renal artery (오른콩팥동맥)

coronal

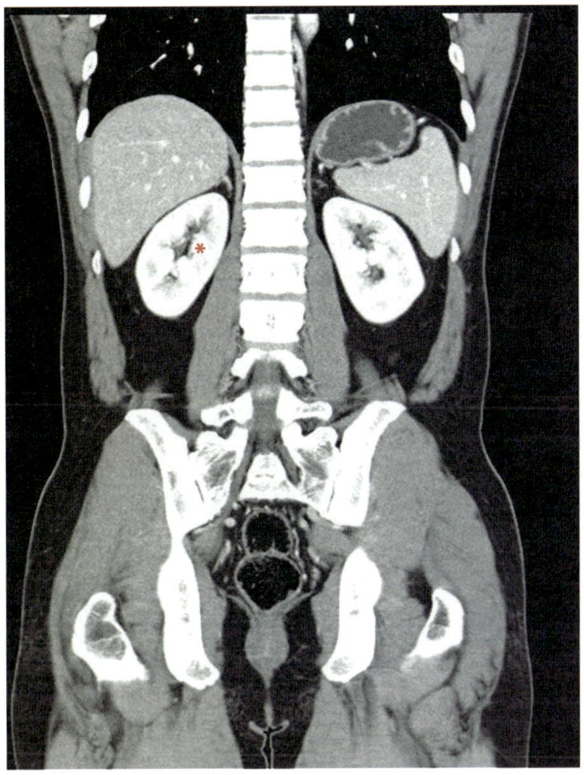

sagittal

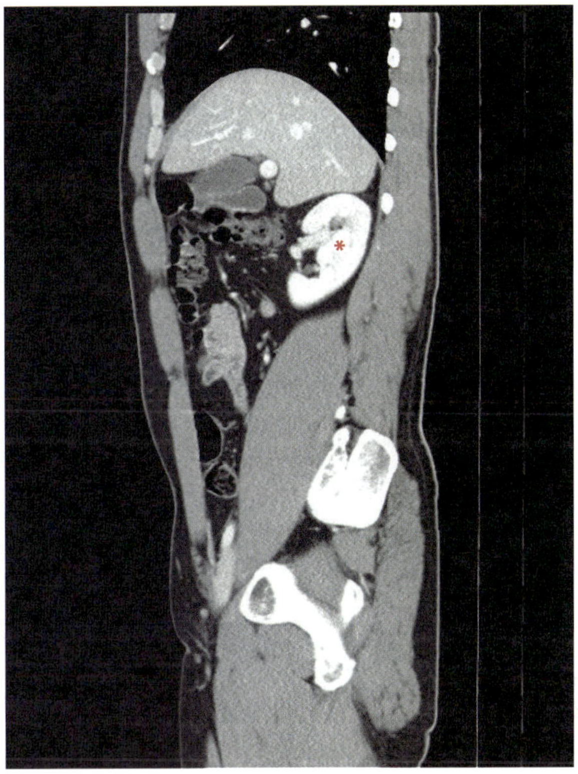

10. 콩팥(kidney)

① 콩팥의 위치는 T12~L3

② 심박출량의 20~25% 혈액을 받음

③ 콩팥겉질 : 콩팥소체와 곱슬세관 분포

④ 콩팥속질 : 콩팥기둥과 콩팥피라밋 분포

MEMO

MEMO

Abdomen CT - 11

axial

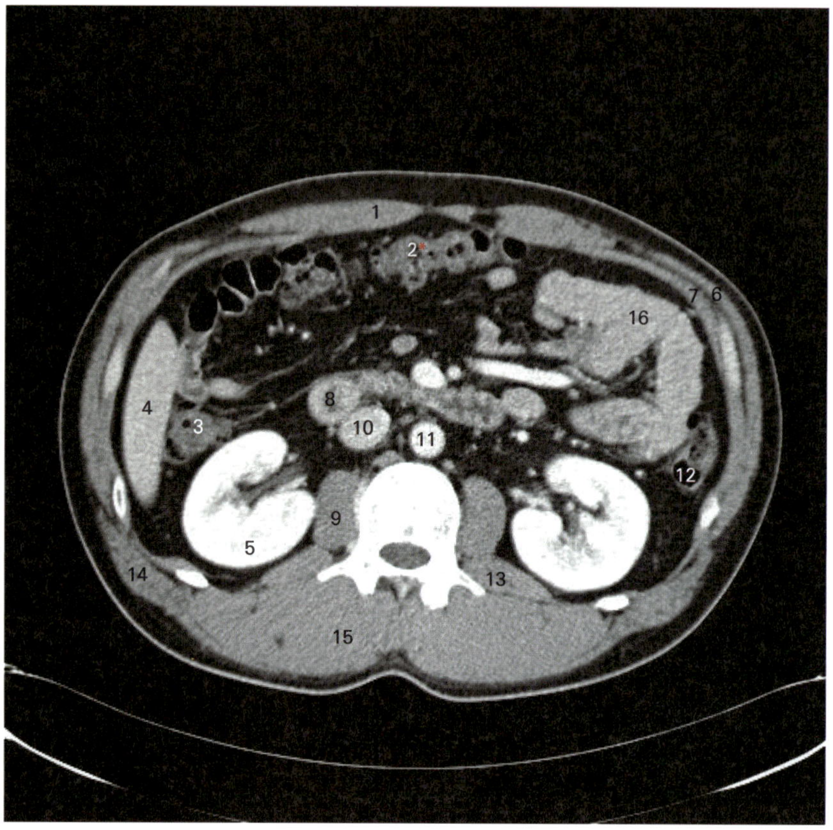

1 Rectus abdominis muscle (배곧은근)
2 Transvers colon (가로잘록창자)*
3 Ascending colon (오름잘록창자)
4 Right lobe of liver (오른간엽)
5 Right kidney (오른콩팥)
6 External oblique abdominal muscle (배바깥빗근)
7 Internal oblique abdominal muscle (배속빗근)
8 Duodenum (샘창자)
9 Psoas muscle (허리근)
10 Inferior vena cava (아래대정맥)
11 Descending aorta (내림대동맥)
12 Descending colon (내림잘록창자)
13 Quadratus lumborum muscle (허리네모근)
14 Latissimus dorsi muscle (넓은등근)
15 Longissimus thoracis muscle (가장긴가슴근)
16 Jejunum (빈창자)

coronal

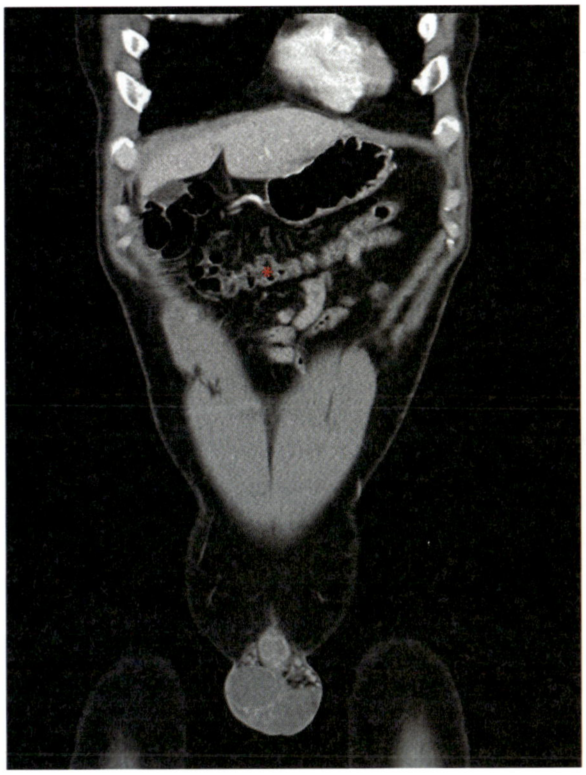

sagittal

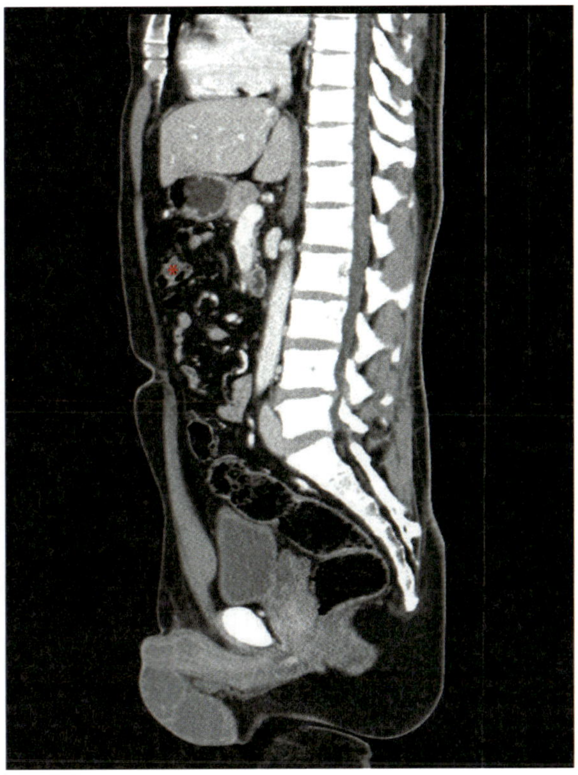

11. 잘록창자(colon)

① 작은창자에 비해 큰 직경, 얇은 벽

② 오름잘록창자, 가로잘록창자, 내림잘록창자, 구불잘록창자

③ 가로잘록창자 : 오른창자굽이에서 왼창자굽이 까지(50cm)

MEMO

MEMO

Abdomen CT - 12

axial

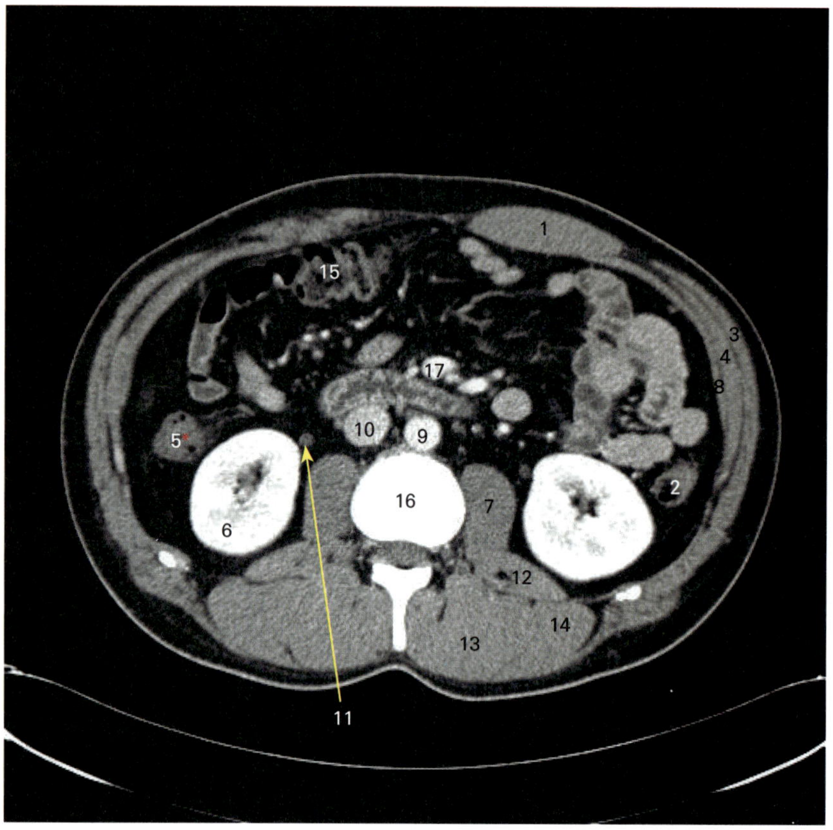

1 Rectus abdominis muscle (배곧은근)
2 Descending colon (내림잘록창자)
3 External oblique abdominal muscle (배바깥빗근)
4 Internal oblique abdominal muscle (배속빗근)
5 Ascending colon (오름잘록창자)*
6 Right kidney (오른콩팥)
7 Psoas muscle (허리근)
8 Transversus abdominal muscle (배가로근)
9 Descending aorta (내림대동맥)
10 Inferior vena cava (아래대정맥)
11 Right ureter (오른요관)
12 Quadratus lumborum muscle (허리네모근)
13 Longissimus thoracis muscle (가장긴가슴근)
14 Iliocostalis muscle (엉덩갈비근)
15 Transvers colon (가로잘록창자)
16 L2 vertebral body (네번째 허리뼈 몸통)
17 Superior mesenteric vein (위창자간막정맥)

coronal

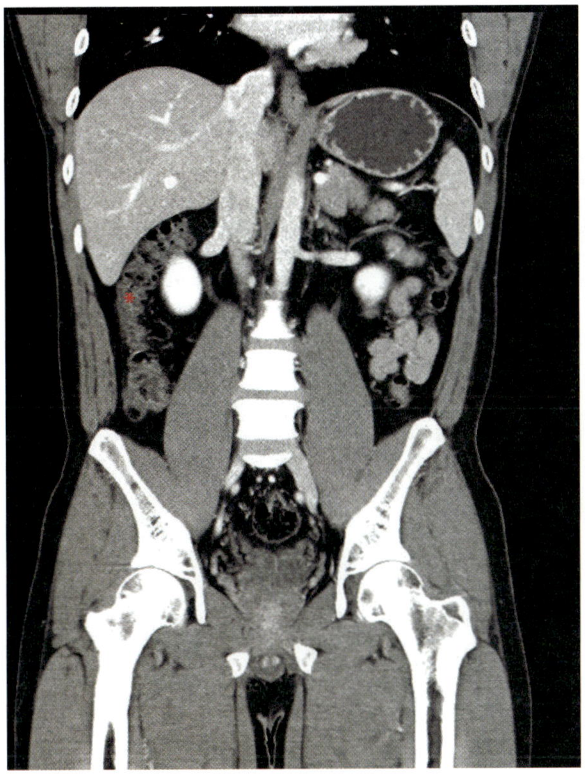

sagittal

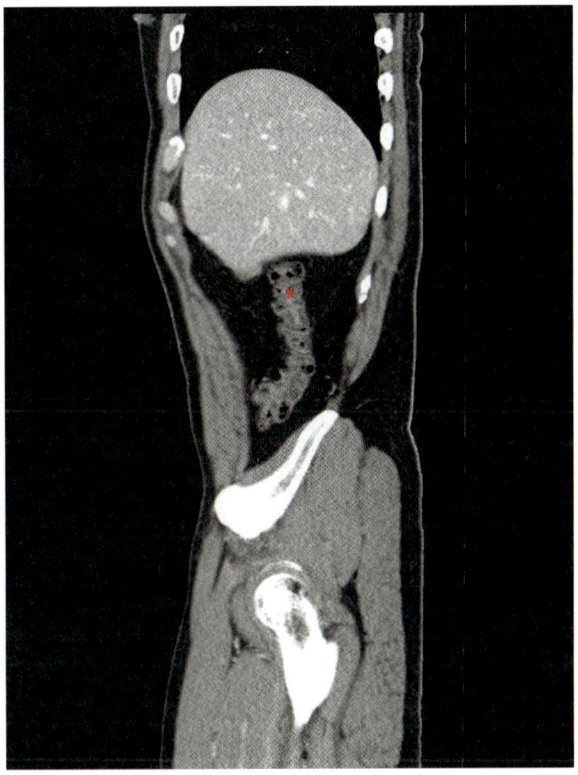

12. 오름잘록창자(ascending colon)

① 길이 : 20cm(막창자에서 오른창자굽이까지)

② 잘록창자 중 길이가 가장 짧음

③ 이차복막뒤기관

④ 바깥쪽과 앞쪽면은 내장쪽복막에 의해 뒤덮여 있음

MEMO

MEMO

Abdomen CT - 13

axial

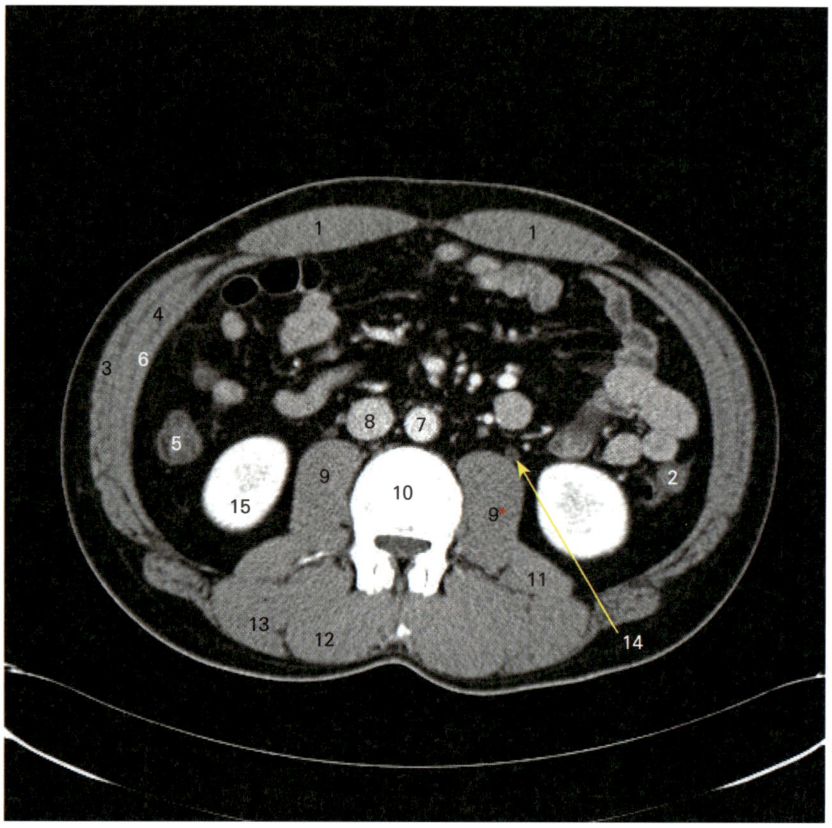

1 Rectus abdominis muscle (배곧은근)
2 Descending colon (내림잘록창자)
3 External oblique abdominal muscle (배바깥빗근)
4 Internal oblique abdominal muscle (배속빗근)
5 Ascending colon (오름잘록창자)
6 Transversus abdominal muscle (배가로근)
7 Descending aorta (내림대동맥)
8 Inferior vena cava (아래대정맥)
9 Psoas muscle (허리근)*
10 L2 vertebral body (네번째 허리뼈 몸통)
11 Quadratus lumborum muscle (허리네모근)
12 Longissimus thoracis muscle (가장긴가슴근)
13 Iliocostalis muscle (엉덩갈비근)
14 Left ureter (왼요관)
15 Right kidney (오른콩팥)

coronal

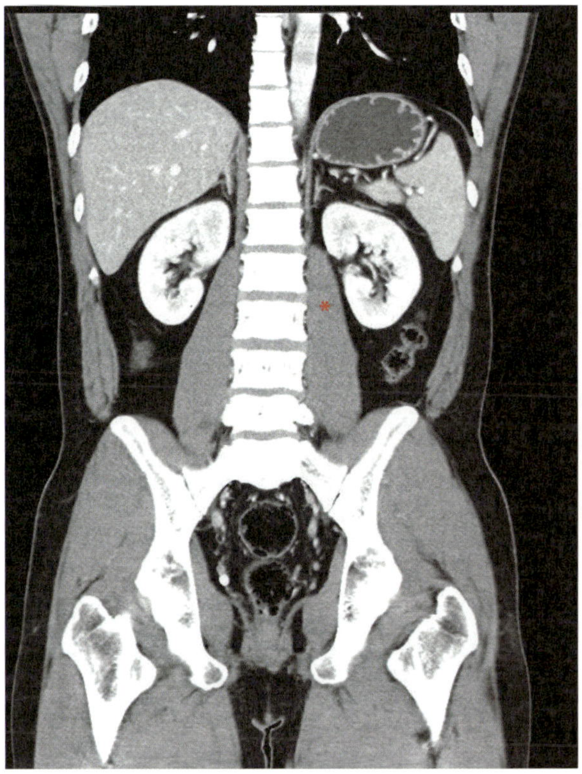

sagittal

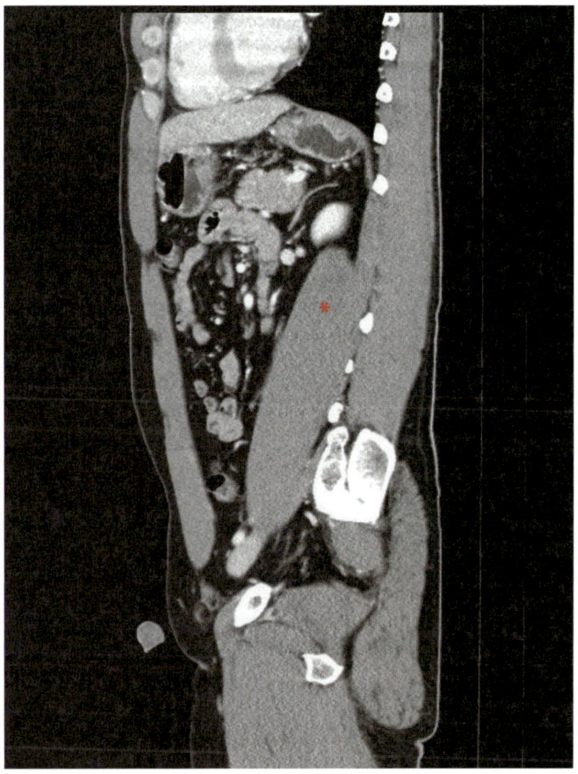

13. 뼈대근육(skeletal muscle)

① 직접 또는 간접으로 뼈대에 부착

② 기능

- 자세유지
- 뼈대의 운동
- 연조직의 지지
- 체온유지

MEMO

MEMO

Abdomen CT - 14

axial

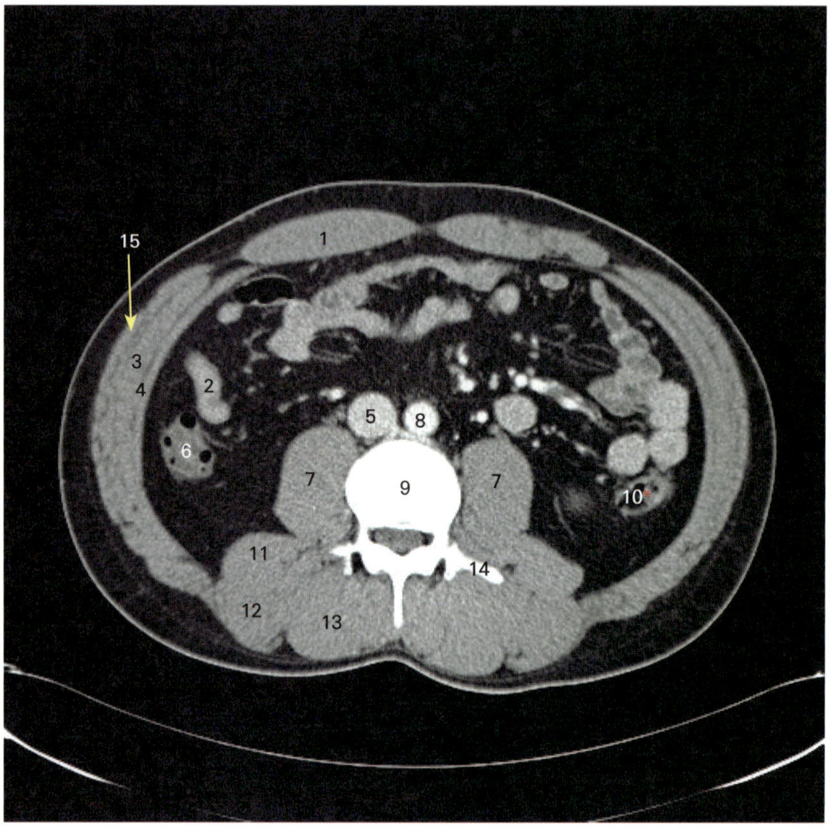

1 Rectus abdominis muscle (배곧은근)
2 Ileum (돌창자)
3 Internal oblique abdominal muscle (배속빗근)
4 Transversus abdominal muscle (배가로근)
5 Inferior vena cava (아래대정맥)
6 Ascending colon (오름잘록창자)
7 Psoas muscle (허리근)
8 Descending aorta (내림대동맥)
9 L3 vertebral body (세번째 허리뼈 몸통)
10 Descending colon (내림잘록창자)*
11 Quadratus lumborum muscle (허리네모근)
12 Iliocostalis muscle (엉덩갈비근)
13 Longissimus thoracis muscle (가장긴가슴근)
14 Transverse process (가로돌기)
15 External oblique abdominal muscle (배바깥빗근)

coronal

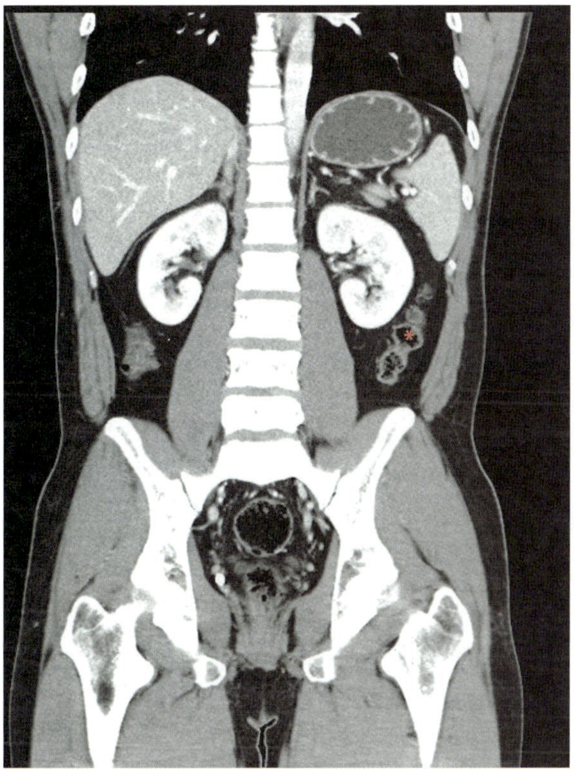

sagittal

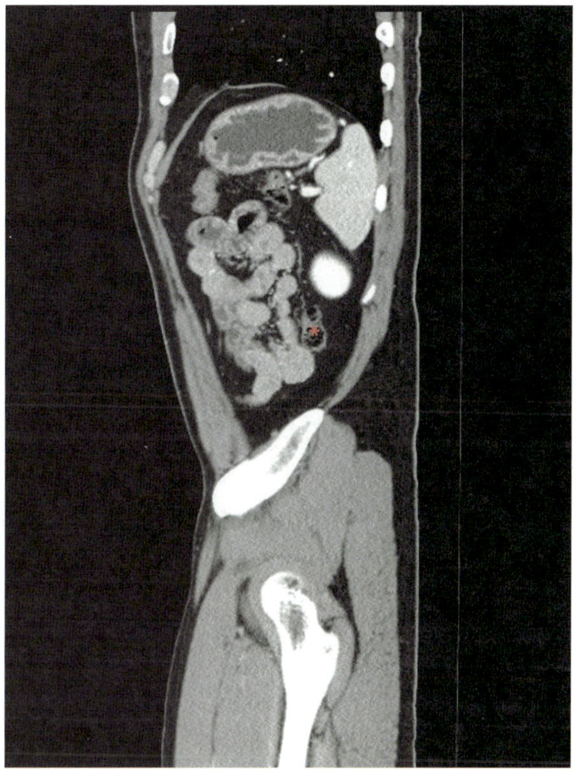

14. 내림잘록창자(descending colon)

① 길이 : 25cm(왼창자굽이 ~ 왼엉덩뼈오목에서 구불잘록창자에 이어지기까지)

② 이차복막뒤기관

③ 배안의 왼쪽을 따라서 아래쪽으로 주행

MEMO

MEMO

Abdomen CT - 15

axial

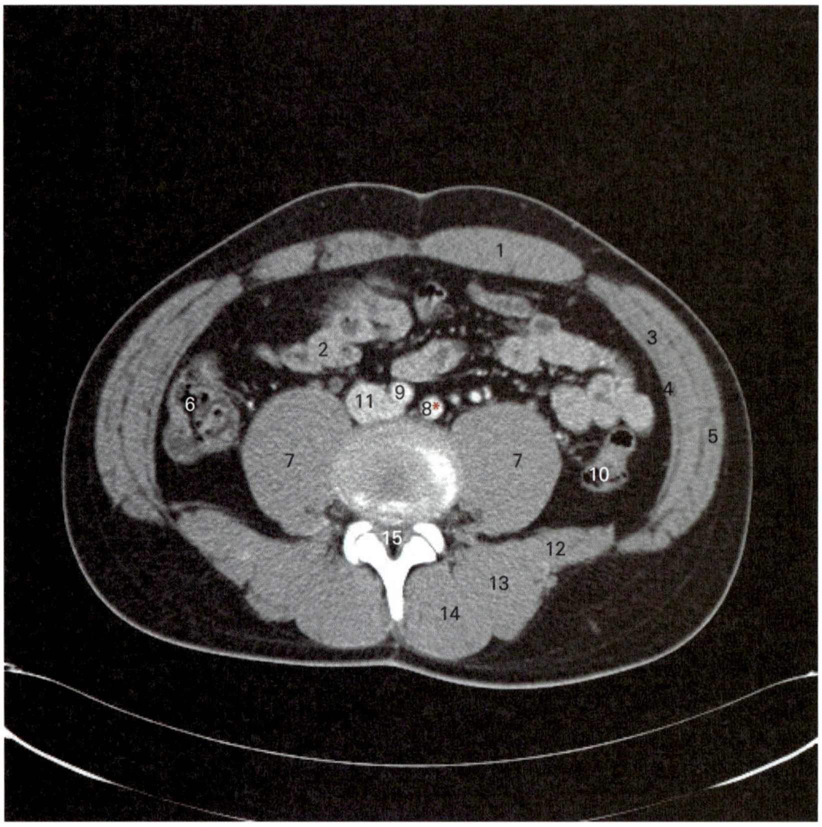

1 Rectus abdominis muscle (배곧은근)
2 Ileum (돌창자)
3 Internal oblique abdominal muscle (배속빗근)
4 Transversus abdominal muscle (배가로근)
5 External oblique abdominal muscle (배바깥빗근)
6 Ascending colon (오름잘록창자)
7 Psoas muscle (허리근)
8 Left common iliac artery (왼온엉덩동맥)*
9 Right common iliac artery (오른온엉덩동맥)
10 Descending colon (내림잘록창자)
11 Inferior vena cava (아래대정맥)
12 Quadratus lumborum muscle (허리네모근)
13 Longissimus thoracis muscle (가장긴가슴근)
14 pinalis muscle (가시근)
15 Spinal cord (척수)

coronal

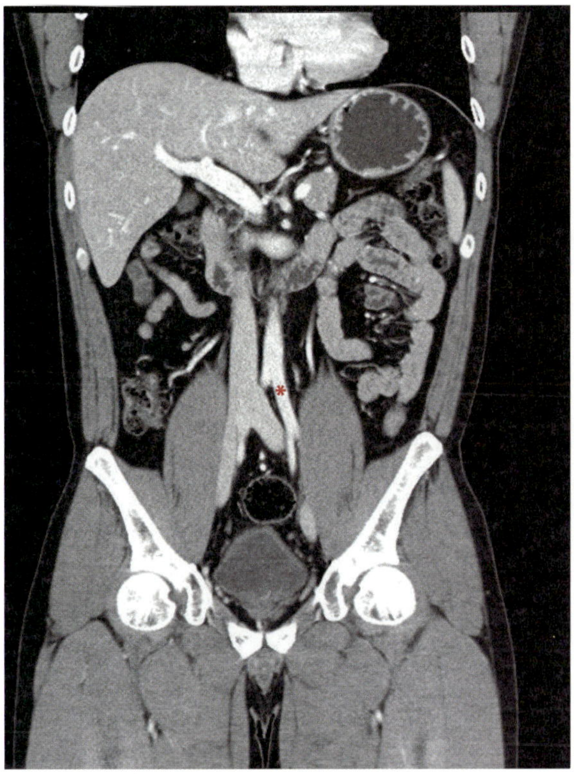

sagittal

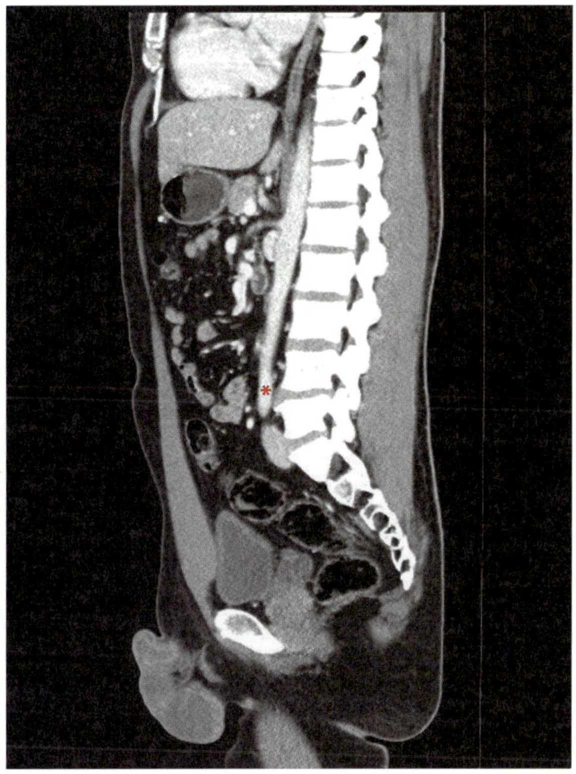

15. 왼온엉덩동맥(left common iliac artery)

① 배대동맥(abdominal aorta)이 끝부분에서 갈라져 생김

② 골반과 다리로 혈액 공급

③ 속엉덩동맥(internal iliac artery)과 바깥엉덩동맥(external iliac artery)으로 나뉨

④ 속엉덩동맥의 가지

- 엉덩허리동맥(iliolumbar artery)
- 위볼기동맥(superior gluteal artery)
- 가쪽엉치동맥(lateral sacral artery)
- 속음부동맥(internal pudendal artery)
- 폐쇄동맥(obturator artery)

MEMO

MEMO

Abdomen CT - 16

axial

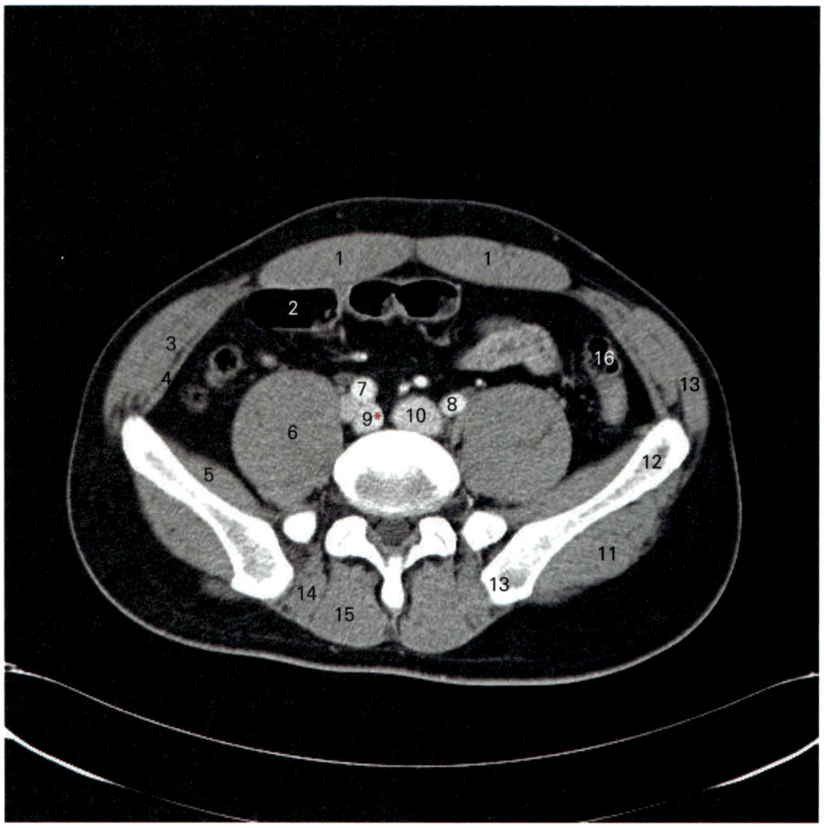

1 Rectus abdominis muscle (배곧은근)
2 Sigmoid colon (구불잘록창자)
3 Internal oblique abdominal muscle (배속빗근)
4 Transversus abdominal muscle (배가로근)
5 Iliacus muscle (엉덩근)
6 Psoas muscle (허리근)
7 Right common iliac artery (오른온엉덩동맥)
8 Left common iliac artery (왼온엉덩동맥)
9 Right common iliac vein (오른온엉덩정맥)*
10 Left common iliac vein (왼온엉덩정맥)
11 Gluteus medius muscle (중간볼기근)
12 Iliac bone (엉덩뼈)
13 External oblique abdominal muscle (배바깥빗근)
14 Longissimus thoracis muscle (가장긴가슴근)
15 Spinalis muscle (가시근)
16 Descending colon (내림잘록창자)

coronal

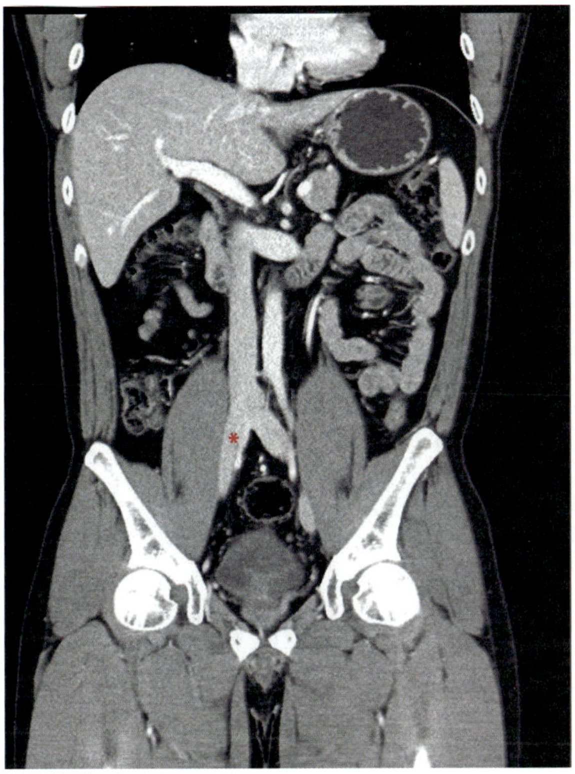

sagittal

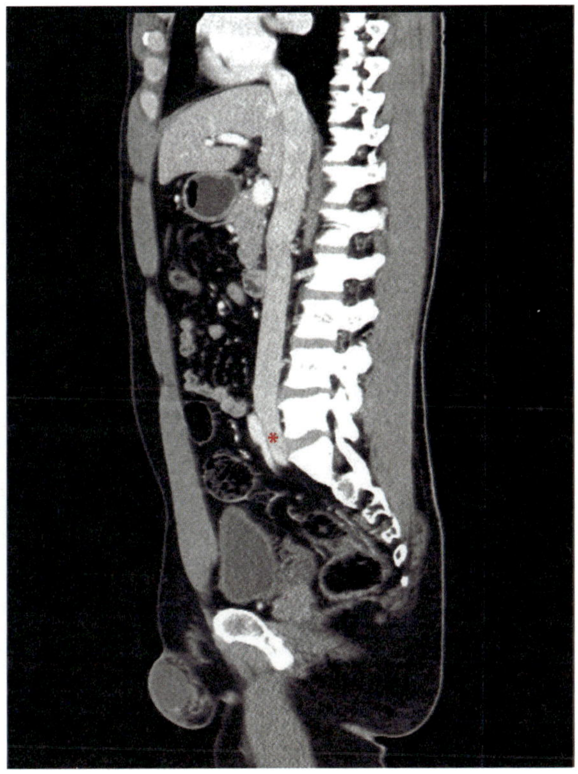

16. 오른온엉덩정맥(right common iliac vein)

① 왼·오른엉덩정맥은 5번 허리뼈 앞에서 합쳐져서 아래대정맥(inferior vena cava)을 형성

② 복부, 골반, 다리로부터 혈액을 받음

③ 바깥엉덩정맥(external iliac vein)과 속엉덩정맥(internal iliac vein)이 합쳐져서 만들어짐

④ 속엉덩정맥의 가지

- 볼기정맥(gluteal vein)
- 가쪽엉치정맥(lateral sacral vein)
- 속음부정맥(internal pudendal vein)
- 폐쇄정맥(obturator vein)

MEMO

MEMO

Abdomen CT - 17

axial

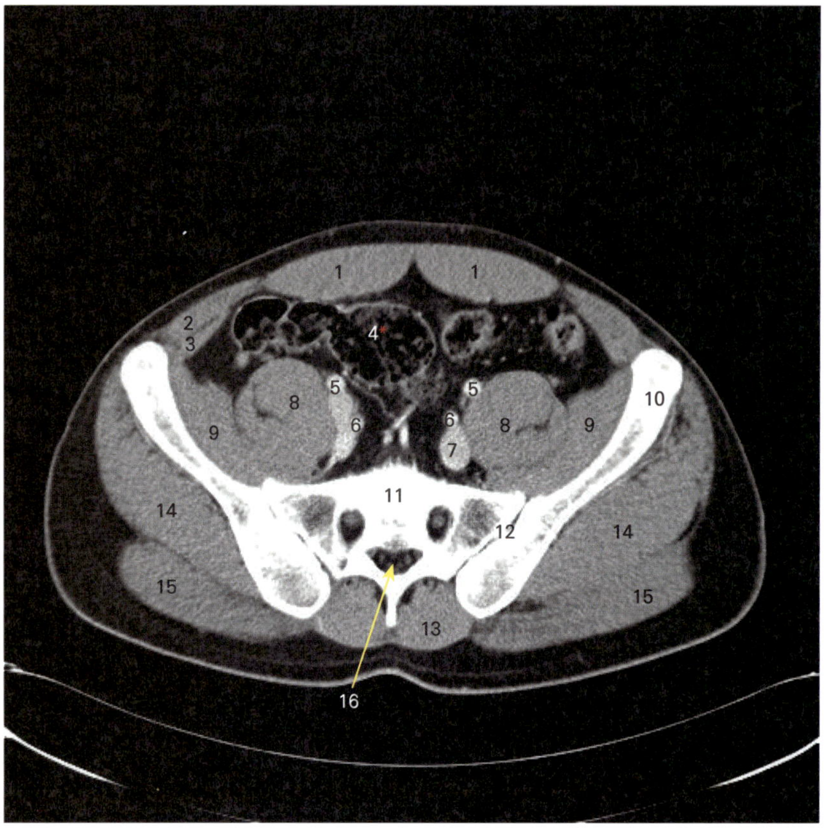

1 Rectus abdominis muscle (배곧은근)
2 Internal oblique abdominal muscle (배속빗근)
3 Transversus abdominal muscle (배가로근)
4 Sigmoid colon (구불잘록창자)*
5 External iliac artery (바깥엉덩동맥)
6 Internal iliac artery (속엉덩동맥)
7 Left common iliac vein (왼온엉덩정맥)
8 Psoas muscle (허리근)
9 Iliacus muscle (엉덩근)
10 Iliac bone (엉덩뼈)
11 Sacrum (엉치뼈)
12 Sacroiliac joint (엉치엉덩관절)
13 Spinalis muscle (가시근)
14 Gluteus medius muscle (중간볼기근)
15 Gluteus maximus muscle (큰볼기근)
16 Sacral canal (엉치뼈관)

coronal

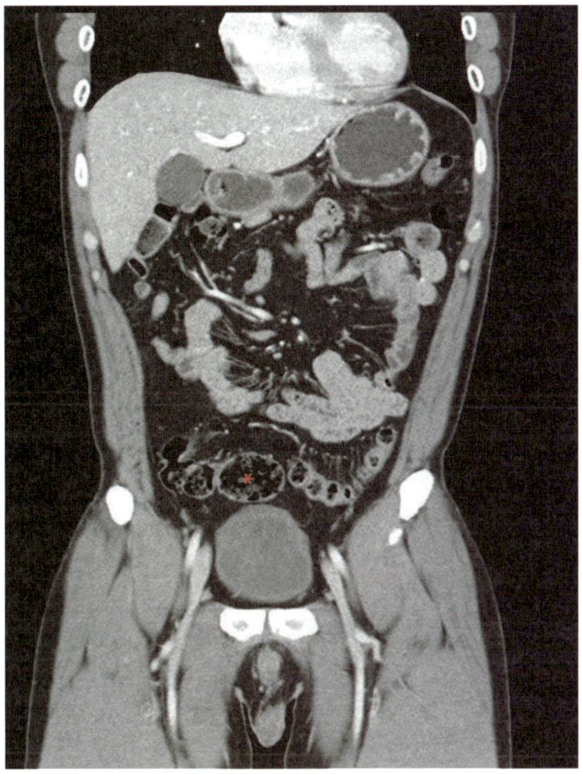

sagittal

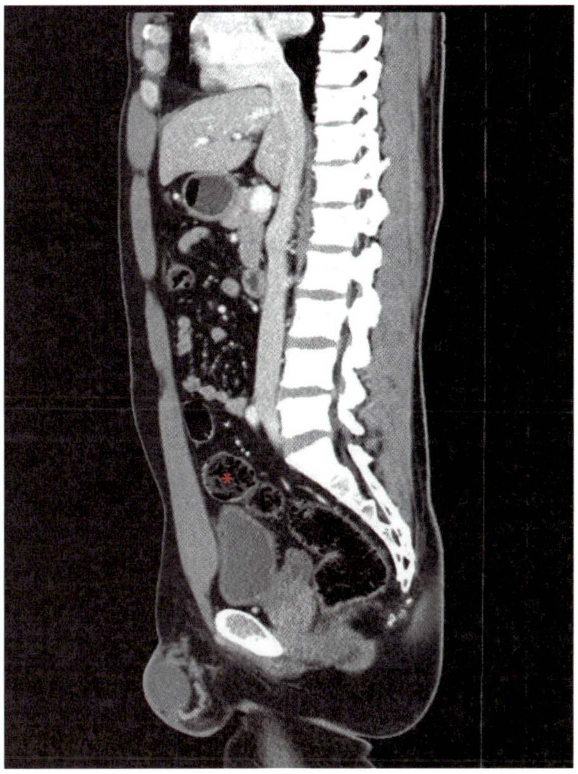

17. 구불잘록창자(sigmoid colon)

① 길이 : 45cm(왼엉덩뼈오목에서 시작하여 S자 모양으로 구부러지는 부위)

② 복막속기관

③ 방광 뒤로 휘어지면서 구불잘록창자간막에 의해 고정

MEMO

MEMO

Abdomen CT - 18

axial

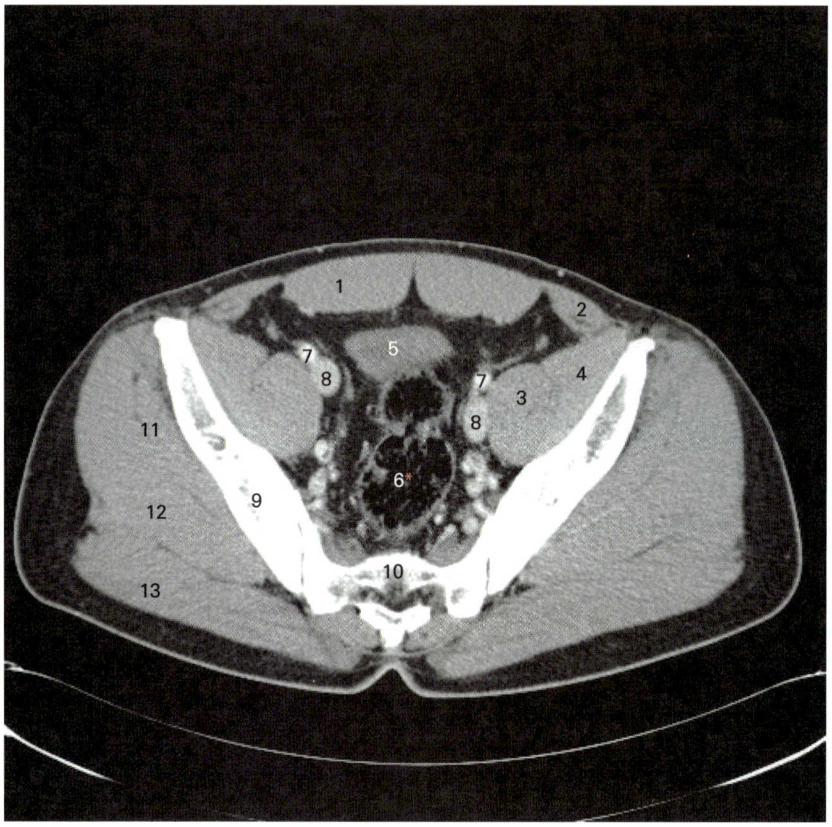

1 Rectus abdominis muscle (배곧은근)
2 Internal oblique abdominal muscle (배속빗근)
3 Psoas muscle (허리근)
4 Iliacus muscle (엉덩근)
5 Urinary bladder (방광)
6 Rectum (곧창자)*
7 External iliac artery (바깥엉덩동맥)
8 External iliac vein (바깥엉덩정맥)
9 Iliac bone (엉덩뼈)
10 Sacrum (엉치뼈)
11 Gluteus minimus muscle (작은볼기근)
12 Gluteus medius muscle (중간볼기근)
13 Gluteus maximus muscle (큰볼기근)

coronal

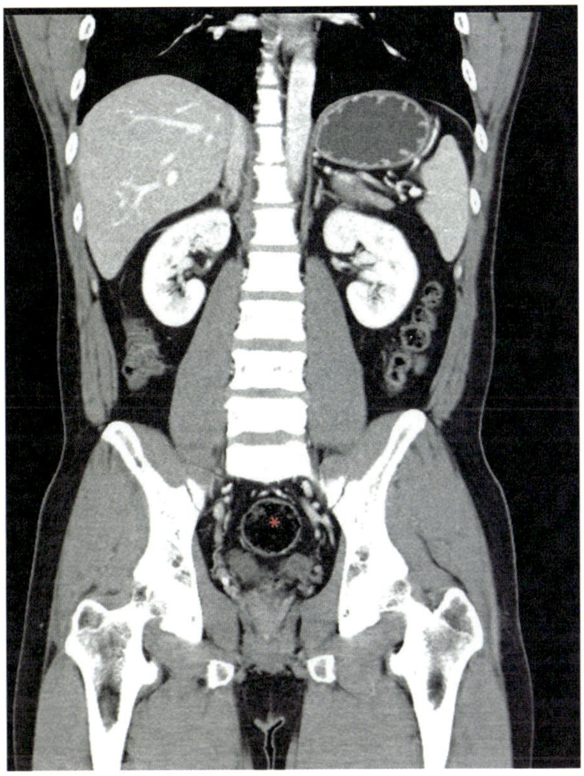

sagittal

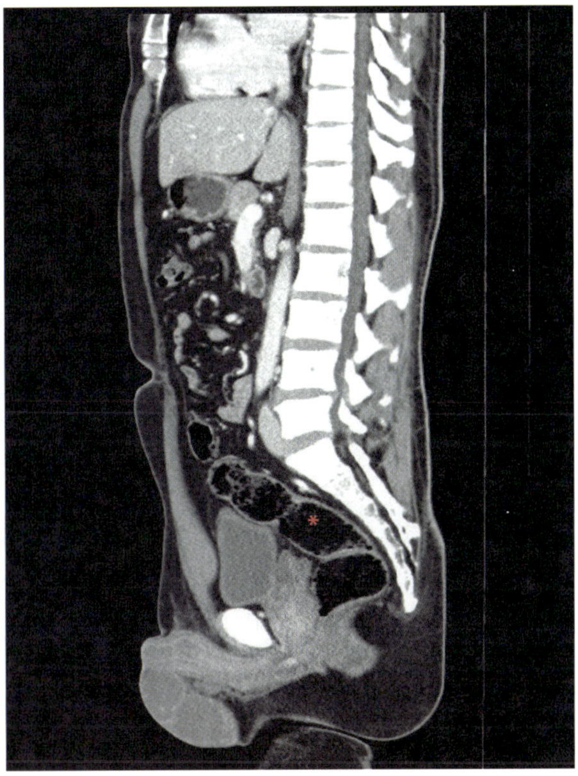

18. 곧창자(rectum)

① 길이 : 15cm

② 남성 : 방광, 전립샘 뒤에 위치, 여성: 자궁, 질 뒤에 위치

③ 항문관 : 속항문조임근(민무늬근), 바깥항문조임근(뼈대근)

MEMO

MEMO

Abdomen CT - 19

axial

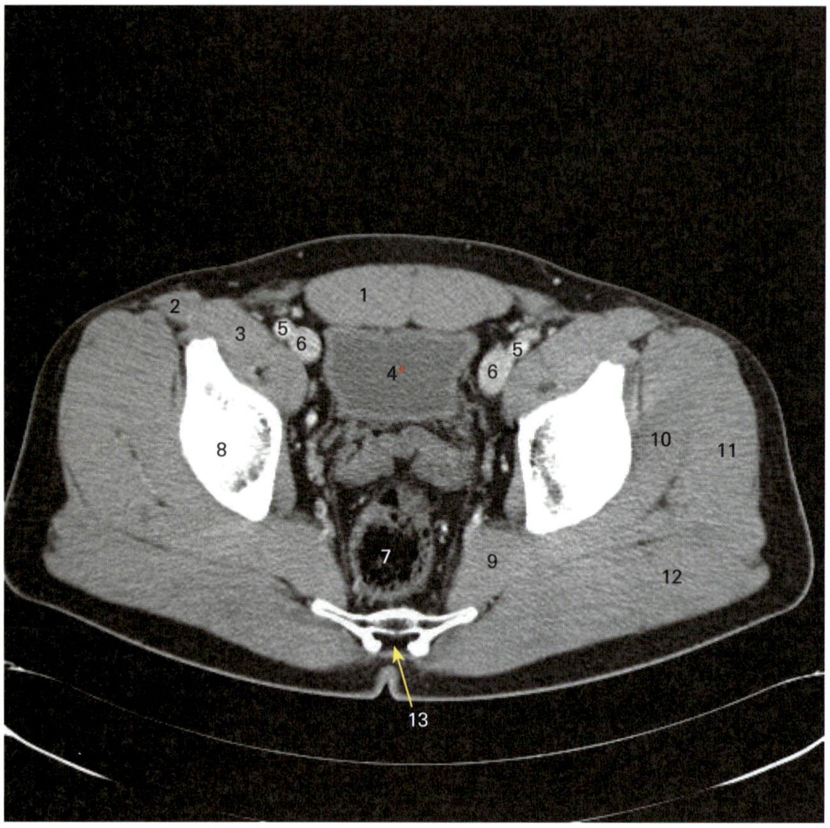

1 Rectus abdominis muscle (배곧은근)
2 Sartorius muscle (넙다리빗근)
3 Iliopsoas muscle (엉덩허리근)
4 Urinary bladder (방광)*
5 External iliac artery (바깥엉덩동맥)
6 External iliac vein (바깥엉덩정맥)
7 Rectum (곧창자)
8 Acetabulum (볼기뼈절구)
9 Piriformis muscle (궁둥구멍근)
10 Gluteus minimus muscle (작은볼기근)
11 Gluteus medius muscle (중간볼기근)
12 Gluteus maximus muscle (큰볼기근)
13 Sacral canal (엉치뼈관)

coronal

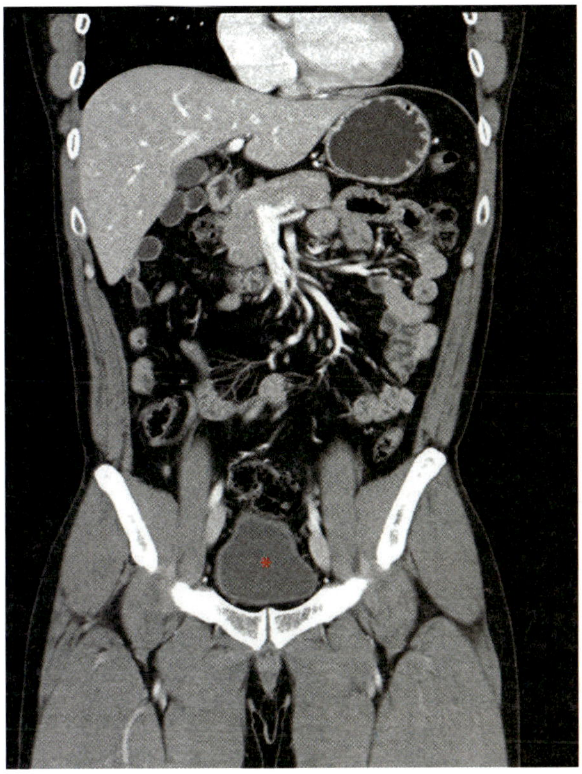

sagittal

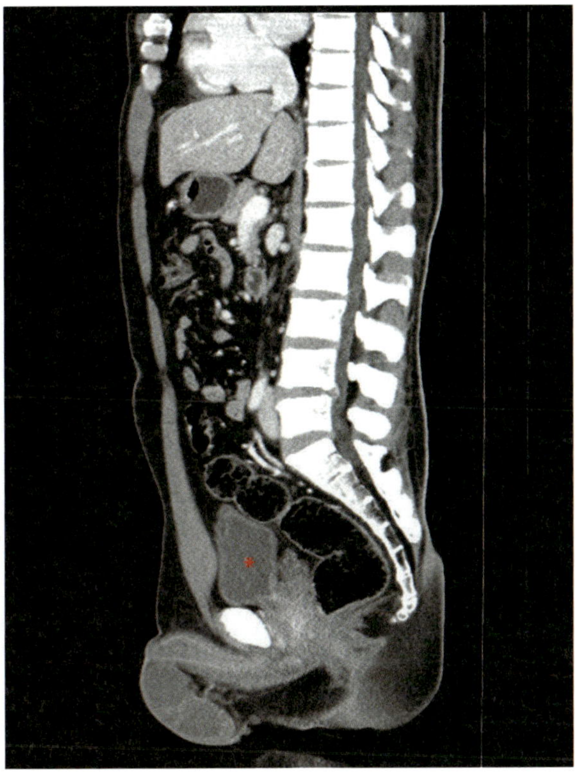

19. 방광(urinary bladder)

① 소변을 일시적으로 저장(500~800 ml)

② 위치 : 남성은 곧창자와 두덩뼈결합 사이, 여성은 곧창자, 자궁, 질 사이

③ 구분 : 방광바닥(fundus), 방광몸통(body), 방광꼭대기(apex)

④ 방광삼각(vesical trigone) : 좌·우 요관 개구부, 속요도입구(internal urethral opening)로 경계되는 삼각형 구역

MEMO

MEMO

Abdomen CT - 20

axial

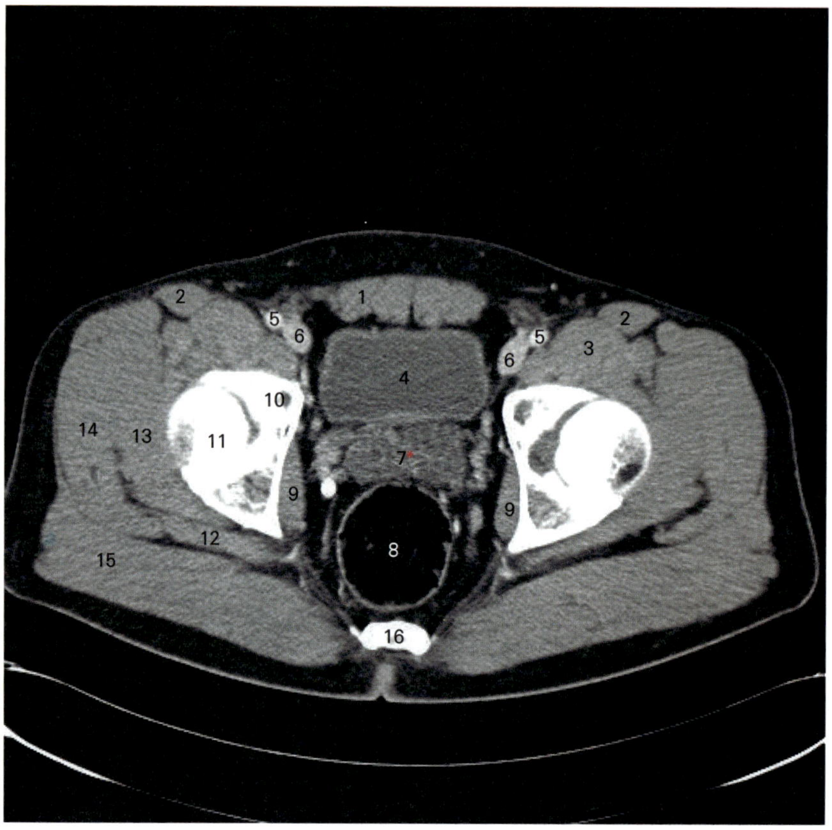

1 Rectus abdominis muscle (배곧은근)
2 Sartorius muscle (넙다리빗근)
3 Iliopsoas muscle (엉덩허리근)
4 Urinary bladder (방광)
5 External iliac artery (바깥엉덩동맥)
6 External iliac vein (바깥엉덩정맥)
7 Prostate gland (전립샘)*
8 Rectum (곧창자)
9 Obturator internus muscle (속폐쇄근)
10 Acetabulum (볼기뼈절구)
11 Head of femur (넙다리뼈머리)
12 Piriformis muscle (궁둥구멍근)
13 Gluteus minimus muscle (작은볼기근)
14 Gluteus medius muscle (중간볼기근)
15 Gluteus maximus muscle (큰볼기근)
16 Sacrum (엉치뼈)

coronal

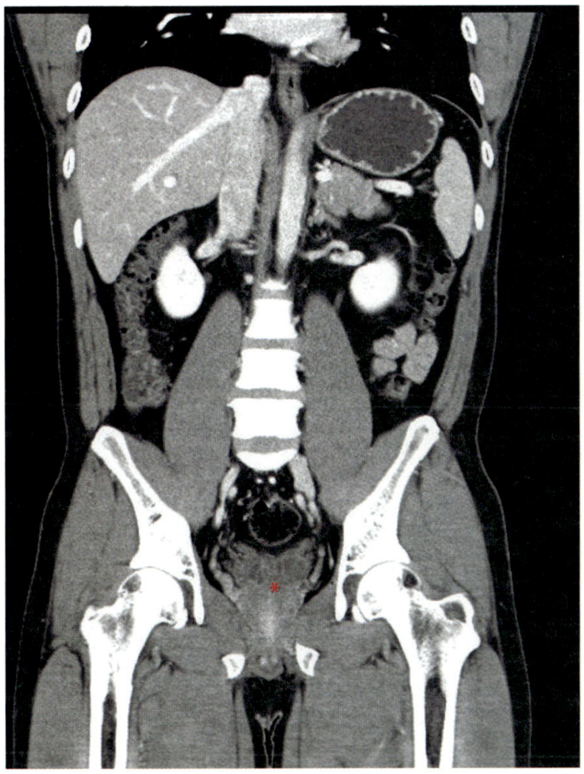

sagittal

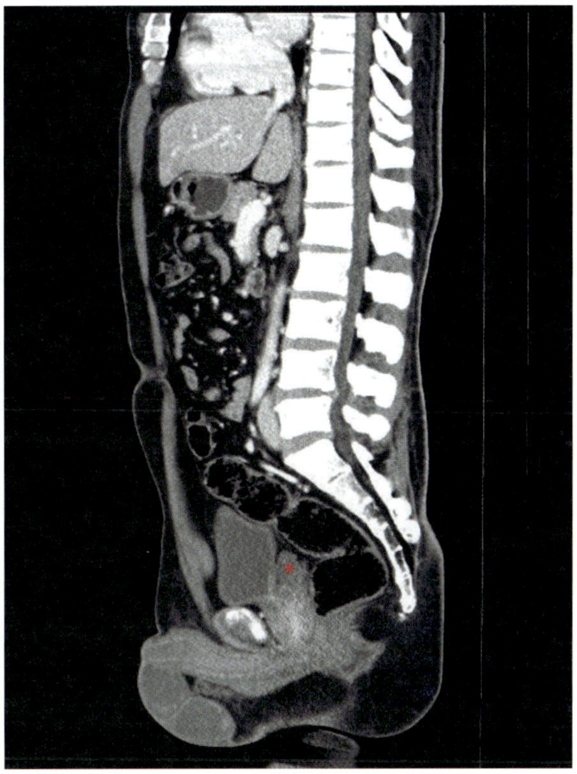

20. 전립샘(prostate gland)

① 직경 2.5cm, 길이 3cm, 폭 4cm의 근육성의 작은 원형 기관

② 요도의 전립샘부분을 둘러싸고 있음

③ 구성 : 전립샘끝, 전립샘몸통, 전립샘바닥

④ 정액 분비 : 정낭(60%), 전립샘(30%), 버팀세포와 부고환(5%), 망울요도샘(5%)

MEMO

MEMO

Abdomen CT - 21

axial

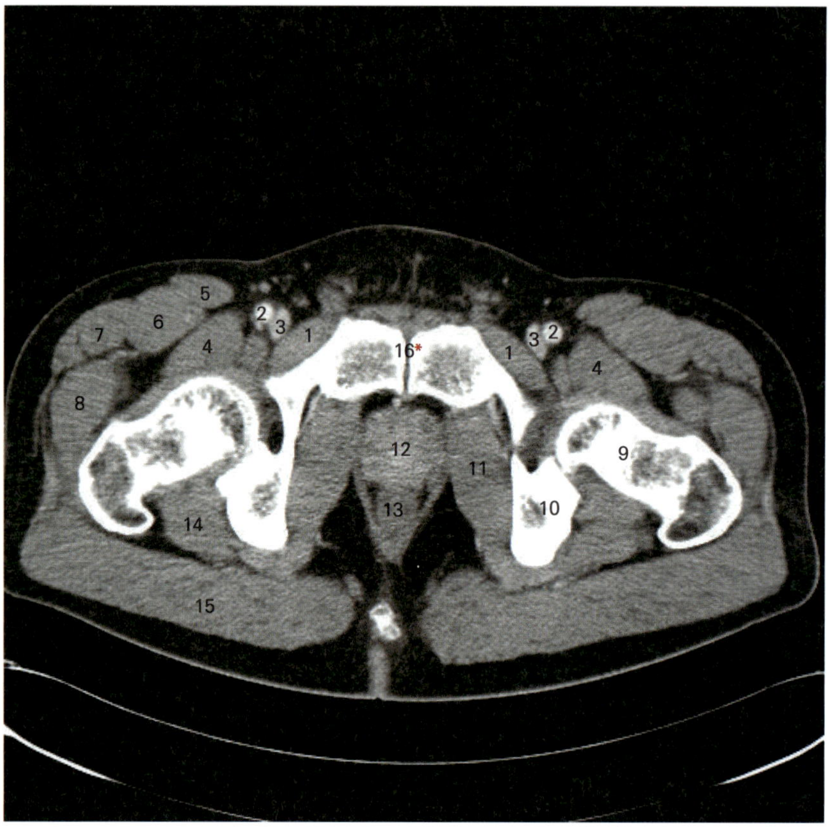

1 Pectineus muscle (두덩근)
2 External iliac artery (바깥엉덩동맥)
3 External iliac vein (바깥엉덩정맥)
4 Iliopsoas muscle (엉덩허리근)
5 Sartorius muscle (넙다리빗근)
6 Rectus femoris muscle (넙다리곧은근)
7 Tensor fasciae latae muscle (넙다리근막긴장근)
8 Gluteus minimus muscle (작은볼기근)
9 Femur (넙다리뼈)
10 Ischium (궁둥뼈)
11 Obturator internus muscle (속폐쇄근)
12 Prostate gland (전립샘)
13 Rectum (곧창자)
14 Quadratus femoris muscle (넙다리네갈래근)
15 Gluteus maximus muscle (큰볼기근)
16 Pubic symphysis (두덩결합)*

coronal

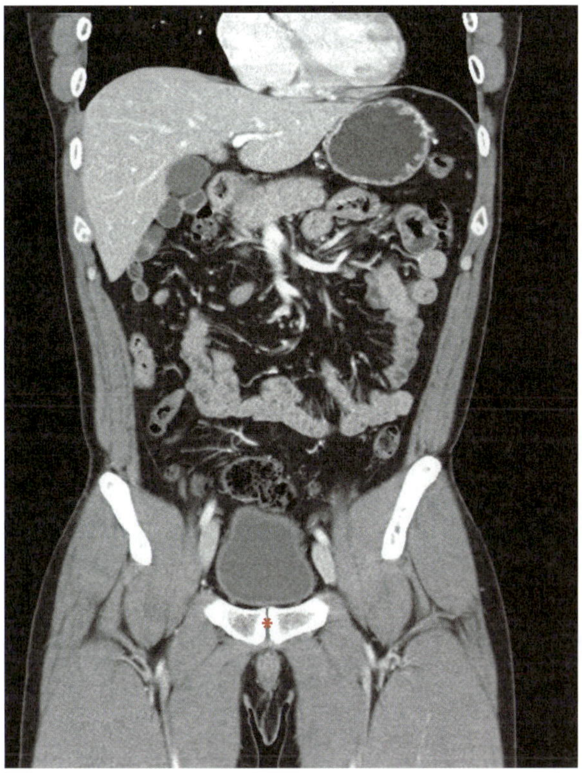

sagittal

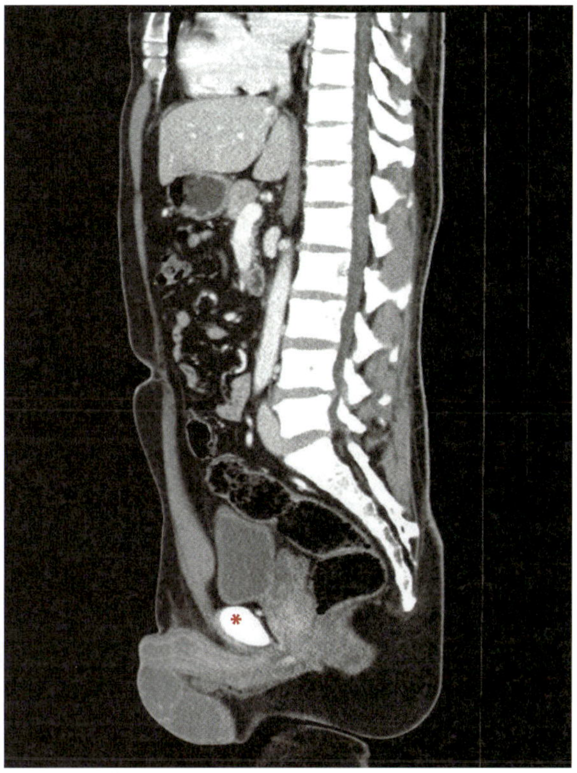

21. 두덩결합(pubic symphysis)

① 두덩뼈의 앞쪽, 안쪽면이 관절

② 섬유연골원반에 의해 부착

MEMO

MEMO

Abdomen CT - 22

axial

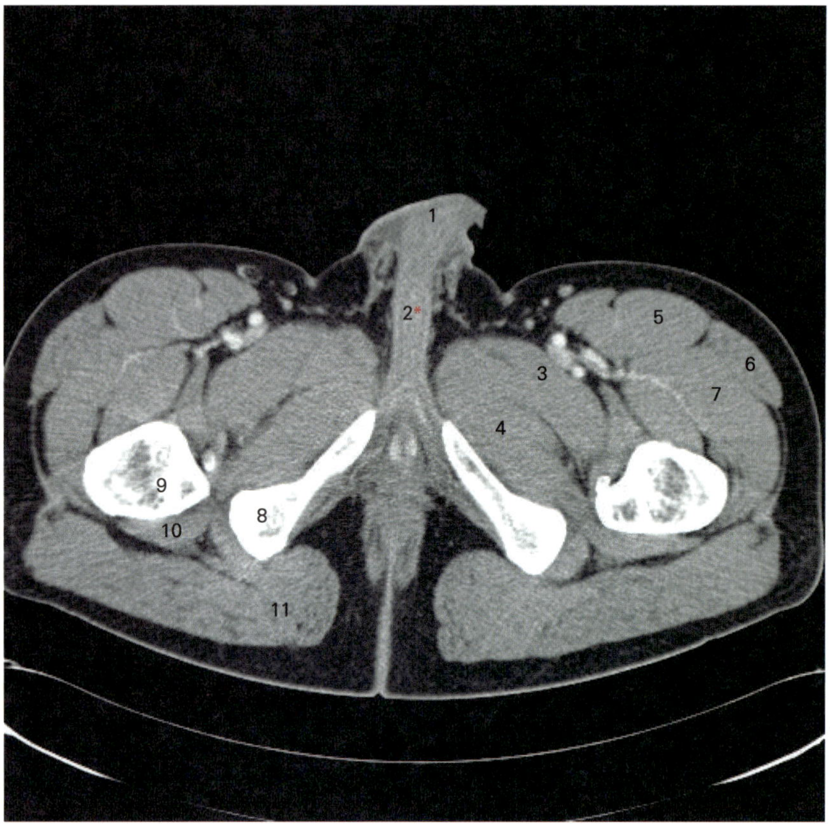

1 Penis (음경)
2 Root of pubis (음경의 뿌리)*
3 Adductor brevis muscle (짧은모음근)
4 Adductor magnus muscle (큰모음근)
5 Rectus femoris muscle (넙다리곧은근)
6 Tensor fasciae latae muscle (넙다리근막긴장근)
7 Vastus lateralis muscle (가쪽넓은근)
8 Ischial tuberosity (궁둥뼈결절)
9 Femur (넙다리뼈)
10 Quadratus femoris muscle (넙다리네갈레근)
11 Gluteus maximus muscle (큰볼기근)

coronal

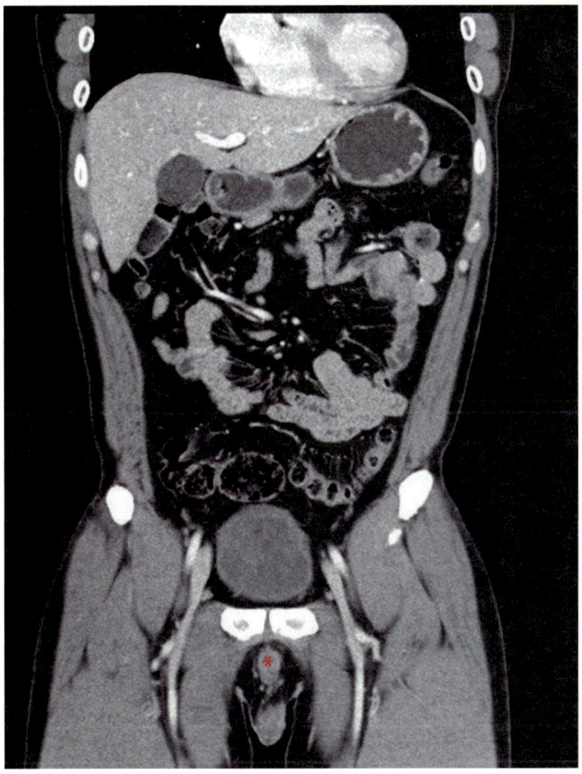

sagittal

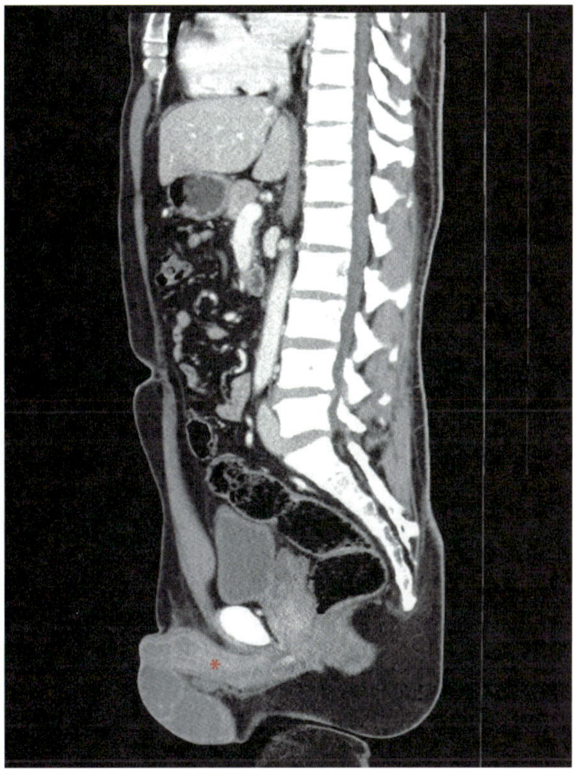

22. 음경(penis)

① 요로와 정액의 통로, 성교시 남성의 교접기

② 음경뿌리(root), 음경몸통(body), 음경귀두(glans)

③ 음경해면체(1쌍), 요도해면체(1개)

MEMO

MEMO

Abdomen CT - 23

axial

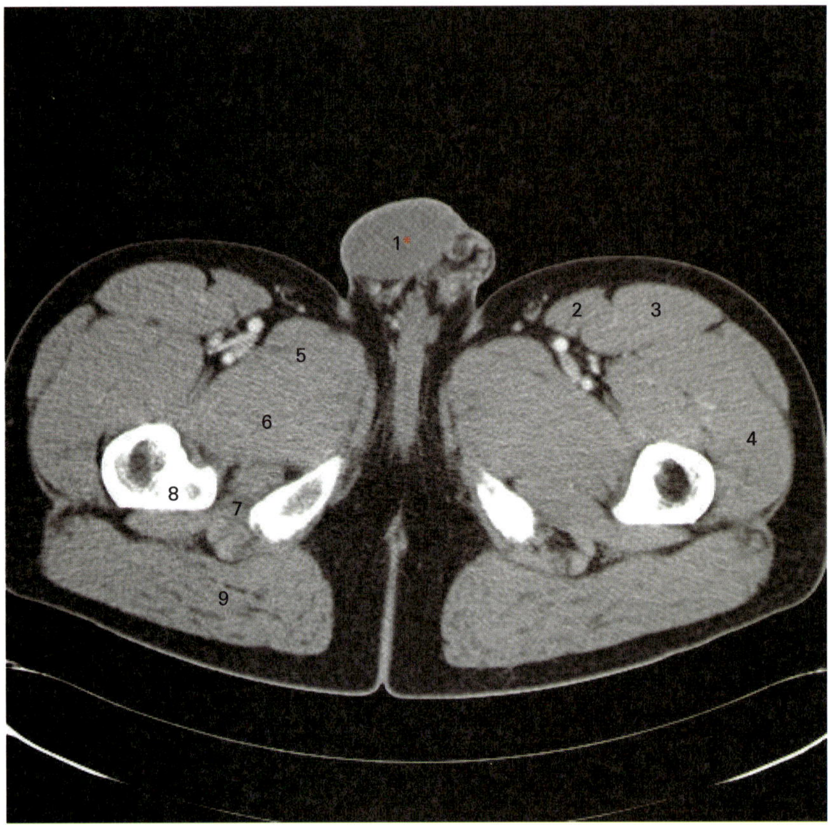

1 Testicle (고환)*
2 Sartorius muscle (넙다리빗근)
3 Rectus femoris muscle (넙다리곧은근)
4 Vastus lateralis muscle (가쪽넓은근)
5 Adductor brevis muscle (짧은모음근)
6 Adductor magnus muscle (큰모음근)
7 Quadratus femoris muscle (넙다리네갈레근)
8 Femur (넙다리뼈)
9 Gluteus maximus muscle (큰볼기근)

coronal

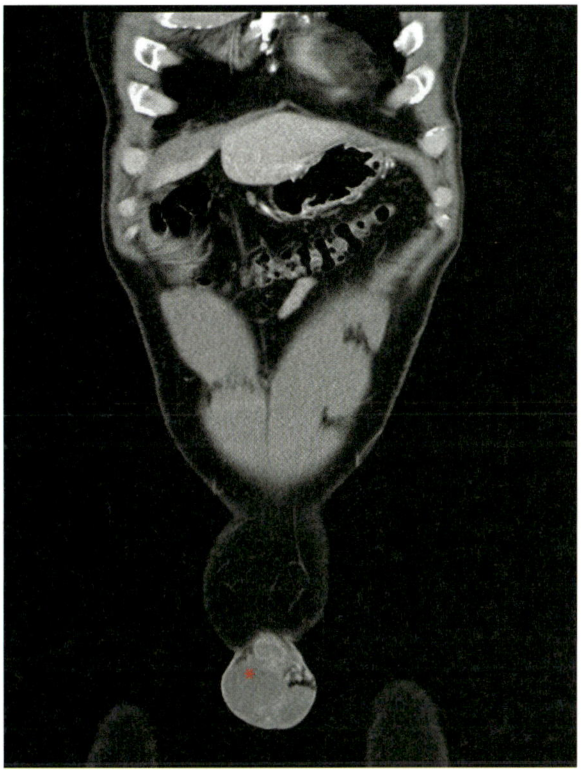

sagittal

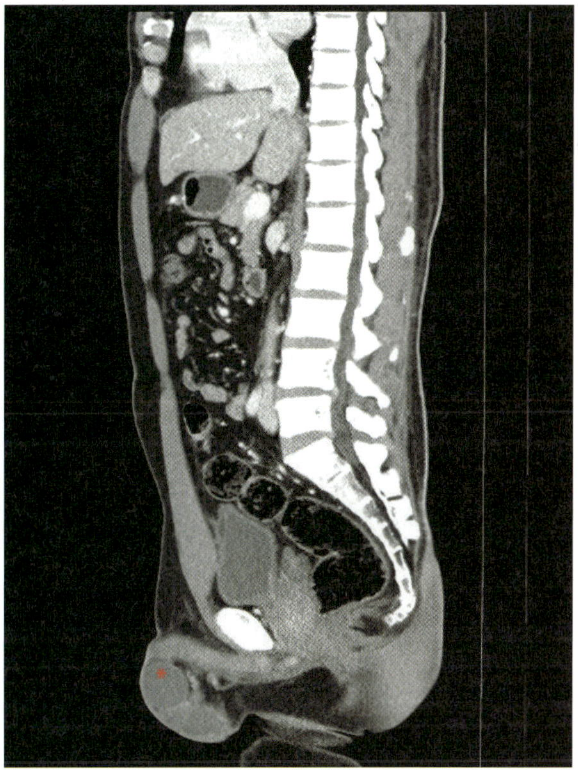

23. 고환(testis)

① 음낭(scrotum)내에 있는 실질성 기관

② 정자의 생산 및 남성호르몬(androgen) 분비

③ 약 250개의 고환소엽(lobules of testis)으로 나누어짐

MEMO

3. 3D

Abdomen CT angio 3D - 01

axial

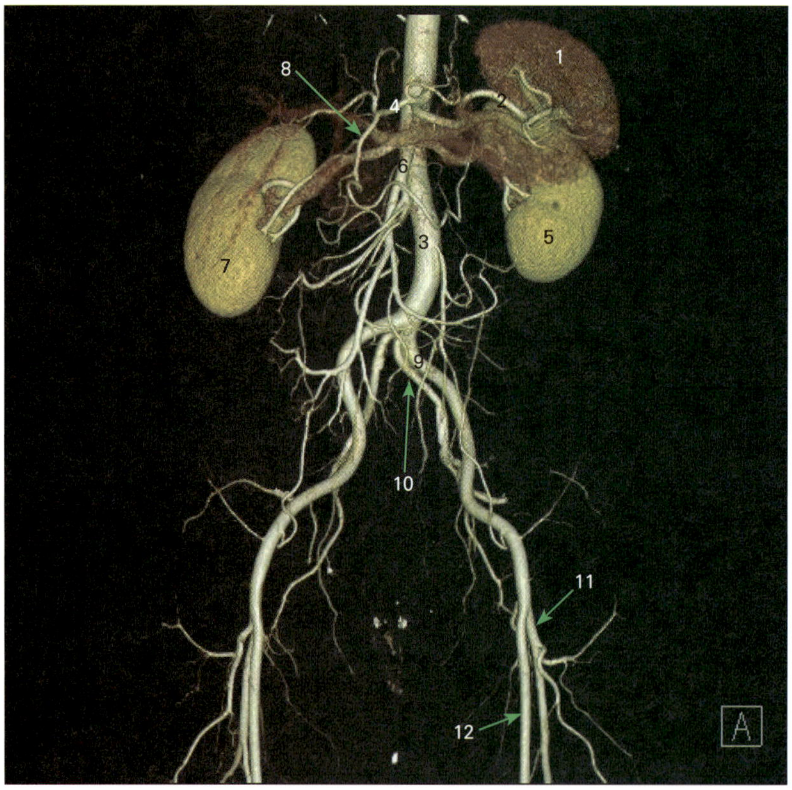

1 Spleen (지라)
2 Splenic artery (지라동맥)
3 Abdominal aorta (배대동맥)
4 Common hepatic artery (온간동맥)
5 Left kidney (왼콩팥)
6 Superior mesenteric artery (위창자간막동맥)
7 Right kidney (오른콩팥)
8 Gastroduodenal artery (위샘창자동맥)
9 External iliac artery (바깥엉덩동맥)
10 Internal iliac artery (속엉덩동맥)
11 Deep femoral artery (깊은넙다리동맥)
12 Femoral artery (넙다리동맥)

Abdomen CT angio 3D - 02

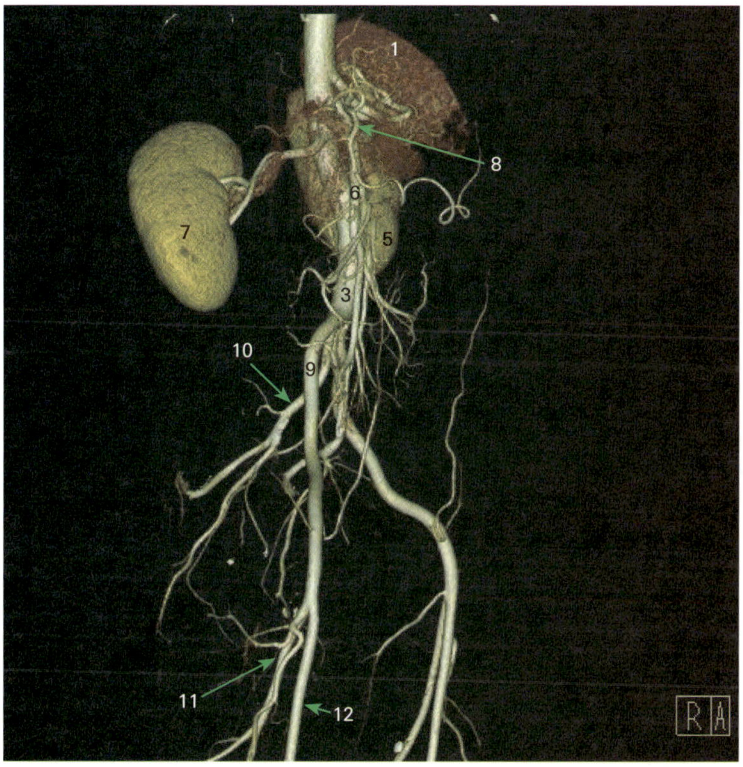

1 Spleen (지라)
3 Abdominal aorta (배대동맥)
5 Left kidney (왼콩팥)
6 Superior mesenteric artery (위창자간막동맥)
7 Right kidney (오른콩팥)
8 Gastroduodenal artery (위샘창자동맥)
9 External iliac artery (바깥엉덩동맥)
10 Internal iliac artery (속엉덩동맥)
11 Deep femoral artery (깊은넙다리동맥)
12 Femoral artery (넙다리동맥)

Abdomen CT angio 3D - 03

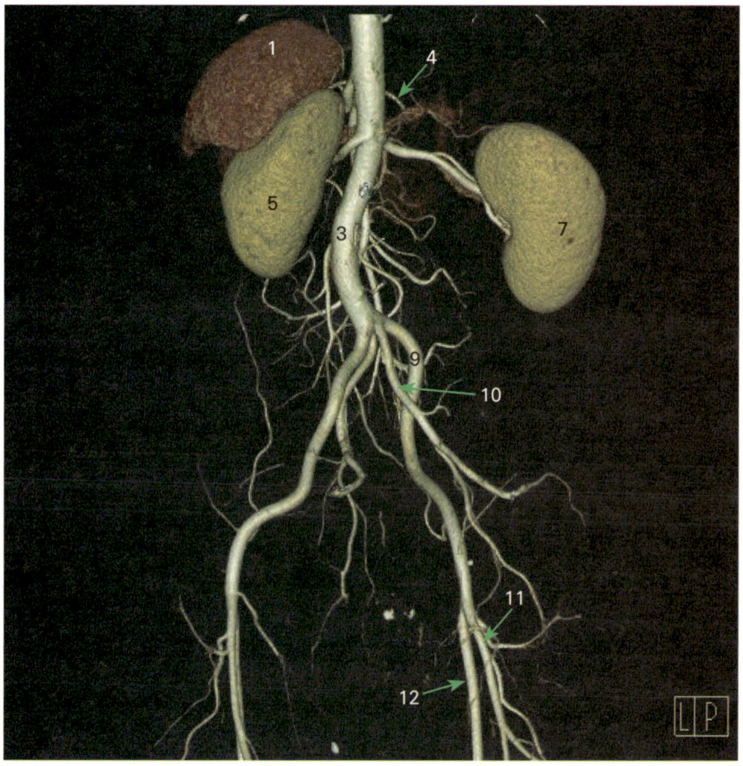

1 Spleen (지라)
3 Abdominal aorta (배대동맥)
4 Common hepatic artery (온간동맥)
5 Left kidney (왼콩팥)
7 Right kidney (오른콩팥)
9 External iliac artery (바깥엉덩동맥)
10 Internal iliac artery (속엉덩동맥)
11 Deep femoral artery (깊은넙다리동맥)
12 Femoral artery (넙다리동맥)

Abdomen CT angio 3D - 04

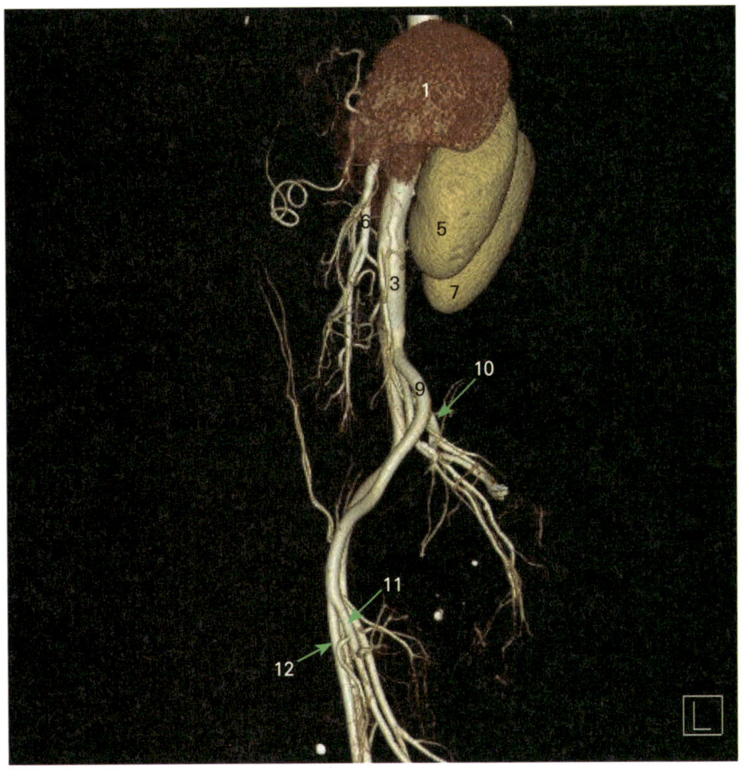

1 Spleen (지라)
3 Abdominal aorta (배대동맥)
5 Left kidney (왼콩팥)
6 Superior mesenteric artery (위창자간막동맥)
7 Right kidney (오른콩팥)
9 External iliac artery (바깥엉덩동맥)
10 Internal iliac artery (속엉덩동맥)
11 Deep femoral artery (깊은넙다리동맥)
12 Femoral artery (넙다리동맥)

Abdomen CT angio MIP - 01

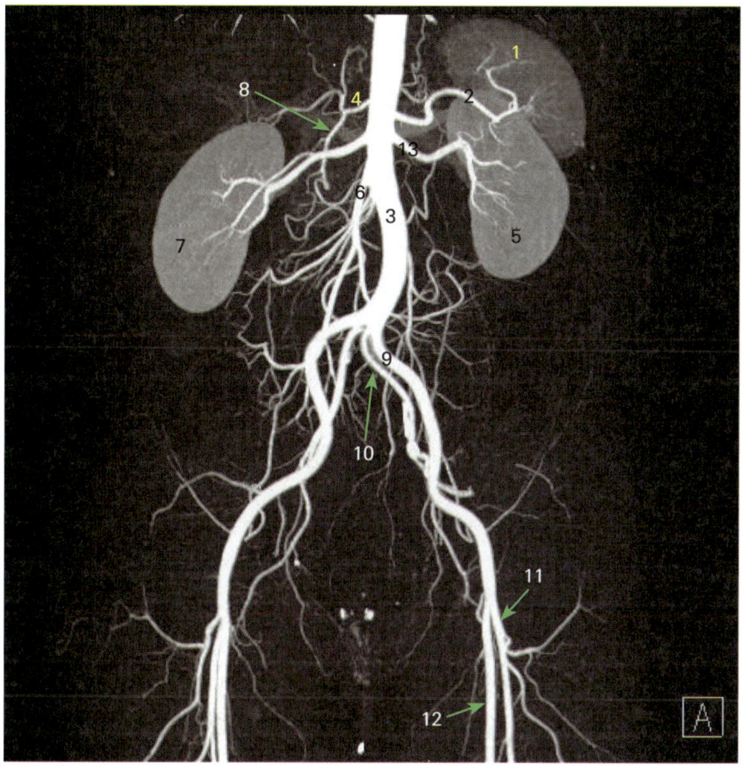

1 Spleen (지라)
2 Splenic artery (지라동맥)
3 Abdominal aorta (배대동맥)
4 Common hepatic artery (온간동맥)
5 Left kidney (왼콩팥)
6 Superior mesenteric artery (위창자간막동맥)
7 Right kidney (오른콩팥)
8 Gastroduodenal artery (위샘창자동맥)
9 External iliac artery (바깥엉덩동맥)
10 Internal iliac artery (속엉덩동맥)
11 Deep femoral artery (깊은넙다리동맥)
12 Femoral artery (넙다리동맥)
13 Left kidney artery (왼콩팥동맥)

Abdomen CT angio MIP - 02

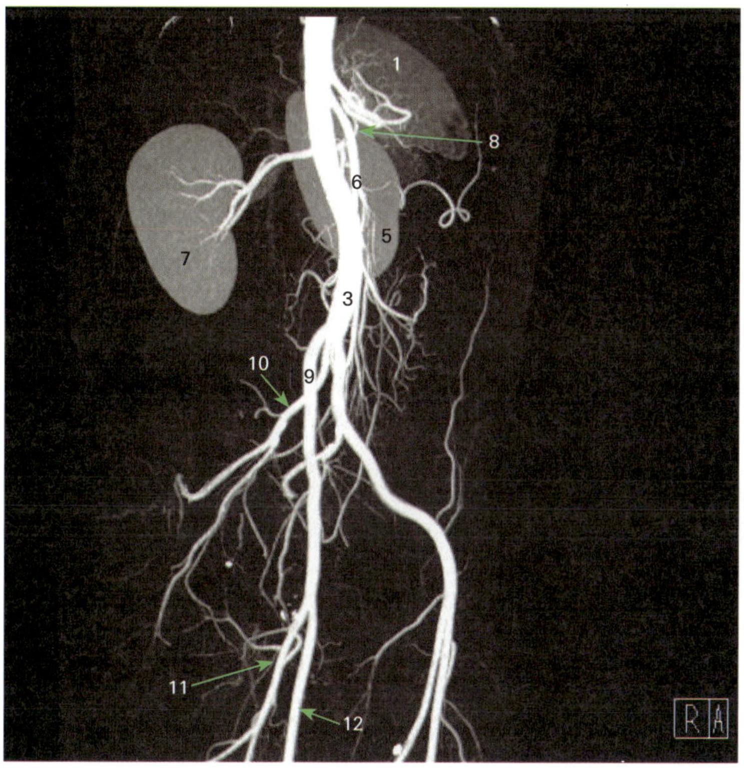

1 Spleen (지라)
3 Abdominal aorta (배대동맥)
5 Left kidney (왼콩팥)
6 Superior mesenteric artery (위창자간막동맥)
7 Right kidney (오른콩팥)
8 Gastroduodenal artery (위샘창자동맥)
9 External iliac artery (바깥엉덩동맥)
10 Internal iliac artery (속엉덩동맥)
11 Deep femoral artery (깊은넙다리동맥)
12 Femoral artery (넙다리동맥)

Abdomen CT angio MIP - 03

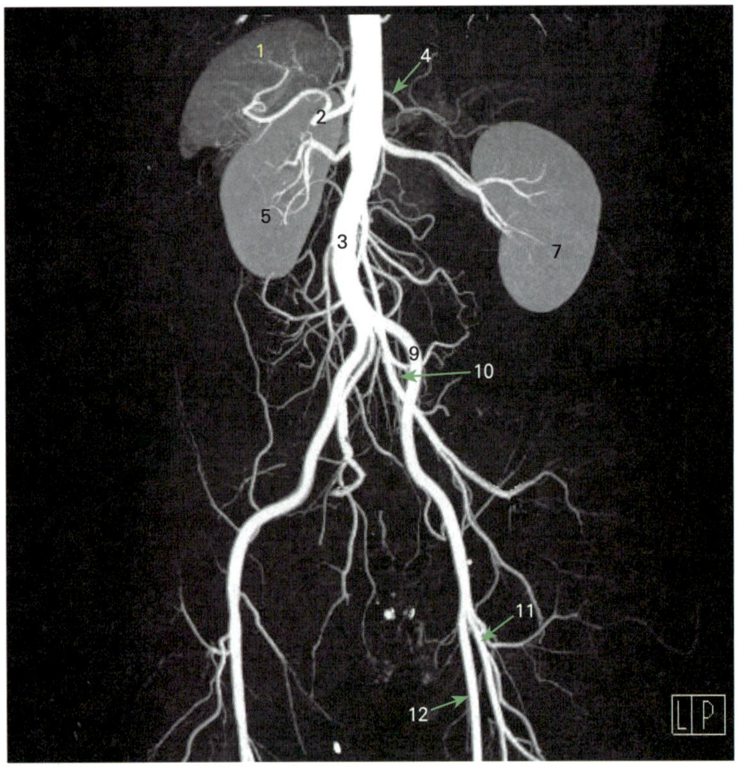

1 Spleen (지라)
2 Splenic artery (지라동맥)
3 Abdominal aorta (배대동맥)
4 Common hepatic artery (온간동맥)
5 Left kidney (왼콩팥)
7 Right kidney (오른콩팥)
9 External iliac artery (바깥엉덩동맥)
10 Internal iliac artery (속엉덩동맥)
11 Deep femoral artery (깊은넙다리동맥)
12 Femoral artery (넙다리동맥)

Abdomen CT angio MIP - 04

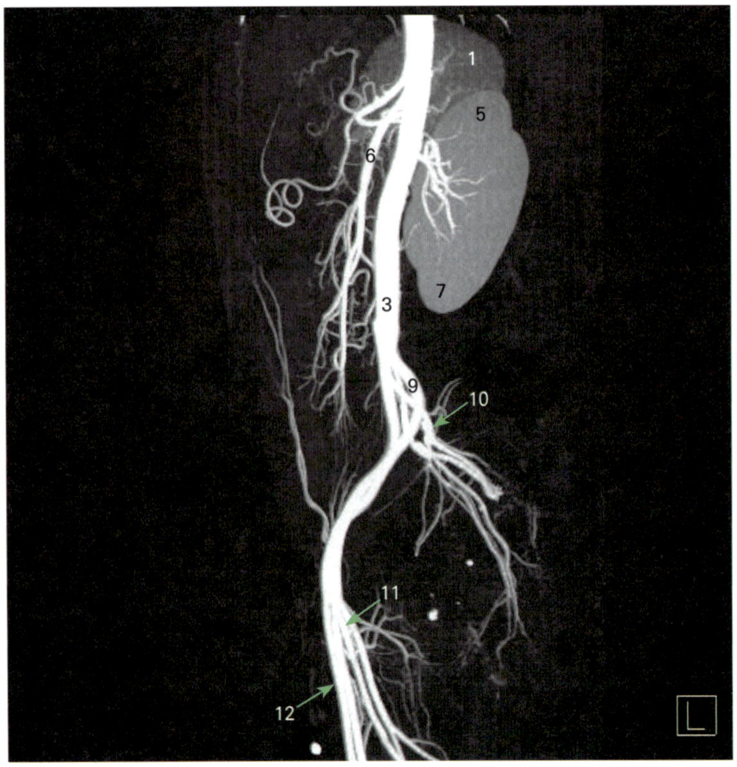

1 Spleen (지라)
3 Abdominal aorta (배대동맥)
5 Left kidney (왼콩팥)
6 Superior mesenteric artery (위창자간막동맥)
7 Right kidney (오른콩팥)
9 External iliac artery (바깥엉덩동맥)
10 Internal iliac artery (속엉덩동맥)
11 Deep femoral artery (깊은넙다리동맥)
12 Femoral artery (넙다리동맥)

Abdomen CT

4. Exercise(연습문제)

Abdomen CT axial image

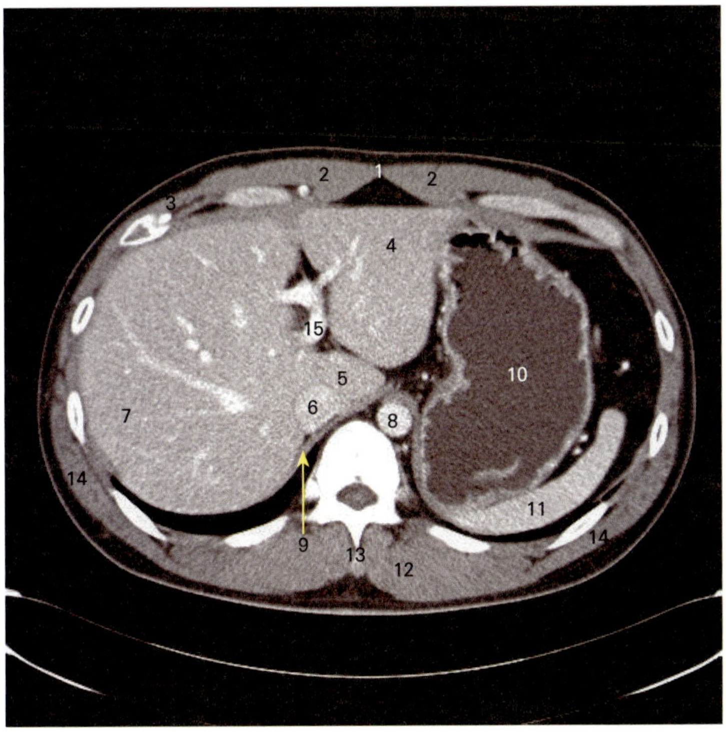

1. 특징

- 목적 :
- 환자자세 :
- Topogram 및 노출조건 :
- 스캔 조사야 :
- 스캔 범위 :
- 슬라이스 두께 :
- 재구성 알고리즘 :
- Window Width / Window level :

Window Width(W.W)	Window Level(W.L)

2. 해부

- 위점막을 구성하는 세포에 대해서 기술하시오.

- 영상의 각 번호에 해부학적 명칭을 기술하시오.

Abdomen 3-phase CT axial image

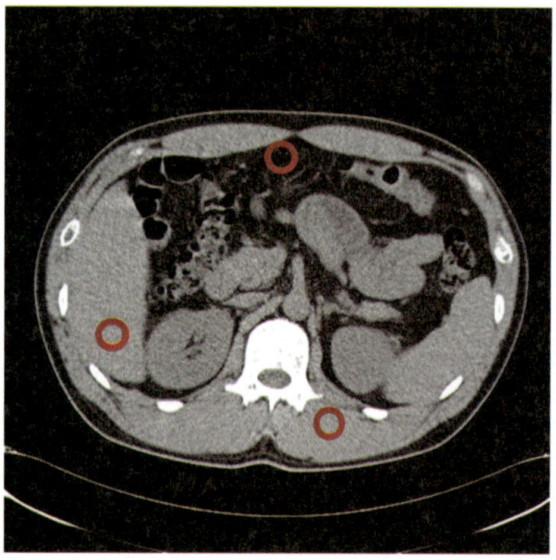

(A)

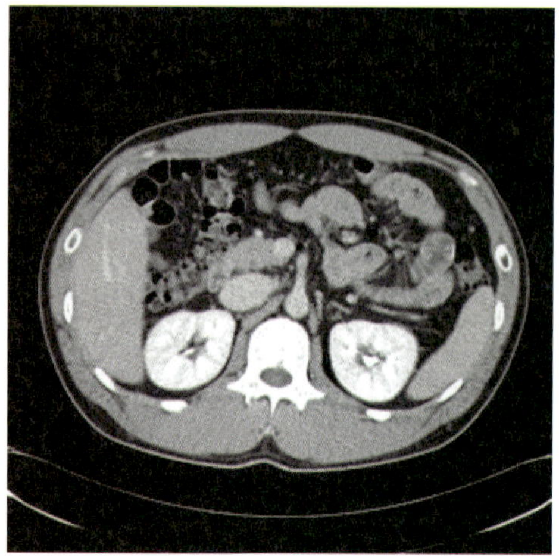

(B)

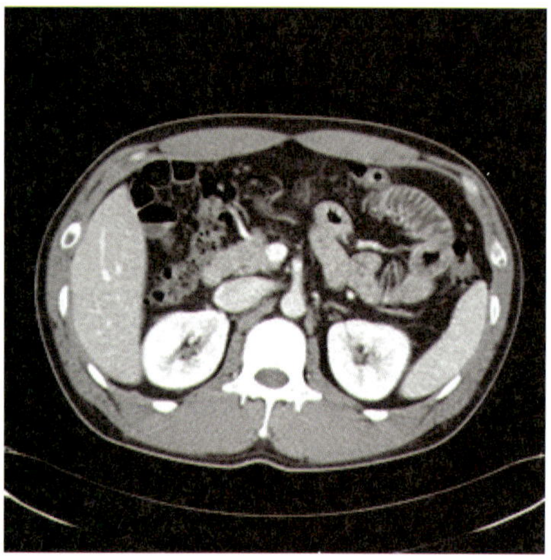

(C)

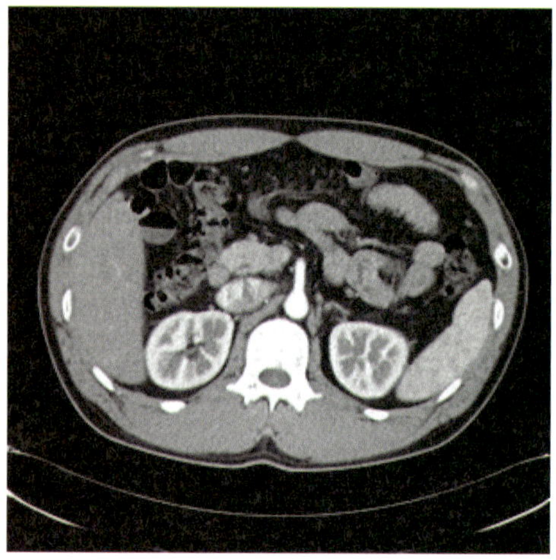

(D)

1. 특징

- 목적 :
- 환자자세 :
- Topogram 및 노출조건 :
- 스캔 조사야 :
- 스캔 범위 :
- 슬라이스 두께 :
- 재구성 알고리즘 :
- Window Width / Window level :

Window Width(W.W)	Window Level(W.L)

2. 영상에 사용된 조영제 주입속도에 대해서 기술하시오.

3. 영상(A~D)을 검사 시간 시간순서대로 나열하세요.
그리고 그렇게 생각하는 이유를 기술하시오.

4. 영상 A에서 ROI(O)에 해당하는 HU 값을 각각 기술하시오.

5. 콩팥의 구조에 대해서 기술하시오.

Abdomen CT angio MIP

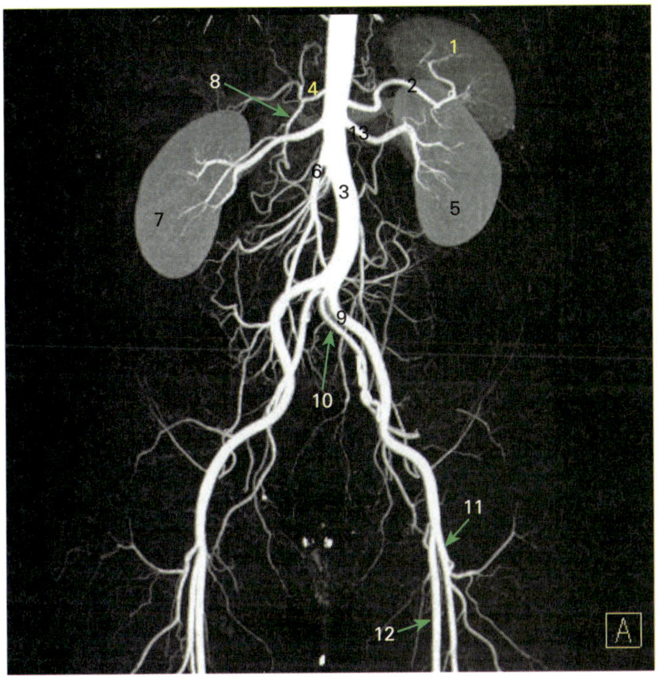

1. 영상에 사용되는 3차원 영상 기법에 대해서 기술하시오.

2. 사용되는 조영제의 주입에 대해서 기술하시오.

3. 배대동맥(celiac artery)의 가지에 대해서 기술하시오.

4. 영상의 각 번호에 해부학적 명칭을 기술하시오.

Abdomen CT axial image

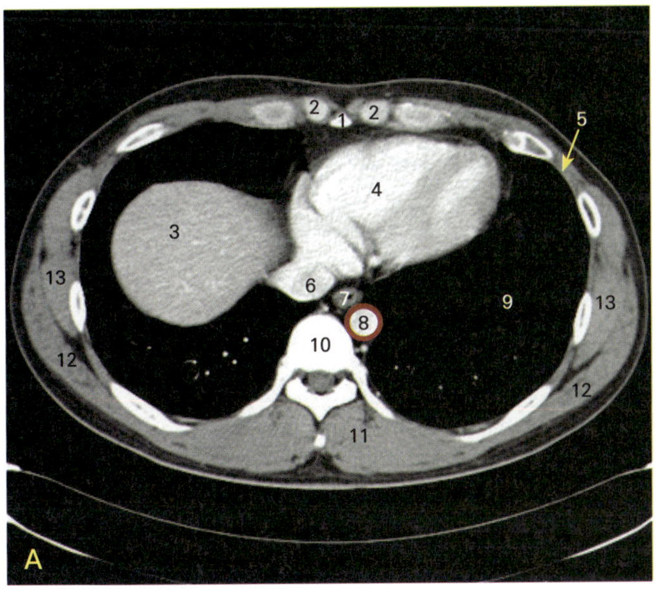

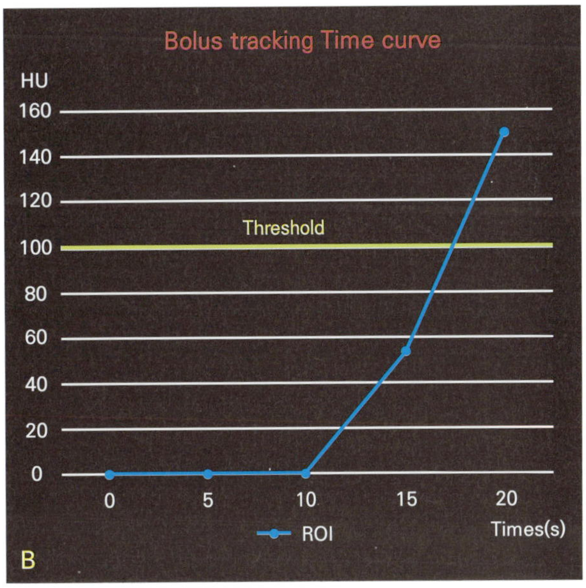

1. 덩어리추적법(Bolus tracking)에 대해서 기술하시오.

2. 덩어리추적법(Bolus tracking)을 적용하는 검사에 대해서 기술하시오.

3. 식도에 대해서 기술하시오.

4. 영상의 각 번호에 해부학적 명칭을 기술하시오.

Abdomen CT axial image

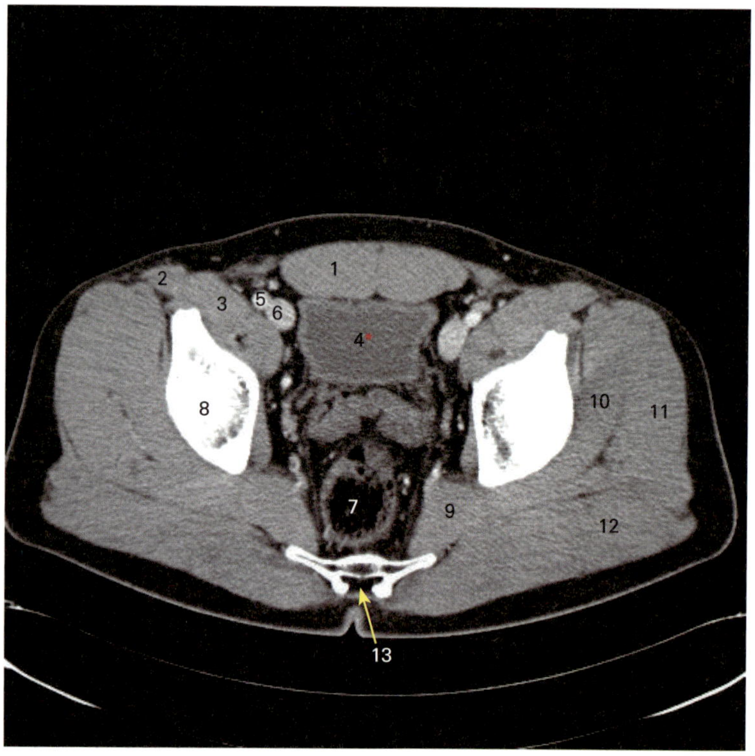

1
2
3
4
5
6
7
8
9
10
11
12
13

Abdomen CT coronal image

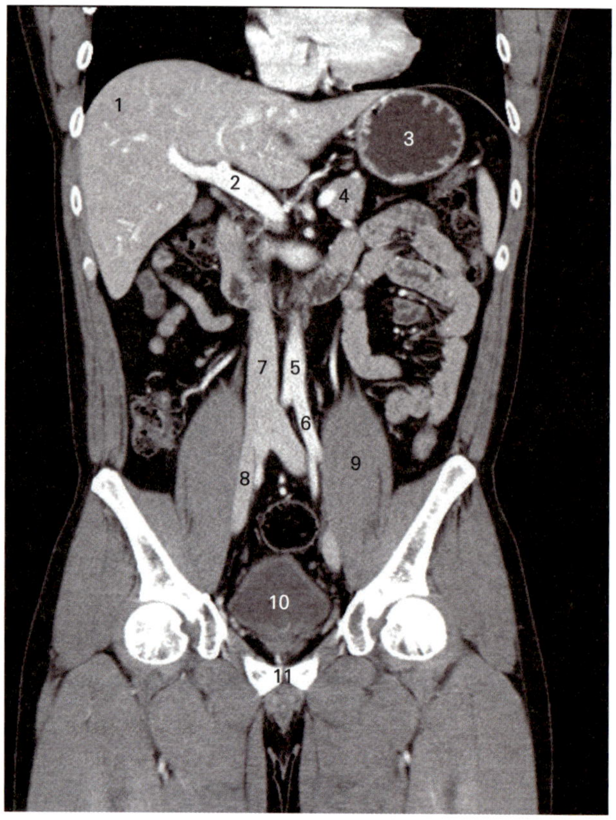

1
2
3
4
5
6
7
8
9
10
11

Abdomen CT sagittal image

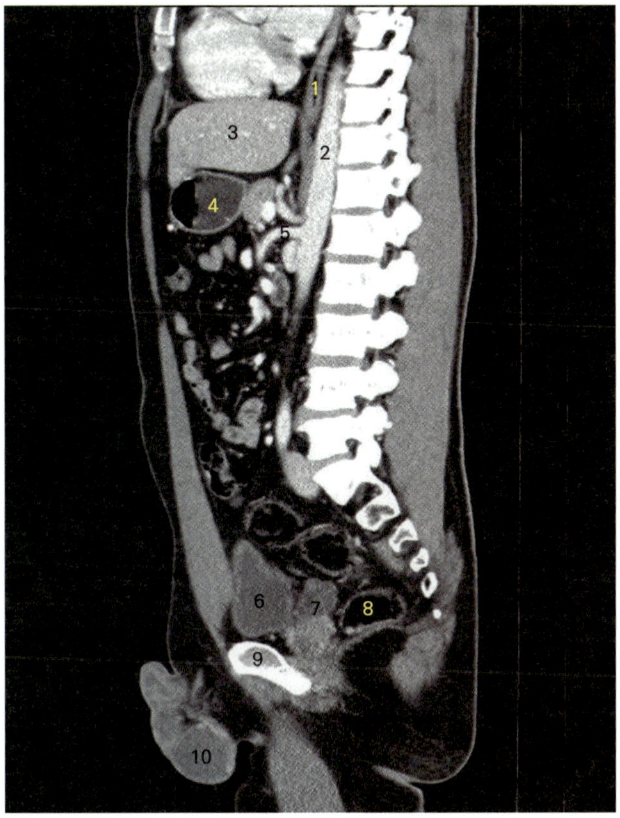

1 ______

2 ______

3 ______

4 ______

5 ______

6 ______

7 ______

8 ______

9 ______

10 ______

6

Upper extremity (상지)

6 Upper Extremity CT

1. Anatomy

손의 뼈대(골격)

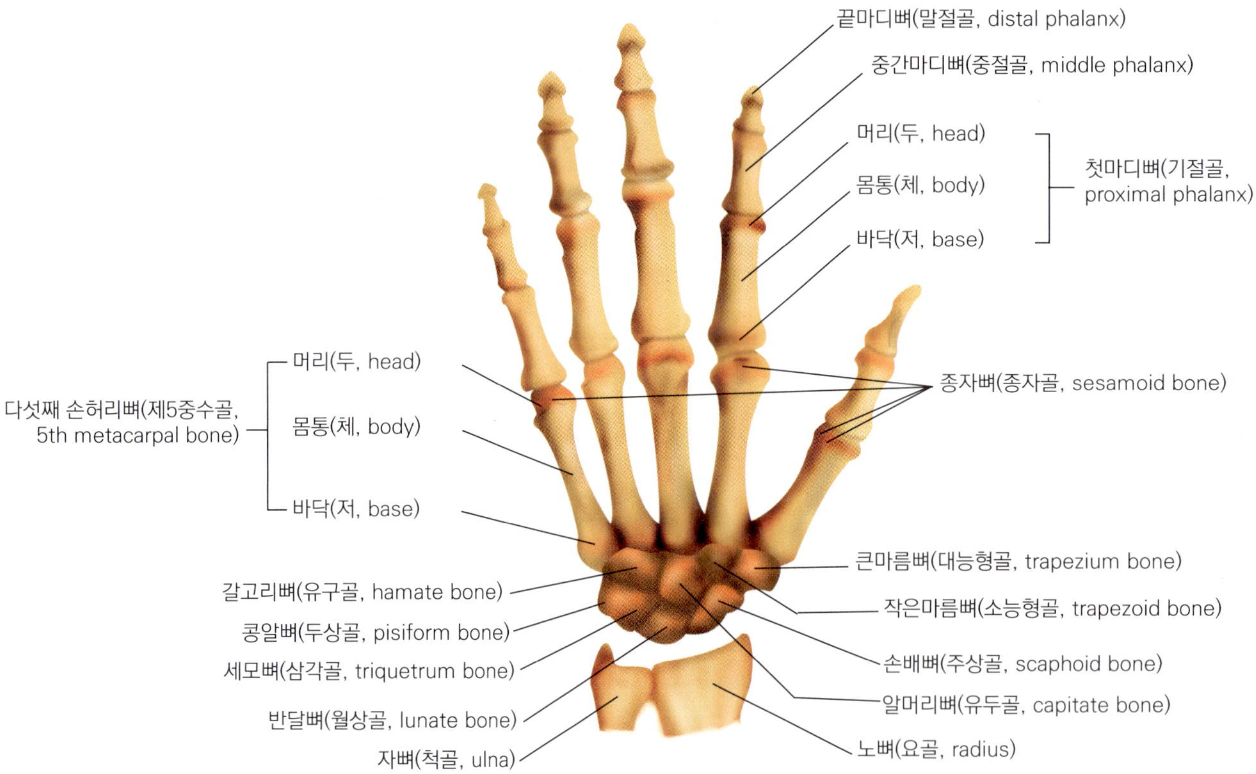

어깨뼈

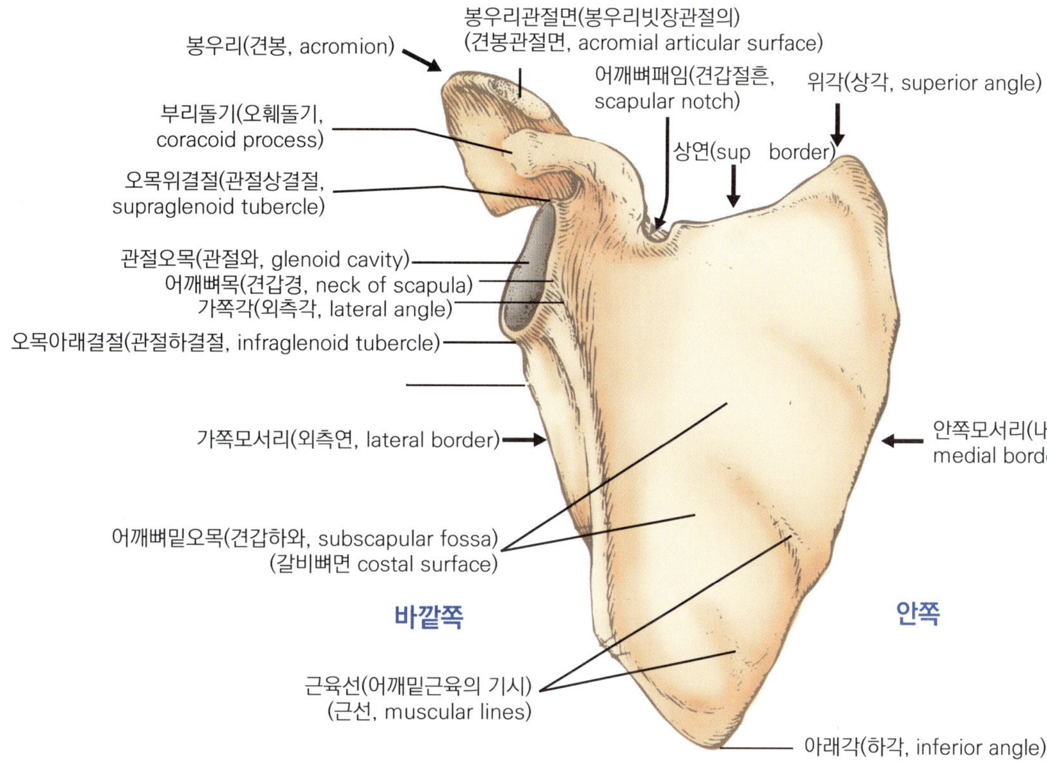

오른쪽 : 앞면

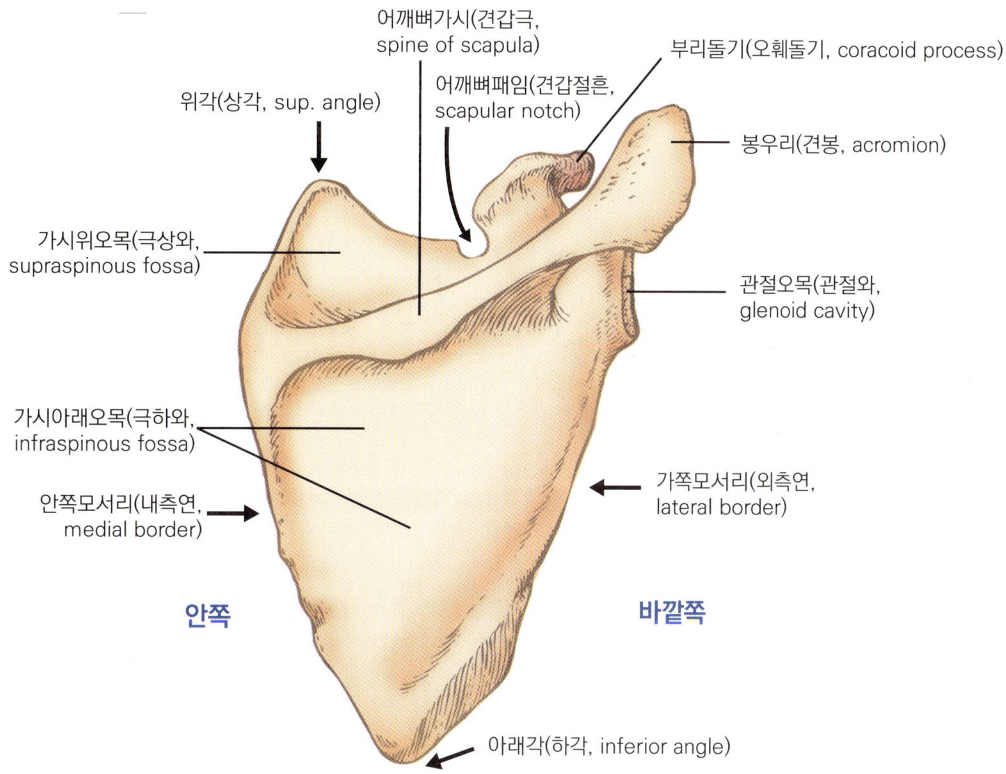

오른쪽 : 뒤면

위팔뼈

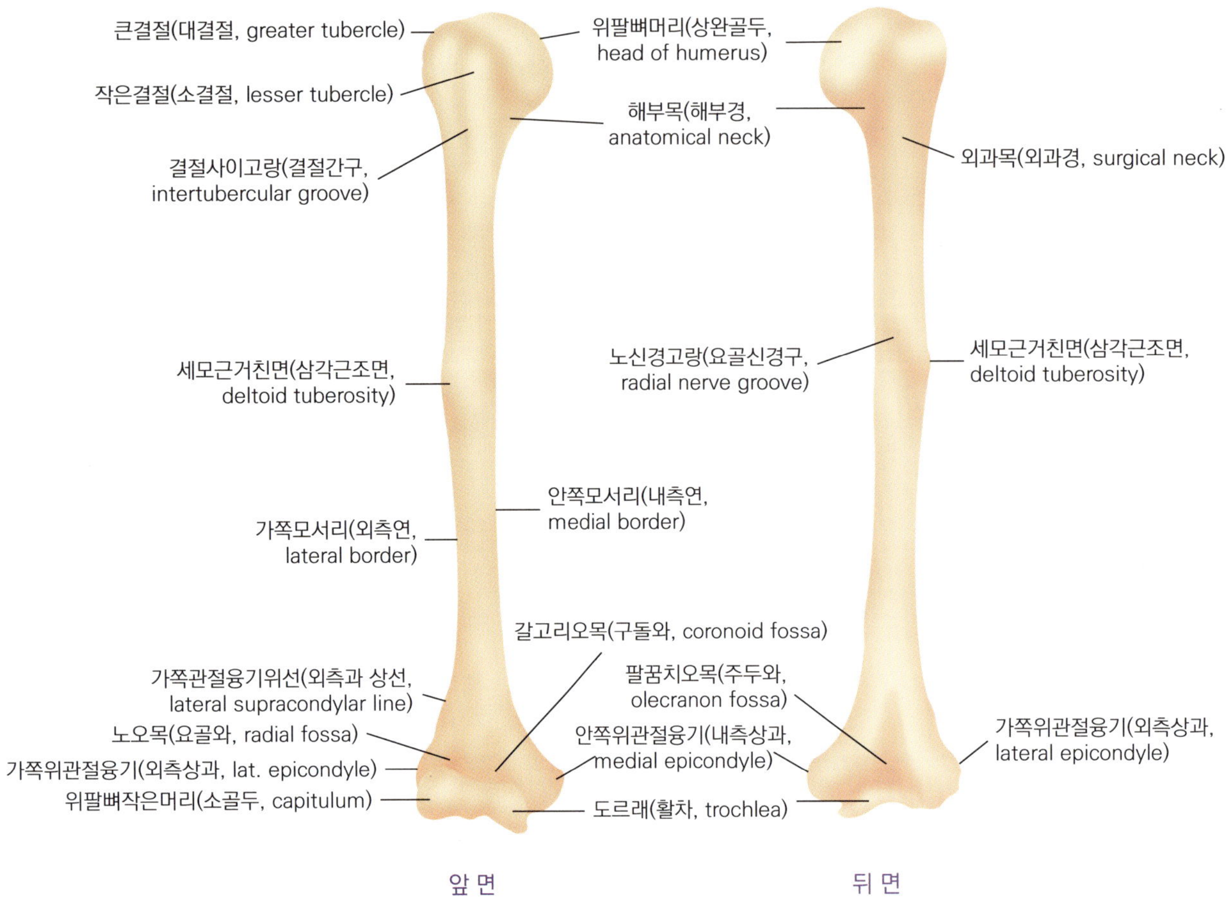
큰결절(대결절, greater tubercle)
작은결절(소결절, lesser tubercle)
결절사이고랑(결절간구, intertubercular groove)
위팔뼈머리(상완골두, head of humerus)
해부목(해부경, anatomical neck)
외과목(외과경, surgical neck)
세모근거친면(삼각근조면, deltoid tuberosity)
노신경고랑(요골신경구, radial nerve groove)
세모근거친면(삼각근조면, deltoid tuberosity)
안쪽모서리(내측연, medial border)
가쪽모서리(외측연, lateral border)
갈고리오목(구돌와, coronoid fossa)
팔꿈치오목(주두와, olecranon fossa)
가쪽관절융기위선(외측과 상선, lateral supracondylar line)
노오목(요골와, radial fossa)
안쪽위관절융기(내측상과, medial epicondyle)
가쪽위관절융기(외측상과, lateral epicondyle)
가쪽위관절융기(외측상과, lat. epicondyle)
위팔뼈작은머리(소골두, capitulum)
도르래(활차, trochlea)
앞 면
뒤 면

위팔근육(상완근)

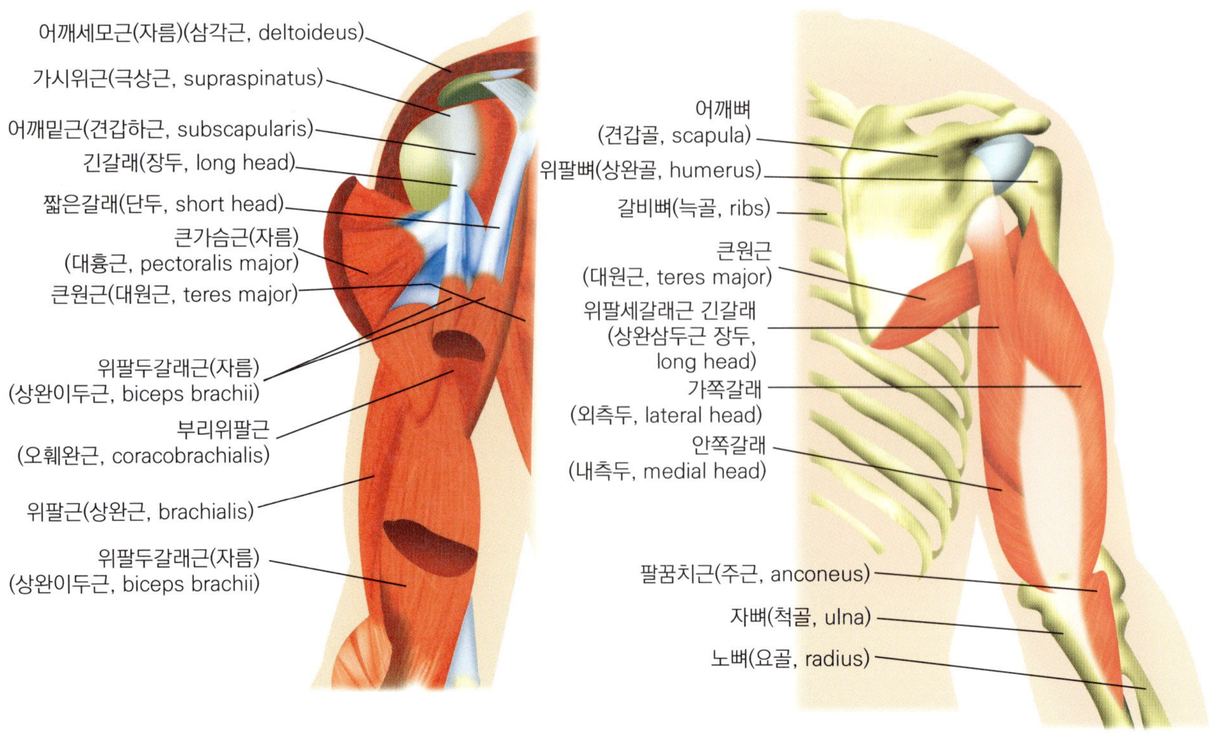
어깨세모근(자름)(삼각근, deltoideus)
가시위근(극상근, supraspinatus)
어깨밑근(견갑하근, subscapularis)
긴갈래(장두, long head)
짧은갈래(단두, short head)
큰가슴근(자름) (대흉근, pectoralis major)
큰원근(대원근, teres major)
위팔두갈래근(자름) (상완이두근, biceps brachii)
부리위팔근 (오훼완근, coracobrachialis)
위팔근(상완근, brachialis)
위팔두갈래근(자름) (상완이두근, biceps brachii)
어깨뼈 (견갑골, scapula)
위팔뼈(상완골, humerus)
갈비뼈(늑골, ribs)
큰원근 (대원근, teres major)
위팔세갈래근 긴갈래 (상완삼두근 장두, long head)
가쪽갈래 (외측두, lateral head)
안쪽갈래 (내측두, medial head)
팔꿈치근(주근, anconeus)
자뼈(척골, ulna)
노뼈(요골, radius)

노뼈(요골)와 자뼈(척골)

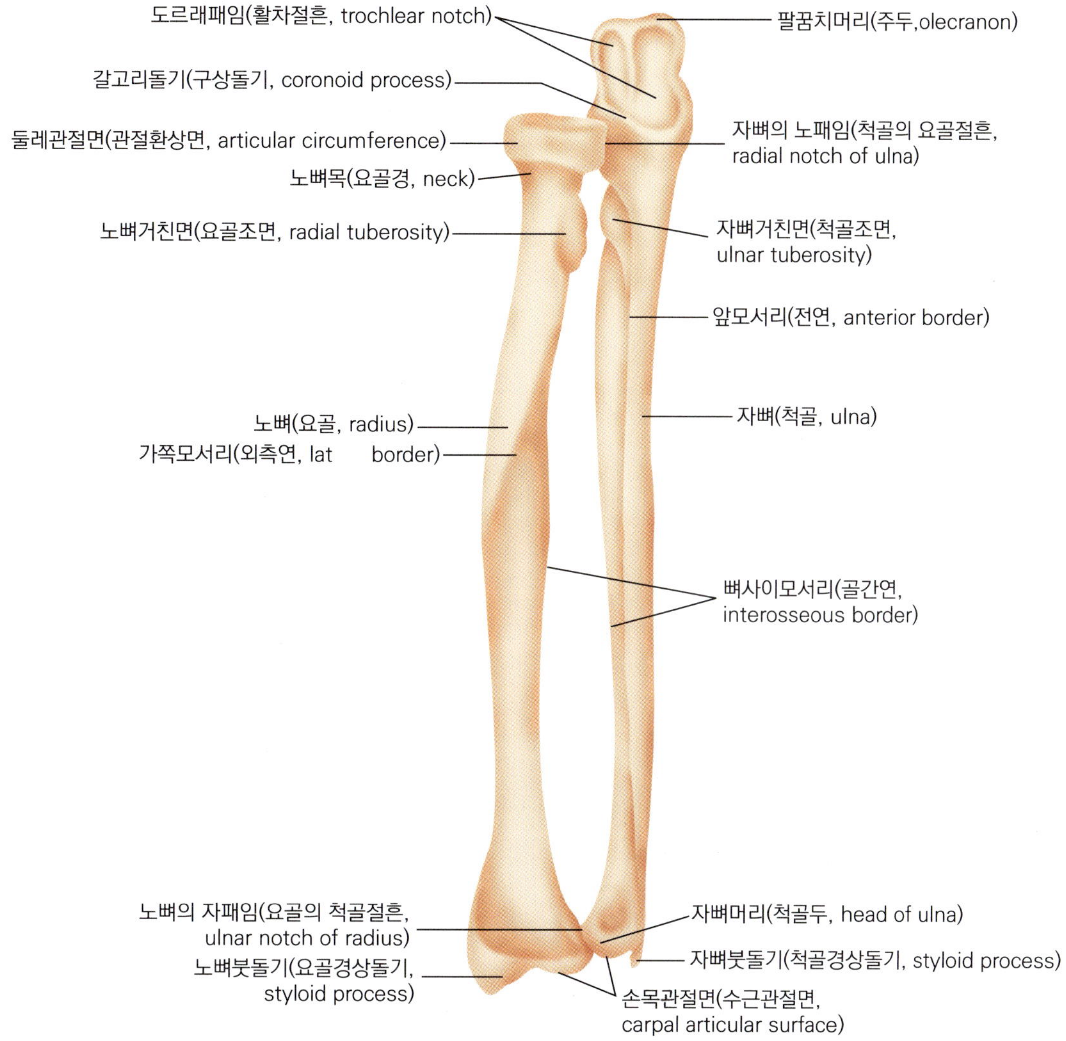

팔굽관절(주관절)의 구성(오른쪽, 앞면)

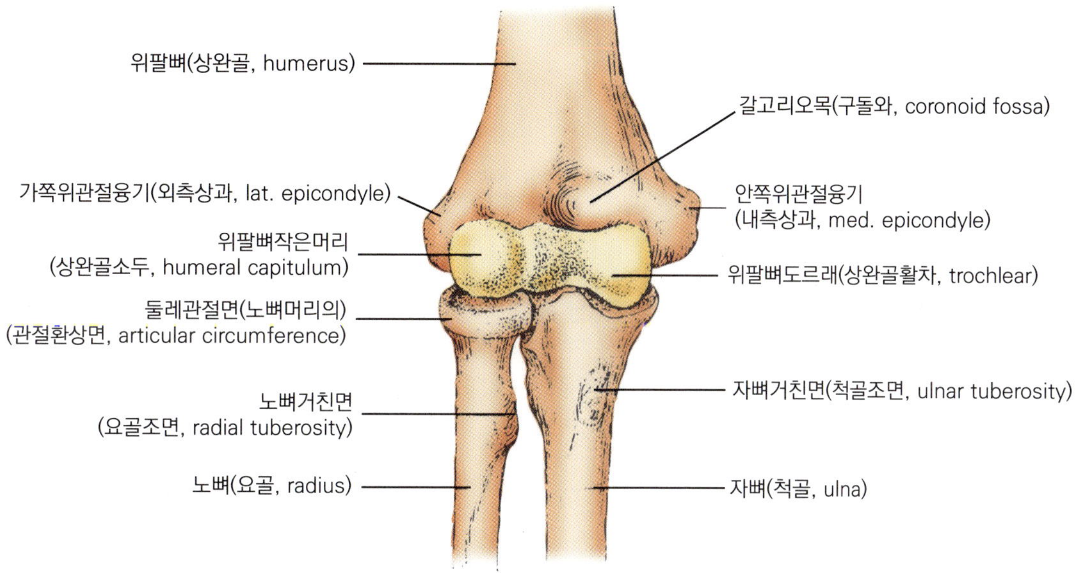

2. Shoulder CT

Shoulder CT - 01

axial

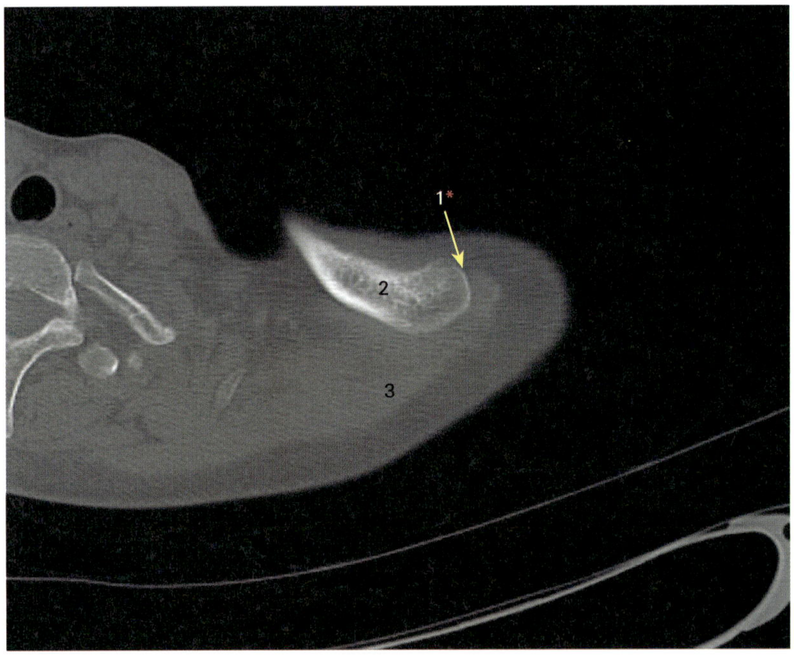

1 Acrominoclavicular joint (봉우리빗장관절)*
2 Clavicle (빗장뼈)
3 Trapezius muscle (등세모근)

coronal

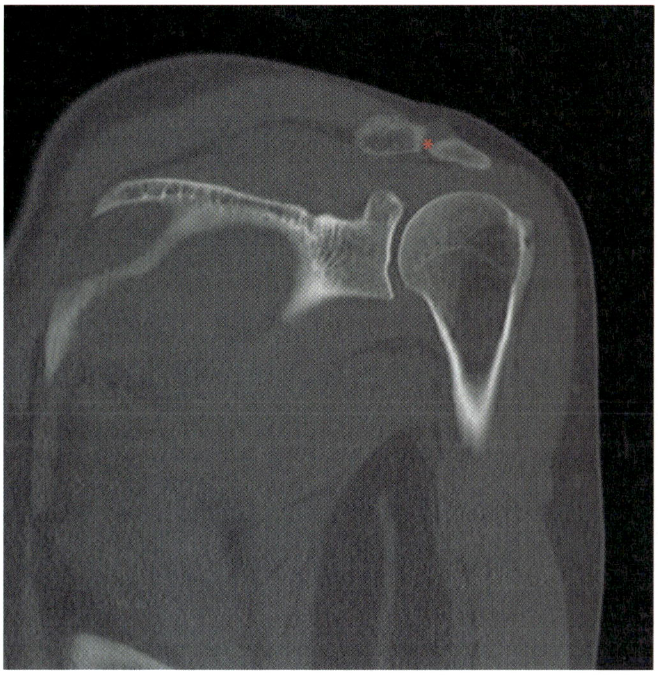

sagittal

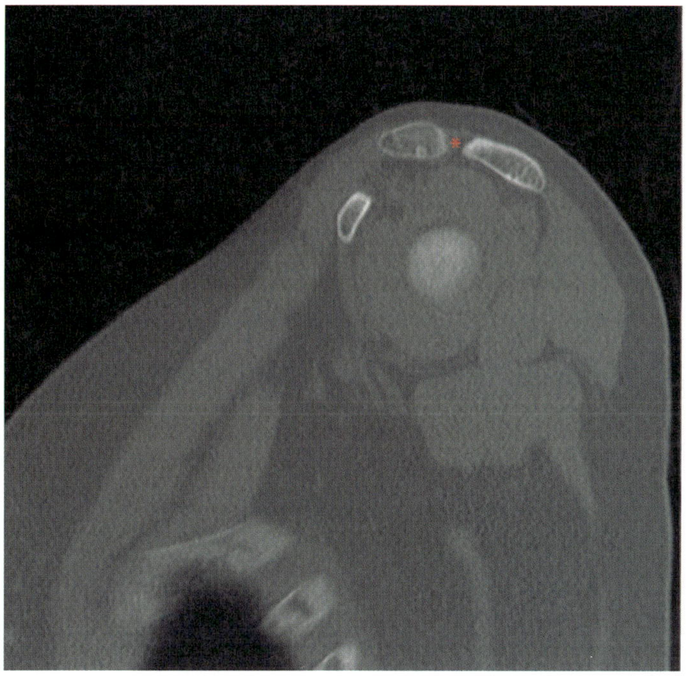

1. 봉우리빗장관절(acrominoclavicular joint)

① 어깨뼈의 봉우리와 빗장뼈가 관절

② 봉우리와 빗장뼈가 봉우리빗장인대에 의해 단단하게 연결

MEMO

Shoulder CT - 02

axial

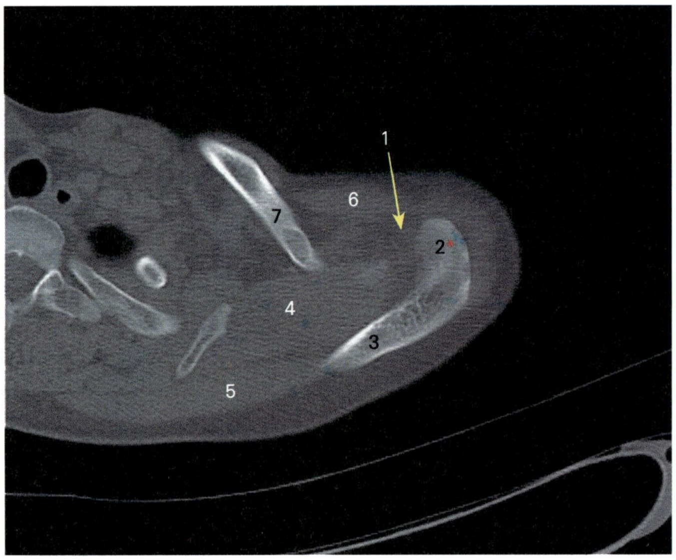

1 Acrominoclavicular joint (봉우리빗장관절)
2 Acromion (봉우리)*
3 Spine of scapula (어깨뼈가시)
4 Supraspinatus muscle (가시위근)
5 Trapezius muscle (등세모근)
6 Deltoid muscle (어깨세모근)
7 Clavicle (빗장뼈)

coronal

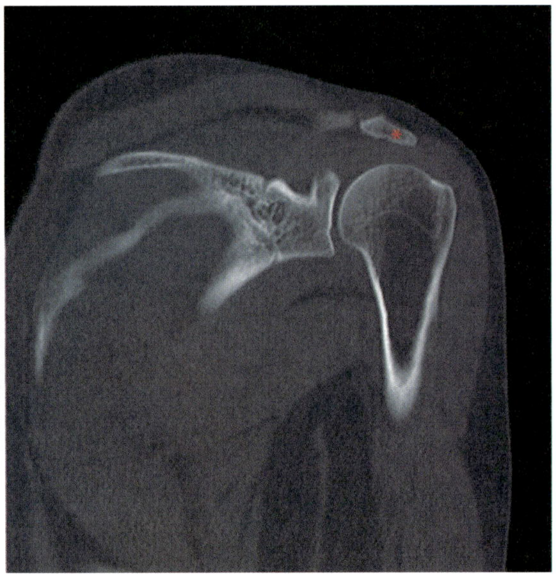

sagittal

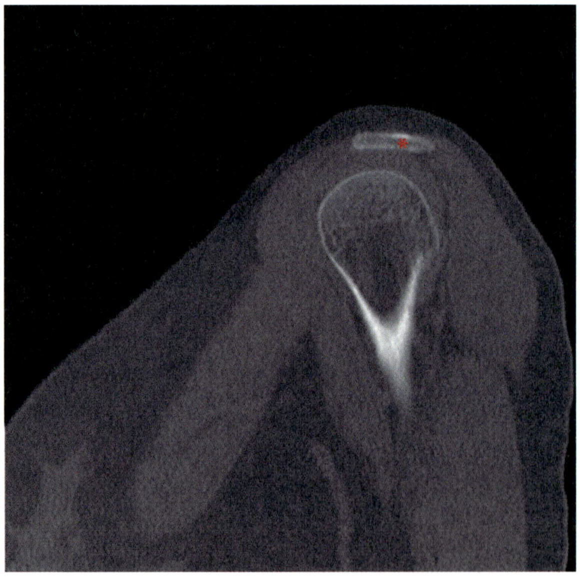

2. 봉우리(acromion) 구조

① 어깨뼈의 돌기(process) 중의 하나임

② 어깨뼈가시의 가쪽 끝에서 90°의 각도로 앞쪽으로 뻗음

③ 등세모근 부착점의 일부가 됨

④ 부리돌기와 부리봉우리인대에 의해 연결됨

Shoulder CT - 03

axial

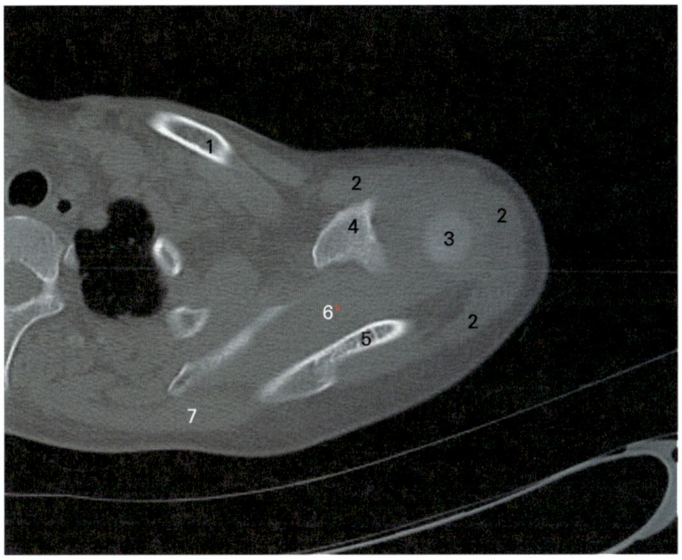

1 Clavicle (빗장뼈)
2 Deltoid muscle (어깨세모근)
3 Head of humerus (위팔뼈머리)
4 Coracoid process (부리돌기)
5 Spine of scapula (어깨뼈가시)
6 Supraspinatus muscle (가시위근)*
7 Trapezius muscle (등세모근)

coronal

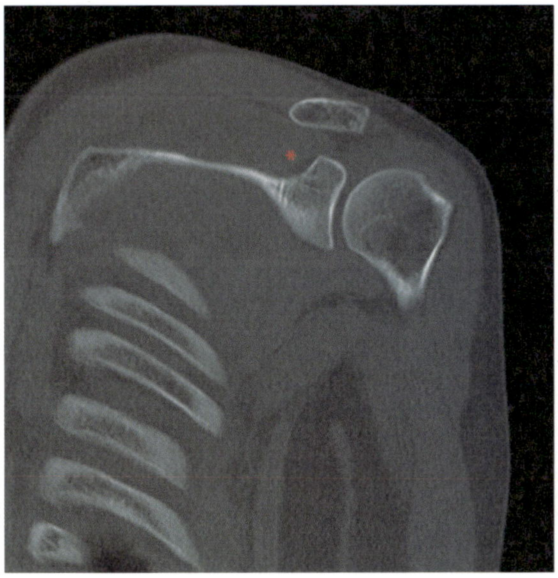

sagittal

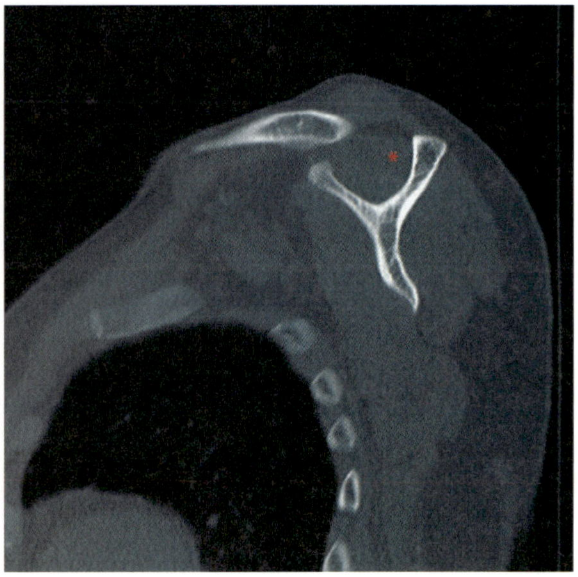

3. 가시위근(supraspinatus muscle) 특징

① 이는곳(origin) : 어깨뼈의 가시위오목

② 닿는곳(insertion) : 위팔뼈의 큰결절

③ 어깨를 벌리는 역할

Shoulder CT - 04

axial

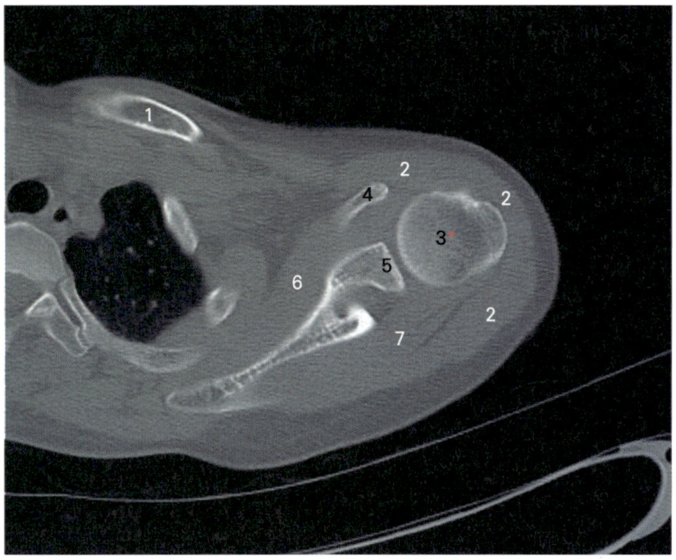

1 Clavicle (빗장뼈)
2 Deltoid muscle (어깨세모근)
3 Head of humerus (위팔뼈머리)*
4 Coracoid process (부리돌기)
5 Glenoid fossa (관절오목)
6 Subscapularis muscle (어깨밑근)
7 Infraspinatus muscle (가시아래근)

coronal

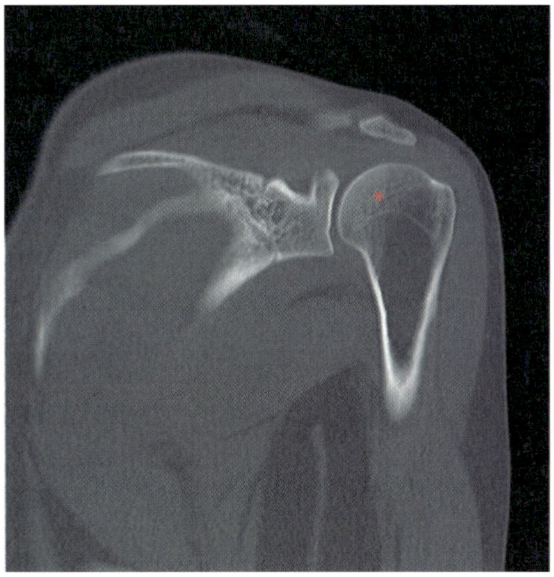

sagittal

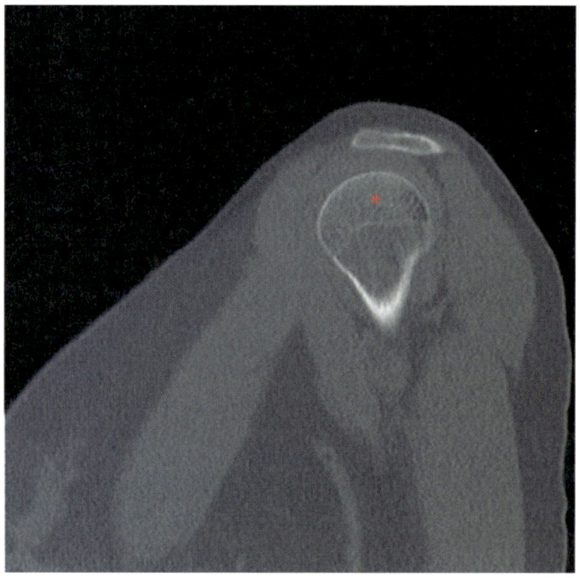

4. 위팔뼈머리(head of humerus) 특징

① 위팔뼈 몸쪽의 매끄럽고 둥근 부분

② 관절오목에서 어깨뼈와 관절(절구관절)

Shoulder CT - 05

axial

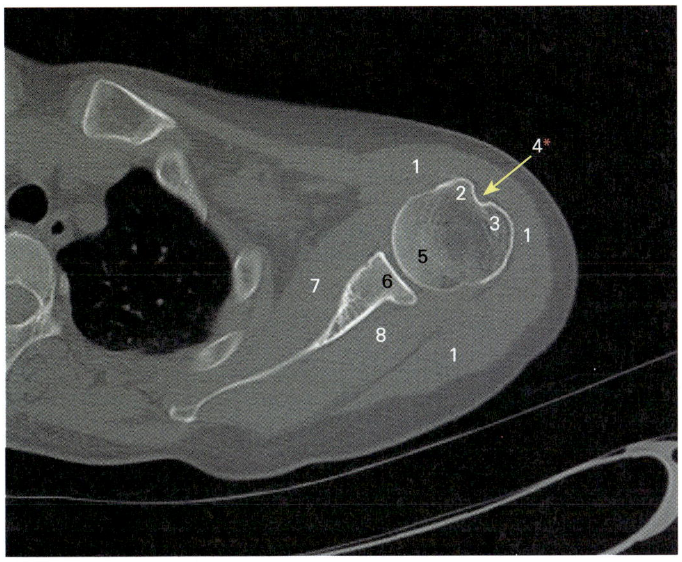

1 Deltoid muscle (어깨세모근)
2 Lesser tubercle (작은결절)
3 Greater tubercle (큰결절)
4 Intertubercular groove (결절사이고랑)*
5 Head of humerus (위팔뼈머리)
6 Glenoid fossa (관절오목)
7 Subscapularis muscle (어깨밑근)
8 Infraspinatus muscle (가시아래근)

coronal

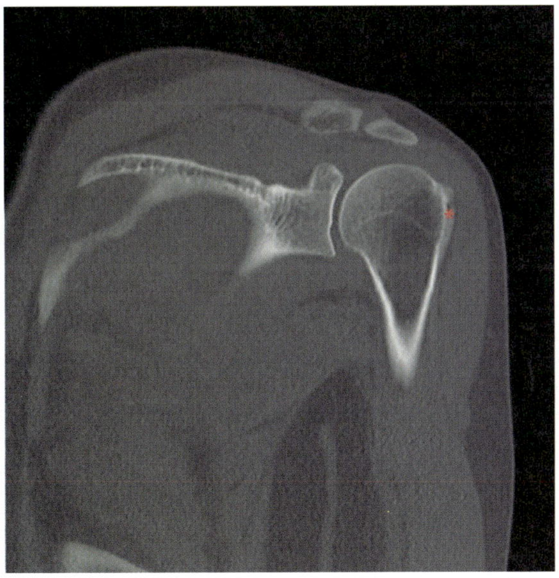

sagittal

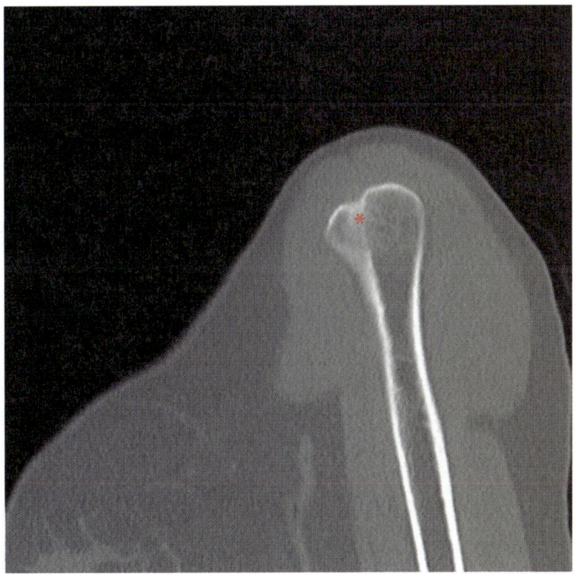

5. 결절사이고랑(intertubercular groove)의 구조

① 작은결절과 큰결절 사이에 위치한 고랑

② 위팔두갈래근의 힘줄이 지나감

③ 큰결절 : 가시위근, 가시아래근, 작은원근 부착

④ 작은결절 : 어깨밑근 부착

Shoulder CT - 06

axial

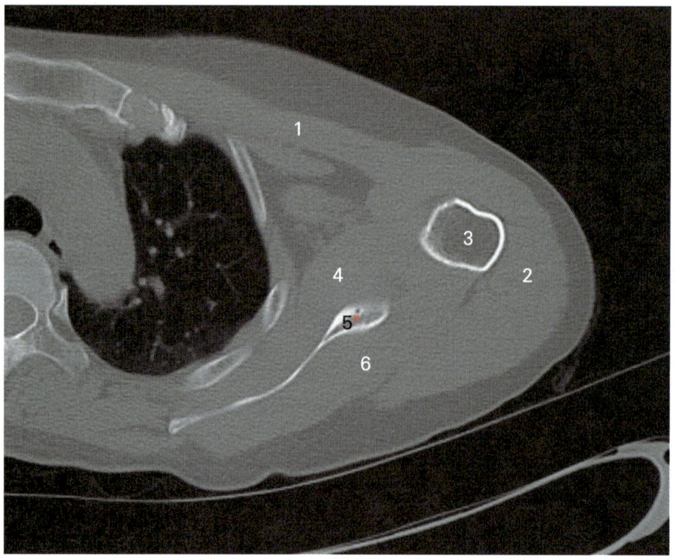

1 Pectoralis major muscle (큰가슴근)
2 Deltoid muscle (어깨세모근)
3 Humerus (위팔뼈)
4 Subscapularis muscle (어깨밑근)
5 Body of scapula (어깨뼈몸통)*
6 Infraspinatus muscle (가시아래근)

coronal

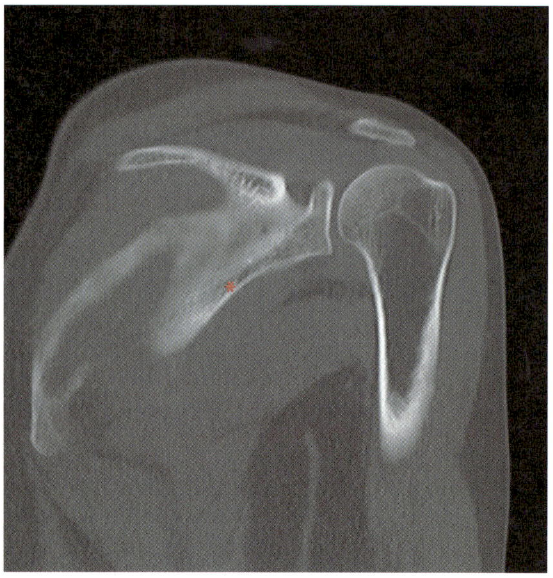

sagittal

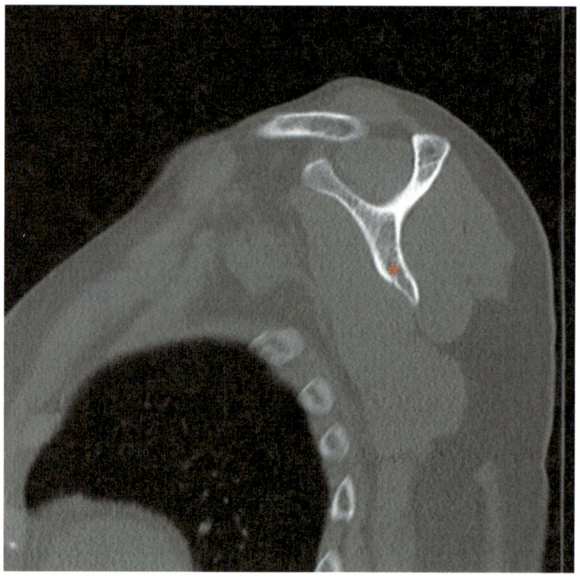

6. 어깨뼈몸통(body of scapula)의 구조

① 넓은 삼각형 형태	④ 각 : 위각, 아래각, 가쪽각
② 힘줄, 인대, 근육이 많이 부착함	⑤ 돌기 : 봉우리, 부리돌기
③ 모서리 : 위쪽, 가쪽, 안쪽	⑥ 관절오목 : 위팔뼈머리와 관절

Shoulder CT - 07

axial

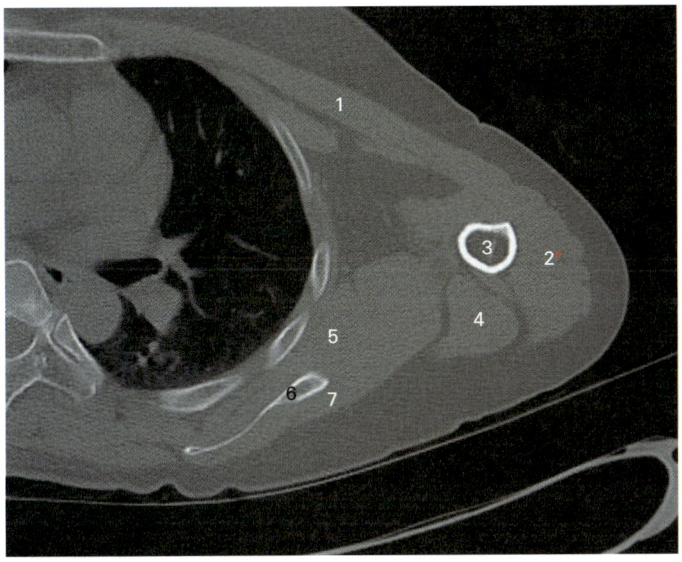

1 Pectoralis major muscle (큰가슴근)
2 Deltoid muscle (어깨세모근)*
3 Humerus (위팔뼈)
4 Triceps brachii muscle (위팔세갈래근)
5 Subscapularis muscle (어깨밑근)
6 Body of scapula (어깨뼈몸통)
7 Infraspinatus muscle (가시아래근)

coronal

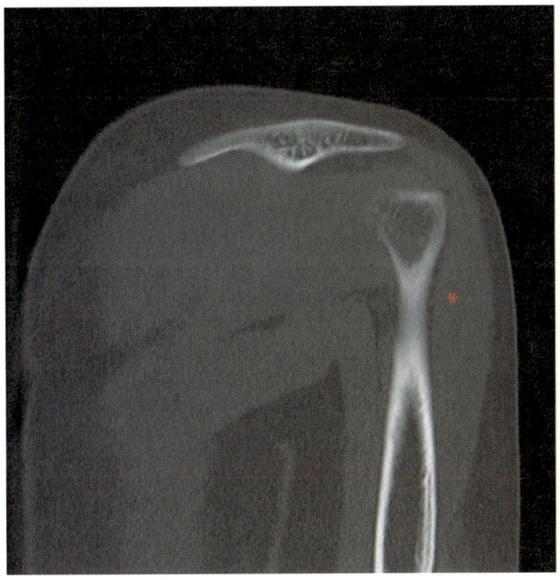

sagittal

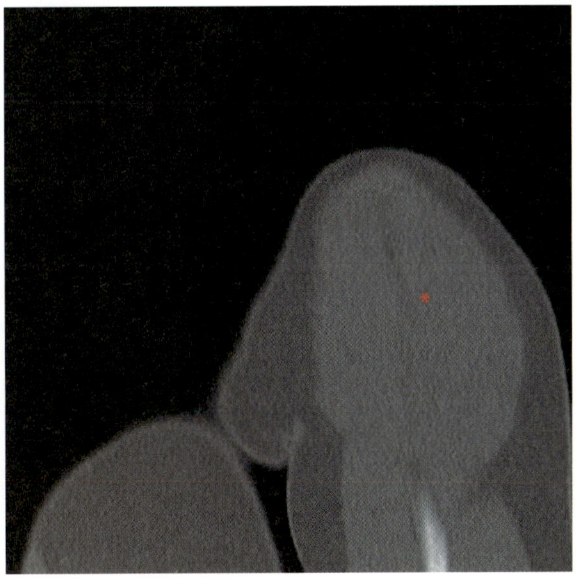

7. 어깨세모근(deltoid muscle) 특징

① 이는곳(origin) : 빗장뼈와 어깨뼈(봉우리와 인접한 어깨뼈가시)

② 닿는곳(insertion) : 위팔뼈의 세모근 거친면

③ 어깨를 벌리는 역할

Shoulder CT 3D(anterior)

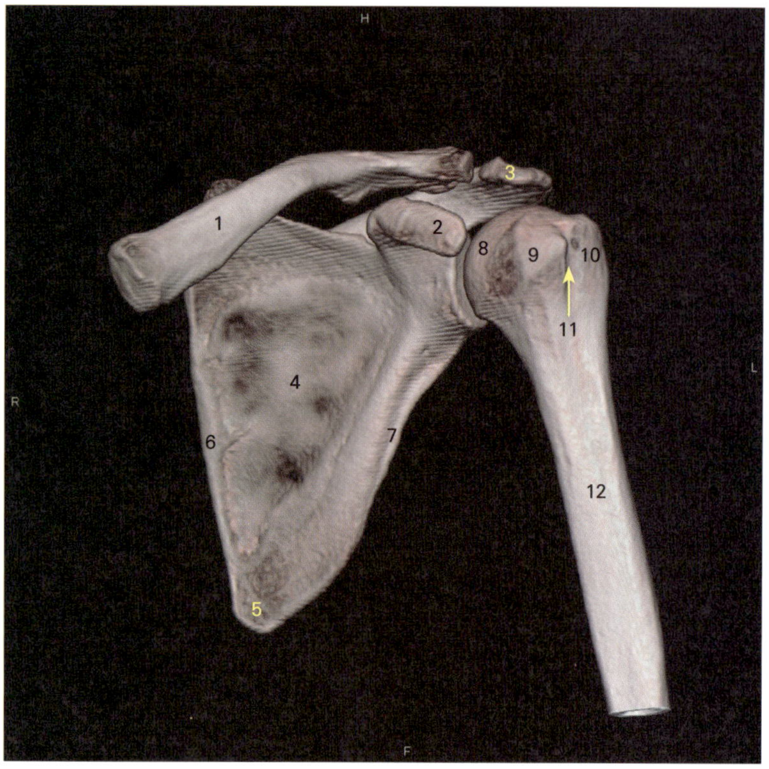

1 Clavicle (빗장뼈)
2 Coracoid process (부리돌기)
3 Acromion (봉우리)
4 Subscapular fossa (어깨뼈밑오목)
5 Inferior angle (아래각)
6 Medial margin (안쪽모서리)
7 Lateral margin (가쪽모서리)
8 Head of humerus (위팔뼈머리)
9 Lesser tubercle (작은결절)
10 Greater tubercle (큰결절)
11 Intertubercular groove (결절사이고랑)
12 Humerus (위팔뼈)

Shoulder CT 3D(oblique)

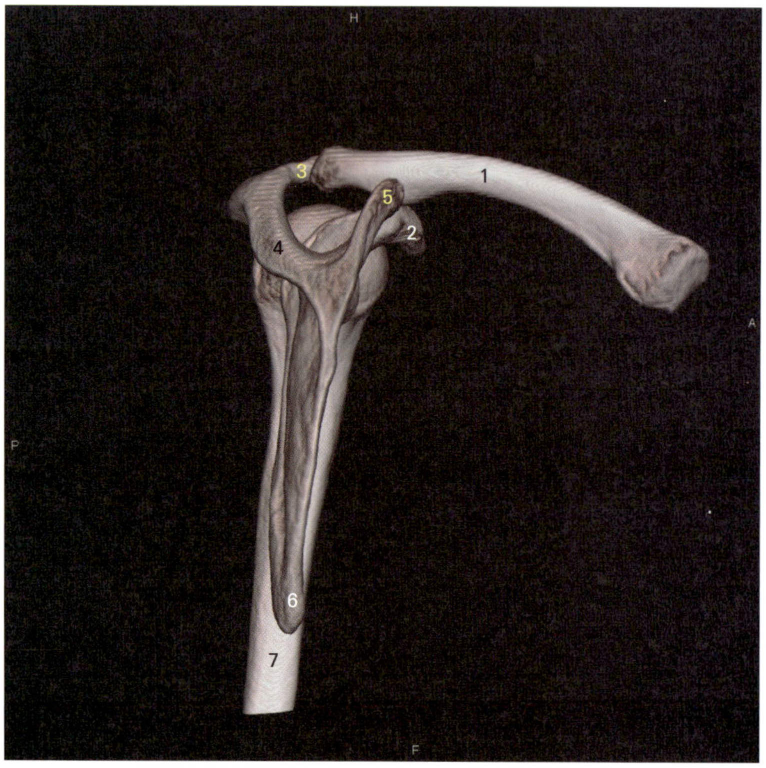

1 Clavicle (빗장뼈)
2 Coracoid process (부리돌기)
3 Acromion (봉우리)
4 Spine of scapula (어깨뼈가시)
5 Superior angle (위각)
6 Inferior angle (아래각)
7 Humerus (위팔뼈)

Shoulder CT 3D(posterior)

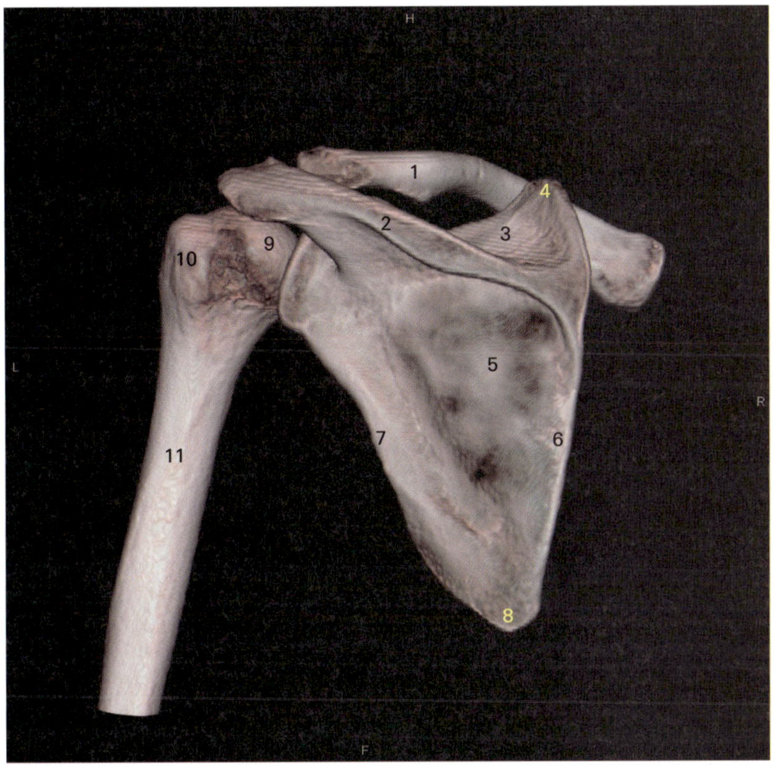

1 Clavicle (빗장뼈)
2 Spine of scapula (어깨뼈가시)
3 Supraspinous fossa (가시위오목)
4 Superior angle (위각)
5 Infraspinous fossa (가시아래오목)
6 Medial margin (안쪽모서리)
7 Lateral margin (가쪽모서리)
8 Inferior angle (아래각)
9 Head of humerus (위팔뼈머리)
10 Greater tubercle (큰결절)
11 Humerus (위팔뼈)

Shoulder CT 3D(lateral)

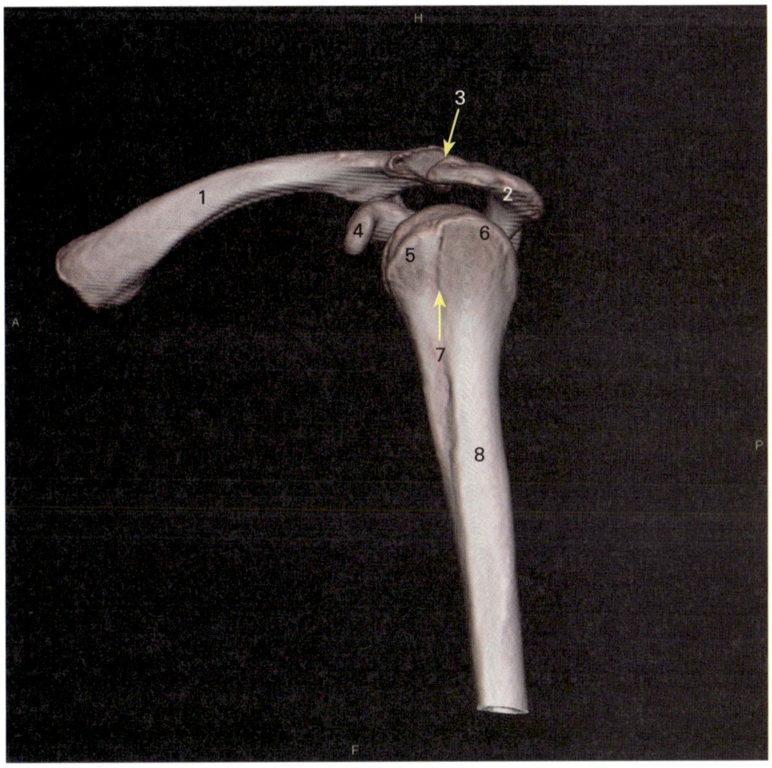

1 Clavicle (빗장뼈)
2 Acromion (봉우리)
3 Acrominoclavicular joint (봉우리빗장관절)
4 Coracoid process (부리돌기)
5 Lesser tubercle (작은결절)
6 Greater tubercle (큰결절)
7 Intertubercular groove (결절사이고랑)
8 Humerus (위팔뼈)

3. Elbow CT

Elbow CT - 01

axial

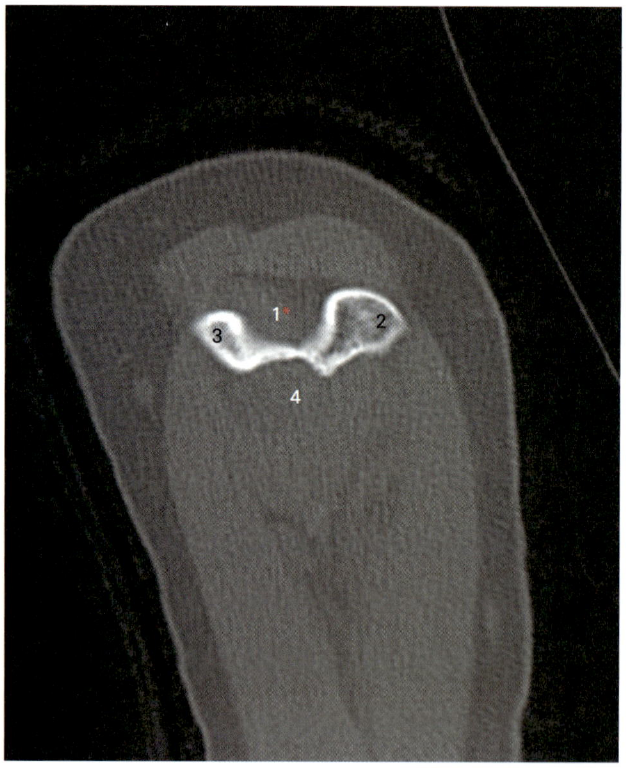

1 Olecranon fossa (팔꿈치오목)*
2 Lateral epicondyle (가쪽위관절융기)
3 Medial epicondyle (안쪽위관절융기)
4 Coronoid fossa (갈고리오목)

coronal

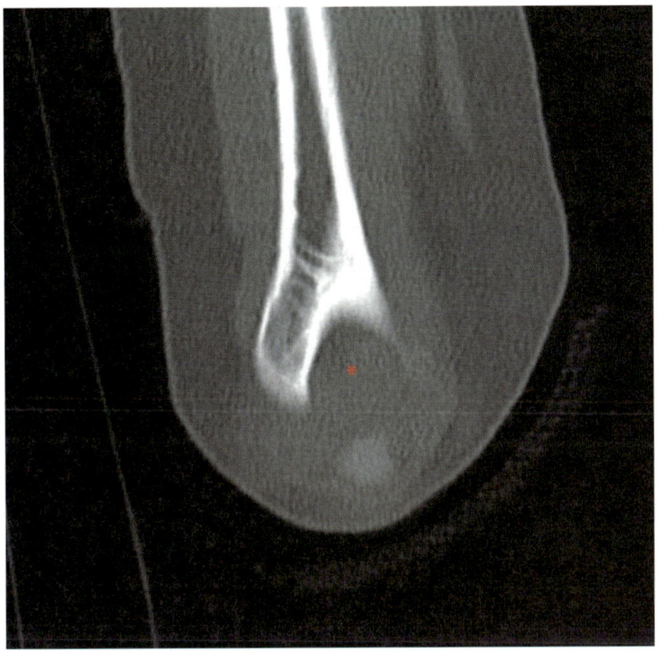

sagittal

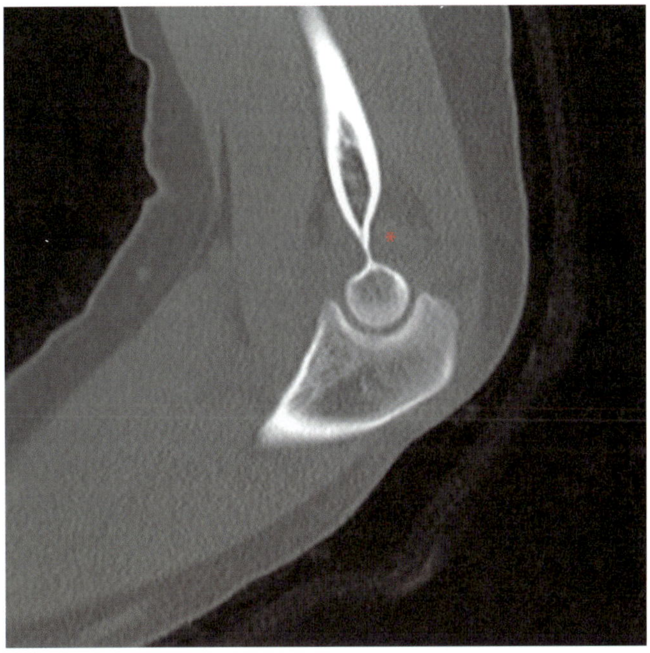

1. 팔꿈치오목(olecranon fossa)

① 위팔뼈 아래끝(lower end)에 위치

② 팔을 펴면 팔꿈치 머리가 들어옴

③ 여성이 남성보다 팔꿈치오목이 더 깊음

MEMO

Elbow CT - 02

axial

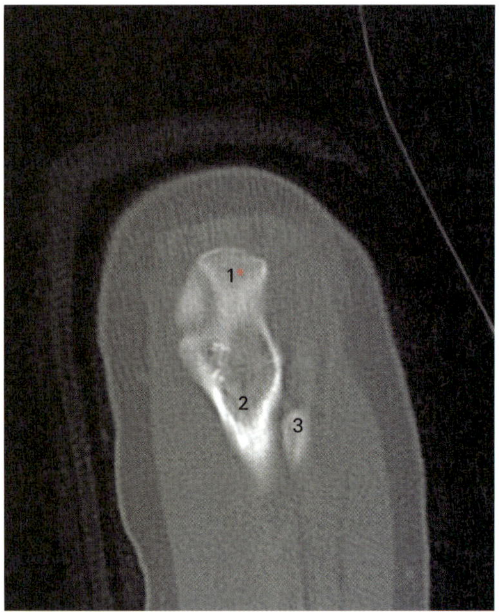

1 Olecranon (팔꿈치머리)*
2 Ulna (자뼈)
3 Radius (노뼈)

coronal

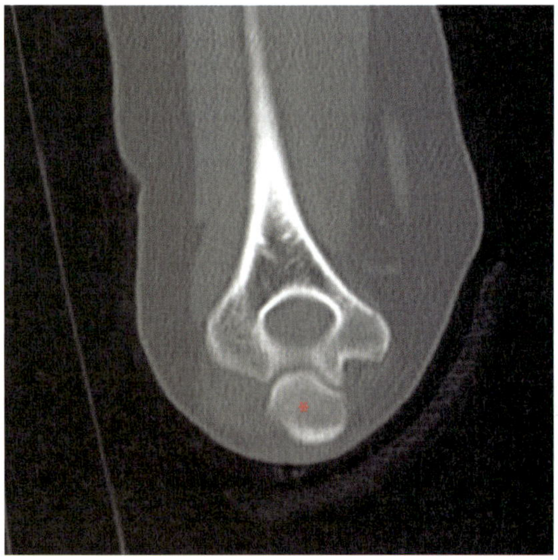

sagittal

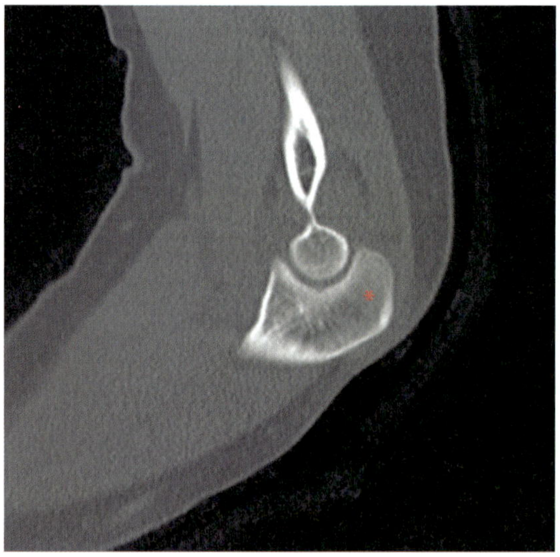

2. 팔꿈치머리(olecranon)

① 자뼈의 위끝(upper end)에 위치

② 위팔세갈래근 부착

③ 팔꿈치오목 안으로 들어감

Elbow CT - 03

axial

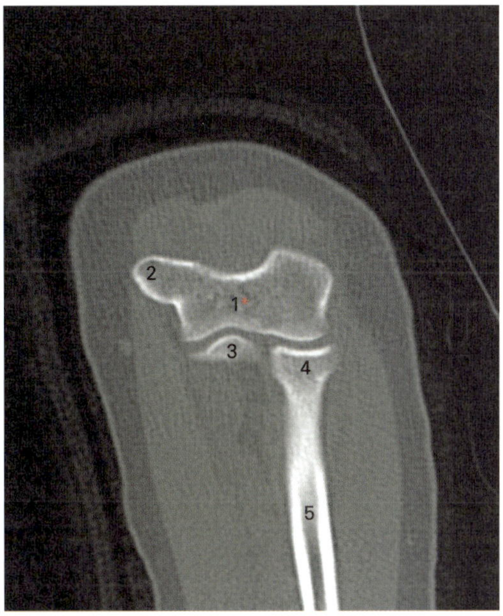

1 Trochlea (도르래)*
2 Medial epicondyle (안쪽위관절융기)
3 Coronoid process (갈고리돌기)
4 Head of radius (노뼈머리)
5 Radius (노뼈)

coronal

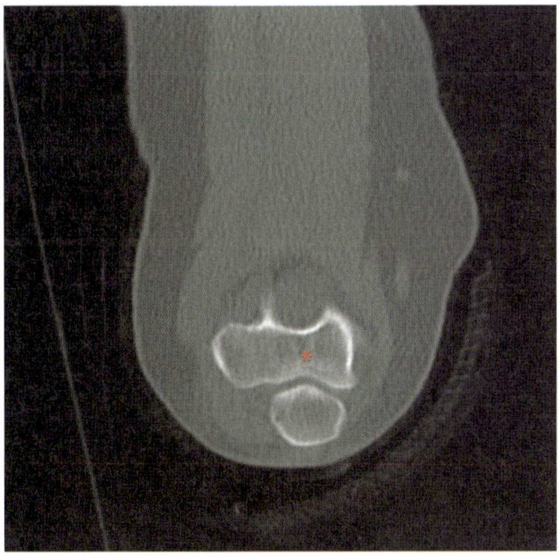

sagittal

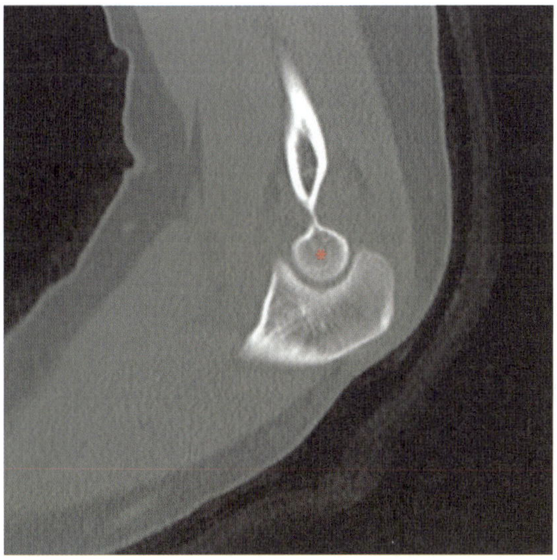

3. 도르래(trochlear)

① 위팔뼈 안쪽 아래끝에 위치

② 경첩관절 : 자뼈의 도르래패임과 관절하여 굽힘, 폄 운동

Elbow CT 3D(anterior)

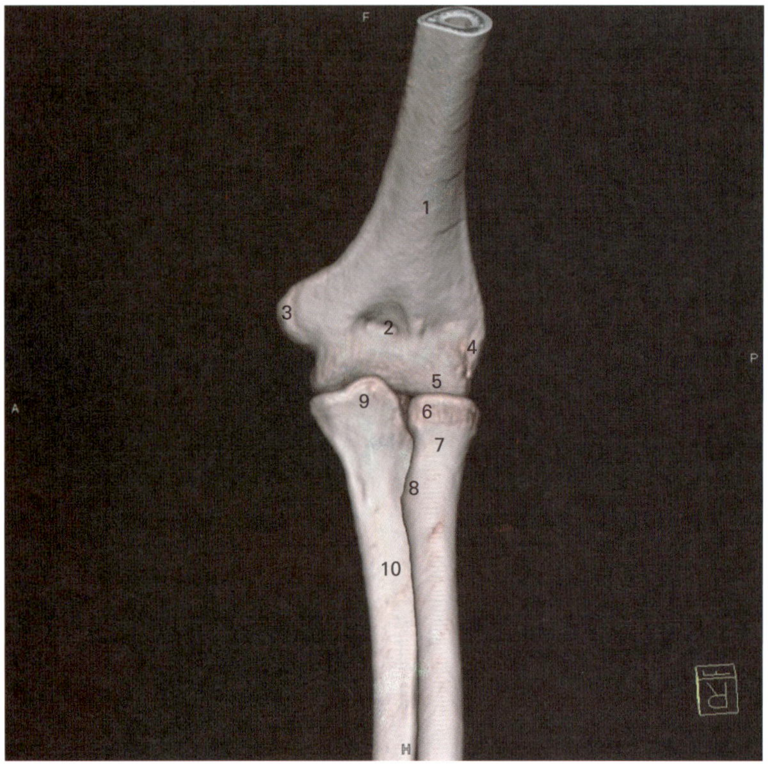

1 Humerus (위팔뼈)
2 Coronoid fossa (갈고리오목)
3 Medial epicondyle (안쪽위관절융기)
4 Lateral epicondyle (가쪽위관절융기)
5 Capitulum of humerus (위팔뼈작은머리)
6 Articular circumference (둘레관절면)
7 Neck of radius (노뼈목)
8 Radial tuberosity (노뼈거친면)
9 Coronoid process (갈고리돌기)
10 Ulna (자뼈)

Elbow CT 3D(lateral)

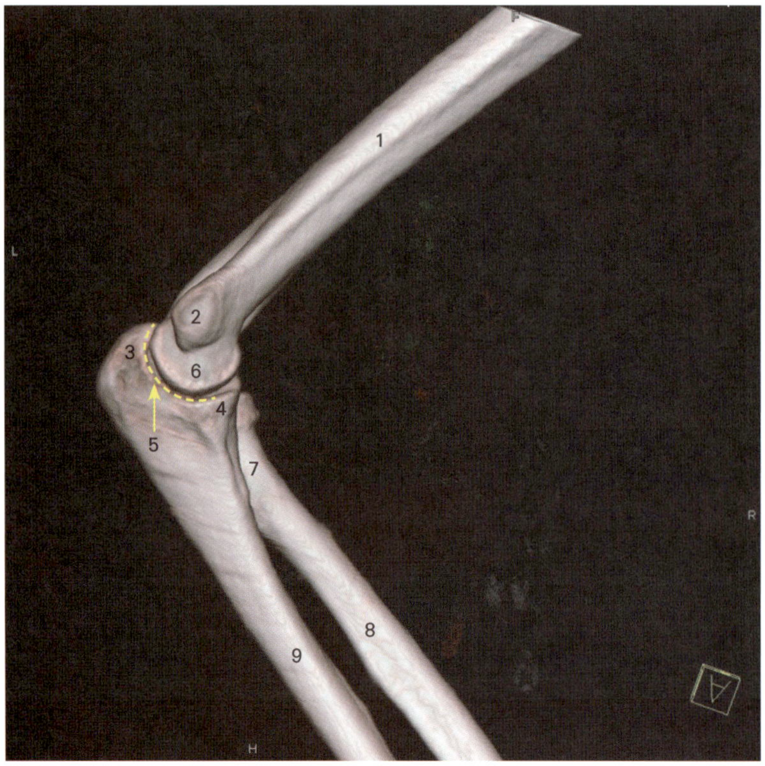

1 Humerus (위팔뼈)
2 Medial epicondyle (안쪽위관절융기)
3 Olecranon (팔꿈치머리)
4 Coronoid process (갈고리돌기)
5 Trochlear notch (도르래패임)
6 Trochlea of humerus (위팔뼈도르래)
7 Neck of radius (노뼈목)
8 Radius (노뼈)
9 Ulna (자뼈)

Elbow CT 3D(posterior)

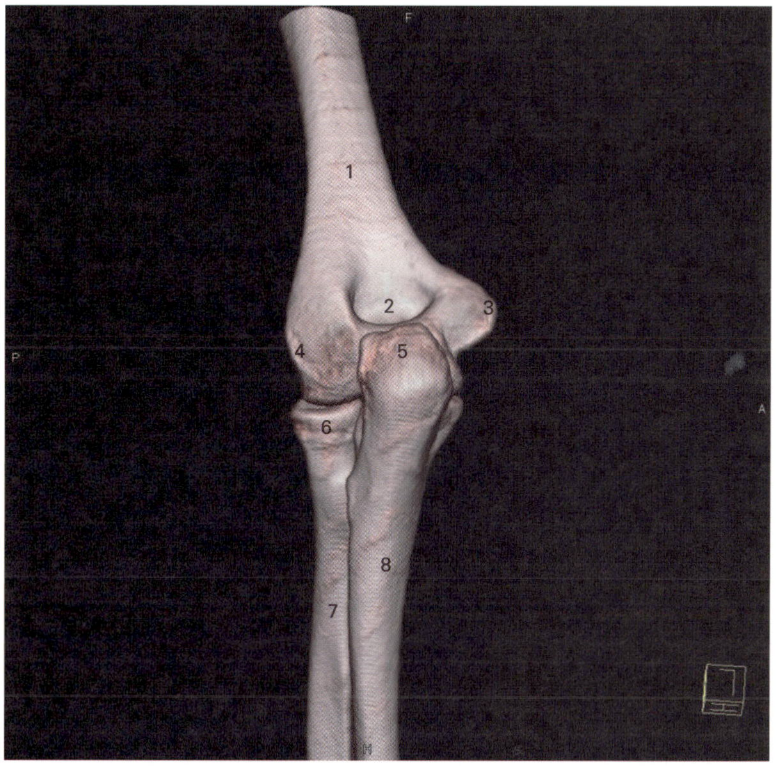

1 Humerus (위팔뼈)
2 Olecranon fossa (팔꿈치오목)
3 Medial epicondyle (안쪽위관절융기)
4 Lateral epicondyle (가쪽위관절융기)
5 Olecranon (팔꿈치머리)
6 Articular circumference (둘레관절면)
7 Radius (노뼈)
8 Ulna (자뼈)

Elbow CT 3D(lateral)

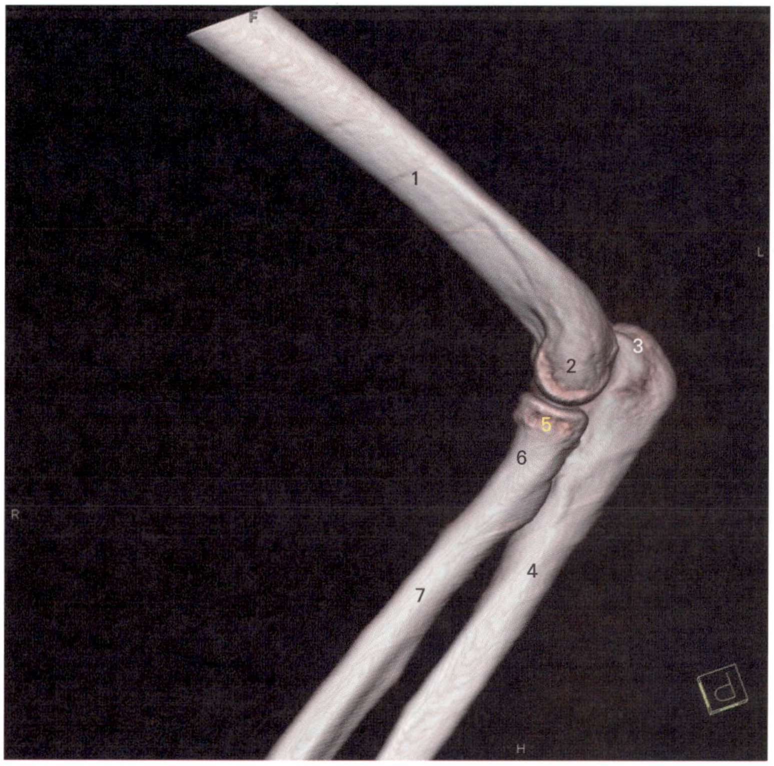

1 Humerus (위팔뼈)
2 Lateral epicondyle (가쪽위관절융기)
3 Olecranon (팔꿈치머리)
4 Ulna (자뼈)
5 Articular circumference (둘레관절면)
6 Neck of radius (노뼈목)
7 Radius (노뼈)

4. Hand CT

Hand CT - 01

axial

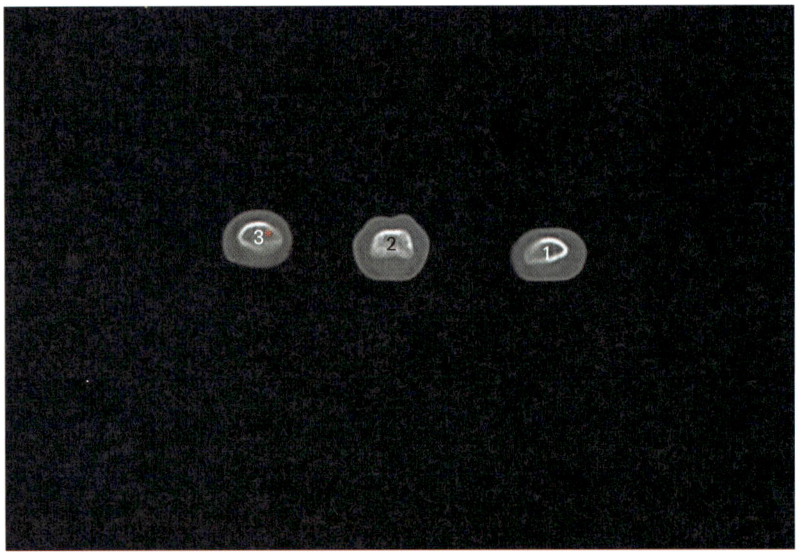

1 Base of 2nd middle phalanx (둘째 중간마디뼈 바닥)
2 Head of 3rd proximal phalanx (셋째 첫마디뼈 머리)
3 Base of 4th middle phalanx (넷째 중간미디뼈 바닥)*

coronal

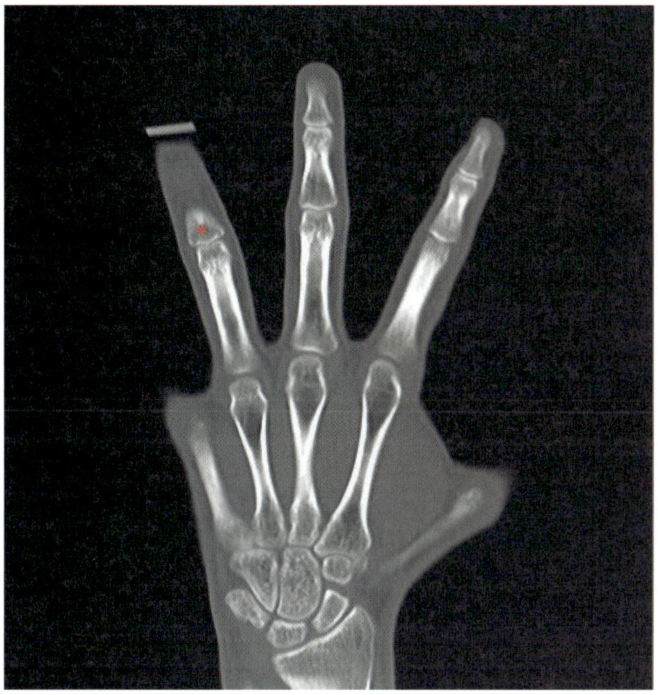

sagittal

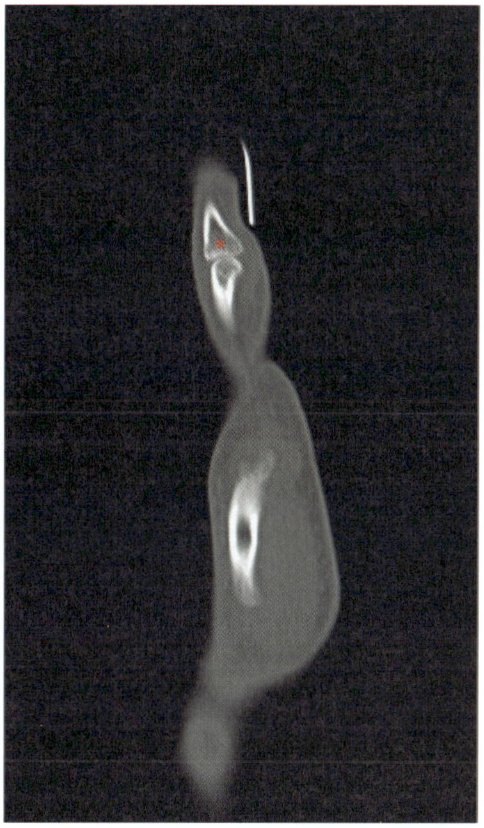

1. 손가락뼈(phalanges)

① 첫마디뼈, 중간마디뼈, 끝마디뼈로 구성

② 엄지는 2개, 나머지는 3개

③ 엄지손가락, 집게손가락, 가운데손가락, 반지손가락, 새끼손가락

Hand CT - 02

axial

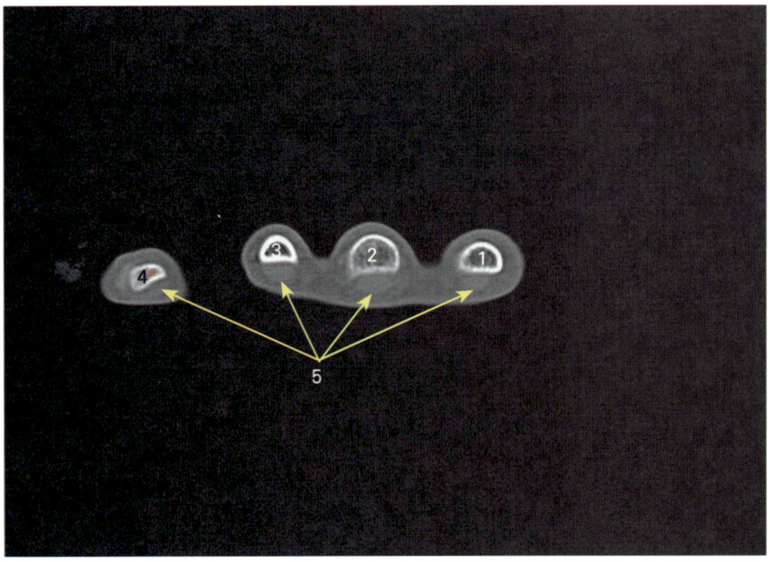

1 Base of 2nd proximal phalanx
(둘째 첫마디뼈 바닥)

2 Base of 3rd proximal phalanx
(셋째 첫마디뼈 바닥)

3 Base of 4th proximal phalanx
(넷째 첫마디뼈 바닥)

4 Head of 5th proximal phalanx
(다섯째 첫마디뼈 머리)*

5 Tendon of Flexor digitorum
(손가락굽힘근힘줄)

coronal

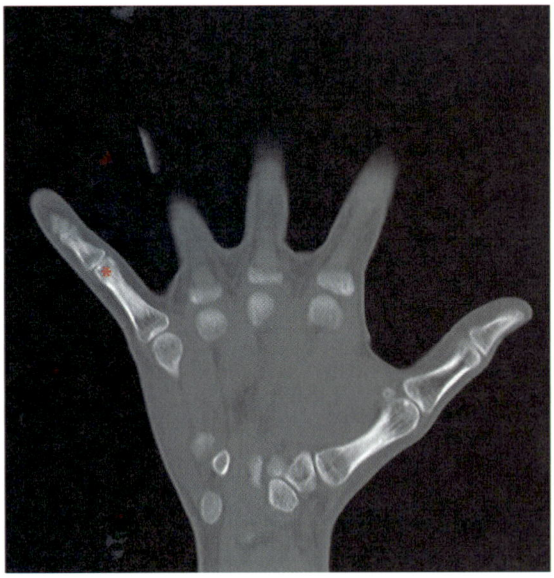

sagittal

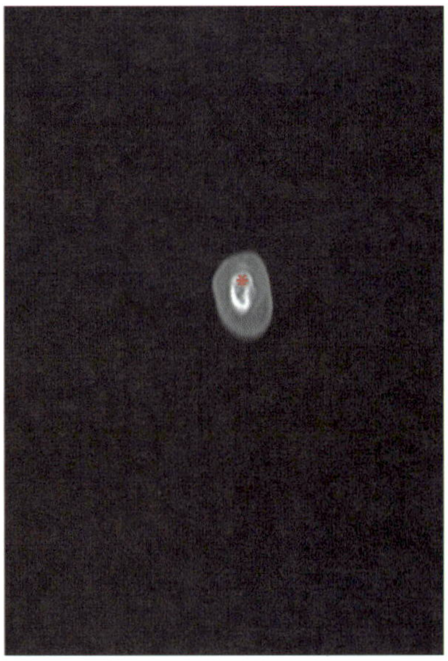

2. 손가락뼈사이관절(interphalangeal joint)

① 몸쪽손가락뼈사이관절 : 첫마디뼈 + 중간마디뼈

② 먼쪽손가락뼈사이관절 : 중간마디뼈 + 끝마디뼈

③ 경첩관절(9개) : 굽힘, 폄운동 가능

Hand CT - 03

axial

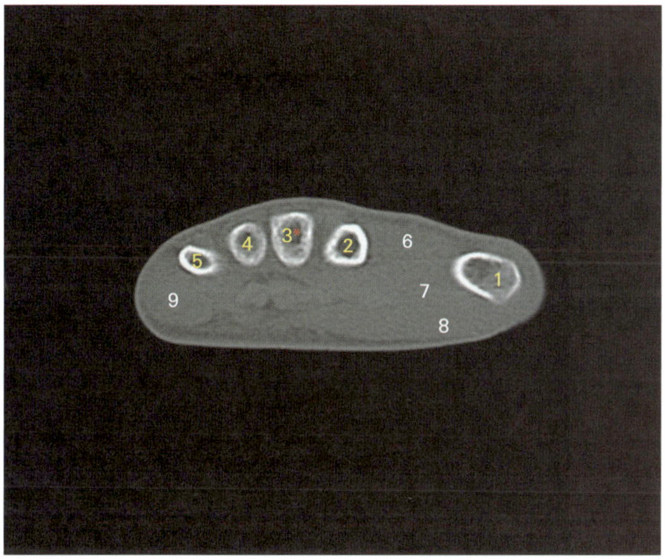

1 Head of 1st metacarpal bone (첫째 손허리뼈 머리)
2 Base of 2nd metacarpal bone (둘째 손허리뼈 바닥)
3 Base of 3rd metacarpal bone (셋째 손허리뼈 바닥)*
4 Base of 4th metacarpal bone (넷째 손허리뼈 바닥)
5 Base of 5th metacarpal bone (다섯째 손허리뼈 바닥)
6 1st dorsal interosseous (제1등쪽뼈사이근)
7 Opponens pollicis (엄지맞섬근)
8 Abductor pollicis brevis (짧은엄지벌림근)
9 Abductor digiti minimi (새끼벌림근)

coronal

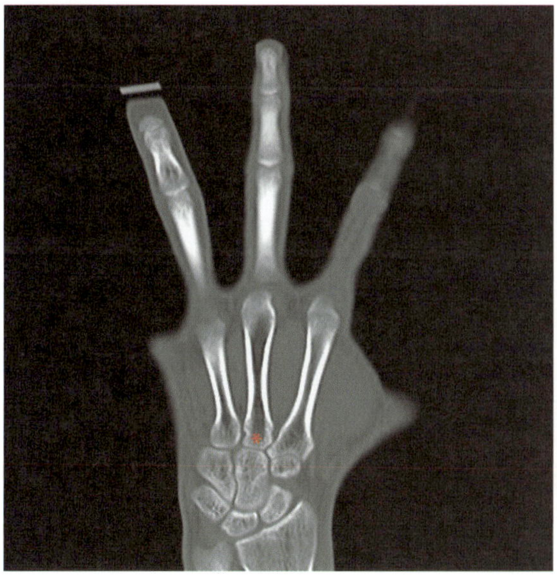

sagittal

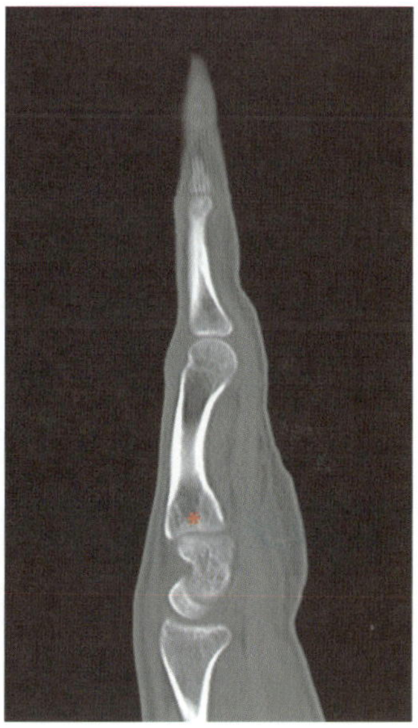

3. 손허리뼈(metacarpal bone)

① 먼쪽손목뼈와 관절을 이루며 손바닥을 지지	④ 둘째 손허리뼈가 가장 김
② 머리, 몸통, 바닥으로 구성	⑤ 셋째 손허리뼈 바닥에 붓돌기가 위치
③ 첫째 손허리뼈가 가장 굵고 짧음	

Hand CT - 04

axial

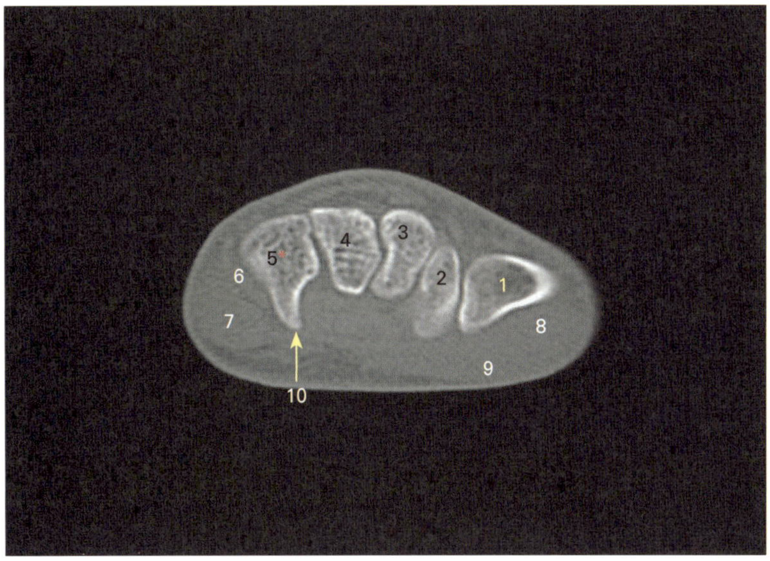

1 Base of 1st metacarpal bone (첫째 손허리뼈 머리)
2 Trapezium (큰마름뼈)
3 Trapezoid (작은마름뼈)
4 Capitate (알머리뼈)
5 Hamate (갈고리뼈)*
6 Flexor digiti minimi (짧은새끼굽힘근)
7 Abductor digiti minimi (새끼벌림근)
8 Opponens pollicis (엄지맞섬근)
9 Abductor pollicis brevis (짧은엄지벌림근)
10 Hook of hamate (갈고리뼈의갈고리)

coronal

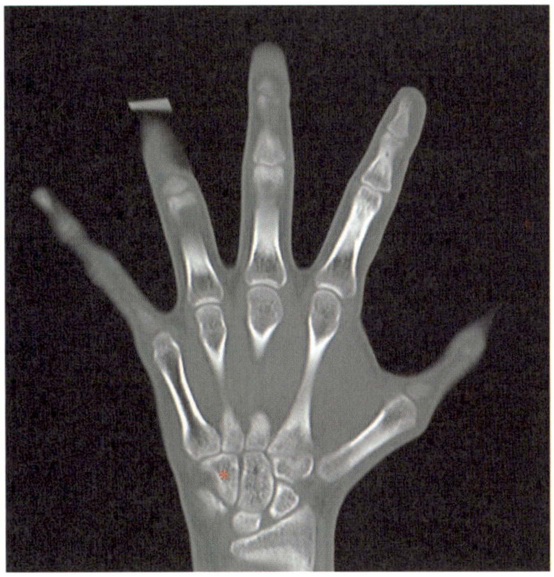

sagittal

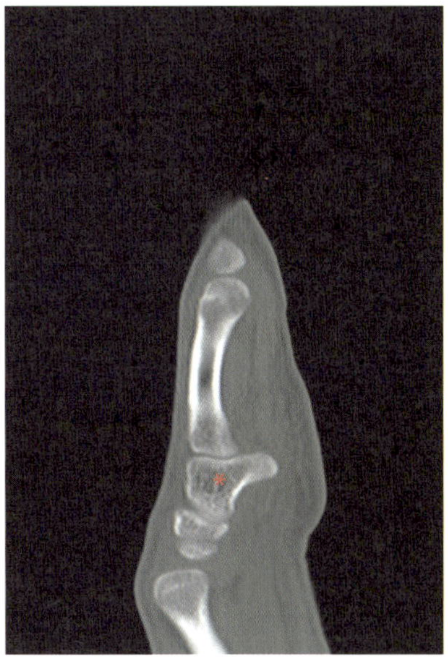

4. 갈고리뼈

① 갈고리 모양의 안쪽 먼쪽손목뼈

② 먼쪽손목뼈 : 큰마름뼈, 작은마름뼈, 알머리뼈, 갈고리뼈

Hand CT - 05

axial

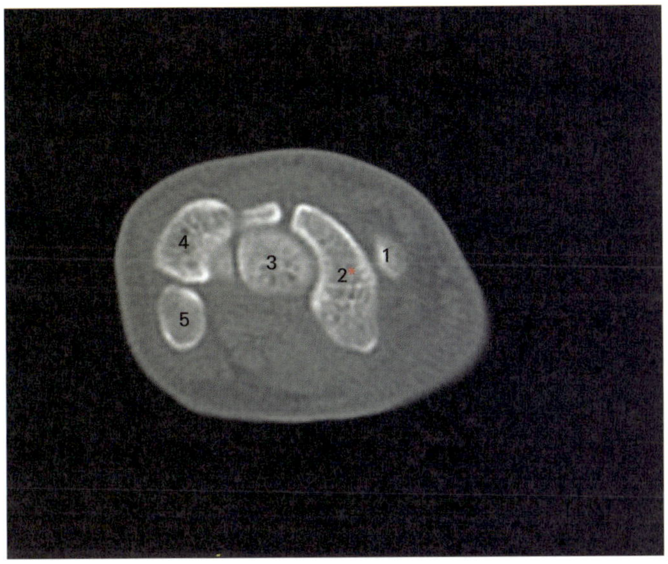

1 Styloid process of radius (노뼈붓돌기)
2 Scaphoid (손배뼈)*
3 Capitate (알머리뼈)
4 Triquetrum (세모뼈)
5 Pisiform (콩알뼈)

coronal

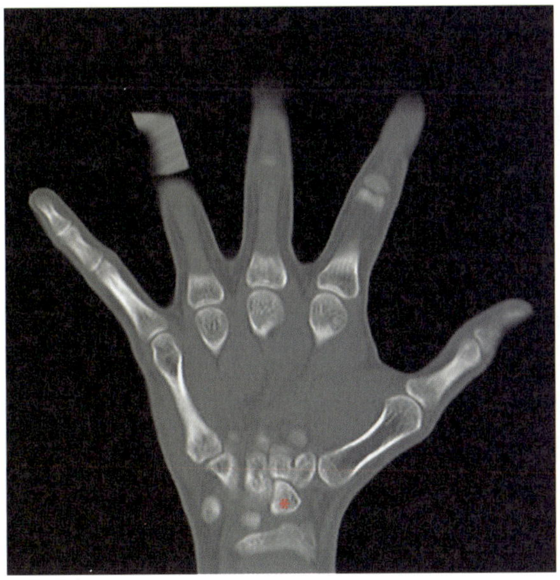

sagittal

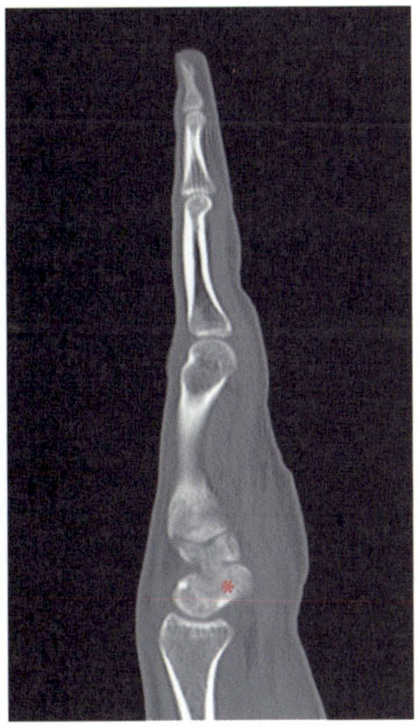

5. 손배뼈(scaphoid)

① 노뼈붓돌기와 인접한 손목의 가쪽 경계에 있는 몸쪽손목뼈

② 몸쪽손목뼈 : 손배뼈, 반달뼈, 세모뼈, 콩알뼈

③ 가쪽곁인대가 노뼈붓돌기에서 손배뼈의 가쪽면까지 연결됨

Hand CT - 06

axial

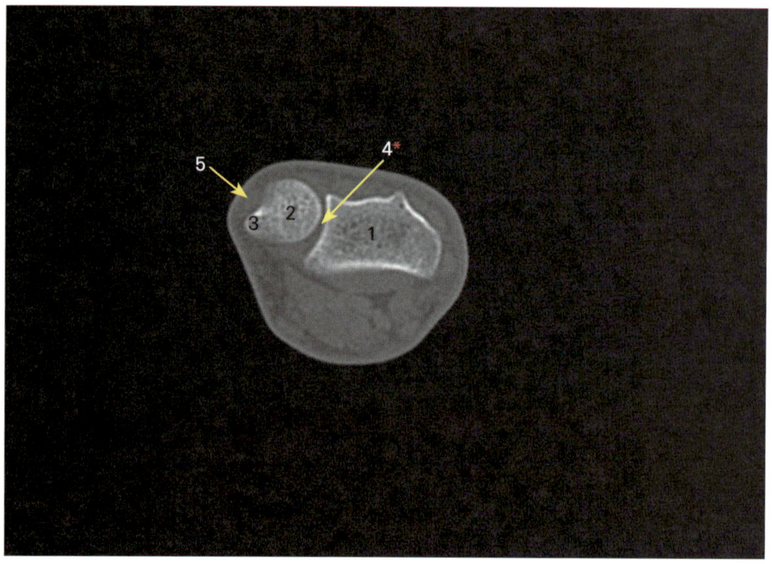

1 Radius (노뼈)
2 Ulna (자뼈)
3 Styloid process of ulna (자뼈붓돌기)
4 Ulna notch of radius (자패임)*
5 Extensor carpi ulnaris tendon (자측손목폄힘줄)

coronal

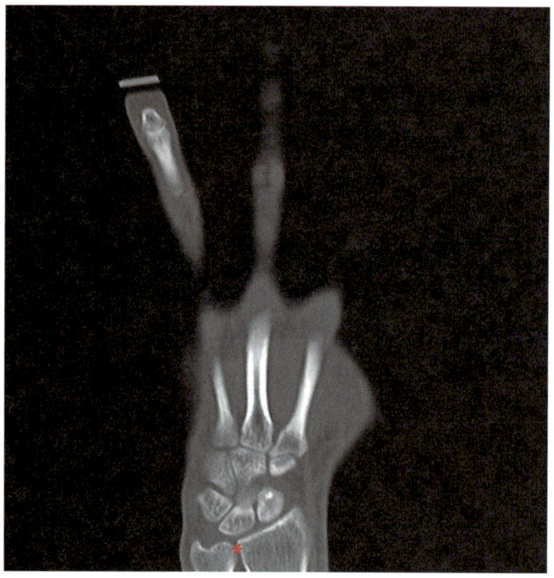

sagittal

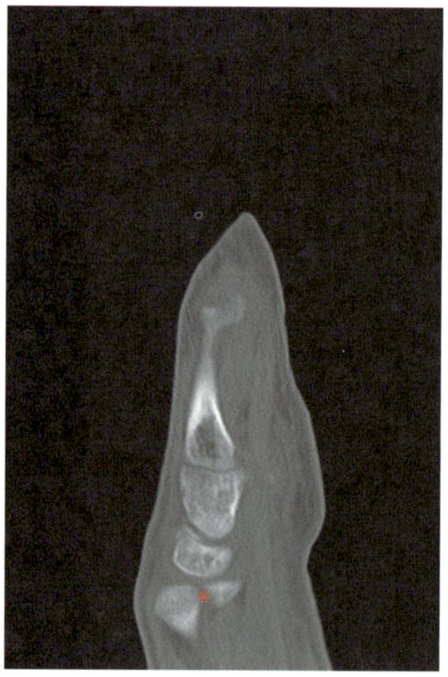

6. 자패임(Ulna notch of radius) 특징

① 노뼈의 먼쪽끝 안쪽면에 위치

② 자뼈머리와 관절하여 먼쪽노자관절을 이룸

③ 먼쪽노자관절은 중쇠관절 임

④ 먼쪽노자관절과 몸쪽노자관절은 아래팔의 엎침과 뒤침을 가능하게 함

Hand CT 3D(posterior)

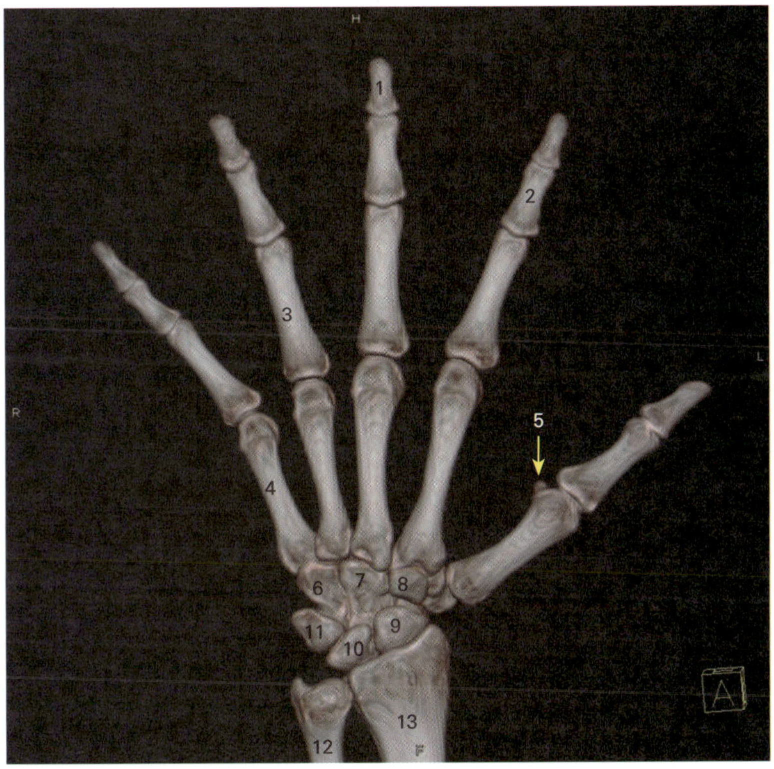

1 3rd distal phalanx (셋째끝마디뼈)
2 2nd middle phalanx (둘째중간마디뼈)
3 4th proximal phalanx (넷째첫마디뼈)
4 5th metacarpal bone (다섯째손허리뼈)
5 Sesamoid bone (종자뼈)
6 Hamate (갈고리뼈)
7 Capitate (알머리뼈)
8 Trapezoid (작은마름뼈)
9 Scaphoid (손배뼈)
10 Lunate (반달뼈)
11 Triquetrum (세모뼈)
12 Ulna (자뼈)
13 Radius (노뼈)

Hand CT 3D(oblique)

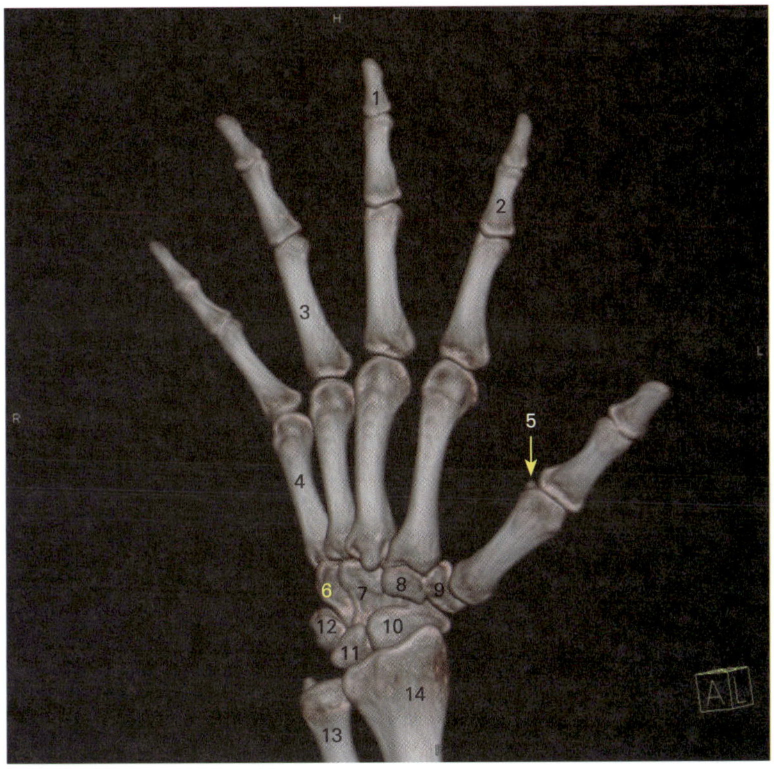

1 3rd distal phalanx (셋째끝마디뼈)
2 2nd middle phalanx (둘째중간마디뼈)
3 4th proximal phalanx (넷째첫마디뼈)
4 5th metacarpal bone (다섯째손허리뼈)
5 Sesamoid bone (종자뼈)
6 Hamate (갈고리뼈)
7 Capitate (알머리뼈)
8 Trapezoid (작은마름뼈)
9 Trapezium (큰마름뼈)
10 Scaphoid (손배뼈)
11 Lunate (반달뼈)
12 Triquetrum (세모뼈)
13 Ulna (자뼈)
14 Radius (노뼈)

Hand CT 3D(lateral)

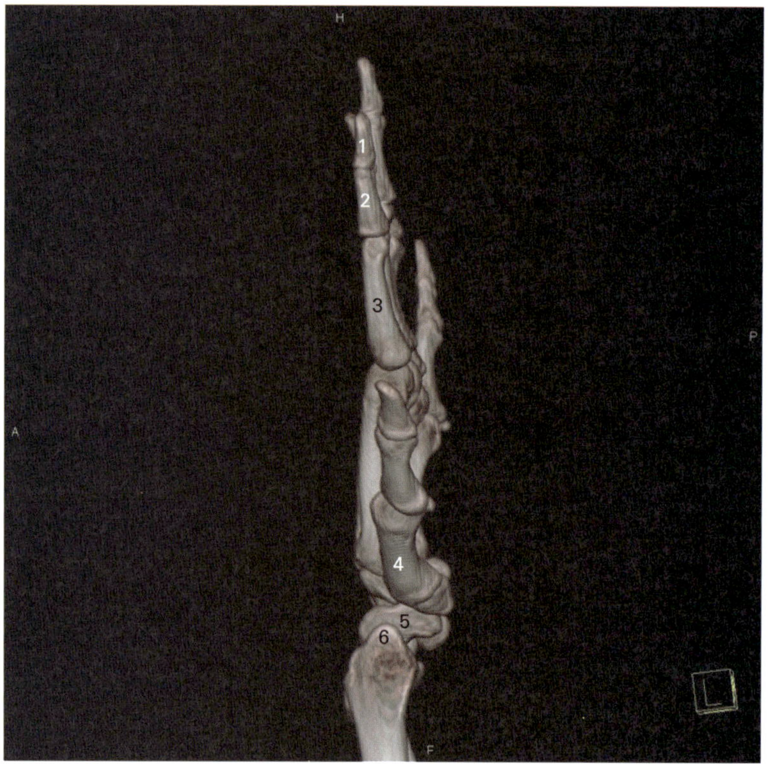

1 2nd distal phalanx (둘째끝마디뼈)
2 2nd middle phalanx (둘째중간마디뼈)
3 2nd proximal phalanx (둘째첫마디뼈)
4 1st metacarpal bone (첫째손허리뼈)
5 Scaphoid (손배뼈)
6 Styloid process of radius (노뼈붓돌기)

Hand CT 3D(anterior)

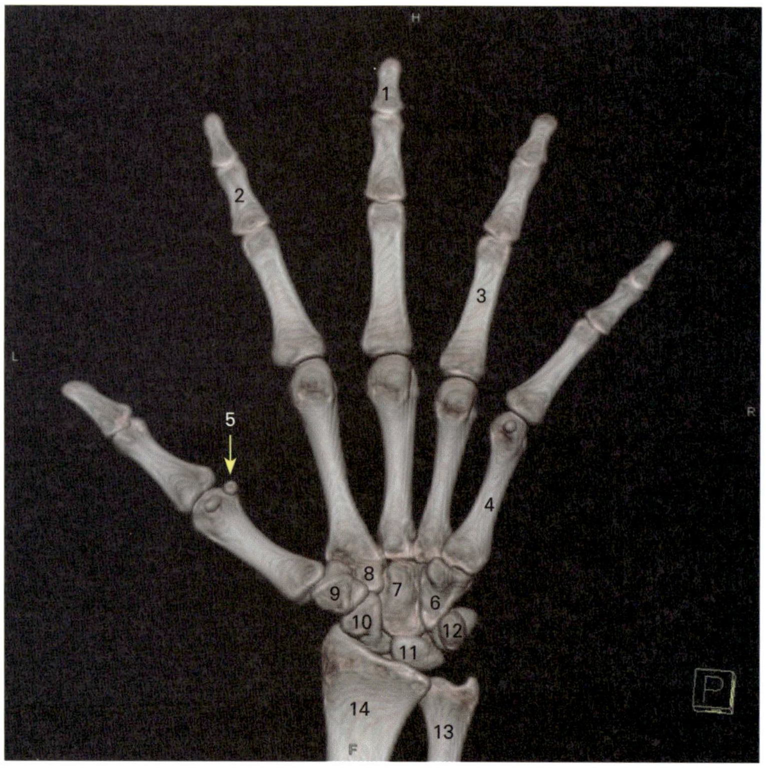

1 3rd distal phalanx (셋째끝마디뼈)
2 2nd middle phalanx (둘째중간마디뼈)
3 4th proximal phalanx (넷째첫마디뼈)
4 5th metacarpal bone (다섯째손허리뼈)
5 Sesamoid bone (종자뼈)
6 Hamate (갈고리뼈)
7 Capitate (알머리뼈)
8 Trapezoid (작은마름뼈)
9 Trapezium (큰마름뼈)
10 Scaphoid (손배뼈)
11 Lunate (반달뼈)
12 Pisiform (콩알뼈)
13 Ulna (자뼈)
14 Radius (노뼈)

5. Exercise(연습문제)

Shoulder CT axial image

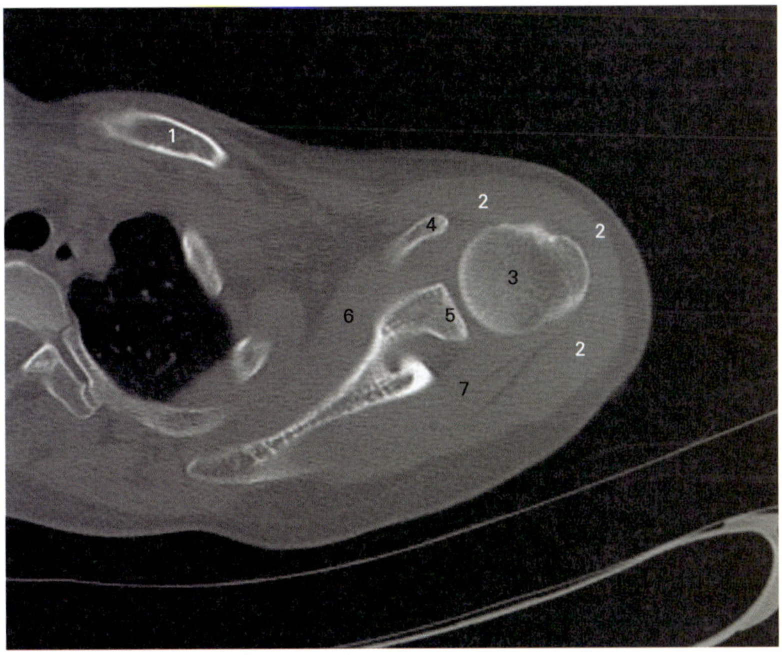

1. 특징

- 목적 :
- 환자자세 :
- Topogram 및 노출조건 :
- 스캔 조사야 :
- 스캔 범위 :
- 슬라이스 두께 :
- 재구성 알고리즘 :
- Window Width / Window level :

Window Width(W.W)	Window Level(W.L)

2. 해부

- 결절사이고랑의 구조에 대해서 기술하시오.

- 영상의 각 번호에 해부학적 명칭을 기술하시오.

Hand CT axial image

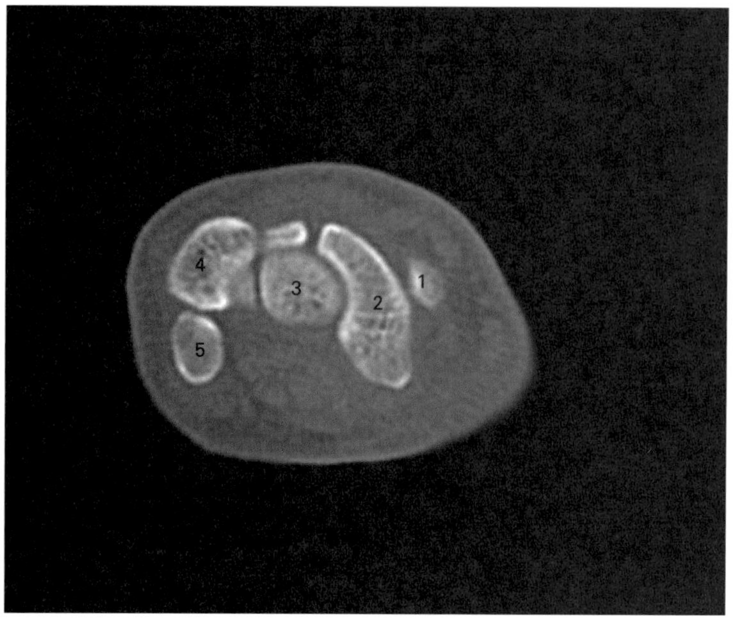

1. 특징

- 목적 :
- 환자자세 :
- Topogram 및 노출조건 :
- 스캔 조사야 :
- 스캔 범위 :
- 슬라이스 두께 :
- 재구성 알고리즘 :
- Window Width / Window level :

Window Width(W.W)	Window Level(W.L)

2. 해부

- 손배뼈(scaphoid)에 대해서 기술하시오.

- 영상의 각 번호에 해부학적 명칭을 기술하시오.

Shoulder CT 3D(anterior)

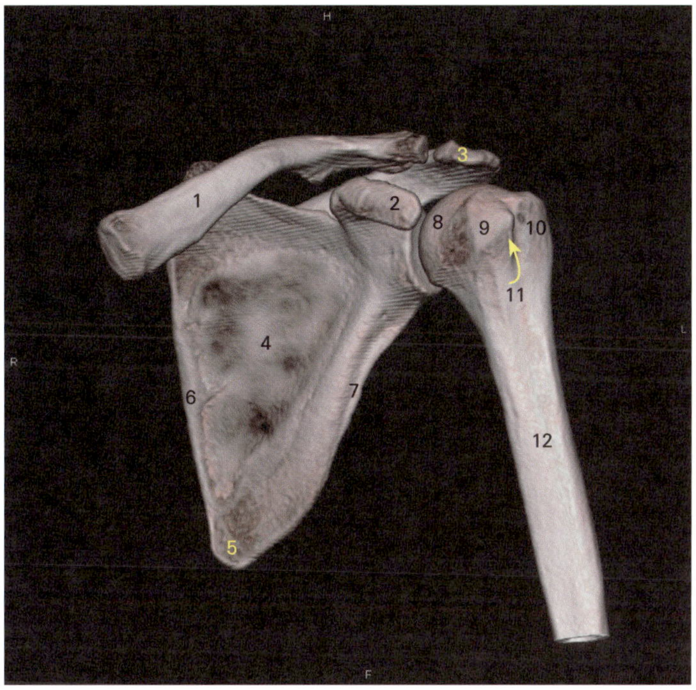

1. 영상에 사용되는 재구성 영상 기법에 대해서 기술하시오.

2. 어깨뼈 몸통(body of scapula)의 구조에 대해서 기술하시오.

3. 영상의 각 번호에 해부학적 명칭을 기술하시오.

Elbow CT 3D(lateral)

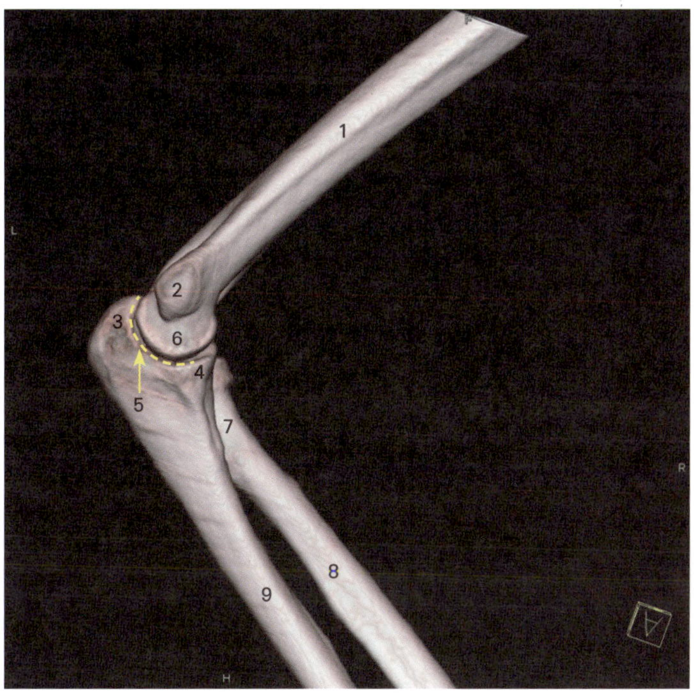

1. 영상에 사용되는 재구성 영상 기법에 대해서 기술하시오.

2. 팔꿈치머리(olecanon)에 대해서 기술하시오.

3. 영상의 각 번호에 해부학적 명칭을 기술하시오.

Hand CT 3D(anterior)

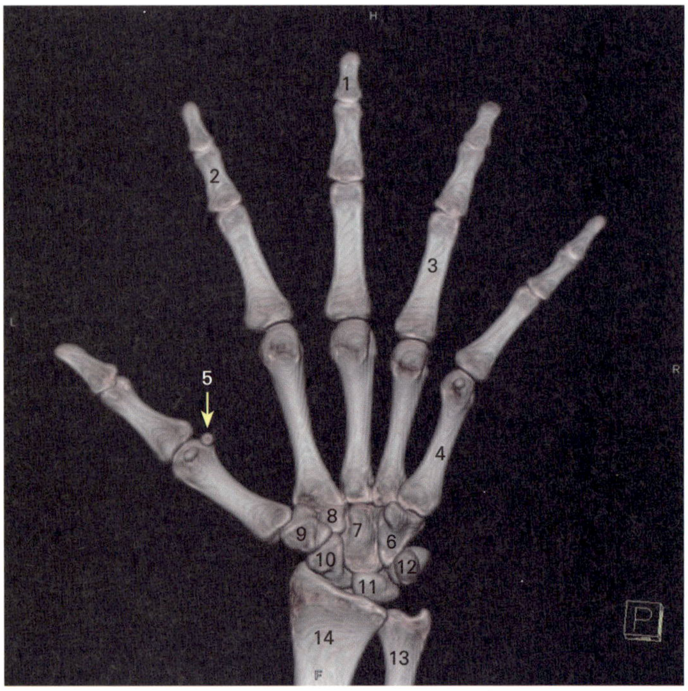

1. 영상에 사용되는 재구성 영상 기법에 대해서 기술하시오.

2. 손허리뼈(metacarpal bone)에 대해서 기술하시오.

3. 영상의 각 번호에 해부학적 명칭을 기술하시오.

Shoulder CT sagittal image

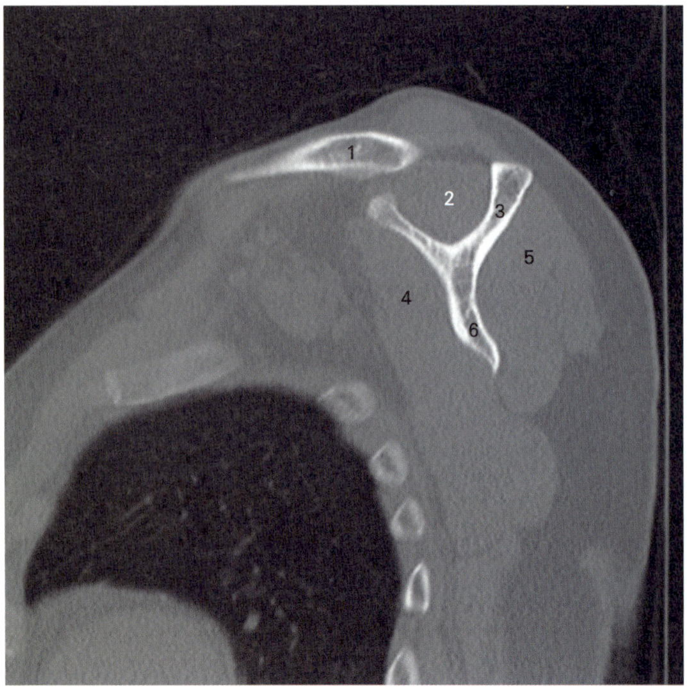

1 ______

2 ______

3 ______

4 ______

5 ______

6 ______

Elbow CT sagittal image

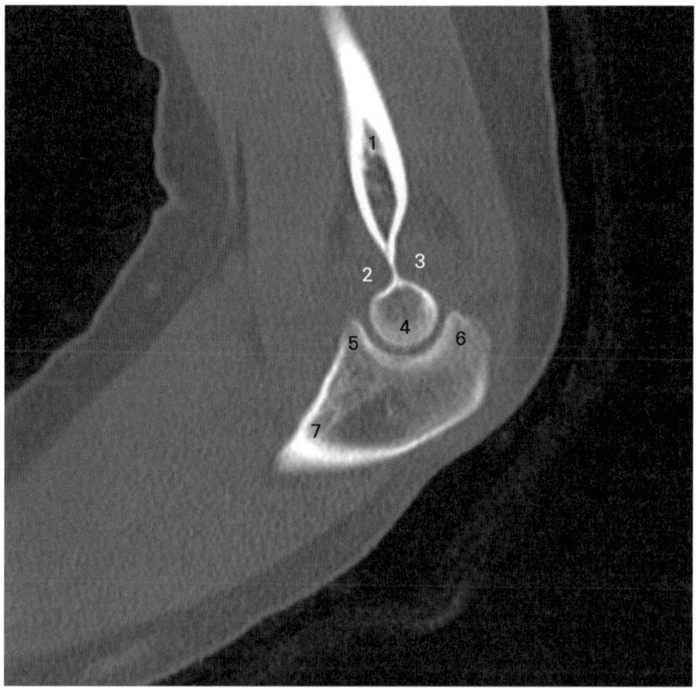

1 ____________________

2 ____________________

3 ____________________

4 ____________________

5 ____________________

6 ____________________

7 ____________________

Hand CT sagittal image

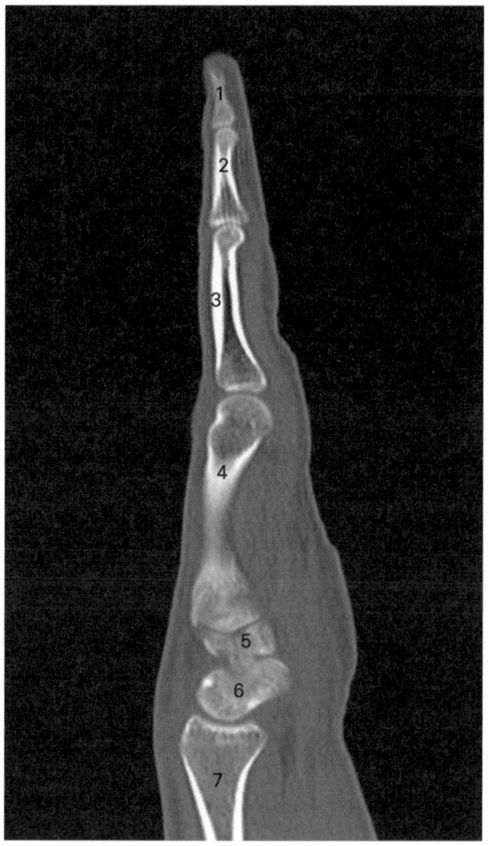

1 ____________________

2 ____________________

3 ____________________

4 ____________________

5 ____________________

6 ____________________

7 ____________________

7

Lower extremity (하지)

1 Anatomy

2 Knee CT

3 Ankle CT

4 Foot CT

5 Exercise

7 Lower Extremity CT

1. Anatomy

넙다리뼈(대퇴골)

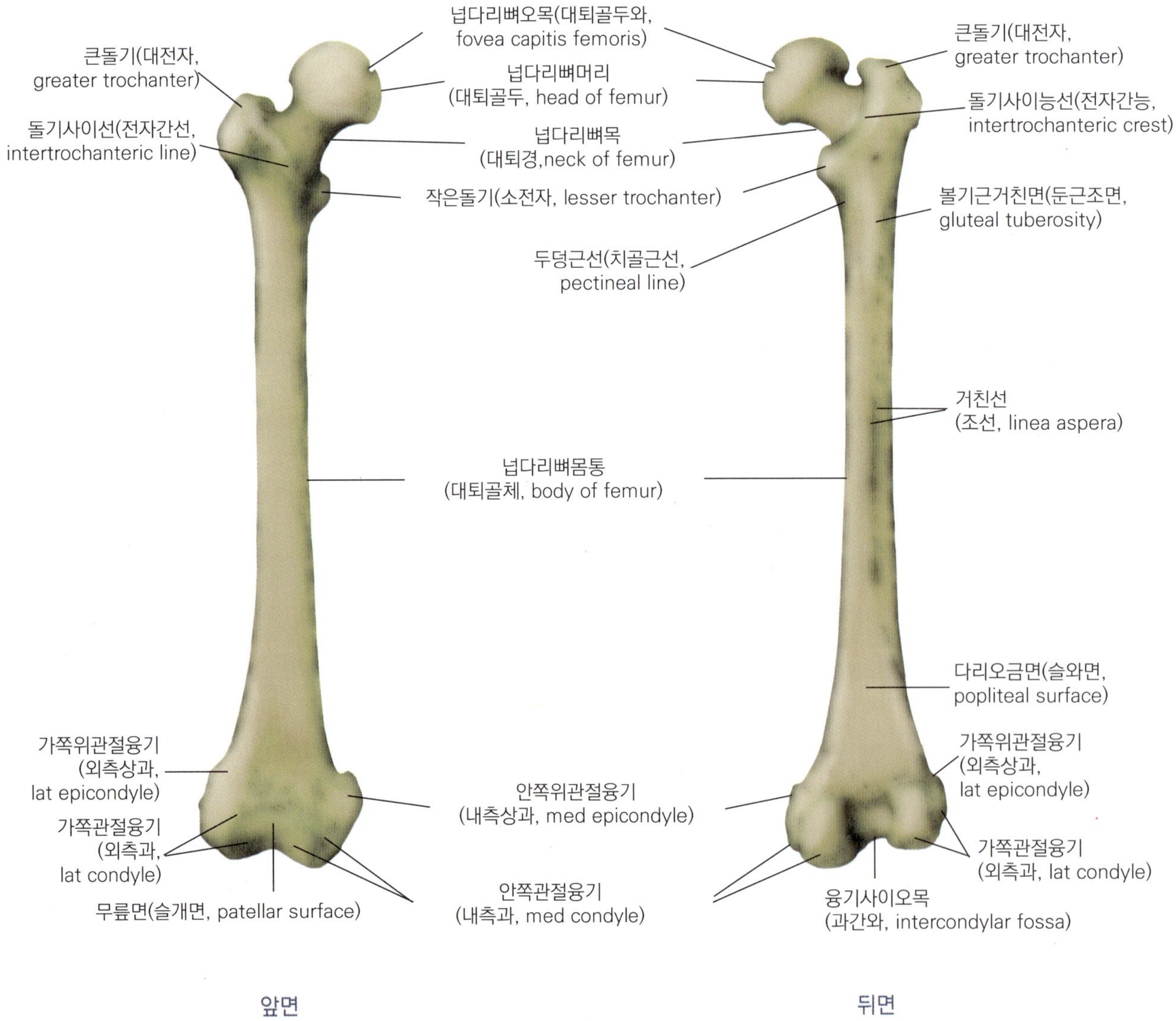

정강뼈와 종아리뼈(오른쪽 : 앞면)

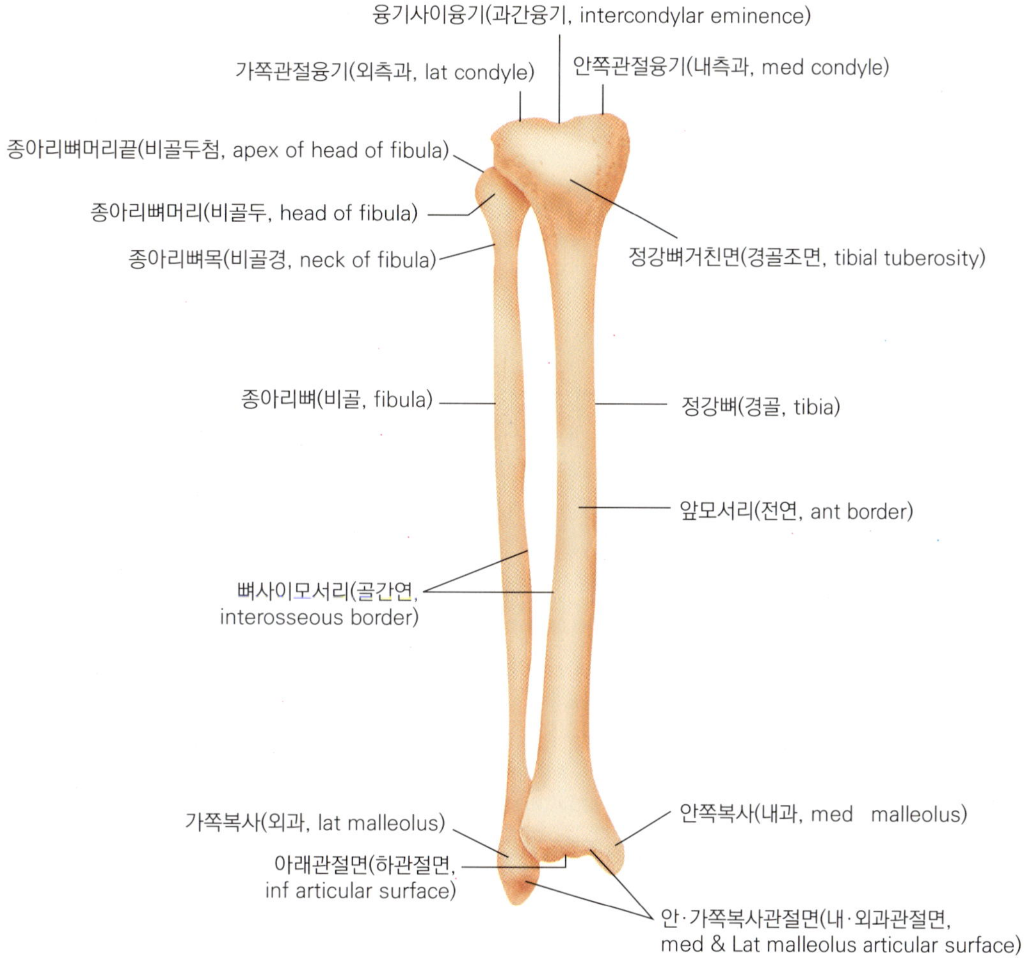

무릎관절(슬관절(우측))

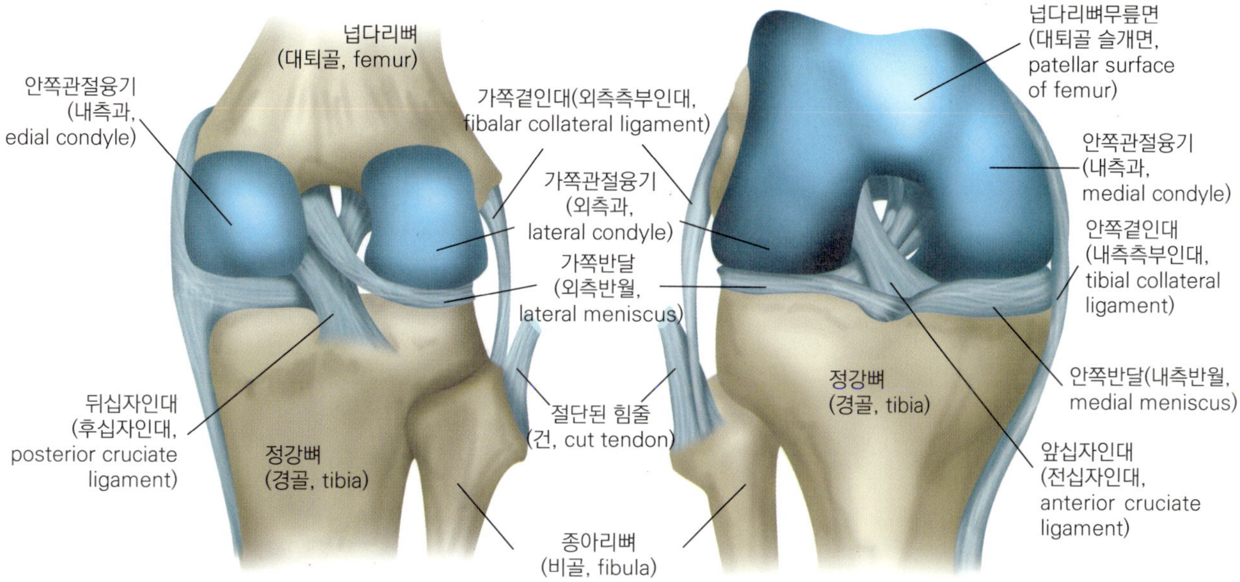

뒤면(무릎을 핀 상태)　　앞면(무릎을 구부린 상태)

발의 골격

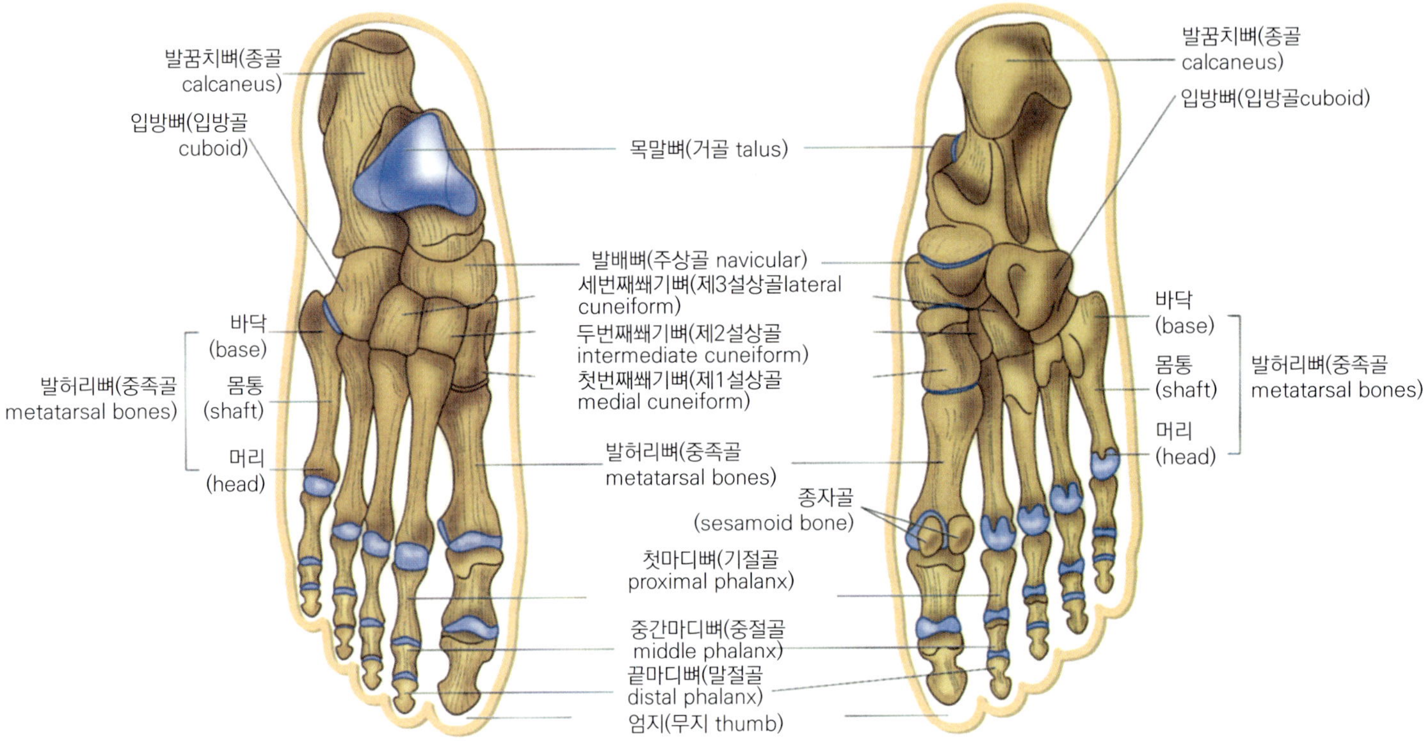
발꿈치뼈(종골
calcaneus)
입방뼈(입방골
cuboid)
바닥
(base)
발허리뼈(중족골
metatarsal bones)
몸통
(shaft)
머리
(head)
목말뼈(거골 talus)
발배뼈(주상골 navicular)
세번째쐐기뼈(제3설상골lateral
cuneiform)
두번째쐐기뼈(제2설상골
intermediate cuneiform)
첫번째쐐기뼈(제1설상골
medial cuneiform)
발허리뼈(중족골
metatarsal bones)
종자골
(sesamoid bone)
첫마디뼈(기절골
proximal phalanx)
중간마디뼈(중절골
middle phalanx)
끝마디뼈(말절골
distal phalanx)
엄지(무지 thumb)
발꿈치뼈(종골
calcaneus)
입방뼈(입방골cuboid)
바닥
(base)
몸통
(shaft)
머리
(head)
발허리뼈(중족골
metatarsal bones)

A 상면 B 하면

다리(하지)의 동맥

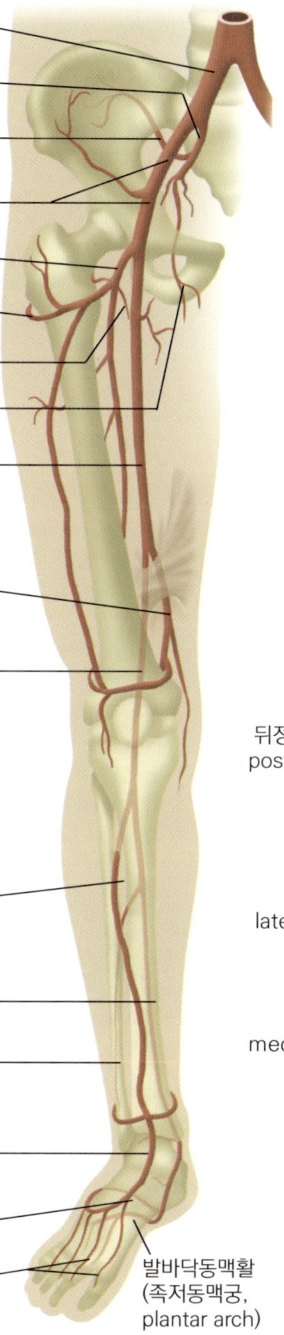

A 전면

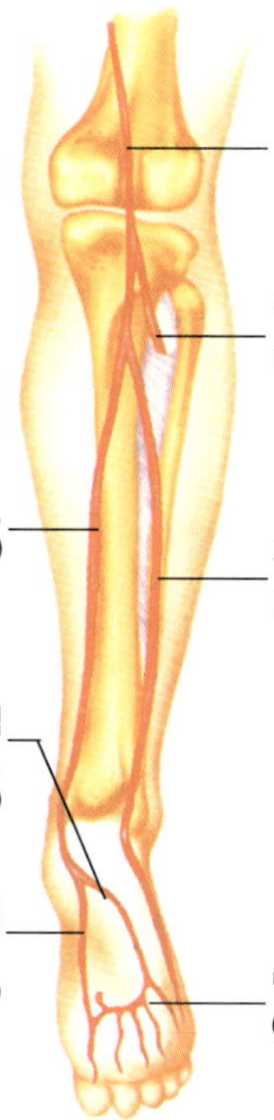

B 후면

2. Knee CT

Knee CT - 01

axial

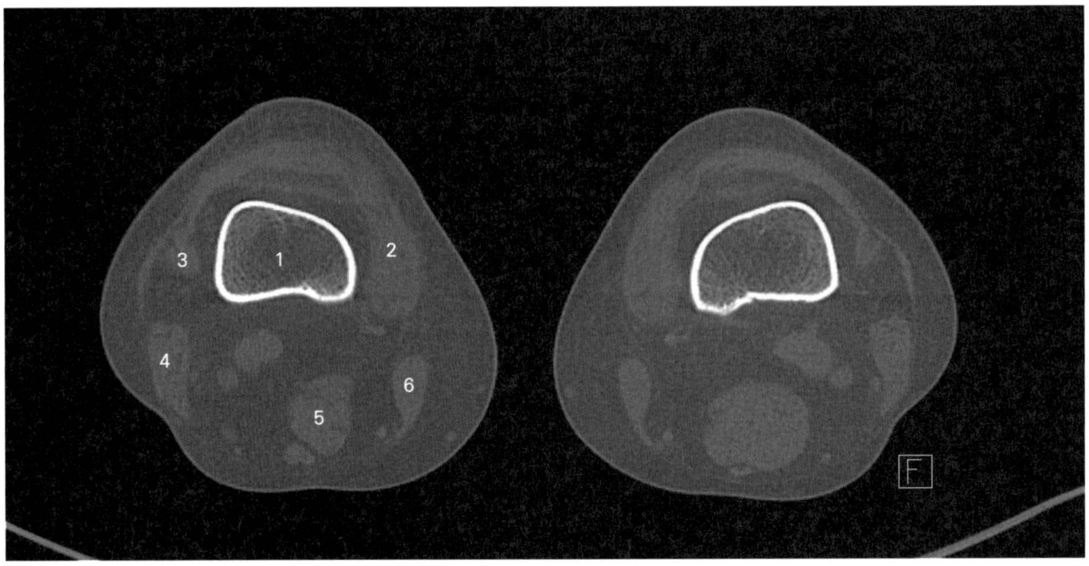

1 Right femur (오른넙다리뼈)
2 Vastus medialis muscle (안쪽넓은근)*
3 Vastus lateralis muscle (가쪽넓은근)
4 Biceps femoris muscle (넙다리두갈래근)
5 Semimembranosus muscle (반막근)
6 Sartorius muscle (넙다리빗근)

coronal

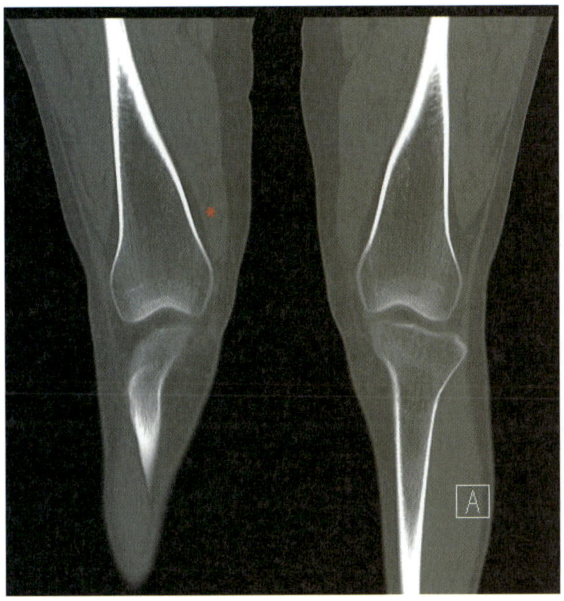

sagittal

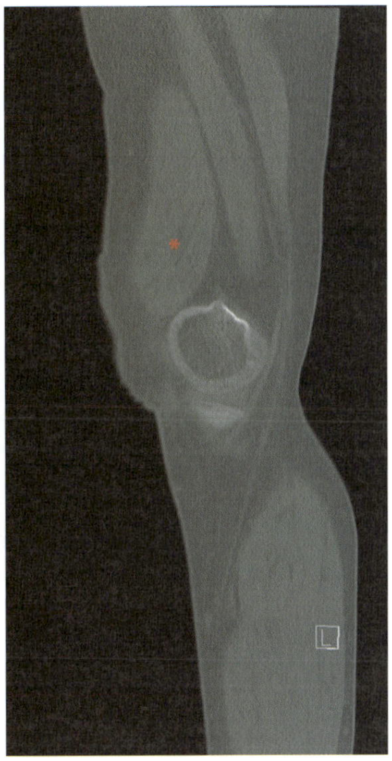

1. 안쪽넓은근(vastus medialis muscle)

① 넙다리네갈래근을 구성

② 돌기사이선과 넙다리뼈 거친선에서 기시

③ 넙다리신경의 지배를 받음

④ 종아리의 폄에 관여

MEMO

Knee CT - 02

axial

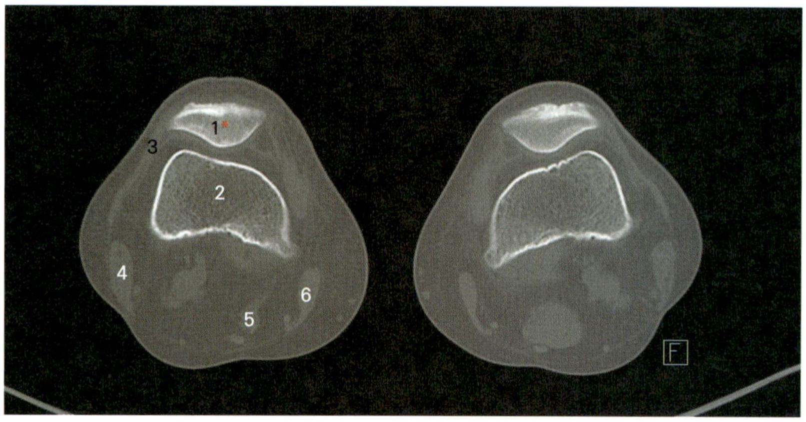

1 Right patella (오른무릎뼈)*
2 Right femur (오른넙다리뼈)
3 Lateral patella retinaculum (가쪽무릎지지띠)
4 Biceps femoris muscle (넙다리두갈래근)
5 Semimembranosus muscle (반막근)
6 Sartorius muscle (넙다리빗근)

coronal

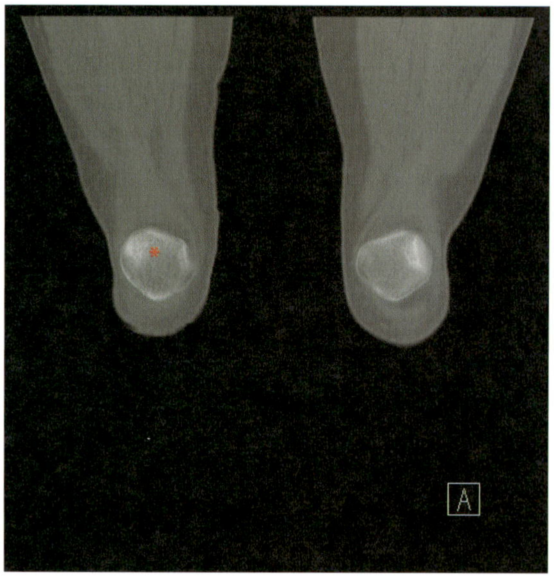

sagittal

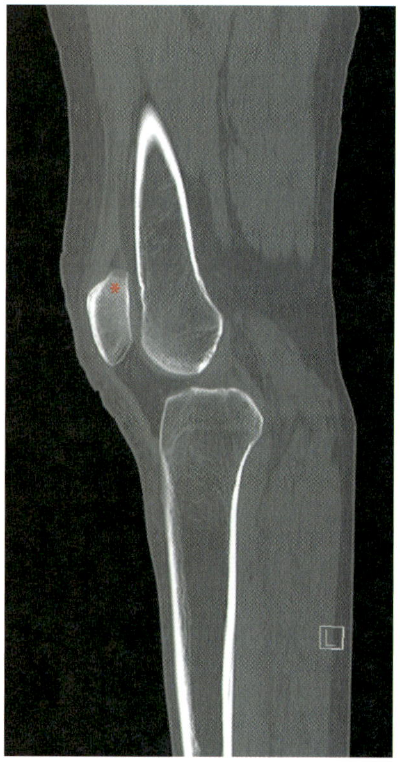

2. 무릎뼈(patella)

① 넙다리네갈래근에서 발생한 종자뼈

② 삼각형 모양의 납작뼈

③ 위쪽은 바닥(base), 아래쪽은 꼭지(apex)

④ 무릎인대가 무릎뼈 아래끝과 정강이뼈 거친면 사이에 부착되어 있음

Knee CT - 03

axial

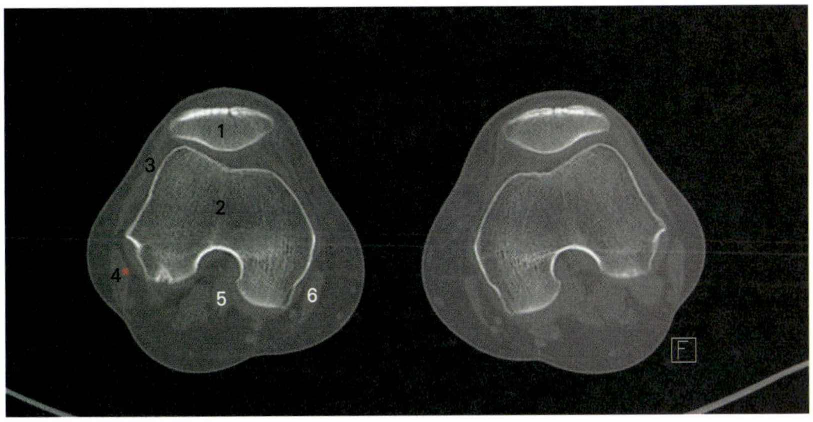

1 Right patella (오른무릎뼈)
2 Right femur (오른넙다리뼈)
3 Lateral patella retinaculum (가쪽무릎지지띠)
4 Biceps femoris muscle (넙다리두갈래근)*
5 Semimembranosus muscle (반막근)
6 Sartorius muscle (넙다리빗근)

coronal

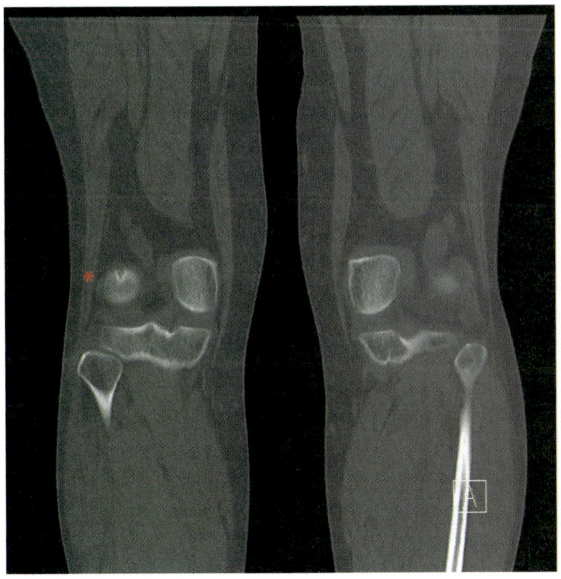

sagittal

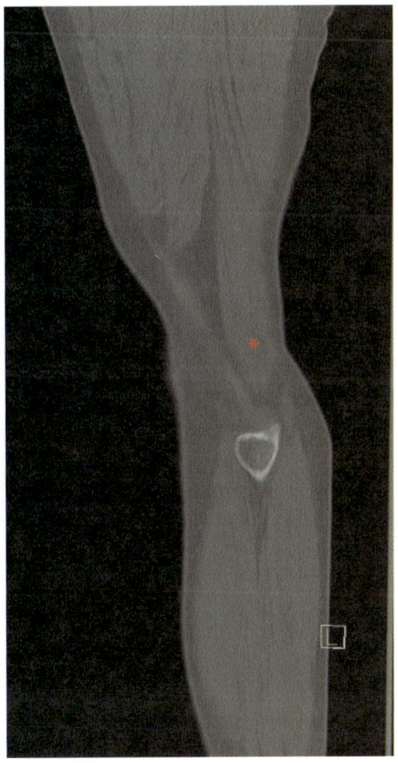

3. 넙다리두갈래근(Biceps femoris muscle)

① 넙다리뼈의 뒤·가쪽에 위치

② 짧은갈래근 : 넙다리뼈거친선에서 기시하여 종아리뼈에 정지

③ 긴갈래근 : 궁둥결정에 기시하여 종아리뼈에 정지

④ 궁둥신경의 지배를 받음

Knee CT - 04

axial

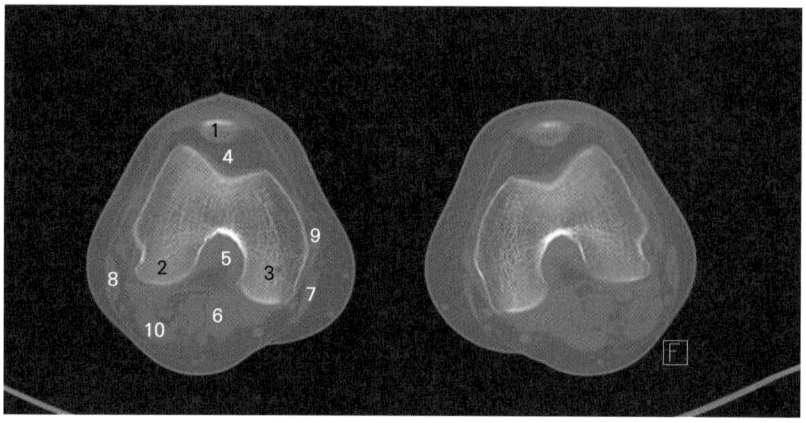

1 Right patella (오른무릎뼈)
2 Lateral femoral condyle (가쪽관절융기)
3 Medial femoral condyle (안쪽관절융기)*
4 Infrapatellar fat body (무릎아래지방체)
5 Posterior cruciate ligament (후방십자인대)
6 Medial head gastrocnemius muscle (안쪽장딴지근)
7 Sartorius muscle (넙다리빗근)
8 Biceps femoris muscle (넙다리두갈래근)
9 Medial collateral ligament (안쪽곁인대)
10 Lateral head gastrocnemius muscle (가쪽장딴지근)

coronal

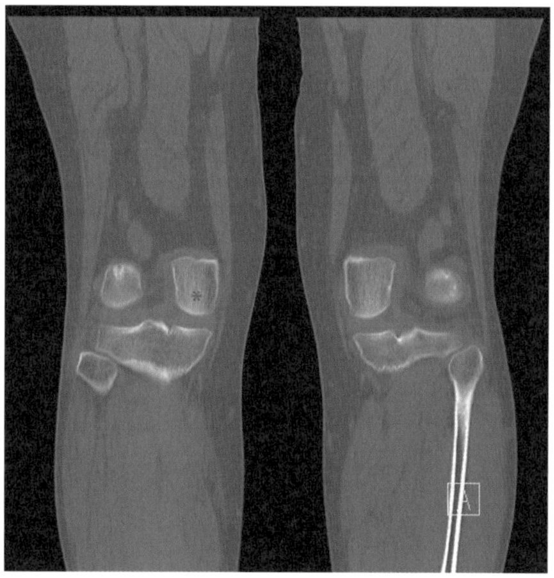

sagittal

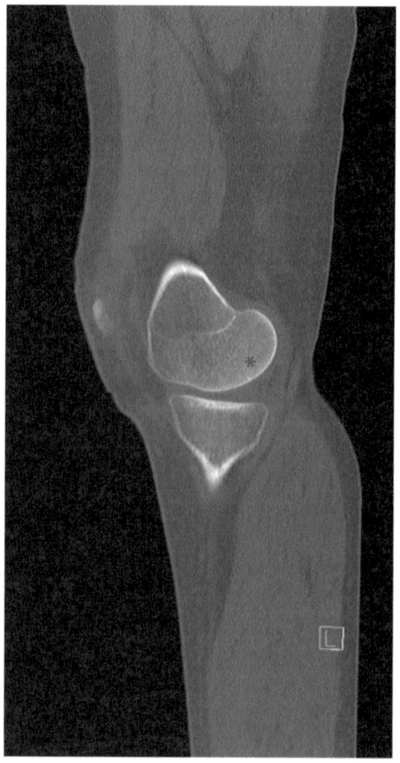

4. 안쪽관절융기(medial condyle)

① 넙다리뼈 아래 끝에 안쪽, 가쪽관절융기 위치

② 정강이뼈와 관절

③ 안쪽, 가쪽관절융기 사이에 융기사이오목이 위치하며 십자인대가 부착

Knee CT - 05

axial

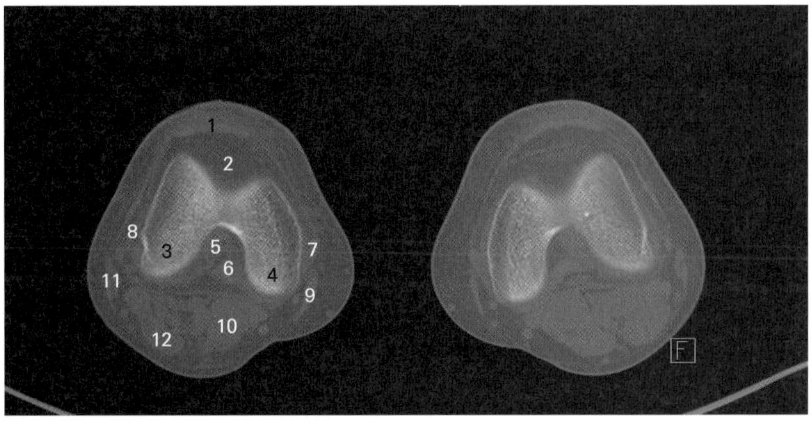

1 Patellar ligament (무릎인대)
2 Infrapatellar fat body (무릎아래지방체)
3 Lateral femoral condyle (가쪽관절융기)
4 Medial femoral condyle (안쪽관절융기)
5 Anterior cruciate ligament (전방십자인대)*
6 Posterior cruciate ligament (후방십자인대)
7 Medial collateral ligament (안쪽곁인대)
8 Lateral collateral ligament (가쪽곁인대)
9 Sartorius muscle (넙다리빗근)
10 Medial head gastrocnemius muscle (안쪽 장딴지근)
11 Biceps femoris muscle (넙다리두갈래근)
12 Lateral head gastrocnemius muscle (가쪽장딴지근)

coronal

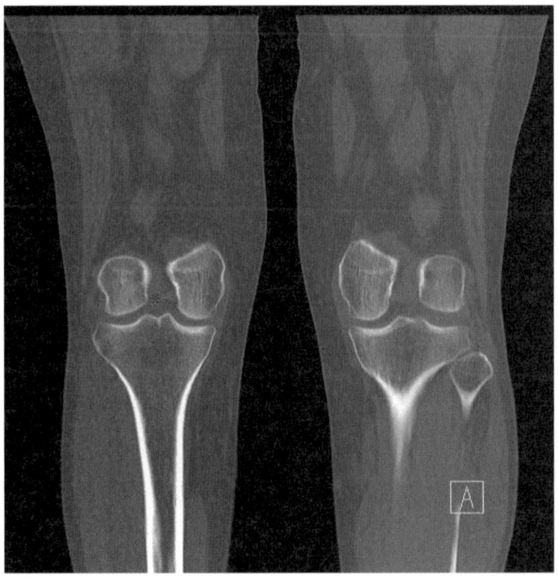

sagittal

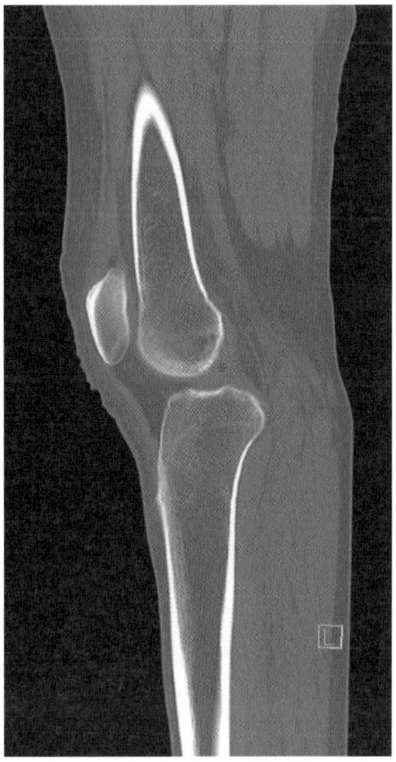

5. 십자인대(cruciate ligament)

① 전방십자인대 : 넙다리뼈 가쪽관절융기에서 정강뼈의 융기사이융기 앞쪽에 부착

② 후방십자인대 : 넙다리뼈 안쪽관절융기에서 정강뼈의 융기사이융기 뒤쪽에 부착

Knee CT - 06

axial

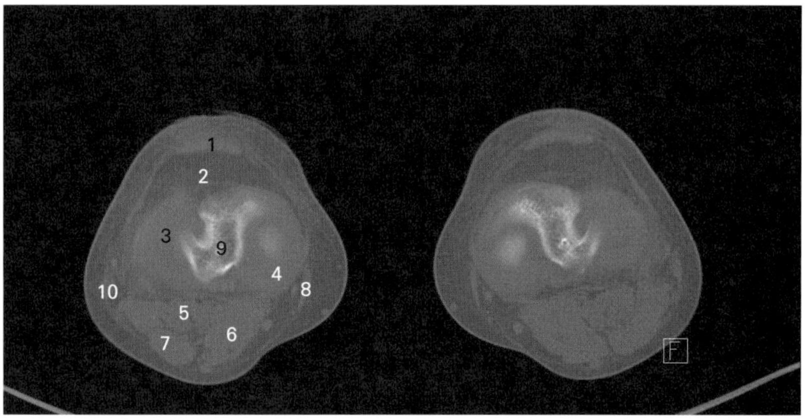

1 Patellar ligament (무릎인대)
2 Infrapatellar fat body (무릎아래지방체)
3 Lateral meniscus (가쪽반달)*
4 Medial meniscus (안쪽반달)
5 Popliteus muscle (오금근)
6 Medial head gastrocnemius muscle (안쪽 장딴지근)
7 Lateral head gastrocnemius muscle (가쪽장딴지근)
8 Sartorius muscle (넙다리빗근)
9 Intercondylar eminence (융기사이융기)
10 Biceps femoris muscle (넙다리두갈래근)

coronal

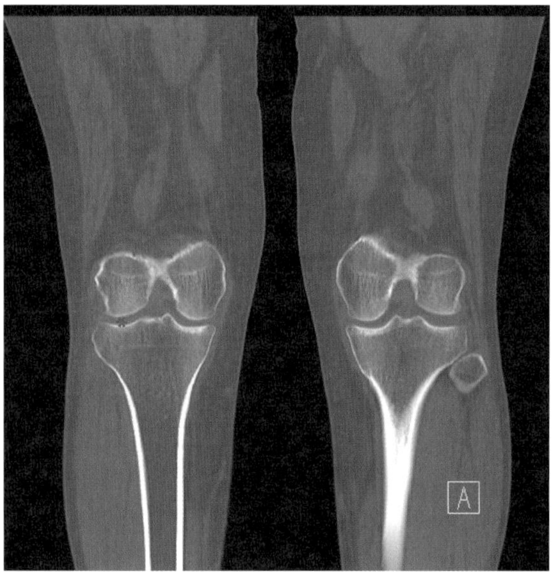

sagittal

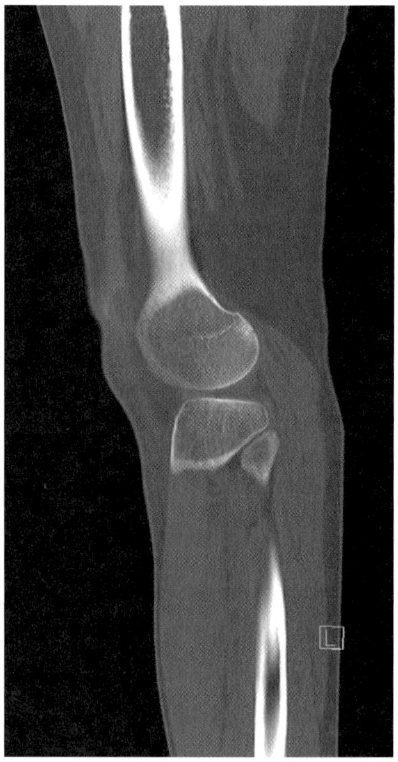

6. 관절반달(articular meniscus)

① 넙다리뼈와 정강뼈 사이에 섬유연골로 안·가쪽반달

② 안쪽반달 : 정강뼈 안쪽관절융기의 위쪽에 위치하며 크고 폭이 넓은 반달형(C형)

③ 가쪽반달 : 정강뼈 가쪽관절융기의 위쪽에 위치하며 작고 둥근형(O형)

Knee CT - 07

axial

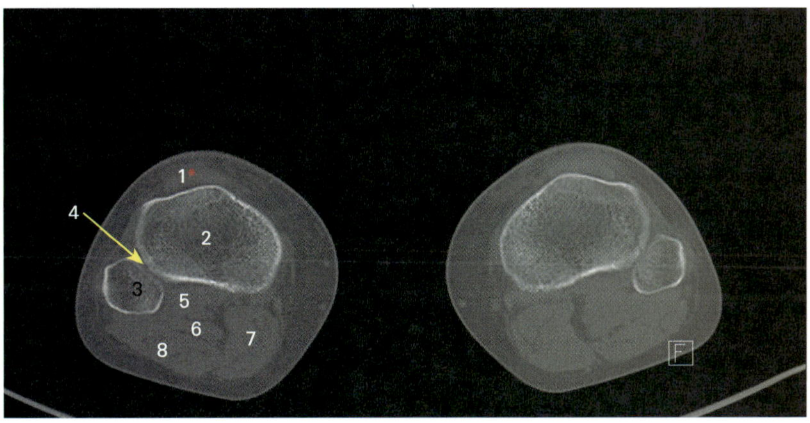

1 Patellar ligament (무릎인대)*
2 Tibia (정강뼈)
3 Fibula (종아리뼈)
4 Proximal tibiofibular joint (몸쪽정강종아리관절)
5 Popliteus muscle (오금근)
6 Plantaris muscle (장딴지빗근)
7 Medial head gastrocnemius muscle (안쪽 장딴지근)
8 Lateral head gastrocnemius muscle (가쪽장딴지근)

coronal

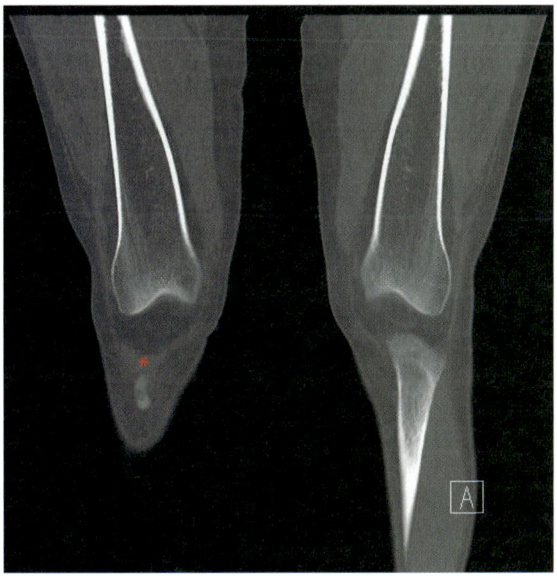

sagittal

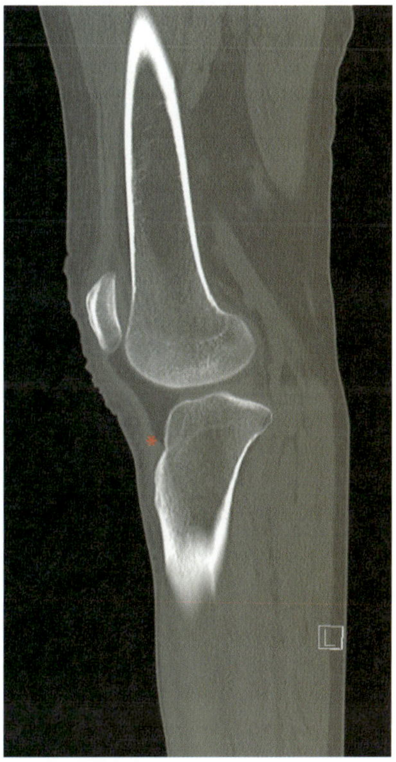

7. 무릎인대(patellar ligament)

① 넙다리네갈래근 힘줄의 연장

② 무릎뼈 아래끝과 정강뼈거친면 사이 연결

Knee CT 3D(anterior)

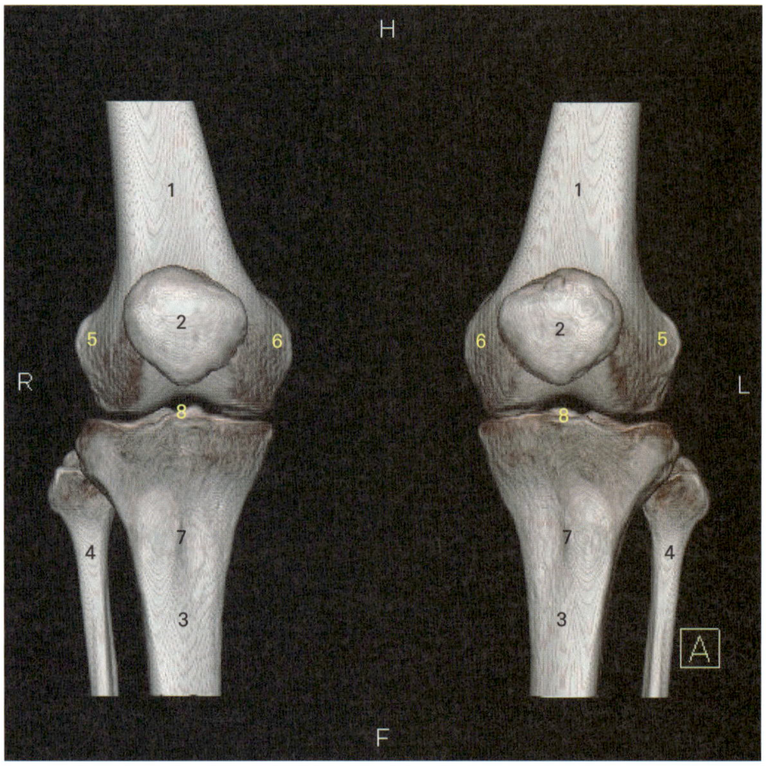

1 Femur (넙다리뼈)
2 Patella (무릎뼈)
3 Tibia (정강뼈)
4 Fibula (종아리뼈)
5 Lateral epicondyle (가쪽위관절융기)
6 Medial epicondyle (가쪽위관절융기)
7 Tibial tuberosity (정강뼈거친면)
8 Intercondylar eminence(융기사이융기)

Knee CT 3D(oblique)

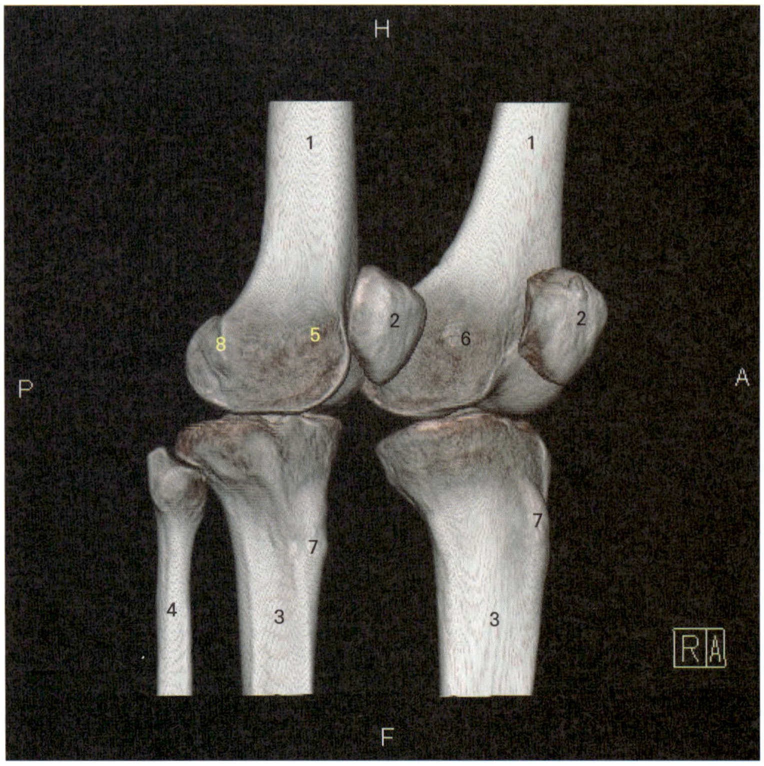

1 Femur (넙다리뼈)
2 Patella (무릎뼈)
3 Tibia (정강뼈)
4 Fibula (종아리뼈)
5 Lateral epicondyle (가쪽위관절융기)
6 Medial epicondyle (안쪽위관절융기)
7 Tibial tuberosity (정강뼈거친면)
8 Adductor tubercle (모음근결절)

Knee CT 3D(posterior)

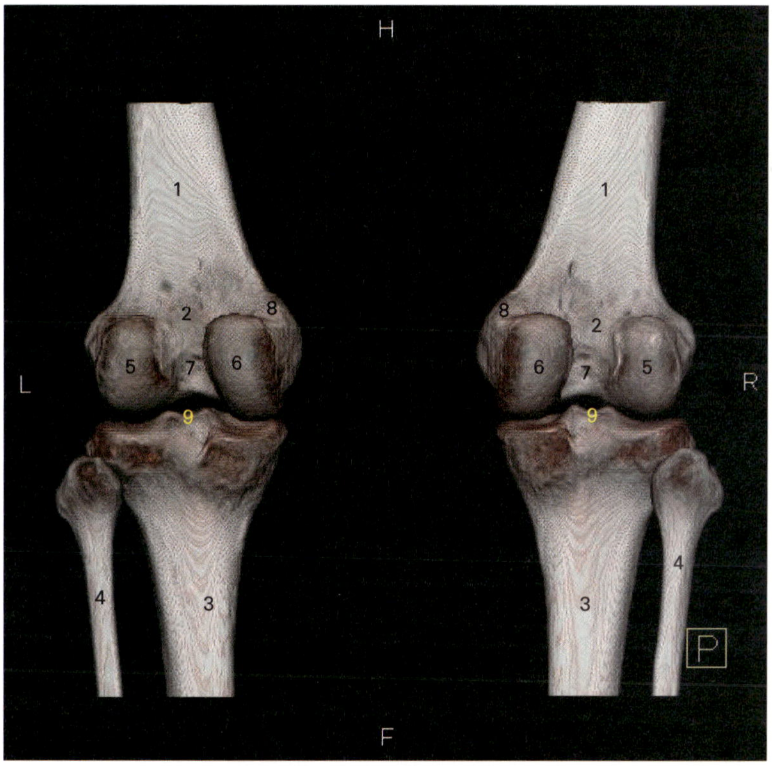

1 Femur (넙다리뼈)
2 Popliteal surface (오금면)
3 Tibia (정강뼈)
4 Fibula (종아리뼈)
5 Lateral condyle (가쪽관절융기)
6 Medial condyle (안쪽관절융기)
7 Intercondylar fossa (융기사이오목)
8 Adductor tubercle (모음근결절)
9 Intercondylar eminence (융기사이융기)

MEMO

7 Lower Extremity CT

3. Ankle CT

Ankle CT - 01

axial

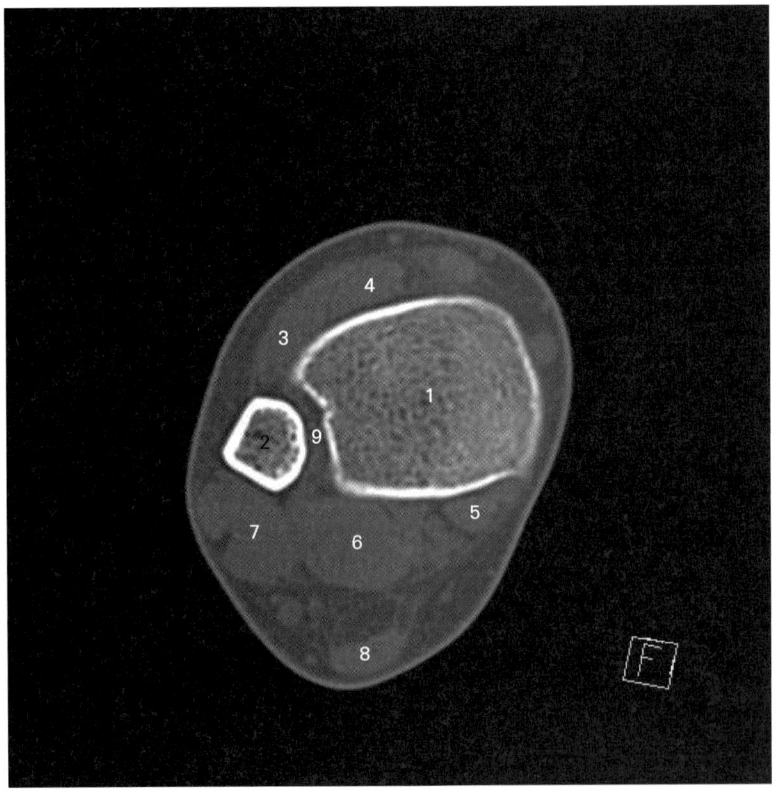

1 Tibia (정강뼈)
2 Fibula (종아리뼈)
3 Extensor digitorum longus (긴발가락폄근)
4 Extensor hallucis longus (긴엄지폄근)
5 Flexor digitorum longus (긴발가락굽힘근)
6 Flexor hallucis longus (긴엄지굽힘근)
7 Fibularis brevis (짧은종아리근)
8 Achilles tendon (아킬레스건)*
9 Inferior tibiofibular joint (아래정강종아리관절)

coronal

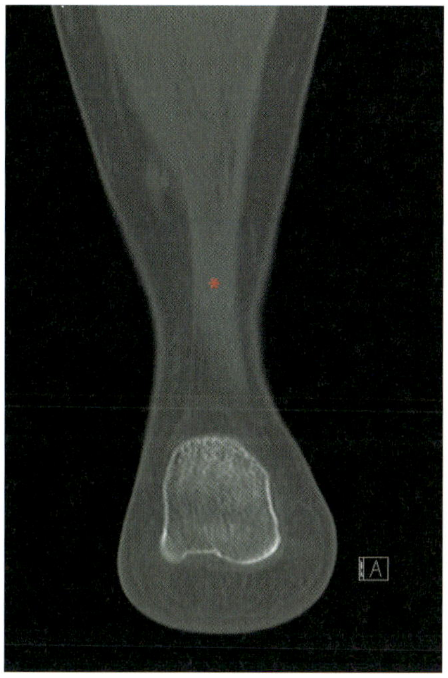

sagittal

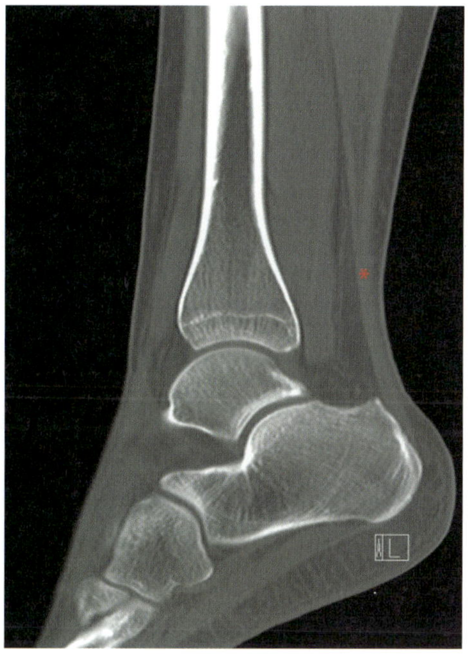

1. 아킬레스건(achilles tendon)

① 가자미근과 장딴지근이 합쳐 발꿈치융기에 정지

② 발을 내딛는 모든 움직임에 직접적인 작용

MEMO

Ankle CT - 02

axial

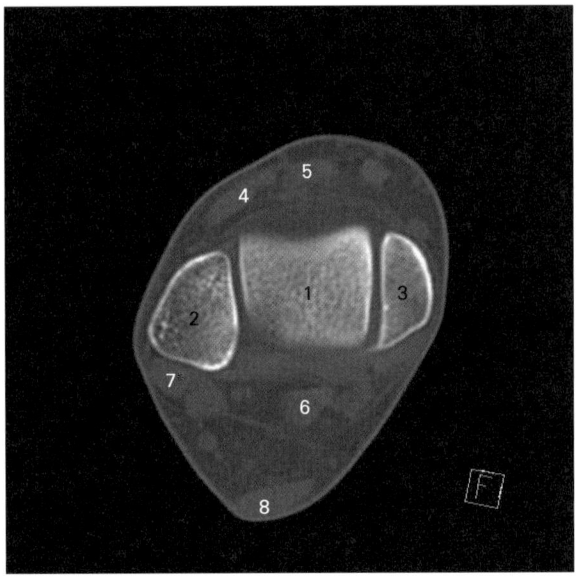

1 Talus (목말뼈)
2 Fibula (종아리뼈)
3 Medial malleolus (안쪽복사)
4 Extensor digitorum longus (긴발가락폄근)
5 Extensor hallucis longus (긴엄지폄근)
6 Flexor hallucis longus (긴엄지굽힘근)
7 Fibularis brevis (짧은종아리근)*
8 Achilles tendon (아킬레스건)

coronal

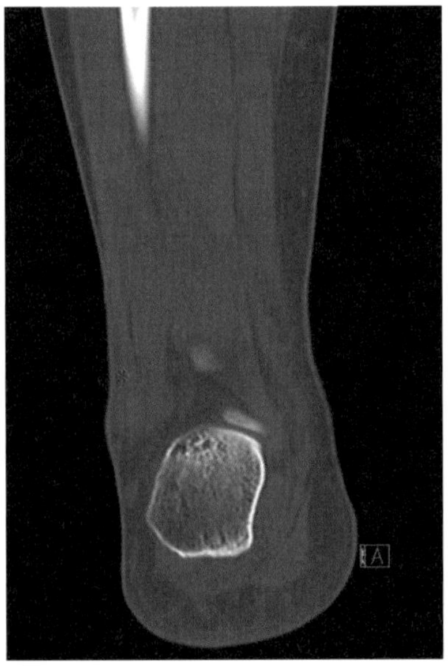

sagittal

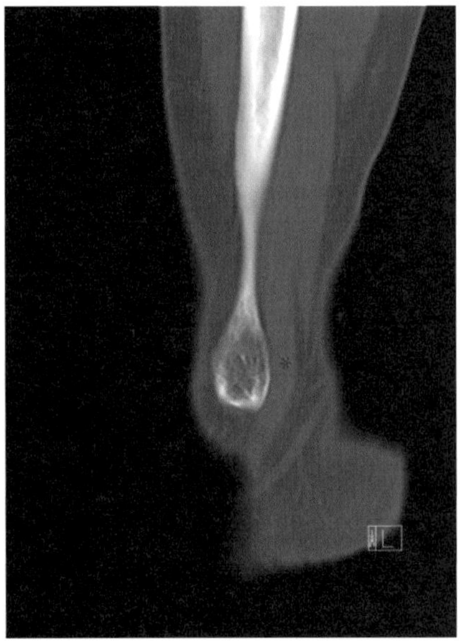

2. 가쪽종아리근(lateral crural muscle)

① 긴종아리근(peroneus longus)과 짧은종아리근(peroneus brevis)으로 구성

② 긴종아리근 : 잇는곳(종아리뼈몸통 위부위 가쪽면, 종아리뼈 머리), 닿는곳(안쪽쐐기뼈, 첫째 발허리뼈 바닥)

③ 짧은종아리근 : 잇는곳(종아리뼈 가쪽), 닿는곳(다섯째 발허리뼈 바닥)

Ankle CT - 03

axial

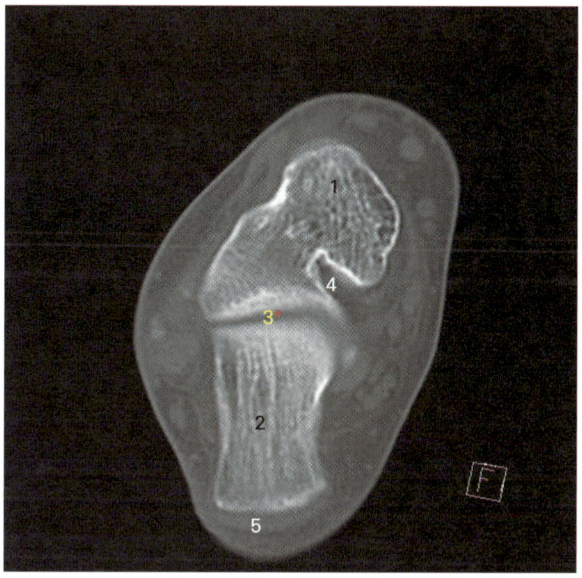

1 Head of talus (목말뼈머리)
2 Calcaneus (발꿈치뼈)
3 Posterior subtalar joint (뒤목말밑관절)*
4 Tarsal sinus (발목뼈굴)
5 Achilles tendon (아킬레스건)

coronal

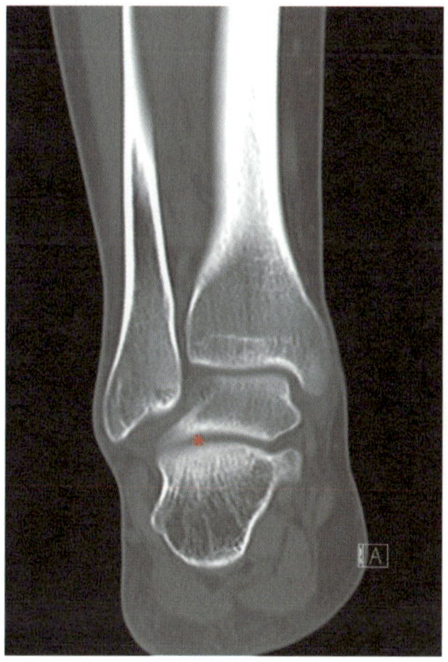

sagittal

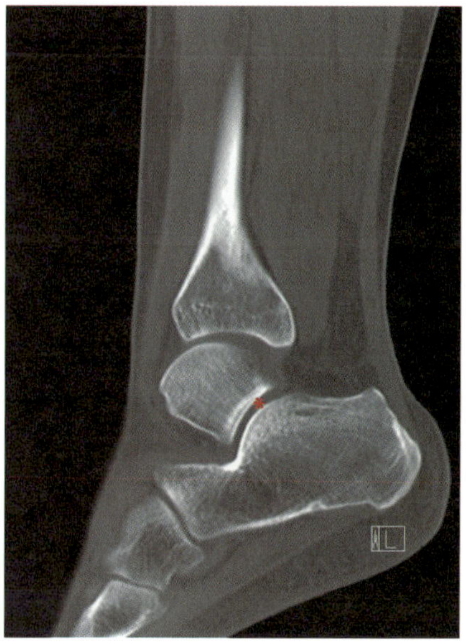

3. 목말밑관절(subtalar joint)

① 목말뼈 아랫부분과 발꿈치뼈 윗부분 사이의 관절

② 관절의 종류 : 타원관절

③ 관절주머니는 얇고 느슨함

Ankle CT - 04

axial

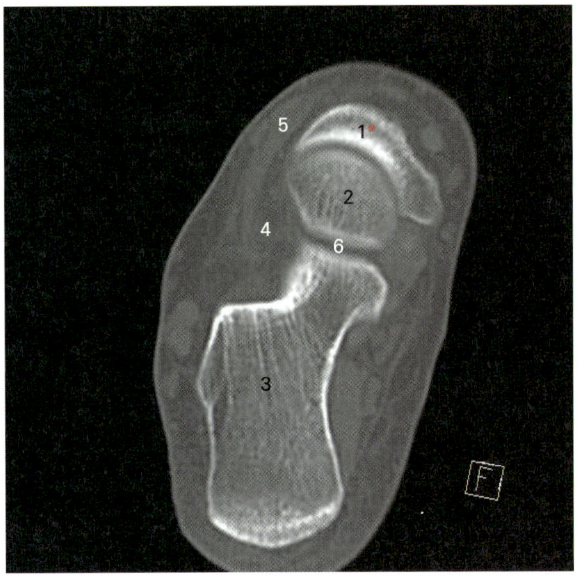

1 Navicular (발배뼈)*
2 Talus (목말뼈)
3 Calcaneus (발꿈치뼈)
4 Tarsal sinus (발목뼈굴)
5 Extensor digitorum brevis (짧은밝가락폄금)
6 Middle subtalar joint (중간목말밑관절)

coronal

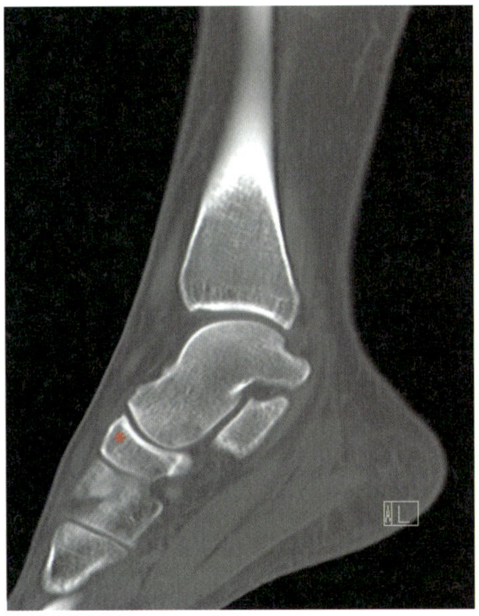

sagittal

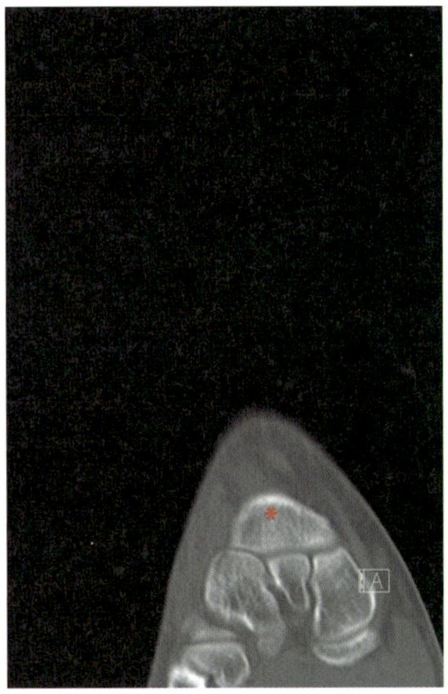

4. 발배뼈(navicular)

① 안쪽으로부터 안쪽, 중간, 가쪽의 쐐기뼈와 관절

② 가쪽은 입방뼈와 관절

③ 안쪽세로발활을 구성

Ankle CT - 05

axial

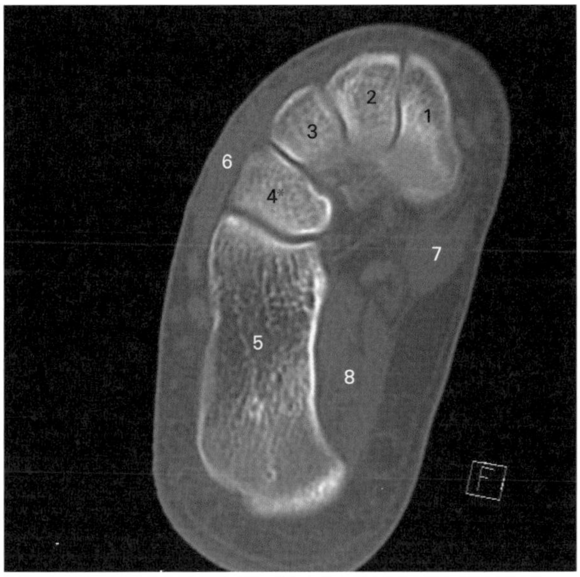

1 Medial cuneiform (안쪽쐐기뼈)
2 Intermediate cuneiform (중간쐐기뼈)
3 Lateral cuneiform (가쪽쐐기뼈)
4 Cuboid (입방뼈)*
5 Calcaneus (발꿈치뼈)
6 Extensor digitorum brevis (짧은발가락폄근)
7 Abductor hallucis (엄지벌림근)
8 Flexor digitorum brevis (짧은발가락굽힘근)

coronal

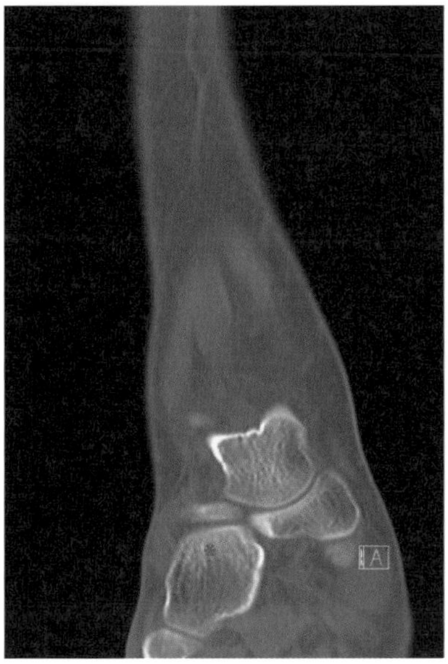

sagittal

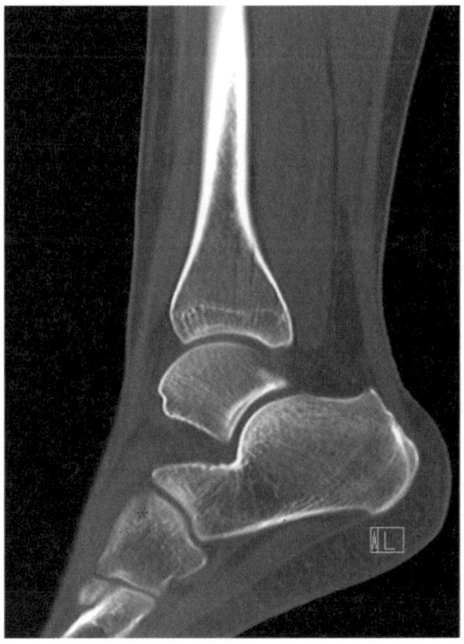

5. 입방뼈(cuboid bone)

① 발의 바깥쪽에 위치하며 주사위 모양

② 안쪽으로 발배뼈, 가쪽쐐기뼈, 앞쪽은 넷째, 다섯째 발허리뼈 바닥, 뒤쪽은 발꿈치뼈와 관절

③ 가쪽세로발활 구성

Ankle CT 3D(anterior)

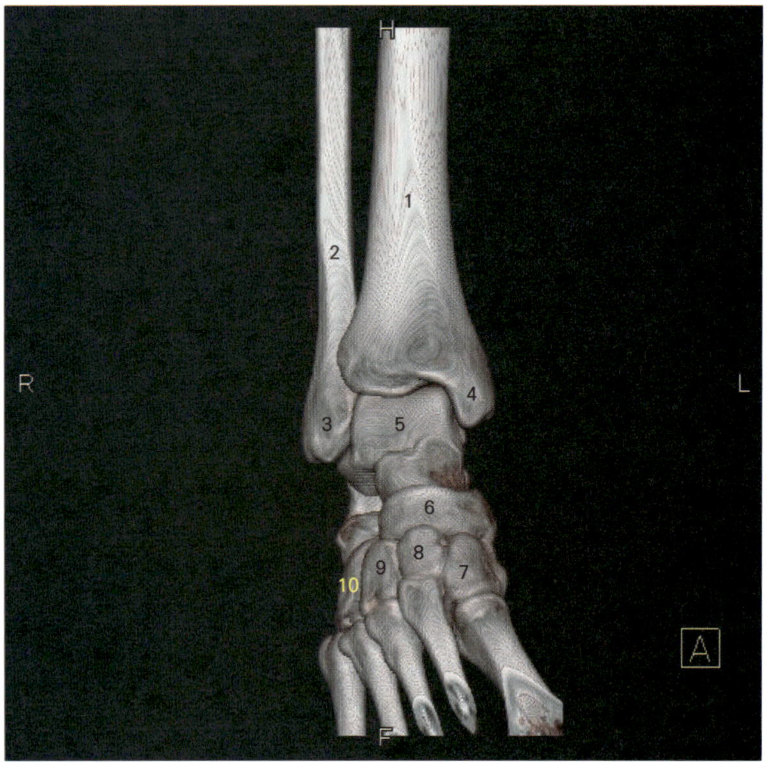

1 Tibia (정강뼈)
2 Fibula (종아리뼈)
3 Lateral malleolus (가쪽복사)
4 Medial malleolus (안쪽복사)
5 Talus (목말뼈)
6 Navicular (발배뼈)
7 Medial cuneiform (안쪽쐐기뼈)
8 Intermediate cuneiform (중간쐐기뼈)
9 Lateral cuneiform (가쪽쐐기뼈)
10 Cuboid (입방뼈)

Ankle CT 3D(oblique)

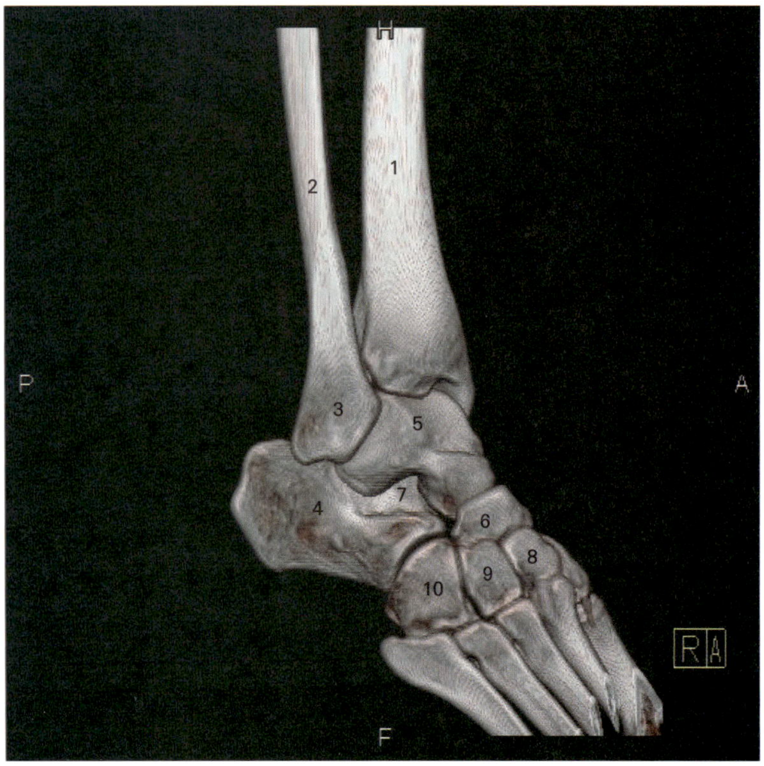

1 Tibia (정강뼈)
2 Fibula (종아리뼈)
3 Lateral malleolus (가쪽복사)
4 Calcaneus (발꿈치뼈)
5 Talus (목말뼈)
6 Navicular (발배뼈)
7 Tarsal sinus (발목뼈굴)
8 Intermediate cuneiform (중간쐐기뼈)
9 Lateral cuneiform (가쪽쐐기뼈)
10 Cuboid (입방뼈)

Ankle CT 3D(lateral)

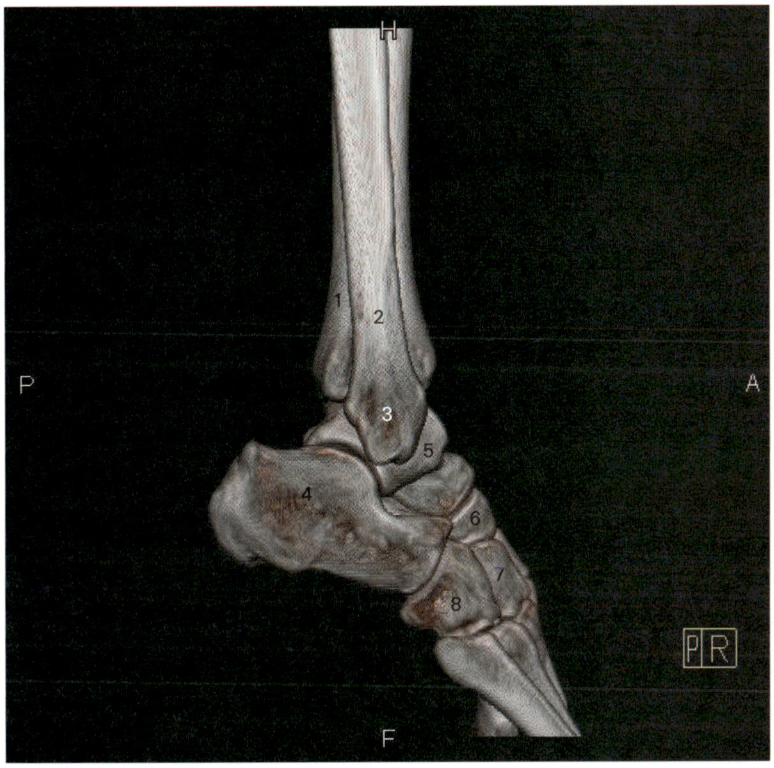

1 Tibia (정강뼈)
2 Fibula (종아리뼈)
3 Lateral malleolus (가쪽복사)
4 Calcaneus (발꿈치뼈)
5 Talus (목말뼈)
6 Navicular (발배뼈)
7 Lateral cuneiform (가쪽쐐기뼈)
8 Cuboid (입방뼈)

Ankle CT 3D(posterior)

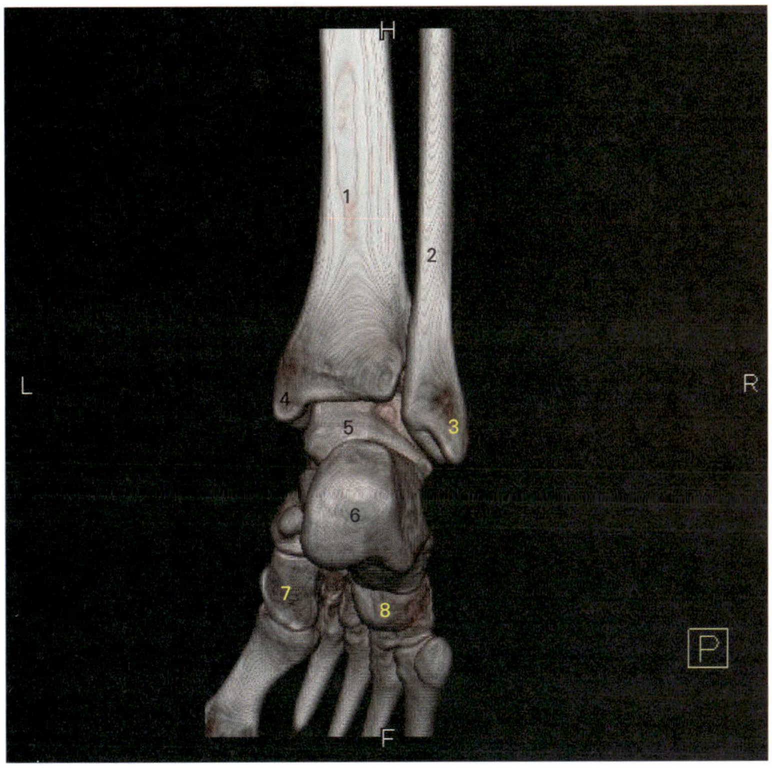

1 Tibia (정강뼈)
2 Fibula (종아리뼈)
3 Lateral malleolus (가쪽복사)
4 Medial malleolus (안쪽복사)
5 Talus (목말뼈)
6 Calcaneus (발꿈치뼈)
7 Medial cuneiform (안쪽쐐기뼈)
8 Cuboid (입방뼈)

4. Foot CT

Foot CT - 01

axial

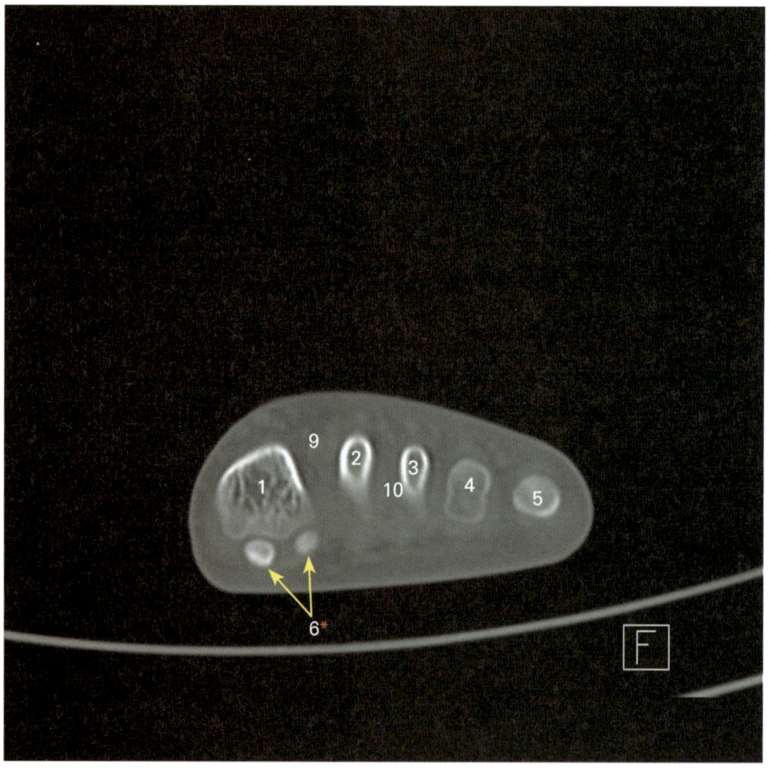

1 Head of 1st metatarsal bone (첫째 발허리뼈 머리)
2 Head of 2ndt metatarsal bone (둘째 발허리뼈 머리)
3 Head of 3rd metatarsal bone (셋째 발허리뼈 머리)
4 Head of 4th metatarsal bone (넷째 발허리뼈 머리)
5 Base of 5th proximal phalanx (다섯째 첫마디뼈 바닥)
6 Sesamoid bone (종자뼈)*

coronal

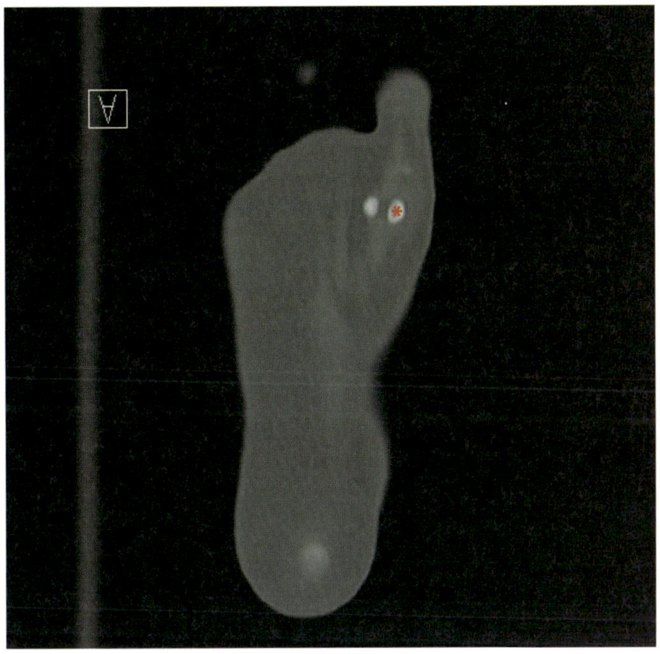

sagittal

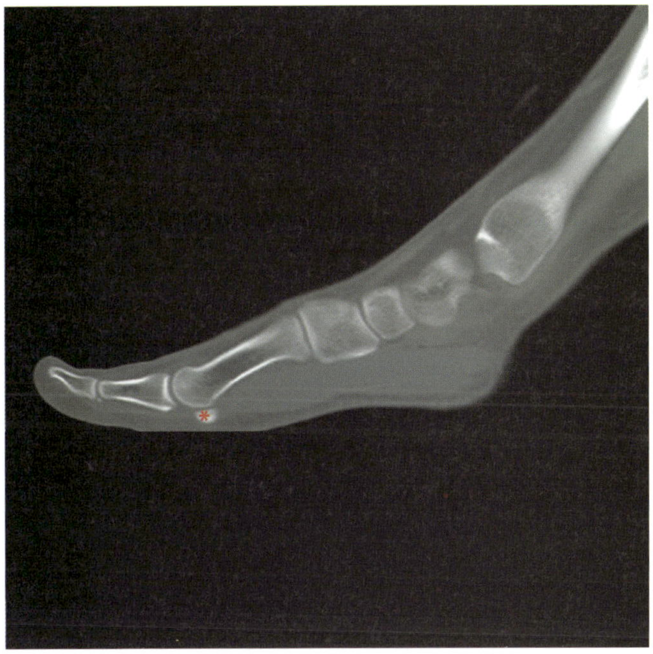

1. 종자뼈(sesamoid bone)

① 첫째 발허리뼈 머리 부분에 위치(2개)

② 근육과 힘줄 속에 위치

③ 엄지발가락이 움직일 수 있도록 도움

MEMO

Foot CT - 02

axial

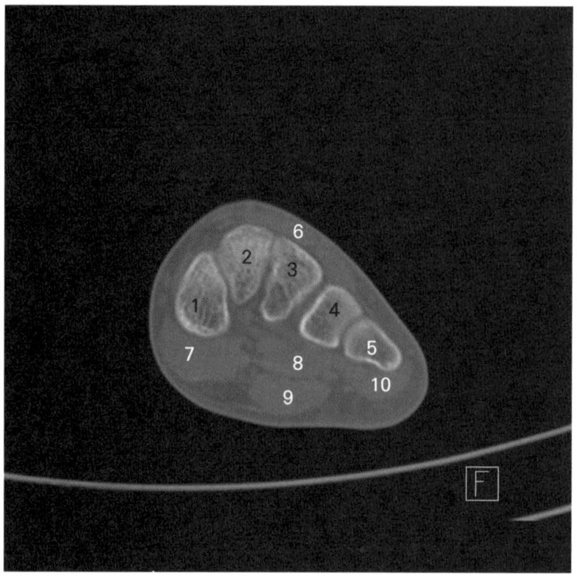

1 Medial cuneiform (안쪽쐐기뼈)*
2 Intermediate cuneiform (중간쐐기뼈)
3 Lateral cuneiform (가쪽쐐기뼈)
4 Cuboid (입방뼈)
5 Base of 5th metatarsal bone (다섯째 발허리뼈 바닥)
6 Extensor digitorum brevis (짧은발가락폄근)
7 Abductor hallucis (엄지벌림근)
8 Quadratus plantae (발바닥네모근)
9 Flexor digitorum brevis (짧은발가락굽힘근)
10 Abductor digiti minimi (새끼벌림근)

coronal

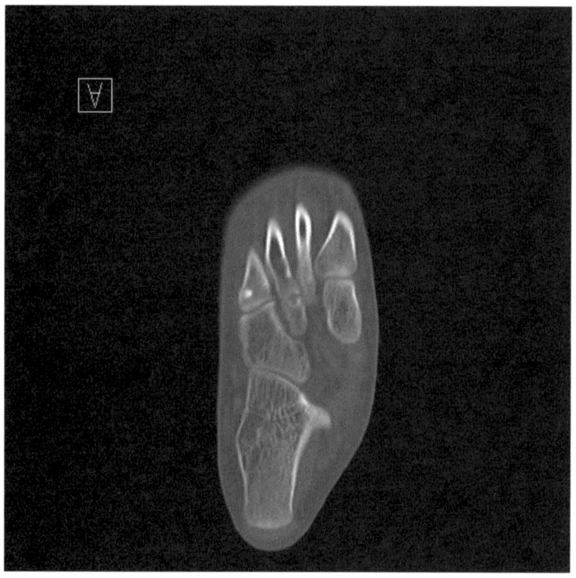

sagittal

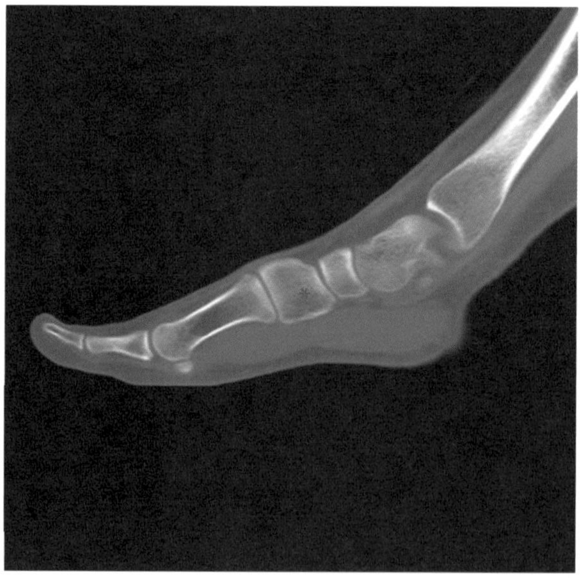

2. 안쪽쐐기뼈(medial cuneiform)

① 쐐기뼈는 3개(안쪽, 중간, 가쪽)로 구성

② 발허리뼈 바닥과 함께 리스프랑관절(Lisfranc's joint) 구성

Foot CT - 03

axial

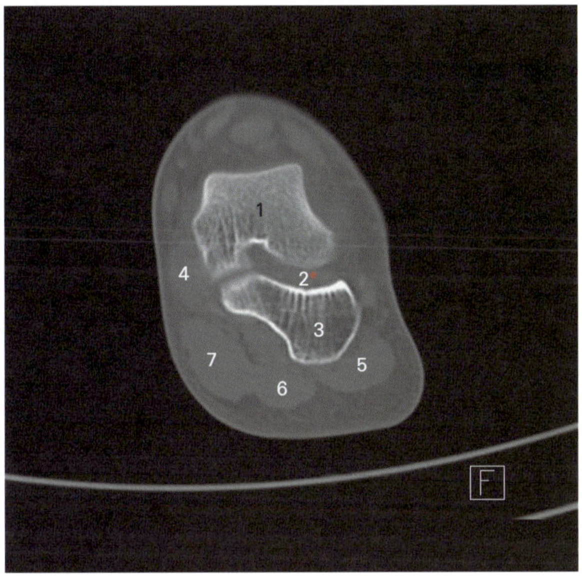

1 Talus (목말뼈)
2 Tarsal sinus (발목뼈굴)*
3 Calcaneus (발꿈치뼈)
4 Extensor digitorum brevis (짧은발가락폄근)
5 Abductor digiti minimi (새끼벌림근)
6 Flexor digitorum brevis (짧은발가락굽힘근)
7 Abductor hallucis (엄지벌림근)

coronal

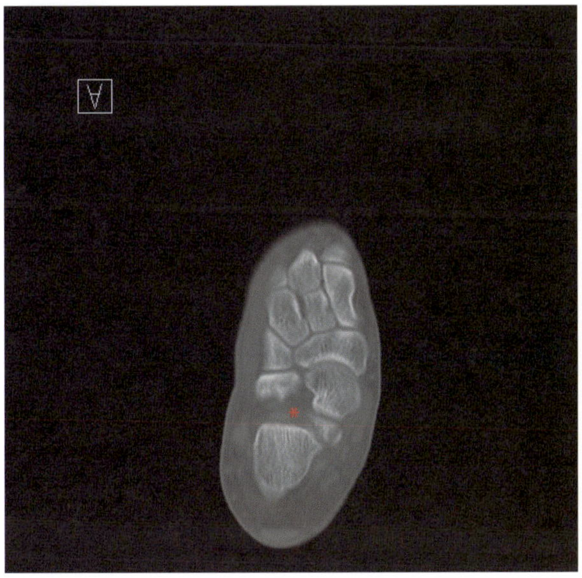

sagittal

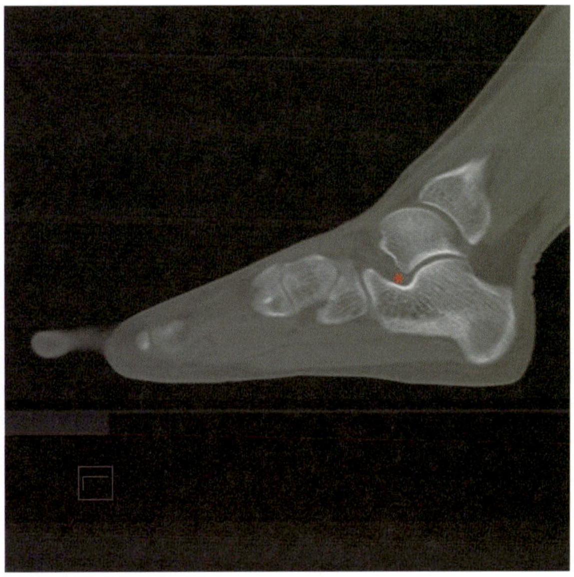

3. 발허리뼈(metatarsal bones)

① 발바닥을 이루는 5개의 뼈

② 머리, 몸통, 바닥으로 구성

③ 첫째 발허리뼈가 가장 굵고 짧음

④ 둘째 발허리뼈가 가장 김

⑤ 다섯째 발허리바닥이 가쪽으로 돌출

Foot CT - 04

axial

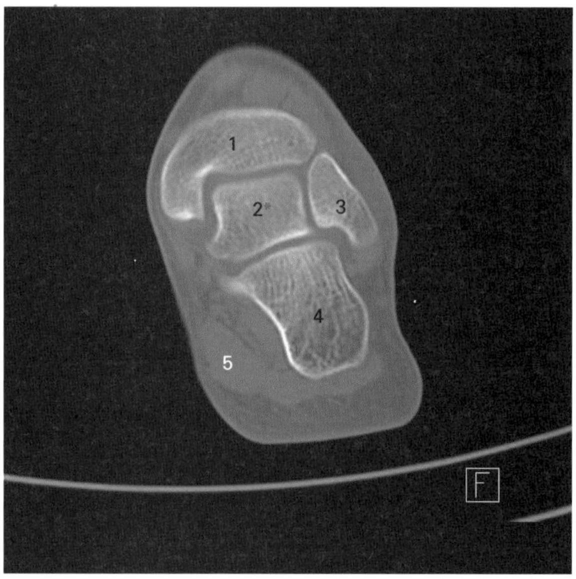

1 Tibia (정강뼈)
2 Talus (목말뼈)*
3 Lateral malleolus (가쪽복사)
4 Calcaneus (발꿈치뼈)
5 Abductor hallucis (엄지벌림근)

coronal

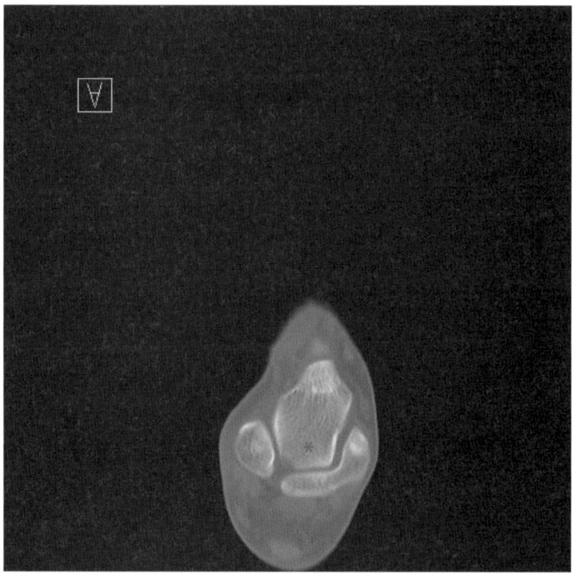

sagittal

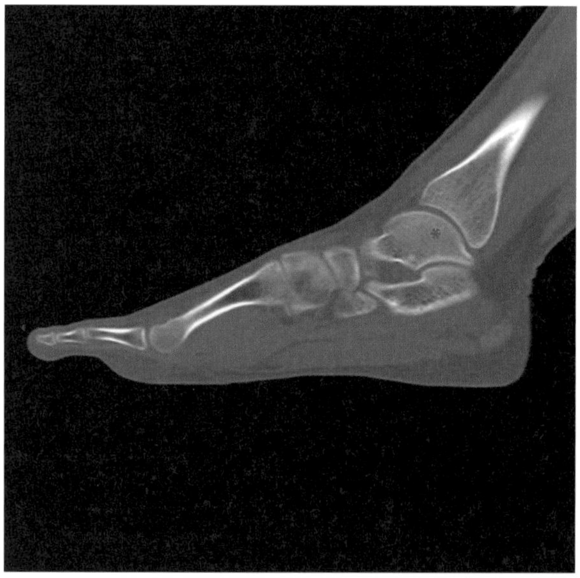

4. 목말뼈(talus)

① 몸쪽발목뼈를 구성

② 정강이뼈, 종아리뼈, 발배뼈 및 발꿈치뼈와 관절

③ 아래면은 발꿈치뼈와 관절(3개)

Foot CT - 05

axial

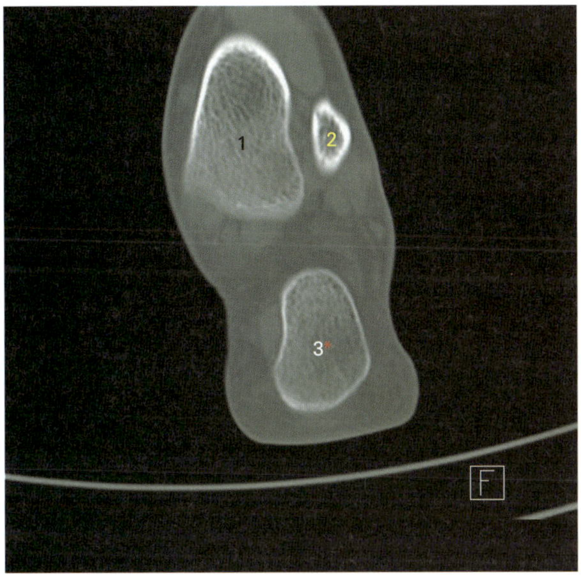

1 Tibia (정강뼈)
2 Fibula (종아리뼈)
3 Calcaneus (발꿈치뼈)*

coronal

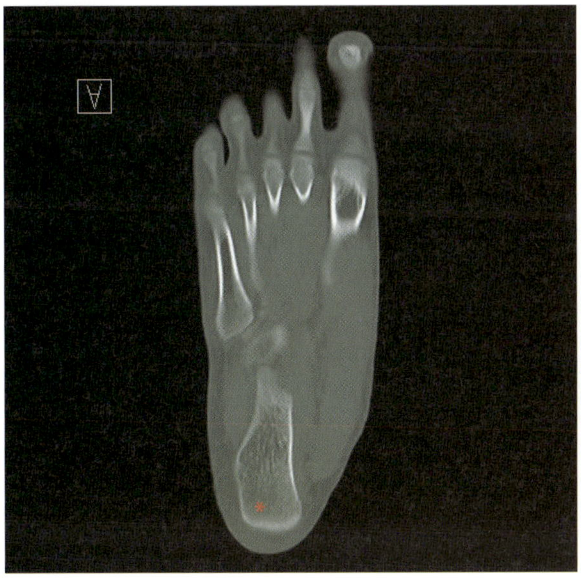

sagittal

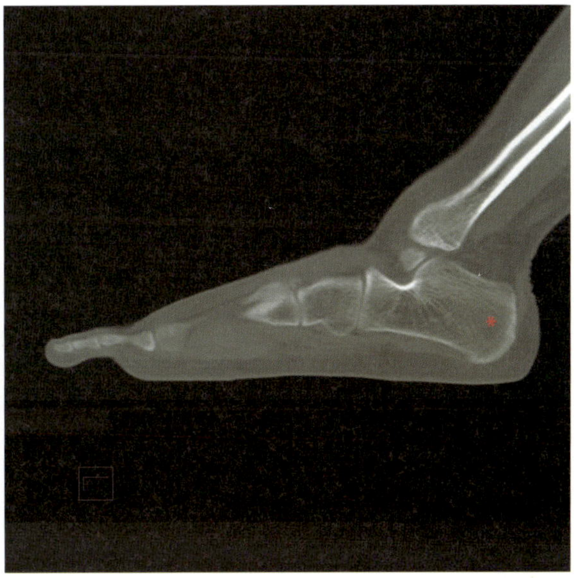

5. 발꿈치뼈(calcaneus)

① 발목뼈 중 가장 큰 뼈	④ 안쪽, 가쪽세로발활 구성
② 목말뼈와 관절 3번 관절(앞, 중간, 뒤)	⑤ 목말받침돌기가 안쪽에 돌출되어 있음
③ 직립 시 체중 유지	
- 한쪽발 50%(발꿈치뼈 25%, 1번째 발허리뼈 10%, 2~5번째 발허리뼈 15%)	

Foot CT 3D(anterior)

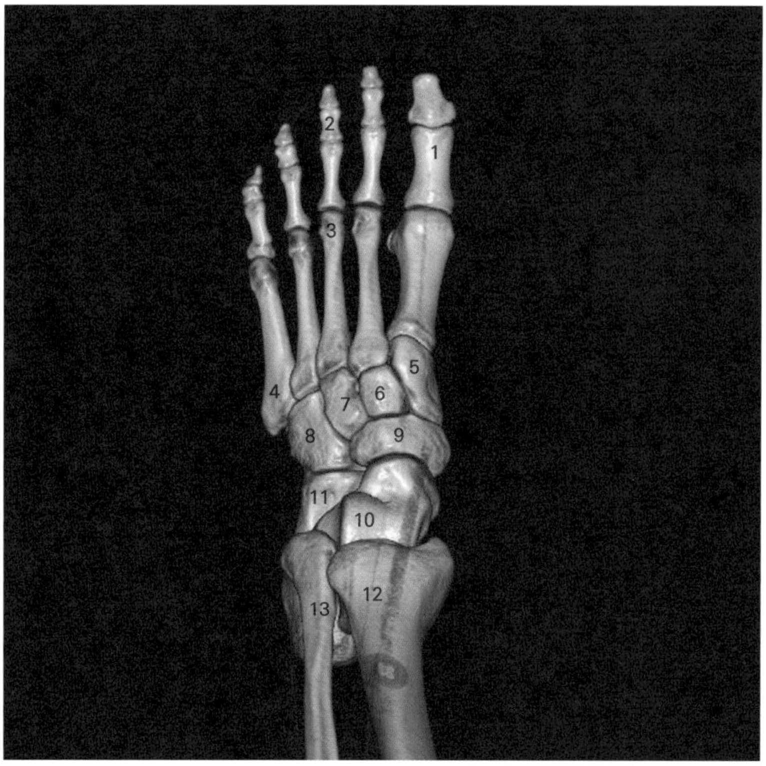

1 Proximal phalanx (첫마디뼈)
2 Middle phalanx (중간마디뼈)
3 Head of 3rd metatarsal bone (셋째 발허리뼈 머리)
4 Base of 5th metatarsal bone (다섯째 발허리뼈 바닥)
5 Medial cuneiform (안쪽쐐기뼈)
6 Intermediate cuneiform (중간쐐기뼈)
7 Lateral cuneiform (가쪽쐐기뼈)
8 Cuboid (입방뼈)
9 Navicular (발배뼈)
10 Talus (목말뼈)
11 Calcaneus (발꿈치뼈)
12 Tibia (정강뼈)
13 Fibula (종아리뼈)

Ankle CT 3D(oblique)

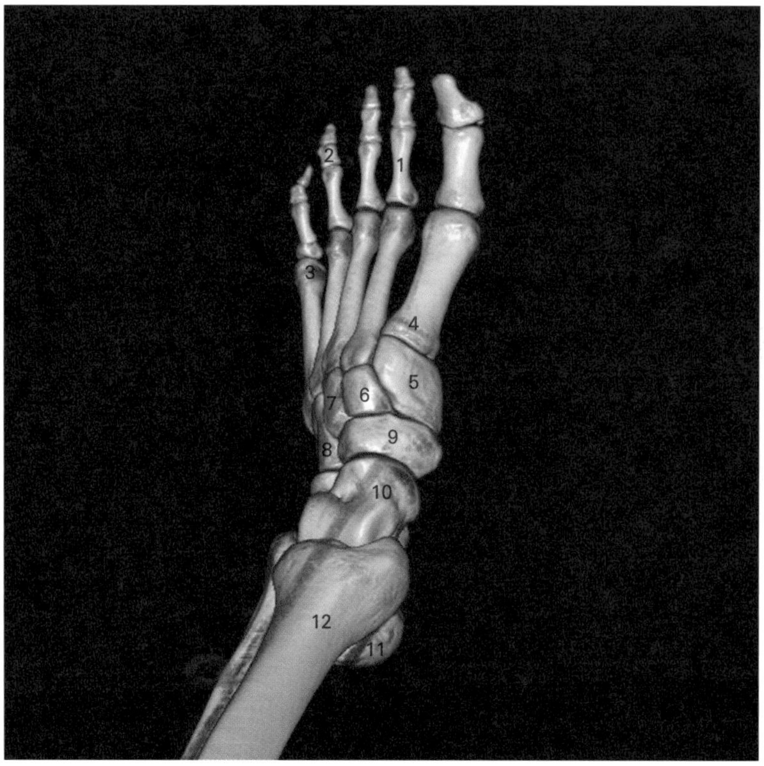

1 Proximal phalanx (첫마디뼈)
2 Middle phalanx (중간마디뼈)
3 Head of 5th metatarsal bone (다섯째 발허리뼈 머리)
4 Base of 1st metatarsal bone (첫째 발허리뼈 바닥)
5 Medial cuneiform (안쪽쐐기뼈)
6 Intermediate cuneiform (중간쐐기뼈)
7 Lateral cuneiform (가쪽쐐기뼈)
8 Cuboid (입방뼈)
9 Navicular (발배뼈)
10 Talus (목말뼈)
11 Calcaneus (발꿈치뼈)
12 Tibia (정강뼈)

Foot CT 3D(lateral)

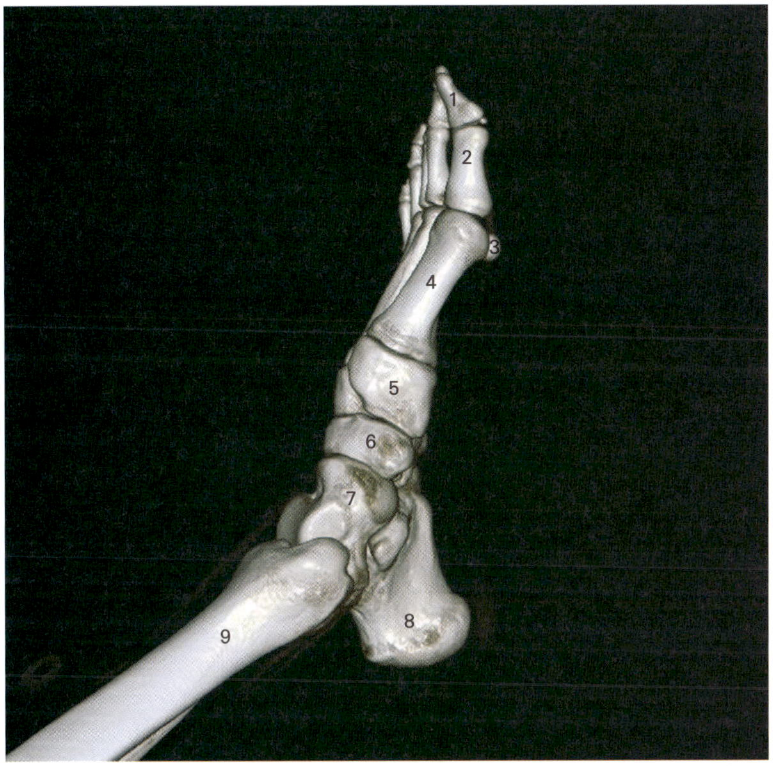

1 Distal phalanx (끝마디뼈)
2 Middle phalanx (중간마디뼈)
3 Sesamoid bone (종자뼈)
4 Metatarsal bone of 1st (첫째 발허리뼈)
5 Medial cuneiform (안쪽쐐기뼈)
6 Navicular (발배뼈)
7 Talus (목말뼈)
8 Calcaneus (발꿈치뼈)
9 Tibia (정강뼈)

Foot CT 3D(posterior)

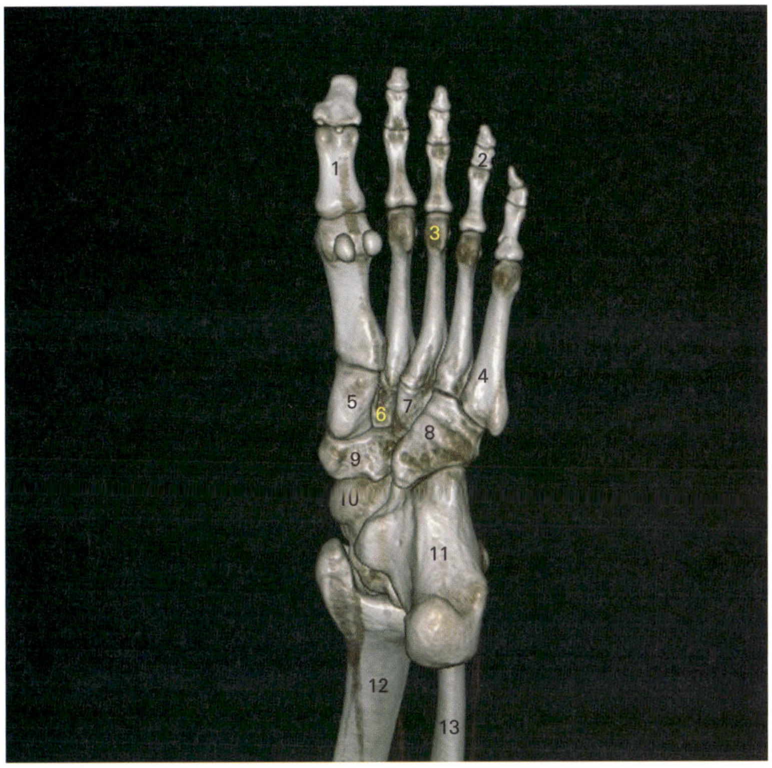

1 Proximal phalanx (첫마디뼈)
2 Middle phalanx (중간마디뼈)
3 Head of 3rd metatarsal bone (셋째 발허리뼈 머리)
4 Base of 5th metatarsal bone (다섯째 발허리뼈 바닥)
5 Medial cuneiform (안쪽쐐기뼈)
6 Intermediate cuneiform (중간쐐기뼈)
7 Lateral cuneiform (가쪽쐐기뼈)
8 Cuboid (입방뼈)
9 Navicular (발배뼈)
10 Talus (목말뼈)
11 Calcaneus (발꿈치뼈)
12 Tibia (정강뼈)
13 Fibula (종아리뼈)

5. Exercise(연습문제)

Knee CT axial image

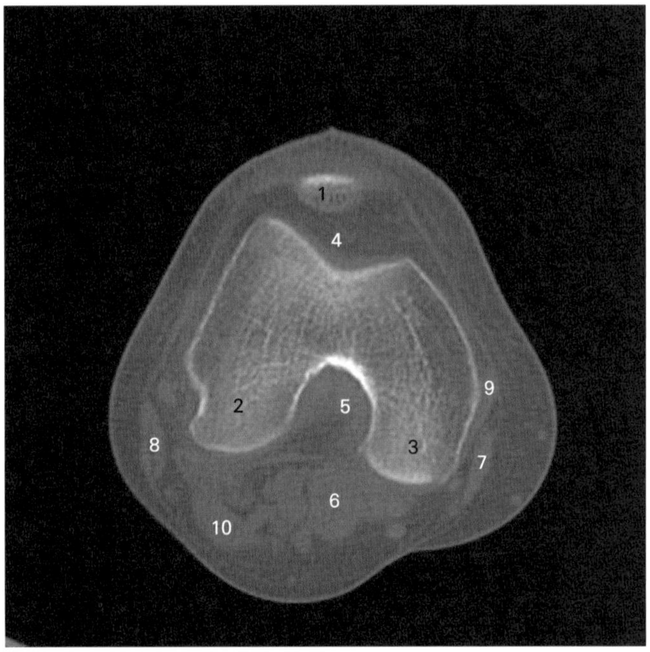

1. 특징

- 목적 :
- 환자자세 :
- Topogram 및 노출조건 :
- 스캔 조사야 :
- 스캔 범위 및 기준선 :
- 슬라이스 두께 :
- 재구성 알고리즘 :
- Window Width / Window level :

Window Width(W.W)	Window Level(W.L)

2. 해부

- 무릎의 인대에 대해서 기술하시오.

- 영상의 각 번호에 해부학적 명칭을 기술하시오.

Ankle CT axial image

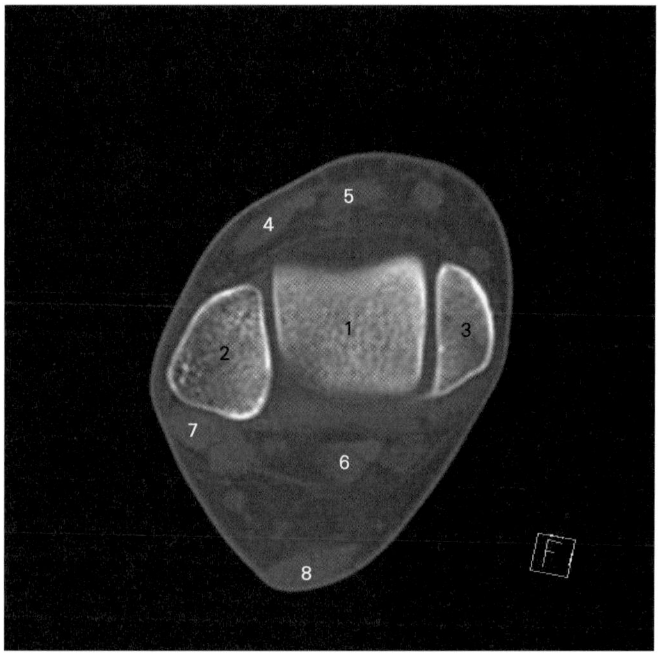

1. 특징

- 목적 :
- Topogram 및 노출조건 :
- 스캔 범위 및 기준선 :
- 재구성 알고리즘 :
- Window Width / Window level :

Window Width(W.W)	Window Level(W.L)

- 환자자세 :
- 스캔 조사야 :
- 슬라이스 두께 :

2. 해부

- 목말밑관절(subtalar joint)에 대해서 기술하시오.

- 영상의 각 번호에 해부학적 명칭을 기술하시오.

Foot CT axial image

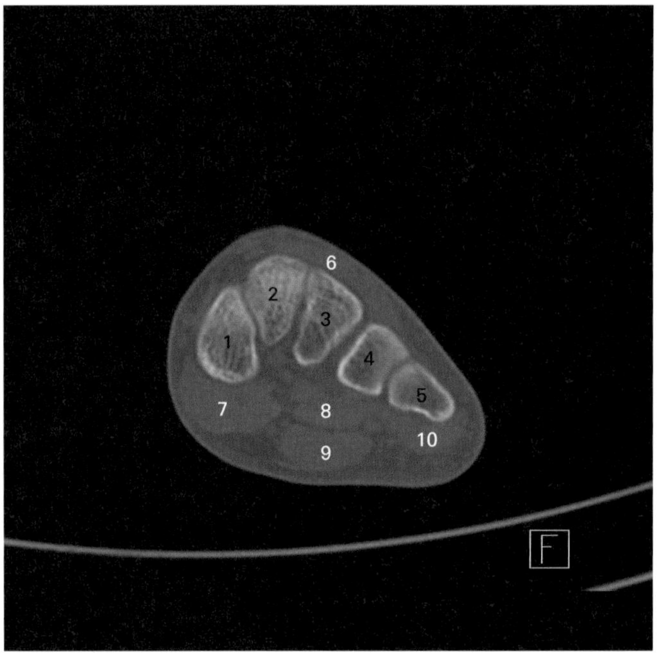

1. 특징

- 목적 :
- Topogram 및 노출조건 :
- 스캔 범위 및 기준선 :
- 재구성 알고리즘 :
- Window Width / Window level :

Window Width(W.W)	Window Level(W.L)

- 환자자세 :
- 스캔 조사야 :
- 슬라이스 두께 :

2. 해부

- 쐐기뼈(cuneiform)에 대해서 기술하시오.

- 영상의 각 번호에 해부학적 명칭을 기술하시오.

Knee CT 3D(anterior)

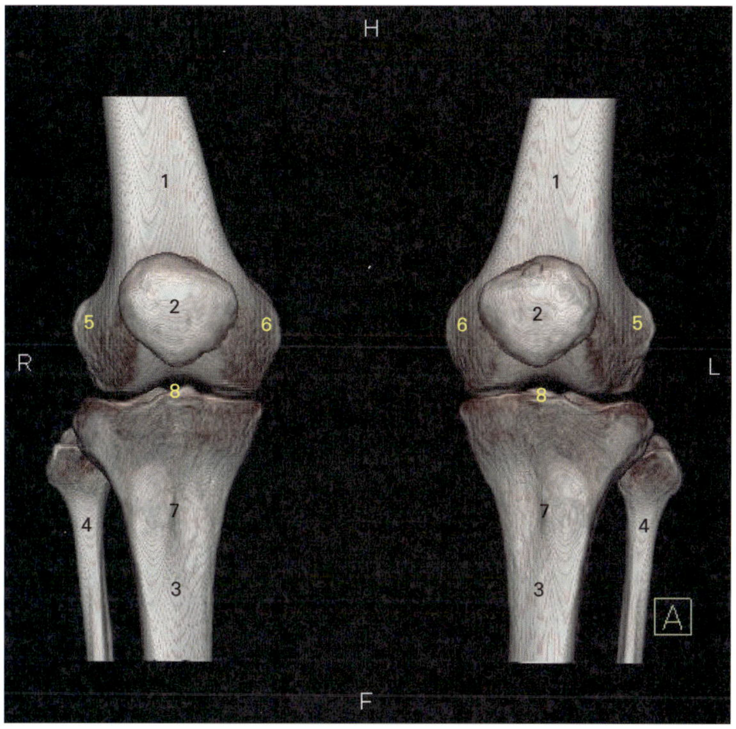

1. 영상에 사용되는 재구성 영상 기법에 대해서 기술하시오.

2. 무릎뼈(patella)에 대해서 기술하시오.

3. 영상의 각 번호에 해부학적 명칭을 기술하시오.

Ankle CT 3D(oblique)

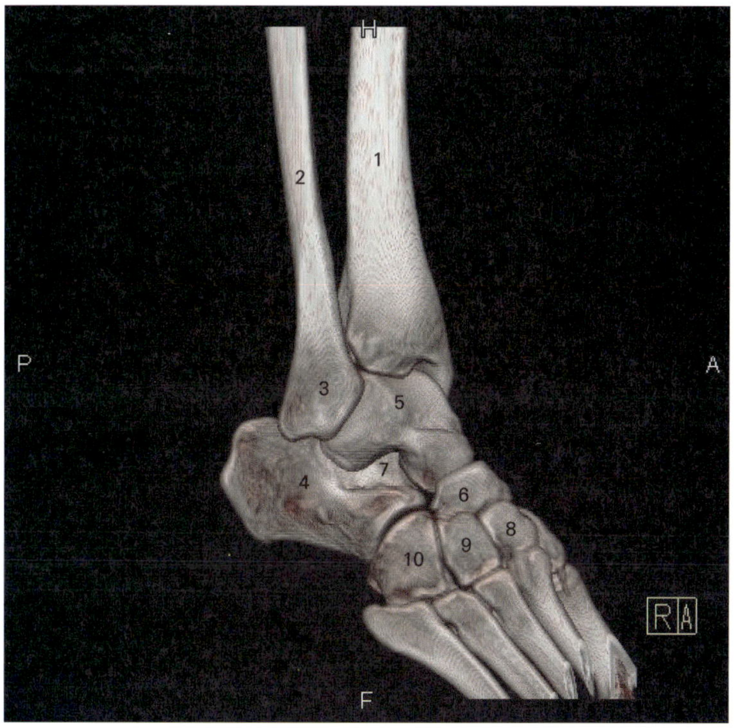

1. 영상에 사용되는 재구성 영상 기법에 대해서 기술하시오.

2. 입방뼈(cuboid bone)에 대해서 기술하시오.

3. 영상의 각 번호에 해부학적 명칭을 기술하시오.

Foot CT 3D(lateral)

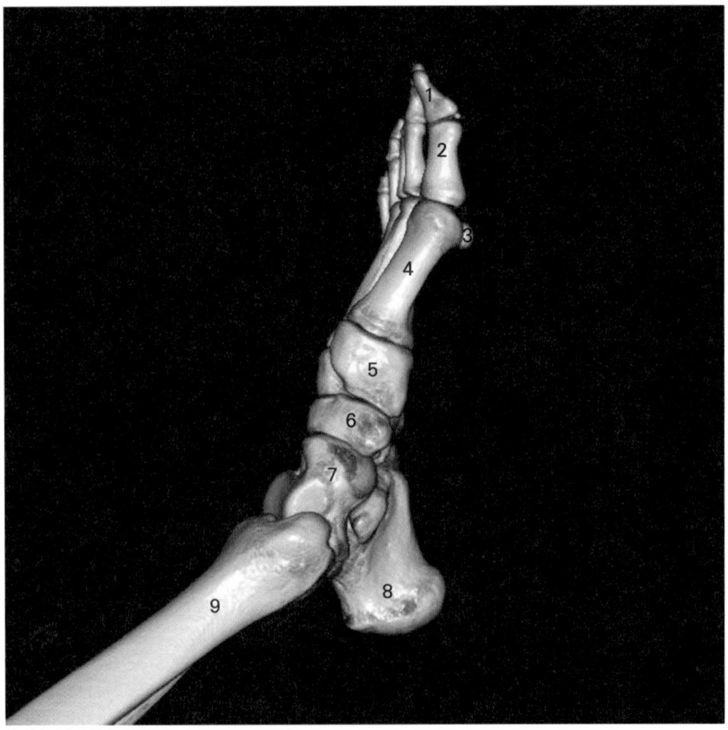

1. 영상에 사용되는 재구성 영상 기법에 대해서 기술하시오.

2. 발꿈치뼈(calcaneus)에 대해서 기술하시오.

3. 영상의 각 번호에 해부학적 명칭을 기술하시오.

Knee CT sagittal

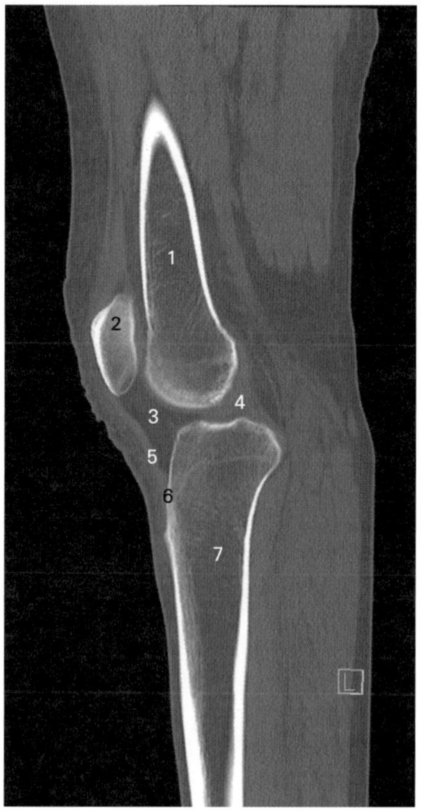

1

2

3

4

5

6

7

Knee CT coronal

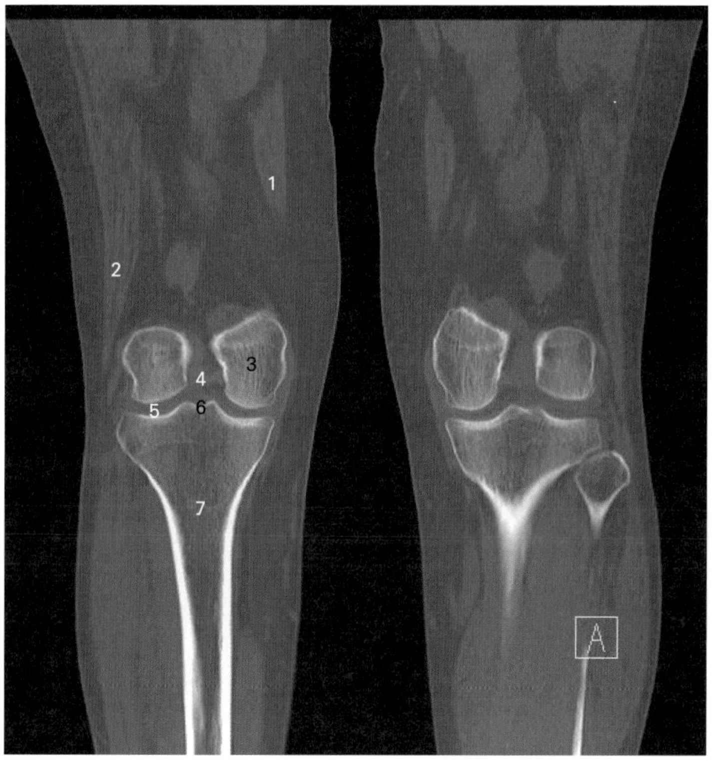

1

2

3

4

5

6

7

Ankle CT sagittal image

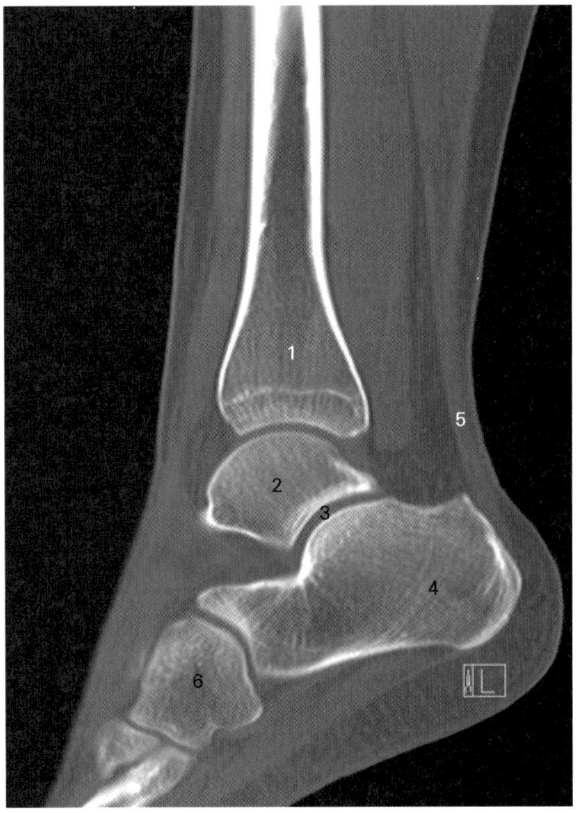

1 ______

2 ______

3 ______

4 ______

5 ______

6 ______

Foot CT sagittal image

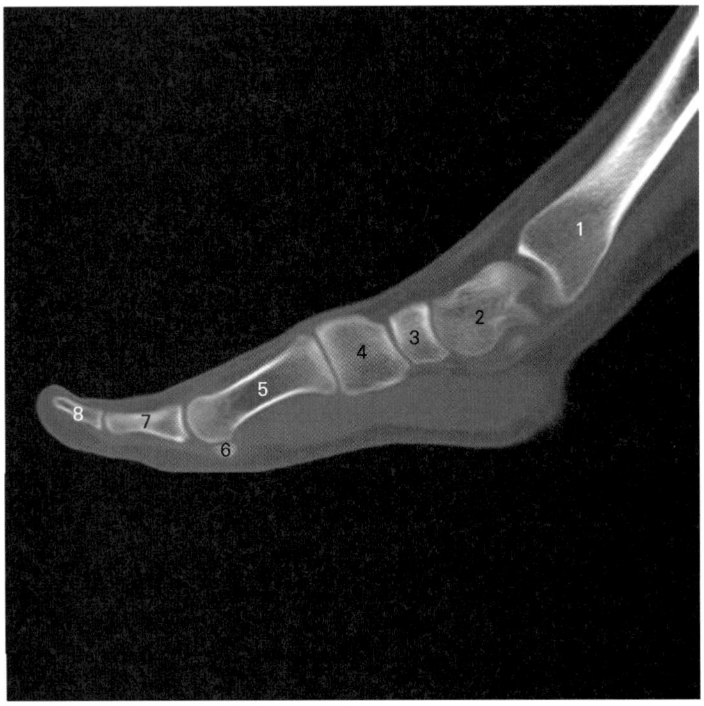

1 ______

2 ______

3 ______

4 ______

5 ______

6 ______

7 ______

8 ______

INDEX

ㄱ

ㄴ

ㄷ

ㄹ

ㅁ

ㅂ

ㅈ

숫자

A

B

C

D

E

F

G

H

I

J

K

L

M

N

O

P

Q

R

S

T

U

V

W

X

Z

저자 소개

전민철(대전보건대학교)
김갑중(송호대학교)
김성후(마산대학교)
박영준(제주한라대학교)
선종률(대전보건대학교)
여진동(서라벌대학교)
이원정(대전보건대학교)
장동근(대전보건대학교)
조무성(호산대학교)
한만석(강원대학교)
강은보(동의과학대학교)
김낙상(송호대학교)
김재석(대전보건대학교)
박종삼(대구보건대학교)
송재용(세종충남대병원)
유세종(건양대학교)
이진회(건양대학교병원)
장현철(수성대학교)
지태정(가야대학교)
한재복(동신대학교)
곽영곤(원광보건대학교)
김기홍(춘해보건대학교)
김정호(선린대학교)
배석환(건양대학교)
안병주(남부대학교)
유신영(동강대학교)
임인철(동의대학교)
전필현(원주세브란스기독병원)
최석윤(부산가톨릭대학교)
김 광(동서대학교)
김성호(대전보건대학교)
김형균(김천대학교)
서선열(한림성심대학교)
양오남(목포과학대학교)
이기백(충북보건과학대학교)
임재동(대원대학교)
정봉재(한국국제대학교)
최준구(극동대학교)

전산화단층의료영상학

2023년 3월 05일 초판인쇄
2023년 3월 10일 초판발행

지은이 : 전산화단층의료영상학연구회
펴낸이 : 이상태
펴낸곳 : 청구문화사
주 소 : 03706 서울시 서대문구 성산로11길 15
전 화 : 02) 332-0541(代) FAX : 02) 337-9577
등 록 : 1990년 11월 2일 제9-247호

가격 60,000원

ISBN 978-89-5616-902-6 93510

※ 낙장이나 파본은 교환해 드립니다.
※ 본 도서의 무단복제나 전재를 법으로 금합니다.